D1873728

GOLDMANN
Lesen erleben

Buch

In seinem Weltbestseller »Weizenwampe« klärte Dr. med. William Davis uns über die gesundheitlichen Schäden von Getreidekonsum auf und lieferte mit seinen Kochbüchern viele kreative Ideen, sich glutenfrei zu ernähren. Der »Weizenwampe Gesundheitsplan« geht nun einen Schritt weiter und begleitet uns mit vielen Tipps und Strategien in ein gesundes und schlankes Leben ohne Weizen.

Autor

Dr. med. William Davis ist Präventionsmediziner und Kardiologe. Er ist der Gründer des »Track Your Plague«-Programms zur Früherkennung von Herzerkrankungen. Mit seinem Bestseller »Weizenwampe« überzeugte er weltweit Millionen begeisterter Leser von der weizenfreien Ernährung. Er lebt in Milwaukee, Wisconsin, und führt dort seine eigene Praxis.

Außerdem von Dr. med. William Davis im Programm

Weizenwampe

Weizenwampe – Das Kochbuch

Weizenwampe – Das 30-Minuten-Kochbuch

auch als E-Book erhältlich.

Dr. med. William Davis

Weizenwampe – Der Gesundheitsplan

Getreidefrei fit und schlank

Aus dem Amerikanischen
von Imke Brodersen

GOLDMANN

Alle Ratschläge in diesem Buch wurden vom Autor und vom Verlag sorgfältig erwogen und geprüft. Eine Garantie kann dennoch nicht übernommen werden. Eine Haftung des Autors beziehungsweise des Verlags und seiner Beauftragten für Personen-, Sach- und Vermögensschäden ist daher ausgeschlossen.

Der Verlag weist ausdrücklich darauf hin, dass im Text enthaltene externe Links vom Verlag nur bis zum Zeitpunkt der Buchveröffentlichung eingesehen werden konnten. Auf spätere Veränderungen hat der Verlag keinerlei Einfluss. Eine Haftung des Verlags für externe Links ist stets ausgeschlossen.

MIX
Papier aus verantwortungsvollen Quellen
FSC® C014496
FSC
www.fsc.org

Verlagsgruppe Random House FSC® N001967

Dieses Buch ist auch als E-Book erhältlich.

2. Auflage
Deutsche Erstausgabe März 2016
Wilhelm Goldmann Verlag, München,
in der Verlagsgruppe Random House GmbH

Originaltitel: Wheat Belly - Total Health
Originalverlag: Rodale Books, New York
Published by arrangement with Mohrbooks AG Literary Agency and
The Cooke Agency International and Rick Broadhead & Associates, Inc.
Umschlaggestaltung: Uno Werbeagentur, München
Umschlagillustration: FinePic®, München
Redaktion: Ruth Wiebusch
Satz: Buch-Werkstatt GmbH, Bad Aibling
Druck und Bindung: GGP Media GmbH, Pößneck
JE · Herstellung: CB
Printed in Germany
ISBN 978-3-442-17556-7
www.goldmann-verlag.de

Besuchen Sie den Goldmann Verlag im Netz

Für alle Leser, die sich wacker und voller
Überzeugung gegen die üblichen Ernährungsvorgaben
zur Wehr setzen und entdecken wollen, wie gut
echte *Nahrung der menschlichen Gesundheit tun kann.*

Inhalt

Einleitung 9

Teil I

Kein Getreide ist gutes Getreide 21

1. Freiheit für das Ur: Leben ohne Getreidemast 22
2. Sollen sie doch Gras essen 48
3. Der Siegeszug des Getreides 79
4. Der gefoulte Darm: Darmprobleme durch Getreide 92
5. Volles Korn für Hirn und Herz? 120

Teil II

Getreidefrei leben 171

6. Die Umstellung 172
7. Der Alltag 218

Teil III

Weizenfrei und nährstoffoptimiert 263

8. Getreidebedingte Nährstoffmängel ausgleichen 264
9. Die vollständige Genesung vom posttraumatischen Getreidedarmsyndrom 291

10. Stoffwechsel im Gleichgewicht: Blutzucker, Cholesterin, Knochen und Entzündungsneigung ... 317
11. Die irritierte Schilddrüse: Fettfalle für Gewicht und Gesundheit ... 366
12. Hormonstörung: Ärger mit der obersten Regulierungsbehörde ... 395
13. Schluss mit dem Selbstbeschuss: Ausstieg aus Autoimmunreaktionen ... 409
14. Plateauphase: Wenn das Gewicht nicht schmelzen will ... 426
15. Klarer, klüger, schneller: Getreidefrei und leistungsfähig ... 465

Epilog ... 480
Anhang A. Rezepte für umfassende Gesundheit ... 487
Anhang B. Verstecktes Getreide: Hier müssen Sie auf der Hut sein ... 510
Anhang C. Getreidefrei einkaufen ... 515
Anhang D. Bezugsquellen und Ansprechpartner ... 521
Danksagung ... 527
Quellen ... 529
Register ... 560

Einleitung

Sie sind getreideverseucht.

Ihr Leben und Ihre Gesundheit wurden durch »gesundes Vollkorn« angeschlagen. Der Obergangster in der ganzen Bande ist der moderne Weizen, der Judas der Ernährungsweisheit, Despot der Müslischale, Tyrann der Backwaren und halbwüchsiger Liebling der industrialisierten Landwirtschaft. In den Augen bildet sich grauer Star, die Arterien werden immer steifer, die Haut entwickelt Runzeln und Ausschläge, die Gelenke und Organe entzünden sich, der Bauch wird immer runder, der Blutzucker klettert, und manchen Männern wächst eine weiche runde Brust. Das Gehirn scheint im Nebel zu tappen, die Medikamentenliste wird immer länger, und Sie rennen eilig zur nächsten Toilette – während Sie gleichzeitig dazu verleitet werden, immer mehr von dem zu verzehren, was *alle* offiziellen Ernährungsgremien empfehlen … bis Sie dem ganzen Theater nach den Enthüllungen in der *Weizenwampe* ein Ende setzen.

Sie pfeifen mutig auf alles, was ernährungswissenschaftlich abgesegnet ist, und setzen sich über Empfehlungen der Ernährungspyramiden und Idealteller hinweg. Sie kehren dem Gesundheitsministerium und allen renommierten Ärztegesellschaften ebenso den Rücken wie der Weizenlobby und den Backwarenherstellern, die sich in verzweifelten Verlautbarungen um Schadensbegrenzung bemühen. Erst da kehren Gesundheit und Lebenskraft allmählich zurück.

Ich habe diese Entwicklung selbst erlebt. Nachdem ich alles »gesunde Vollkorn« gestrichen hatte, ging mein Diabetes mehr und mehr zurück. Inzwischen bin ich kein Diabetiker mehr. Die Benommenheit, die trotz zahlloser Tassen Kaffee nicht weichen wollte, verschwand ebenso wie die unangenehme Reizdarmsymptomatik. Mein Triglyzeridspiegel fiel von 350 auf 42 mg/dl, das HDL-Cholesterin stieg von 27 auf 97 mg/dl, und die düsteren Gedanken und Stimmungen, mit denen ich seit vielen Jahren gekämpft hatte, waren wie weggewischt. Ich tat das Gegenteil von dem, was allgemein als »gesund« galt, und erlebte eine gesundheitliche Verwandlung.

Wenn einem bewusst wird, dass die übliche Ernährungsberatung ebenso wertvoll ist wie ein alter Kaugummi auf dem Bürgersteig, wird man unweigerlich skeptisch. Stammen Gesundheitsratschläge tatsächlich aus neutraler Quelle? Sind sie unvoreingenommen und wissenschaftlich begründbar? Diätempfehlungen beruhten bisher bestenfalls auf unvollständigen oder fehlinterpretierten Daten, und so brachte eine ganze Armee von Diätassistenten und »Experten« falsche Fakten unters Volk. Schlimmstenfalls entsprachen diese Ratschläge den Ambitionen der Agrarwirtschaft und anderer mächtiger Interessensgruppen, die daran arbeiten, die menschliche Nahrung zur Massenware zu machen, einem Wirtschaftsgut also, aus dem sich maximaler finanzieller Profit schlagen lässt. Dazu muss man uns überzeugen, dass wir uns von Lebensmitteln abhängig machen, mit denen man billig und ohne Rücksicht auf Herkunft und Qualität in großem Stil handeln kann und die von vielen heiß begehrt sind. Ja, Sie wurden getreideverseucht.

Wenn wir das ganze Marketing abziehen, die angebliche Wissenschaft, die verführerische Bequemlichkeit und das Verlangen der Sucht, stellen wir fest, dass die Zivilisation vor etwa 10 000 Jahren einem gewaltigen Denkfehler auf den Leim ging. Damals verwechselten wir Grassamen, die wir anfangs aus reiner Verzweiflung verzehrten, mit Nahrung. Danach gestatteten wir diesem Fehler, sich aufzublähen, weil wir ihn nicht nur für ein Grundnahrungsmittel, sondern für die *ideale* Nahrung für den Menschen hielten. Die Entlarvung der Tücken des modernen Weizens in *Weizenwampe* war der erste Schritt. Inzwischen können wir zum nächsten Schritt übergehen und *alles* Getreide über Bord werfen. Wenn dies geschafft ist, kommen wir der umfassenden Gesundheit näher und können die vielen schädlichen Auswirkungen, die durch jahrelangen Getreidekonsum bei uns entstanden sind und auch nach vollständigem Getreideverzicht weiter bestehen, aufdecken und rückgängig machen. Deshalb spreche ich gern von umfassender Gesundheit.

Im *Weizenwampe Gesundheitsplan* werden wir uns detailliert damit befassen, warum dieser Irrweg der Ernährung mehr Krankheit und Leid über die Menschheit gebracht hat als alle Kriege dieser Welt. Wir überlegen, wie und warum Experten dieser Massenhysterie aufgesessen sind und sogar Regierungseinrichtungen und die Politik dazu gebracht haben, der Täuschung zu verfallen. So entstand ein Paradebeispiel kollektiven Wahnsinns, schlimmer als bei den Hexenprozessen. Der nächste Schritt unserer Entdeckungsreise wird die Frage sein, wie man nach der Zerschlagung dieses getreideinduzierten Chaos' im Körper die einzelnen Facetten sortieren und Ernährung, Gewicht, Hormone und andere Aspekte der Gesundheit wiederherstellen kann.

Manches im Leben entzieht sich unserem Einfluss – darunter

die Gene, die Familie oder die Schuhgröße –, doch über die meisten Faktoren, die unseren Alltag bestimmen, haben wir durchaus Kontrolle. Der Verzicht auf Getreide ist ein mutiger erster Schritt, aber es bleiben noch viele weitere, bis die Jahre der gesundheitlichen Vernachlässigung, der wir ausgesetzt waren, Schnee von gestern sind. In diesem Buch finden Sie die richtigen Strategien, um die Wunden aus Ihrer Getreidezeit zu heilen und das Knäuel der daraus erwachsenen Gesundheitsbeschwerden zu entwirren. Nach dem Verzicht auf Getreide können Darmflora und Verdauung weiterhin gestört sein, und es können Nährstoffmängel und chronische Krankheiten wie Osteoporose auftreten. Mit all diesen Punkten muss man sich auseinandersetzen. Bestimmte Medikamente, die Sie bisher gegen diverse getreideabhängige Gesundheitsprobleme eingenommen haben, sind nun vielleicht nicht mehr erforderlich. Manche Menschen gehen zu anderen ungesunden Ernährungsformen über, indem sie glutenhaltiges durch glutenfreies Getreide ersetzen oder ungesunde Süßungsmittel verwenden, und stellen fest, dass es ihnen zwar nicht mehr ganz so schlecht geht wie mit Getreide, sie jedoch in Bezug auf ihre Gesundheit immer noch *überflüssige* Kompromisse eingehen. Erst wenn diese Punkte abgearbeitet sind, winkt umfassende getreidefreie Gesundheit.

Machen Sie sich auf Enthüllungen zu Ernährung und Gesundheit bereit, die selbst aufmerksamen Lesern der *Weizenwampe* neu sein werden. Im vorliegenden Buch schrecke ich vor keinem Tabu zurück. Mir geht es nicht um Schlagzeilen oder Bewunderung, sondern um vorurteilsfreie Informationen jenseits der Einflusssphären der Agrarindustrie oder einer voreingenommenen Epidemiologie. Ich werde unangenehme Fragen stellen und dabei vorgefertigte Meinungen verwerfen, um zur Wurzel der Ernährungsweisheit vorzudringen. Denn dort können wir entdecken, dass sich ohne Getreide nicht nur eine lange Reihe chronischer Krankheiten in Luft auflösen, sondern zugleich umfassende Gesundheit und Leistungsfähigkeit winken, die wir nie für möglich gehalten hätten.

Wir werden des Kaisers neue Kleider entlarven und dabei zusehen, wie seine Weizenwampe und die Herrenbrüste schrumpfen, die geschwollenen Gelenke wieder beweglich werden und die Haut sich beruhigt. Durch Umgehung anderer Getreidesorten können wir Zeuge der weiteren Gesundung werden und ihm schließlich Gewänder anlegen, die eines Königs wirklich würdig sind. Und dieser König sind Sie, getreidefrei und unbeschwert.

Getreidefreie Ernährung ist massentauglich

Vor drei Jahren, beim Erscheinen des Vorläuferbuchs *Weizenwampe,* hätte ich den *Weizenwampe Gesundheitsplan* noch nicht schreiben können. Seither haben so viele Menschen ihr Leben umgestellt, so viele Ärzte und Beschäftigte im Gesundheitswesen sich mit diesem Konzept angefreundet, und wir haben so viel dazugelernt, während der weltweite Widerstand gegen den Slogan vom »gesunden Vollkorn« gewachsen ist und durch die vielen Beteiligten ein ständiger Zustrom an neuen, unerwarteten Erkenntnissen entstand. Der *Weizenwampe Gesundheitsplan* fasst zusammen, was Millionen erlebt haben, nachdem sie sich für ein getreidefreies Leben entschieden und dabei herausgefunden haben, was umfassende Gesundheit wirklich bedeutet. Als Kollektiv machen wir etwas rückgängig, was die Menschheit seit 300 Generationen verpfuscht hat, auch wenn Ernährungswissenschaftler, Gesundheitsbehörden und andere Verteidiger des Status quo die Nase rümpfen oder über uns herfallen, weil sie zusehen müssen, wie die letzten 40 Jahre ihrer Arbeit plötzlich bedeutungslos werden.

Im Informationszeitalter bekommt das Schwarmwissen ein ganz neues Gewicht, wird blitzschnell geteilt und kann herkömmliches »Wissen« rasch kippen. Zum Beispiel wissen wir inzwischen, dass Weizenintoleranz in Wahrheit einer Intoleranz gegen *jegliches* Getreide entspricht, weil alle Getreidesorten letztlich genetisch verwandte Gräser sind. (Ja, Gräser, so wie das Gras im Garten oder auf der Wiese, das die Pferde und Ziegen fressen. Was diese einfache biologische Erkenntnis bedeutet, werden wir später im Detail besprechen.) Heute wissen wir, dass praktisch jeder davon profitiert, wenn nach dem Verzicht auf Getreide wieder eine gesunde Darmflora entsteht. Wir wissen, dass Jodmangel Gewichtsabbau und Gesundheitsbemühungen behindern kann. Viele Menschen erfreuen sich nach dem Verzicht auf Weizen ihrer größeren Energie, ohne die ganze Kraft der Jugend wiederzugewinnen, weil Rückstände von perchlorathaltigen synthetischen Düngemitteln und bromierte Mehlaufheller aus kommerziellen Backwaren und Pizzateig ihre Schilddrüse so beeinträchtigt haben, dass sie ihr Gewicht nur unzureichend kontrollieren können, die Haare vorzeitig dünner werden und der Darm nur träge funktioniert. Je mehr Menschen sich dem Getreide verweigern, desto klarer wird, dass Getreideverzicht zwar viel bewirkt, der Stoffwechsel jedoch so aus dem Gleichgewicht geraten sein kann, dass auch eine eisern eingehaltene Diät ohne weitere Eingriffe keinen Gewichtsabbau bewirkt. Inzwischen verstehen wir besser, dass Autoimmunerkrankungen sowie entzündliche und neurologische Krankheiten zusätzliche Bemühungen erfordern, damit eine möglichst vollständige Genesung erfolgen kann. Getreideverzicht bewirkt weit mehr als nur Gewichtsverlust. Es geht um ein erstaunlich wirkungsvolles Gesamtpaket aus heilenden, leistungsfördernden und lebensverlängernden Maßnahmen, die den Körper länger jung halten.

Selbst wenn jemand mit Weizenverzicht gesundheitlich bereits einen großen Schritt getan hat, kann die Beschäftigung mit den Strategien im *Weizenwampe Gesundheitsplan* und ihre Umsetzung der Gesundheit noch bessere Dienste leisten. Falls Sie zu den Menschen gehören, die ohne Weizen heute fünf, 20 oder gar 50 Kilo weniger Bauchfett mit sich herumschleppen und bestimmte Krankheiten rückgängig machen konnten, können auch Sie durch verschiedene Maßnahmen noch mehr für sich tun.

Vielleicht gehören Sie aber auch zu der Gruppe, die selbst ohne Weizen nicht sonderlich gesünder wurde. Sie kämpfen nach wie vor mit 25 Kilo Übergewicht, Gelenkschmerzen, Hautproblemen und anderen gesundheitlichen Einschränkungen und fragen sich, ob Sie abgesehen von Medikamenten und Therapien nicht doch noch etwas für Ihre Gesundheit tun können. Manch einer spürt inzwischen, wie gut es ihm ohne Weizen geht, und er möchte auf Dauer so gesund wie möglich leben. Und für den einen oder anderen ist das Thema »weizenfrei« noch Neuland. In diesem Fall besteht das ultimative Ziel darin, getreidefrei zu leben. Zu welcher Kategorie auch immer Sie gehören, hier finden Sie die richtigen Antworten.

Getreidefrei leben: Uneingeschränkt leistungsfähig

Drückende Gesundheitskosten belasten unsere Wirtschaft. 50 Kilo Übergewicht überbeanspruchen Hüften, Knie und Füße, die für solche Lasten nicht ausgelegt sind und ächzend vorzeitig verschleißen. In dieser Weise unterminieren auch Getreidebestandteile die Funktionen des menschlichen Körpers von Kopf bis Fuß. Sobald man diese zermürbende Bürde entfernt, sind die Menschen wie befreit. Die Wirtschaft floriert, die Gelenke atmen auf, und der Körper funktioniert so, wie er soll.

Neben den gesundheitlichen Beeinträchtigungen durch Getreide sollten wir auch über die *Leistungsfähigkeit* sprechen: Wie leistungsfähig sind Sie auf emotionaler, geistiger, beruflicher und körperlicher Ebene, wenn die größten Hindernisse einmal beiseitegeräumt sind? Hierbei geht es um schulische, berufliche und sportliche Leistungen, aber auch um die Beziehungsfähigkeit, also praktisch alle Lebensbereiche. Wer sich rundum gut fühlt (und auch so aussieht), bringt das gewisse Extra mit, das einen Tag entweder akzeptabel oder aber wunderbar macht. Umfassende Gesundheit ist äußerlich sichtbar, denn die Haut wird glatter, der Bauch flacher, die Beine schwellen ab, der Gang wird beschwingt, und die Beweglichkeit insgesamt nimmt zu. Gleichzeitig schlafen wir besser, bei Frauen normalisiert sich der Zyklus, Kopfschmerzen verschwinden, und die Verdauung funktioniert ohne Probleme.

Neben angenehmeren Zyklen profitieren Frauen von einer höheren Fruchtbarkeit und niedrigeren Östrogenspitzen. Am Ende fühlen sie sich wieder rund um die Uhr wohl, nicht nur hin und wieder oder praktisch nie. Männer spüren den sinkenden Östrogenspiegel und den höheren Testosteronspiegel in Form von besserer sexueller Leistungsfähigkeit und dem Schrumpfen peinlicher Brustbildung.

Umfassende Gesundheit ist durchaus messbar. Ihr Ziel sollte ein ausgewogener Stoffwechsel sein, der sich über Triglyzerid- und Cholesterinspiegel, Blutzucker, Hämoglobin A1c (Langzeitblutzucker), Schilddrüsenhormone und Nährstoffgehalt im Blut nachweisen lässt, aber auch in Form von Blutdruck und Körperfettanteil.

Normalsterbliche können ohne die typischen Schmerzen und Energieabfälle unter Getreideeinfluss leichter, schneller und weiter gehen, laufen oder springen. Dieses Phänomen betrifft jedoch auch Hochleistungssportler, die in zunehmendem Maße zu getreidefreier Ernährung übergehen. In diesem Buch gehen wir darauf ein, wie man darüber hinaus Leistungssteigerungen erzielen kann. Manchmal sind die ergänzenden Schritte erstaunlich einfach – zum Beispiel beim Ausgleich von Jod- oder Eisenmangel; in anderen Fällen sind die Lösungen komplizierter, zum Beispiel wenn es um die Wiederherstellung und die Erhaltung eines gesunden Darms oder um die Auswirkungen von Hormonstörungen geht. Das Ziel besteht darin, das individuelle Potenzial zu erkennen und auf möglichst vielen Ebenen so gesund und leistungsfähig wie möglich zu sein. Wir wollen keineswegs neue getreidefreie Übermenschen erschaffen, sondern lediglich die Leistungsstufen erreichen, die wir bisher allenfalls flüchtig streifen konnten.

Viele dieser Bemühungen wären gar nicht erforderlich, wenn wir gewisse Ernährungslegenden gar nicht erst geglaubt hätten.

Wenn wir ohne Kontakt mit hochgezüchtetem Pseudogetreide aufgewachsen wären, das unsere Gesundheit auf so unnachahmliche Weise unterminiert, ohne die gestörten Schilddrüsen- und Sexualhormone infolge von Getreide, das zahllose industriell erzeugte, chemische Bestandteile enthält, welche das Hormonsystem behindern, so wäre die Lage vielleicht anders. Und wenn wir wie die Urmenschen in einer subtropischen Klimazone weitgehend im Freien gelebt hätten, wo wir jede Nacht tief und fest schlafen würden, ohne uns dem unablässigen Stress des modernen Lebens auszusetzen, nun, dann wären wir alle vermutlich in Bestform. Für die Mehrheit der Menschen trifft dies jedoch nicht zu. Doch sobald wir verstehen, was schiefgelaufen ist, können wir die Situation zurechtrücken.

Umfassend gesund ohne Getreide in drei Schritten: Nicht mehr und nicht weniger

Der *Weizenwampe Gesundheitsplan* besteht aus drei Teilen, die eine logische und zwingend erforderliche Abfolge darstellen, wenn wir tatsächlich umfassend gesund sein wollen. So wie ein Kind krabbelt, bevor es läuft, oder Algebra büffelt, ehe es Integralrechnungen löst, entfaltet sich auch die Gesundheit in einer natürlichen Abfolge.

Solange Sie noch Getreide verzehren, können Sie nicht wieder gesund werden: Perfekte Gesundheit und der Verzehr von Vollkornbrötchen oder Roggentoast aus genmanipuliertem Mehl schließen einander aus. Man ist sich häufig nicht einmal bewusst, dass Getreide seine schädliche Wirkung entfaltet, während wir arbeiten, schlafen, im Auto sitzen oder fernsehen. Schließlich spüren wir kaum, dass in unserem Inneren eine viel zu durchlässige Darmwand vor sich hin schmort und jederzeit eine Autoimmunreaktion auslösen kann, die Sprech- und Koordinationsstörungen oder die Muskelschwäche einer Multiplen Sklerose bewirken könnte. Oder es sammeln sich Ablagerungen in den Linsen an, die unsere Augen verschleiern, bis wir trotz angeblich ausgewogener Ernährung und viel Sport mit 53 plötzlich die Diagnose »grauer Star« erhalten. Oder unsere geistige Aufnahmefähigkeit geht langsam zurück, und plötzlich wissen wir nicht mehr, wo wir das Auto geparkt haben. Dass wir etwas nicht wahrnehmen, bedeutet nicht, dass es nicht existiert. Es ist da, auch wenn wir uns »gut« fühlen, und muss in Ordnung gebracht werden. Sonst brauchen wir von umfassender Gesundheit gar nicht erst zu träumen.

In Teil I geht es um die Frage, warum wir nicht nur auf Weizen, sondern auf *jedes* Getreide verzichten sollten, um rundum gesund zu werden. Dieses Thema ist so wichtig, weil die schädlichen Auswirkungen von Getreide durch andere gesunde Nahrungsmittel, Ergänzungsmittel, Bewegung oder Medikamente nicht vollständig wettzumachen sind. Aus Sicht der Evolution ist Getreideverzicht dem *Homo sapiens* von Natur aus angemessen und passt zu unserer Physiologie und unserem Stoffwechsel.

In Teil II beschäftigen wir uns damit, wie diese Reise im Einzelnen verläuft und wie man den Entzug von den im Getreide enthaltenen Opiaten übersteht. Das ist die vermutlich größte Herausforderung auf dem Weg zur Gesundheit, die ohne die richtige Unterweisung und Unterstützung leicht nach hinten losgehen kann, bis man wieder am gleichen Punkt ist wie zuvor. Ich zeige Ihnen, woran Sie erkennen, dass eine Reexposition mit eng verwandten Proteinen stattgefunden hat, die den Körper in alte Reaktionen zurückkatapultierte, die wir überwunden glaubten, und alles Erreichte zunichtemachen könnte. Außerdem klären wir, wie der Körper sich auf diese neue Lebenssituation einstellt, woran die Anpassung scheitern kann und wie wir die Zügel fest in die Hand nehmen.

In Teil III geht es um ein umfassendes Gesundheitskonzept, das wir erst angehen können, wenn alle schädlichen Auswirkungen des Getreides wegfallen. Wie können Sie Energie, Schlaf, Konzentration, Stimmung, Darmfunktion, Hormonsystem, Stoffwechsel und die körperliche und sportliche Leistungsfähigkeit optimieren? All diese Lektionen wenden wir praktisch an, während wir entdecken, dass ein Leben ohne Getreide wirklich höchst gesund ist.

Zu viele von uns, die dem Dogma vom »gesunden Vollkorn« auf den Leim gegangen sind, haben nie erlebt, wie leicht und mühelos umfassende Gesundheit zu erreichen ist. Wenn die gesundheitlichen Probleme durch Getreide das Leben nicht länger belasten und einem klar wird, dass der angebliche Nutzen reine Einbildung war, geraten auf vielerlei Ebenen wundersame Dinge in Gang. *Das* ist umfassende Gesundheit.

Teil I

Kein Getreide ist gutes Getreide

Von Weidetieren, Heufütterung und Mastvieh

1. KAPITEL

Freiheit für das Ur: Leben ohne Getreidemast

Goldfische fressen keine Wurst.

John Cleese: »How to Feed a Goldfish«,
Monty Python's Flying Circus

Wer dieses Buch liest, gehört der Spezies des *Homo sapiens* an. Der Leser oder die Leserin ist keine Giraffe, keine Kröte, kein Specht und auch kein schweigsamer Wiederkäuer, der sich von Gras ernährt.

Wiederkäuer wie Ziegen und Rinder samt ihrer wilden Vorfahren, den Steinböcken und Auerochsen, haben sich im Laufe der Evolution an Gras als Futterquelle angepasst. Den Abrieb durch die rauen sandartigen Phytolithpartikel im Gras kompensieren sie durch ständig nachwachsende Zähne. Sie erzeugen über 100 Liter Speichel pro Tag, und ihr Magen ist in vier Abschnitte unterteilt, in denen einzigartige Mikroorganismen die Grasbestandteile zerlegen, darunter ein Bereich, der den Inhalt zermahlt und als Brei wieder hochwürgt, damit er erneut zerkaut werden kann, sowie ein langer spiralförmiger Darm mit noch mehr Bakterien, welche alle Überreste des Grases weiter zerlegen. Das Verdauungssystem von Wiederkäuern ist somit perfekt für die Futterquelle Gras gerüstet.

Aussehen, Geruch und Verhalten des Menschen erinnern nicht an einen Wiederkäuer. Warum also sollte der Mensch sich so ernähren?

Diejenigen, die dem Weizen bereits abgeschworen haben, tun dies natürlich nicht mehr. Wer jedoch nach wie vor an die Mär vom »gesunden Vollkorn« glaubt, sitzt der Illusion auf, dass Gräser unsere Hauptkalorienquelle sein sollten. Aber alle Gräser, ob im Garten und auf der Wiese oder ob Weizen, Roggen, Gerste, Mais, Reis, Bulgur, Sorghum, Dinkel, Hirse, Teff oder Hafer, gehören biologisch zur Familie der Poaceae, der Süßgräser. Uns Menschen wachsen allerdings nur zweimal im Leben Zähne. Spätestens ab der Pubertät müssen wir mit den bleibenden Zähnen lebenslang zurechtkommen. Wir erzeugen nur einen Liter Speichel pro Tag, haben nur einen Magen, nicht vier, und ganz andere Bakterien, die das Essen nicht zermahlen. Wir sind keine Wiederkäuer und haben einen ziemlich langweiligen, linearen, nicht spiralförmigen Dickdarm. Dank dieses Verdauungsapparats sind wir Allesfresser, aber *keine* Grasfresser.

Die Frühmenschen waren erst Aasfresser, dann Jäger. Sie jagten Tiere wie Gazellen, Schildkröten, Vögel und Fische und verzehrten essbare Pflanzenteile von Früchten und Wurzeln, Pilze, Nüsse und Samen. Hungrige Menschen betrachteten all dies instinktiv als Nahrung. Vor etwa 10 000 Jahren beobachteten dann die Menschen im fruchtbaren Halbmond während einer Periode steigender Temperaturen und zunehmender Trockenheit, dass Wildziegen und Auerochsen Einkorn fraßen, den frühen Vorläufer des modernen Weizens. Als Allesfresser stellten unsere hungrigen Vorfahren sich natürlich die Frage: »Können wir das auch essen?«

Sie probierten es und reagierten prompt mit Erbrechen, Krämpfen und Durchfall. Bestenfalls schieden sie die Pflanzen unverdaut wieder aus, weil der Mensch nun einmal nicht den Verdauungsapparat eines Wiederkäuers besitzt. In seiner ursprünglichen Form ist Gras nicht sehr appetitanregend. Irgendwie kamen wir jedoch darauf, dass der einzig essbare Teil der Einkornpflanze der Samen sei – nicht die Wurzeln, nicht der Stängel, nicht die Blätter und nicht die komplette Ähre, sondern allein der Samen, und auch dieser erst nach Entfernung der Spelzen und nach langem Kauen oder Zerstoßen mit Steinen und anschließendem Kochen in Tongefäßen über dem Feuer. Nur dann wurden diese Körner in Form von Brei verzehrt, was in harten Zeiten, wenn Fleisch, Eier und Feigen knapp waren, eine Notlösung darstellte.

Ähnliche Beobachtungen zum Grasverzehr gab es in Amerika mit Teosinte und anderen Vorläufern des heutigen Mais, in Asien mit Wildreis und in der Subsahara mit Sorghum und Hirse. Überall jedoch waren ähnliche Verarbeitungsschritte erforderlich, bis der essbare Teil, der Samen, vom Menschen verzehrt werden konnte. Manche Gräser, zum Beispiel Sorghum, warfen neue Hürden auf, weil ihr Giftgehalt (zum Beispiel Blausäure) plötzlich zum Tode führen kann, wenn die Pflanze vor der Reife verzehrt wird. Die natürliche Evolution der Gräser brachte Weizenunterarten wie Emmer, Dinkel und Kamut hervor, weil der Weizen immer wieder Gene von anderen Wildgräsern aufnahm, während die Menschen parallel dazu die Ähren mit mehr und größeren Körnern zur Aussaat auswählten.

Was wurde aus diesen verzweifelt hungrigen Frühmenschen, die herausfanden, wie man einen Grasbestandteil, den Samen, essbar macht? Die Anthropologie kennt die Antwort erstaunlicherweise schon seit Jahren. Die ersten Menschen, die zum Futter der Wiederkäuer übergingen, entwickelten schlagartig Karies. Ober- und Unterkiefer schrumpften, es kam zu Zahnfehlstellungen, Eisenmangel und Skorbut. Gleichzeitig gingen Knochenlänge und Knochendurchmesser zurück, was die Körpergröße von Männern um gut zwölf Zentimeter, die der Frauen um über sieben Zentimeter zurückgehen ließ.[1]

Das Interessante am Verfall der Zahngesundheit ist, dass Karies bis zum Beginn des Grassamenverzehrs sehr selten war und ganz ohne Zahnbürsten, Zahnpasta, Fluor im Wasser, Zahnseide und Zahnärzte nicht einmal ein Prozent aller entdeckten Zähne betraf. Ganz ohne heutige Dentalhygiene (bestenfalls mal ein Zweig, um Fetzen von Wildschweinfleisch aus den Zahnzwischenräumen zu pulen) war Zahnfäule bis zur Einführung von Getreidevorläufern für die meisten Menschen einfach kein Problem. Die Vorstellung der zahnlosen Wilden ist schlichtweg falsch. Die frühen Menschen hatten ihr Leben lang kräftige, intakte Zähne. Erst nachdem man den Kalorienbedarf in großem Stil über Grassamen deckte, nahmen schiefe und faule Zähne in den Mündern von Kindern und Erwachsenen zu. Ab diesem Zeitpunkt lässt sich Karies in 16 bis 49 Prozent aller gefundenen Zähne nachweisen. Hinzu kamen fehlende Zähne und Abszesse, sodass Zahnfäule bei den Ackerbauern des Neolithikums bald so verbreitet war wie Haarausfall.[2]

Kurz gesagt, als wir vor rund 10 000 Jahren anfingen, Grassamen zu essen, konnte der Mensch dank dieser Nahrungsquelle vielleicht noch einen Tag, eine Woche oder einen Monat überleben, wenn diejenige Nahrung knapp wurde, die wir in den 2,5 Millionen Jahren zuvor instinktiv aufgenommen hatten. Dieser Versuchszeitraum umfasst jedoch nur 0,4 Prozent, also nicht einmal ein halbes Prozent, unseres Daseins auf dieser Erde. Für die Veränderungen in der Ernährung zahlte der Mensch einen hohen Preis. Im Hinblick auf die Mundgesundheit befinden wir uns seit dem ersten Getreidebrei im finsteren Mittelalter. Die Geschichten von Zahnschmerzen, Abszessen und schmerzhaften Versuchen, entzündete Zähne zu ziehen, sind erschütternd. George Washington griff auf ein Gebiss aus Holzzähnen zurück. Erst seit dem 20. Jahrhundert können wir durch das Aufblühen moderner Zahnhygiene unsere Zähne auch im Erwachsenenalter noch lange erhalten.

Springen wir jedoch ins 21. Jahrhundert, wo der moderne Weizen 30 Prozent aller verzehrten Kalorien liefert, zusammen mit den Samen von Mais und Reis sogar 50 Prozent![3] Ja, der Mensch ernährt sich kalorienmäßig zur Hälfte von Grassamen. Wir sind eine Spezies von Grassamenfressern geworden, eine Entwicklung, die von Behörden wie dem amerikanischen Landwirtschaftsministerium USDA mit Beifall bedacht wird, begleitet von dem Rat, diesen Anteil auf mindestens 60 Prozent zu steigern. Beifall spenden auch all diejenigen, die am globalen Getreidehandel beteiligt sind, weil Grassamen lange haltbar sind (Monate bis Jahre), was weite Lieferwege ermöglicht. Zudem sind sie leicht zu lagern, erfordern keine Kühlung und sind auf der ganzen Welt begehrt, also lauter praktische Eigenschaften. Die Verwandlung von Lebensmitteln in eine global verfügbare und umschlagbare Handelsware gestattet das Aufkommen finanzieller Spekulationen wie dem

Kauf und Verkauf von Termingeschäften, Hedgegeschäften und komplexen Derivaten, also den Werkzeugen der Finanzmärkte. Wilde Heidelbeeren oder Seelachs aus dem Atlantik sind dafür ungeeignet.

Angesichts der Anatomie des *Homo sapiens* kommt man unweigerlich zu dem Schluss, dass er *kein* Wiederkäuer ist, da ihm sämtliche Verdauungsmerkmale dieser Lebewesen fehlen. Er kann Grassamen nur zur Not verzehren und muss dafür gesundheitliche Einschränkungen in Kauf nehmen.

Mutierte Ninja-Gräser

Die Samen der Gräser, die wir als »Getreide« oder »Getreideflocken« kennen, stellen für Nichtwiederkäuer seit jeher ein Problem dar. Deswegen gingen irgendwann eifrige Genetiker und Agrarwissenschaftler ans Werk und haben den Teufel mit dem Beelzebub ausgetrieben.

Die Leser der *Weizenwampe* wissen bereits, dass der moderne Weizen nicht mehr jene knapp 1,50 Meter hohe, traditionelle Pflanze ist, an die ältere Menschen sich noch erinnern. Heute wächst er 50 bis 60 Zentimeter hoch auf kurzen, dicken Halmen mit einer langen Ähre und größeren Samen. Der Ertrag pro Hektar ist deutlich höher als bei seinen Vorgängern. Diese ertragreichen Weizensorten, die in der industriellen Agrarwirtschaft so beliebt sind, entstanden nicht durch traditionelle Züchtung, sondern durch wiederholte Hybridisierung, bei der Weizen mit anderen Gräsern gekreuzt wurde, um neue Gene einzuschleusen (auch

Weizen ist letztlich ein Gras), und durch *Mutagenese,* die Nutzung hoch dosierter Röntgenstrahlen, Gammastrahlen und Chemikalien zur Erzeugung von Mutationen. Der moderne Weizen ist somit zu einem beträchtlichen Teil ein Gras, das zahllose Male mutiert ist. Manche dieser Mutationen wurden aufgezeichnet und identifiziert, viele jedoch nicht. Der Agrarwirtschaft macht diese Unsicherheit jedoch nichts aus. Einzigartige mutierte Proteine? Kein Problem. Landwirtschaftsministerium und Verbraucherministerium haben ebenfalls keine Einwände; also taugen sie für den Massenverzehr.

Im Laufe der Jahre gab es große Anstrengungen, Weizen genetisch zu modifizieren, indem man mithilfe der Gentechnik einzelne Gene einschleuste oder entfernte. Die öffentliche Meinung hat die Bemühungen, solchen genmodifizierten Weizen auf den Markt zu bringen, jedoch gedämpft, sodass der gegenwärtig verkaufte Weizen aus Sicht der Gentechnik nicht »genmodifiziert« ist. (Es gibt jedoch neuerdings wieder Gerüchte, dass die Aussicht auf echten genmanipulierten Weizen in naher Zukunft realistisch erscheint.) Alle Veränderungen, die der moderne Weizen hinnehmen musste, sind also das Ergebnis von Methoden, die der Genmanipulation vorausgingen. Das bedeutet aber nicht, dass die früheren Veränderungen harmlos waren. Unpräzise, grobe Methoden wie die chemische Mutagenese sind sogar potenziell schlimmer als Genmodifikation, weil sie *mehr* unerwartete Veränderungen im genetischen Code hervorrufen als die Handvoll, die durch gezielte Gentechnik entstehen.[4]

Mais und Reis hingegen wurden bereits gentechnisch modifiziert (zusätzlich zu anderen Veränderungen). Mais wurde dabei mit Genen versetzt, die ihn gegenüber dem Herbizid Glyphosat unempfindlich machten und die Entwicklung des *Bacillus thuringiensis* (Bt), eines Mittels zur biologischen Schädlingsbekämpfung, ermöglichten. Reis hingegen wurde so verändert, dass er das Herbizid Glufosinat verträgt und Betakarotin einlagert (der sogenannte Goldene Reis). Das Problem daran: Rein theoretisch erscheint die Vorstellung, einfach ein kleines Gen einzusetzen, sehr geradlinig und logisch. Aber so ist es nicht. Die Methoden der Geneinschleusung sind nach wie vor sehr ungenau. Beispielsweise kann man technisch nicht vorhersagen, wo exakt ein Gen am Ende landet, also auf welchem Chromosom, inmitten oder neben welchen anderen Genen, zusammen mit diversen Steuerungselementen oder ohne diese. Ganz zu schweigen von der Störung der epigenetischen Wirkungen auf die Genexpression. Auch die Vorstellung, es würde nur ein einzelnes Gen eingefügt, ist irreführend, denn in der Regel müssen mehrere Gene verpflanzt werden. (Auf die speziellen Veränderungen bei genmodifiziertem Getreide gehen wir in Kapitel 2 näher ein.)

Der Weizen, der Mais und der Reis, die im 21. Jahrhundert die Hälfte unseres Kalorienbedarfs decken, sind nicht mehr die Pflanzen aus dem 20. Jahrhundert. Sie sind nicht die Getreidesorten aus dem Mittelalter, aus der Bibel oder aus dem Alten Ägypten. Und sie haben definitiv nichts mehr mit den Getreidesorten zu tun, die einst von den hungrigen Frühmenschen geerntet wurden. Deshalb bezeichne ich sie als »Pseudogetreide«: hybridisiert, mutiert, mittels Gentechnik auf die Anforderungen der Agrarwirtschaft zugeschnitten und nun im Supermarkt, am Kiosk oder in der Schule erhältlich.

Weizen: Was hat sich verändert? Und was ist so schlecht daran?

Alle Weizensorten, einschließlich ursprünglicher Formen wie Dinkel und Emmer, sind für Menschen als Nichtwiederkäuer problematisch. Am schlimmsten jedoch ist der moderne Weizen.

Er sieht von vorneherein anders aus: kürzerer, dickerer Halm, größere Körner. Die geringere Höhe geht auf Mutationen der Rh-Gene zurück (reduzierte Höhe), die das Protein Gibberellin codieren, das für die Halmlänge verantwortlich ist. Dieses eine veränderte Gen geht mit anderen Mutationen einher. Veränderungen der Rh-Gene werden also von *anderen* Veränderungen im genetischen Code der Weizenpflanze begleitet, die auf den ersten Blick nicht zu erkennen sind.[5]

Gliadin

Bei Weizenunverträglichkeit denkt man meist zuerst Gluten. Der eigentliche Schurke jedoch ist das Gliadin, ein Protein im Gluten, das für viele schwere Gesundheitsbeeinträchtigungen durch modernen Weizen verantwortlich ist. Es gibt über 200 Formen Gliadinprotein, und alle sind absolut unverdaulich.[6] Eine wichtige Veränderung der letzten 50 Jahre ist die erhöhte Expression des Gens Glia-α9, das ein Gliadinprotein codiert, das als stärkster Auslöser für Zöliakie angesehen wird. Bis ins frühe 20. Jahrhundert lag dieses Gen nur in den wenigsten Weizensorten vor. Heute hingegen tritt es in fast allen modernen Sorten auf,[7] was vermutlich für den Anstieg der Erkrankungszahlen um 400 Prozent seit 1948 verantwortlich ist.[8]

Neue Gliadinvarianten werden teilverdaut und dabei in kleine Peptide zerlegt, die ins Blut gelangen und sich später an *Opiatrezeptoren* im menschlichen Gehirn binden – dieselben Rezeptoren, die durch Heroin und Morphium aktiviert werden.[9] In der Wissenschaft bezeichnet man solche Peptide als »Exorphine« oder exogene morphinartige Komponenten. Peptide, die durch Gliadinzerlegung entstehen, machen nicht »high«, sondern regen lediglich Appetit und Kalorienaufnahme an. Studien verzeichnen übereinstimmend eine Erhöhung der Energiezufuhr um 400 Kalorien pro Tag, in erster Linie aus Kohlenhydraten.

Gluten

Gluten (Gliadin plus Glutenine) ist die Substanz, die Weizenteig so unnachahmlich dehnbar macht. Es ist ein beliebter Zusatz für kommerziell erzeugte Lebensmittel wie Saucen, Instantsuppen und Tiefkühlkost, sodass der moderne Mensch heute durchschnittlich 15 bis 20 Gramm Gluten pro Tag zu sich nimmt.[10] Um die Backeigenschaften des Glutenins zu verbessern, wurde Gluten genetisch verändert. Es kam zu mehrfachen, sortenübergreifenden Kreuzungen von Brotweizen mit anderen Gräsern, um neue Gene einzufügen. Auch durch chemische Behandlung und Strahlen wurden Mutationen erzeugt. Züchtungen zur Veränderung der Glutenqualität gehen mit unvorhersehbaren Veränderungen einher. Eine Hybridisierung von zwei verschiedenen Weizenpflanzen ergibt volle 14 einzigartige Gluteninproteine, die dem Menschen bisher fremd waren.[11]

Weizenkeim-Agglutinin

Die genetischen Veränderungen am Weizen haben die Struktur des Weizenkeim-Agglutinin (WGA) verändert, eines Proteins im Weizen, das die Pflanze vor Schimmel und Insekten schützt. Im modernen Weizen unterscheidet sich diese Struktur beispielsweise von der in alten Sorten.[12] WGA ist unverdaulich und giftig. Es widersteht jedweder Zerlegung im menschlichen Körper und übersteht auch Kochen, Backen oder Sauerteiggärung unverändert. Im Gegensatz zu Gluten und Gliadin, die nur bei entsprechender genetischer Veranlagung eine negative Wirkung entfalten, schädigt WGA den Menschen unmittelbar und kann bereits *allein* eine Zöliakie auslösen, also Darmschäden durch Beeinträchtigung der Darmzotten (Mikrovilli), die im Dünndarm Nährstoffe aufnehmen.[13]

Phytate

Weizen und andere Getreidesorten lagern Phosphor in Form von Phytinsäure (Phytaten) ein. Weil diese Phytate auch vor Ungeziefer schützen, wurden in den letzten 50 Jahren gezielt Sorten mit erhöhtem Phytatgehalt ausgewählt und vermehrt. Daher enthalten moderner Weizen, Mais und Hirse jeweils 800 Milligramm Phytate auf 100 Gramm Mehl. Der Phytatgehalt steigt mit dem Fasergehalt. Daher bewirkt eine Erhöhung des Faseranteils in Form von mehr »gesundem Vollkorn« zugleich eine Erhöhung des Phytatanteils in der Ernährung. Bereits 50 Milligramm Phytate können die Aufnahme von Mineralien einstellen, besonders bei Eisen und Zink.[14] Kinder, die Getreide verzehren, nehmen 600 bis 1900 Milligramm Phytate pro Tag zu sich; Kulturen mit besonders getreidelastiger Ernährung wie die modernen Mexikaner sogar 4000 bis 5000 Milligramm pro Tag. Diese Mengen gehen mit Nährstoffmangel einher.[15]

Alpha-Amylase-Inhibitoren und andere Allergene

Weizenallergien werden immer häufiger. Im modernen Weizen wurden zahlreiche Allergene identifiziert, die in traditionellen Sorten nicht vorkommen.[16] Die häufigsten Allergene sind *Alpha-Amylase-Inhibitoren,* die Nesselsucht, Asthma, Krämpfe, Diarrhö und Ekzeme auslösen können. Strukturell weichen moderne Alpha-Amylase-Inhibitoren um zehn Prozent von älteren Sorten ab, unterscheiden sich also in mehreren Dutzend Aminosäuren. Jeder Allergiker kann bestätigen, dass bereits wenige Aminosäuren den Unterschied zwischen keinerlei allergischer Reaktion oder einer schweren allergischen Reaktion bis hin zum anaphylaktischen Schock ausmachen können. Beschäftigte in der Backindustrie entwickeln häufig das sogenannte Bäckerasthma. Zudem gibt es eine eigenartige Erkrankung, die als *weizenabhängige, anstrengungsinduzierte Anaphylaxie (WDEIA)* bezeichnet wird, eine schwere, lebensbedrohliche allergische Reaktion, die durch Anstrengung nach Weizenkonsum ausgelöst wird. Beide Erkrankungen gehen auf eine Allergie gegen Gliadinproteine zurück.[17] Daneben haben sich in den letzten 40 Jahren viele andere Proteine verändert, ob Lipidtransferproteine, Omega-Gliadine, Gamma-Gliadine, Trypsin-Inhibitoren, Serpine oder Glutenine. Und alle lösen allergische Reaktionen aus.

Ein Leben jenseits des Vollkornwahns

Der Beginn des Getreidekonsums durch den Menschen fällt mit den Anfängen der Haustierhaltung zusammen. Damals lernten wir, dass manche Pflanzenfresser, zum Beispiel Auerochse und Wildziegen, in Gefangenschaft zur menschlichen Ernährung beitragen konnten. Während der Domestizierung dieser Tiere zu Rindern und Ziegen zeigten sie uns, dass ihre graslastige Ernährung etwas sein könnte, was nachahmenswert ist. Außerdem vermehrten sie die Auswahl an menschlichen Erkrankungen um Pocken, Masern, Tuberkulose und Rhinoviren, die normale Erkältungen hervorrufen.

Ein Großteil der Welt folgte dem Vorbild der Wiederkäuer und verließ sich bei der Ernährung zunehmend auf Grassamen. Aber nicht alle Kulturen ließen sich auf dieses Ernährungsexperiment der letzten 10 000 Jahre ein. Etliche Jäger-und-Sammler-Gesellschaften blieben ihrer traditionellen Ernährung als Omnivoren treu und zeugen bis heute von der Ernährungsweise der Menschen vor der Entwicklung der Landwirtschaft. In den letzten 100 Jahren hat die moderne Welt diese ursprünglichen Gesellschaften zunehmend eingekesselt, besonders wenn sie wertvolles Land oder wichtige Ressourcen besaßen (zum Beispiel die Indianervölker an der nordwestlichen Pazifikküste oder die australischen Aborigines). Hier konnte man praktisch unter Laborbedingungen beobachten, wie Menschen gesundheitlich reagieren, wenn sie von einer traditionellen, getreidefreien auf die moderne, getreidelastige Ernährung umsteigen.

Wissenschaftler haben sich auch mit den südafrikanischen San, den Bewohnern der Insel Kitava bei Papua-Neuguinea oder dem Volk der Xingu im brasilianischen Regenwald auseinandergesetzt, die sich alle traditionell von Nahrung aus ihrem speziellen Lebensraum ernährten. Dort aß natürlich niemand moderne, industriell erzeugte Lebensmittel – Getreide, Zuckerzusätze, gehärtete Fette, Konservierungsstoffe oder Lebensmittelfarben waren praktisch unbekannt. Solange diese Menschen sich traditionell ernährten, waren Gewicht und Body-Mass-Index (BMI) normal, Fettleibigkeit unbekannt, Blutdruck, Blutzucker und Insulinreaktion regulär, der Leptinspiegel (Sättigungshormon) niedriger und die Knochen gesünder.[18] Der Body-Mass-Index, der das Verhältnis zwischen Körpergröße und Gewicht darstellt, liegt normalerweise bei maximal 22, während in den USA und auch in Deutschland immer mehr Menschen einen BMI von 30 oder mehr aufweisen. Ab 30 gilt ein Mensch als fettleibig. Der Blutdruck einer Xingu-Frau liegt normalerweise bei 102/66 mmHg, der Blutdruck westlicher Erwachsener hingegen bei 130/80 oder mehr. Zudem haben die Xingu weniger Osteoporose und weniger Knochenbrüche.

Die Hadza aus Nordtansania sind ein gutes Beispiel für eine Jäger-und-Sammler-Gesellschaft, die trotz Kontakt mit dem Westen an ihrer traditionellen Ernährung festhält.[19] Die Frauen graben Wurzeln aus und sammeln essbare Pflanzenteile, die Männer jagen mit vergifteten Pfeilen und ernten Bienenhonig. Der durchschnittliche BMI dieses Volks liegt bei 20. Die Menschen bleiben bis ins hohe Alter stark und leistungsfähig, denn die Großeltern passen auf die Kinder auf, während die Mütter Nahrung sammeln und zubereiten. Trotz eines Lebens, das oberflächlich betrachtet anstrengender erscheint, unterscheidet sich der Gesamtenergieverbrauch der Hadza *in keiner Weise* von dem eines modernen Menschen, beispielsweise einem Buchhalter oder Lehrer.[20] Die Aktivität ist nur etwas anders verteilt, denn Jäger und Sammler sind zeitweise sehr aktiv und ruhen sich anschließend lange aus, wohingegen moderne Kulturen ihre Aktivität über den ganzen Tag verteilen. Bei detaillierter Analyse verbrauchen Völker mit ursprünglicher Lebensweise praktisch genauso viel oder weniger Nahrungsenergie wie wir. Das stellt die These in Frage, ob unser Übergewicht vornehmlich auf sitzender Lebensweise beruht.[21] (Dies gilt allerdings nicht für alle Jäger-und-Sammler-Kulturen: Die Luo und die Kamba aus Kenia verbrauchen deutlich mehr Energie. Es geht eher darum, dass Gewichtsunterschiede sich nicht allein durch unterschiedlichen Energieverbrauch erklären lassen.)

Wie man an der breiten Vielfalt der Ernährungsformen unschwer erkennen kann, sind Menschen sehr anpassungsfähig. Die einen ernähren sich praktisch ausschließlich von tierischem Fett, Fleisch und Organen, wie man bei den Inuit der pazifischen Nordwestküste Amerikas sehen kann. Andere nehmen viel Stärke aus Wurzeln auf, zum Beispiel aus Yams, Süßkartoffeln, Taro oder Tapioca, aber auch aus Früchten, so wie die Kitava aus Papua-Neuguinea oder die Yanomani aus dem brasilianischen Regenwald.

Der Verzehr von Lebensmitteln aus tierischer Milch provozierte die Expression eines Gens für Laktasepersistenz, die manchen Menschen gestattete, auch im Erwachsenenalter Milch, Käse und andere Produkte mit dem Milchzucker Laktose zu verdauen, was natürlich ein Überlebensvorteil war. Die halbnomadischen Massai in Zentralafrika sind ein bemerkenswertes Beispiel dafür. Als Hirten mit großen Ziegen-, Schaf- und Viehherden essen sie traditionell viel rohes Fleisch, trinken das Blut von Kühen sowie Milch, und dies seit Jahrtausenden. Dank dieser Lebensweise sind Herzinfarkt und Schlaganfall, Bluthochdruck, Diabetes und Übergewicht bei ihnen praktisch unbekannt.[22]

Dieses Thema zieht sich wie ein roter Faden durch traditionelle Kulturen: Eine überlieferte Ernährungsform, deren Nährstoffgehalt sehr unterschiedlich sein kann, aber stets frei ist von Getreide und Zuckerzusätzen, sorgt dafür, dass die chronischen »Wohlstandskrankheiten« gar nicht erst auftreten. Selbst Krebs bleibt selten.[23] Das bedeutet keineswegs, dass Menschen mit einer traditionellen Lebensweise nicht krank werden – natürlich werden sie das. Allerdings sehen diese Krankheiten ganz anders aus: Sie leiden unter Infektionen mit Malaria, Denguefieber oder Fadenwürmern, aber auch unter Verletzungen infolge von Stürzen und Unfällen, kämpfen mit anderen Menschen und Tieren, also den typischen Risiken eines Lebens fernab moderner Technik, Annehmlichkeiten, einer funktionierenden Regierung oder einem modernen Gesundheitswesen.

Was geschieht nun, wenn ein Volk, das bisher auf Ackerbau und Getreidekonsum verzichtet hat, plötzlich mit Brot, Keksen und Chips konfrontiert wird? Diese Invasion moderner Lebensmittel hat weltweit unzählige Male stattgefunden und stets zum selben Ergebnis geführt: Gewichtszunahme und Übergewicht in erstaunlichem Ausmaß, Karies, Zahnfleischentzündungen, Zahnverlust, Arthritis, Bluthochdruck, Diabetes sowie Depressionen und andere psychiatrische Erkrankungen, also das ganze Arsenal der Wohlstandskrankheiten. Wie eine Schallplatte mit einem Sprung hörten wir dieses Lied von diversen Volksgruppen auf allen Kontinenten.

Zu beobachten war es bei den Pima-Indianern in Südwestamerika, wo inzwischen 40 bis 50 Prozent der Erwachsenen übergewichtig und zuckerkrank sind, viele auch zahnlos.[24] Wir kennen es von den einheimischen Stämmen aus Arizona und Oklahoma und von den Dakota, wo mittlerweile 54 bis 67 Prozent der Bevölkerung übergewichtig oder fettleibig sind.[25] Bei den Völkern rund um den Polarkreis in Kanada und Grönland kam es zu einem dramatischen Anstieg von Übergewicht und Diabetes.[26] Im Pazifik, zum Beispiel bei den Nauru in Mikronesien, sind 40 Prozent der Erwachsenen fettleibige Diabetiker.[27] Bei den australischen Ureinwohnern hat die moderne Ernährung besonders zerstörerisch gewirkt und ihr Risiko für diabetische Komplikationen 22-fach erhöht, die Mortalität an Herzkreislauferkrankungen um das Achtfache und die Mortalität an Schlaganfall immer noch um das Sechsfache (verglichen mit Australiern anderer ethnischer Herkunft).[28]

Bis vor Kurzem waren Übergewicht oder Fettleibigkeit, Bluthochdruck oder Cholesterinwerte über 125 mg/dl bei den Massai in Zentralafrika, bei den Samburu in Kenia oder bei den Fulani in Nigeria praktisch unbekannt. Erst nach ihrer Umsiedlung in den städtischen Raum kam es explosionsartig zu Bluthochdruck und Übergewicht bei 55 Prozent dieser Menschen.[29] Die früheren Jäger und Sammler entwickelten Eisenmangelanämie und Folsäuremangel, als sie nicht mehr jagten und wilde Pflanzen sammelten, sondern sich auf gekaufte Nahrung, vornehmlich Mais verlegten.[30] Der brasilianische Arzt Dr. Roberto Baruzzi erforschte zwischen 1960 und 1980 die Jäger und Sammler der brasilianischen Xingu-Region, wo er schlanke Menschen ohne überflüssiges Körperfett, Diabetes, Herzkreislauferkrankungen, Magengeschwüre oder Blinddarmentzündungen vorfand. Eine Studie von 2009 – 30 Jahre nach der Einführung moderner Lebensmittel – ergab bei 46 Prozent der Menschen Übergewicht oder Fettleibigkeit, bei 25 Prozent der Männer Bluthochdruck und bei den meisten einen auffälligen Cholesterinspiegel (wenig HDL-Cholesterin, hohe Triglyzeride), außerdem grassierende Karies.[31] Eine andere, jüngere Studie an den einheimischen Aruák der Xingu-Region stufte 66,8 Prozent der Männer und Frauen als übergewichtig oder fettleibig ein. 52,1 Prozent der Frauen wiesen zu viel Bauchfett auf, und 37,7 Prozent der Männer hatten Bluthochdruck.[32]

All diese Gruppen bestehen aus Menschen, die im Gegensatz zu bäuerlichen Gesellschaften nicht 10 000 Jahre lang *partielle* Toleranzen gegenüber Getreidesamen entwickelt haben und somit auf den Konsum von Getreide und Zucker deutlich empfindlicher reagieren als wir.

Bei Menschen, die erst spät mit der modernen Welt in Kontakt kamen, werden wilde Gemüsearten typischerweise durch einen übertrieben hohen Anteil an preisgünstigem Getreide und Zucker ersetzt – in Form von Mehl, Fertigprodukten und Süßigkeiten. Und wenn aufgrund von Hungersnöten und Lebensmittelengpässen westliche Hilfe benötigt wird (was häufig vorkommt, sobald ehemalige Jäger und Sammler von ihrem traditionellen Lebensstil abgeschnitten sind), fliegen wir dann Rindfleisch, Lachs, Kokosnüsse oder Gurken ein? Nein. Wir schicken vor allem Getreide – Weizen, Mais oder Reis –, das sowohl die Menschen als auch ihre Tiere ernährt.

Dr. Weston Price: Schnappschüsse aus der Zeit der Verwestlichung

Dr. Weston Price war ein Zahnarzt aus Cleveland, Ohio, der im frühen 20. Jahrhundert praktizierte. Ihn irritierte das Ausmaß an Karies bei seinen Patienten, insbesondere den Kindern, und er las fasziniert, dass Zahnprobleme bei den »Wilden« (Menschen, die noch sehr ursprünglich lebten) praktisch unbekannt waren. Da tat Dr. Price etwas Ungewöhnliches: Zusammen mit seiner Frau Florence begab er sich auf eine zehnjährige Weltreise, um die Ernährungsgewohnheiten indigener Kulturen zu untersuchen, und dokumentierte diese Befunde mit sorgfältigen Untersuchungen von Zähnen und Gesichtsstruktur sowie über 15 000 Fotografien. Dank seiner Arbeit existiert also eine bemerkenswerte Dokumentation, wie ursprüngliche Kulturen aussahen und wie es jenen Menschen erging, als sie anfingen, moderne Lebensmittel zu sich zu nehmen.

Seine Reisen führten ihn zu den Inuit in Alaska, den amerikanischen Ureinwohnern am Nordwestpazifik und in Kanada, zu den Melanesiern und Polynesiern, den australischen Aborigines, den Maori auf Neuseeland, zu Nachfahren der alten Chimü-Kultur an der peruanischen Küste und zu afrikanischen Stammesvölkern wie den Massai, Kikuyu, Wakamba, Jalou, Muhima, Pygmäen, Baitu und Dinkas. Überall untersuchte und fotografierte er Zähne, Gesichter und andere interessante Merkmale.

Er studierte Dutzende an Kulturen, und überall waren Karies, Zahnverlust und Dentalabszesse oder -infektionen unüblich. Typischerweise waren maximal ein bis drei Prozent der untersuchten Zähne betroffen (mitunter keiner). Auch Entzündungen von Zahnfleisch und Zahnhalteapparat (Gingivitis und Parodontitis) fehlten, und schiefe oder zu eng stehende Zähne kamen praktisch nicht vor. Im Zuge seiner akribischen Untersuchungen bemerkte er auch Unterschiede an der Gesichtsstruktur und notierte »voll ausgeformte Gesichts- und Dentalbögen« und praktisch keine verengten Nasengänge.

Noch bemerkenswerter war es, wenn Dr. Price gezielt Mitglieder aus diesen Kulturen untersuchte, die vor Kurzem zur »Nahrung des weißen Mannes« übergegangen waren – Menschen, die von Besuchern oder Durchreisenden aus dem Westen Brot, Kuchen und Süßigkeiten eintauschten. Hier fand er jedes Mal einen erstaunlichen Anstieg an Karies (25 bis 50 Prozent der untersuchten Zähne) sowie Gingivitis, Parodontitis, fehlende Zähne, infektiöse Abszesse, schief oder eng stehende Zähne sowie schmalere Ober- und Unterkieferknochen. Nicht selten waren bereits Jugendliche und junge Erwachsene fast zahnlos.

Die Küstenbewohner dieser Gesellschaften ernährten sich traditionell von Fisch, Schalentieren und Algen; küstenferne Kulturen von Fleisch und Organen, Rohmilchprodukten, essbaren Pflanzen, Nüssen, Pilzen und Insekten. Abgesehen von zwei Kulturen (dem isolierten Lötschental in den Schweizer Alpen, wo man ein grobes Roggenbrot aß, und den Bewohnern der äußeren Hebriden, die grobe Haferflocken zu sich nahmen) aßen alle untersuchten Gesellschaften praktisch kein Getreide, keinen Zucker und keine Fertigprodukte. (Die

Schweizer wiesen einen mittelhohen Prozentsatz an Karies auf, mehr als die anderen untersuchten Kulturen, die Schotten hingegen nicht.)

Das Überraschendste jedoch ist die Tatsache, dass diese Kulturen praktisch keine Zahnhygiene betrieben – ganz ohne Zahnbürste, Zahnpasta, fluoridiertes Wasser, Zahnseide, Zahnarzt und Kieferorthopäde waren Karies und Fehlstellungen die große Ausnahme. Dr. Price' Beobachtungen eignen sich zwar nicht zu einer exakten Bestimmung von Ernährungsunterschieden zwischen traditionellen und modernen Kulturen, geben aber dennoch einen deutlichen Hinweis. Wer den Bericht von Dr. Price im Originalwortlaut lesen möchte, kann auf einen aktuellen Nachdruck auf Englisch zugreifen.[34]

Insbesondere Typ-2-Diabetes tritt bei Jäger-und-Sammler-Populationen praktisch erst auf, wenn ihre Ernährungsweise und Gesundheitsfürsorge zum System der modernen Welt übergeht. Dieses Phänomen ist so auffällig, dass Diabetes bei Anthropologen als »Preis für die Zivilisation« gilt. Und da auch alle modernen Menschen genetisch auf ein Leben als Jäger und Sammler programmiert sind, nimmt Diabetes auch bei uns in extremem Ausmaß zu. Man geht davon aus, dass künftig ein Drittel aller Erwachsenen sowie ein wachsender Anteil Kinder und Jugendlicher von Diabetes betroffen sein wird.[33] Die Menschheit bezieht inzwischen 50 Prozent ihrer Kalorien aus Grassamen, und der Saccharose- und Fruktosekonsum steigt weiter. Gleichzeitig werden wir in den entwickelten Staaten bedrängt, noch *mehr* auf »gesundes Vollkorn« zu setzen, wohingegen man in weniger entwickelten Teilen der Welt vornehmlich auf billiges, leicht verfügbares Getreide jeglicher Art zugreift. Unter diesen Umständen ist nicht zu erwarten, dass diese globale Pandemie, die wir uns selbst eingebrockt haben, zurückgeht, bis wir uns dem Graskonsum vollständig verweigern.

Dieses soziale Experiment hat auch umgekehrt stattgefunden, in Form einer Rückkehr zur traditionellen Ernährung und Lebensweise nach einem Ausflug in die westliche Gesellschaft. 1980 wagte die Ärztin Kerin O'Dea am Kinderkrankenhaus Melbourne etwas Ungewöhnliches: Sie bat zehn übergewichtige, diabetische Aborigines, die sich westlich ernährten, sich aber noch an die alte Lebensweise erinnern konnten, in ihre Herkunftsgegend in Nordwestaustralien zurückzukehren und sich dort ganz traditionell von Känguru, Süßwasserfischen und Yams zu ernähren. Zu Beginn dieses Abenteuers betrug deren Blutzucker durchschnittlich 209 mg/dl, die Triglyzeride erreichten 357 mg/dl, und auch der Insulinspiegel war atypisch hoch. Nach sieben Wochen in der Wildnis, in denen sie Tiere getötet und gesammelte Nahrung verzehrt hatten, hatten die zehn Personen durchschnittlich acht Kilo Gewicht verloren. Der Blutzucker war im Schnitt auf 119 mg/dl gesunken und die Triglyzeride auf 106 mg/dl.[35] Die Hälfte von ihnen hatte keinen Diabetes mehr. In einem Vortrag bemerkte O'Dea im Jahr 2005: »Wie sich diese Menschen veränderten, als sie in ihr eigenes Land zurückkehrten, war faszinierend. Sie waren voller Selbstvertrauen und stolz auf ihre Umweltkenntnisse und ihre Fähigkeiten. Wir waren damals nicht in der Lage, auch die psychosozialen Veränderungen zu messen, aber die erschienen uns sehr positiv.«[36]

Wenn wir heute in allen Winkeln der Erde suchen, sind die letzten Jäger und Sammler, die noch nicht mit der modernen Ernährung in Berührung gekommen sind, die Sentinelesen auf North Sentinel Island im Indischen Ozean. Da ihre Sprache sich auffällig von allen Sprachen in sämtlichen Nachbarländern unterscheidet, geht man davon aus, dass die Sentinelesen isoliert dort leben, seit vor etwa 60 000 Jahren die ersten anatomisch modernen Menschen in diesen Teil der Welt einwanderten.[37] Jeder Versuch, ihre Insel zu betreten, wurde mit einem Hagel an Pfeilen, Speeren und Steinwürfen erwidert, sodass die Beobachtungen bisher begrenzt sind. Nach allem, was man weiß, handelt es sich jedoch um schlanke, gesunde Menschen, die jagen, fischen und Nahrung sammeln, ohne von Landwirtschaft zu »profitieren«.

Wir dürfen das Leben des Menschen als Jäger und Sammler keinesfalls als idyllisch oder problemlos betrachten. Im Gegensatz zur landläufigen Meinung ist Stress keineswegs ein rein modernes Phänomen. Was ist stressiger – sich finanziell nach der Decke zu strecken oder zuzusehen, wie ein blutrünstiger, räuberischer Stamm meine Freunde abschlachtet, die Frauen raubt und die Kinder versklavt? Wir sollten gewisse Praktiken indigener Völker – Schrumpfköpfe bei den Jivaros am Amazonas oder Kannibalismus bei den Kariben auf den Kleinen Antillen und in Venezuela – bedenken, damit wir uns erinnern, dass die Welt nicht immer ein gastlicher Ort ist. Unsere Geschichte ist seit jeher auch von Gewalt gezeichnet. Diese Gewalt ist heute zwar nach wie vor vorhanden, doch dank der gesetzlichen und politischen Zwänge, die erforderlich wurden, als die Völker sich zunehmend auf Ackerbau verließen, bestimmt sie den Alltag weniger als vor beispielsweise 50 000 Jahren. Landwirtschaft und Zivilisation haben durchaus etwas Gutes an sich.

Die Entwicklung der Zivilisation und die Kultivierung von Grassamen sind zwei Prozesse, die in den letzten 10 000 Jahren parallel liefen und zu Konzepten wie dem sesshaften, nicht nomadischen Leben führten, zu Landbesitz, Zentralregierungen und vielen anderen Phänomenen, die wir heute als Teil des modernen Lebens akzeptieren. Wenn wir jedoch beobachten, was aus Kulturen wird, die bisher keinen Grassamen ausgesetzt waren und diese plötzlich essen müssen, sehen wir wie unter dem Vergrößerungsglas, was dem Rest der Welt derzeit widerfährt.

Esst wie die Ägypter

Nehmen wir einen Menschen aus einer indigenen Kultur und verabreichen ihm industriell erzeugte, moderne Lebensmittel – einschließlich der verführerischen Produkte aus Grassamen –, so wird er innerhalb weniger Jahre alle Probleme aufweisen, die auch wir haben, wie Fettsucht oder Eisenmangel.

Während Übergewicht und die damit einhergehenden Krankheiten bei Jägern und Sammlern praktisch unbekannt sind, sind sie historisch keineswegs eine neue Erscheinung. Wohlstandskrankheiten gab es schon, bevor Genetiker unser Getreide veränderten. Hippokrates, ein griechischer Arzt aus dem dritten Jahrhundert vor Christus, und Galen, ein römischer Arzt aus dem zweiten Jahrhundert unserer Zeitrechnung, befassten sich beide intensiv mit fettleibigen Menschen. William Wadd, ein Londoner Arzt aus dem frühen 19. Jahrhundert und lebenslanger Beobachter der »Korpulenten«, notierte nach der Autopsie eines adipösen Mannes folgende Befunde:

Das Herz selbst war eine Fettmasse. Das Omentum [ein Teil der Eingeweide] war eine dicke Fettschürze. Der gesamte Darm war in Fett eingebettet, als hätte man zerlassenen Talg in die Bauchhöhle gegossen, und das Diaphragma und die Parietes [Organwände] im Bauchraum müssen bis zum Anschlag gedehnt gewesen sein, um dem ständigen, extremen Druck einer so schweren Masse standzuhalten. Die mechanische Verlegung der Funktionen eines derart lebenswichtigen Organs war so groß, dass nicht sein Tod verwunderlich wäre, sondern sein Leben.[38]

Neu ist heute, dass Übergewicht und Fettleibigkeit sich von einem Kuriosum zu einer Epidemie ausgeweitet haben. Im 21. Jahrhundert stehen wir zudem vor der verblüffenden Situation, dass die Epidemiologie und die Gesundheitsbehörden vermelden, dass die Ursachen des grassierenden Übergewichts, der Adipositas und der damit einhergehenden Erkrankungen entweder unklar sind oder dass die gefräßigen, faulen Bürger selber schuld seien. Dabei ergeben sich die Antworten bereits aus der Analyse indigener Gesellschaften, bei denen unsere modernen Geißeln unbekannt sind.

Natürlich unterscheidet sich ein ursprüngliches Leben nicht nur durch den fehlenden Getreideverzehr von unserer heutigen Ernährungsweise. Die Jäger und Sammler trinken keine süßen Limonaden, verzehren keine Fertigprodukte mit gehärteten Fetten, Konservierungsstoffen oder Farbstoffen und konsumieren keinen Fruktose-Glukose-Sirup und keinen Haushaltszucker. Sie sind auch keinen Chemikalien ausgesetzt, die Grundwasser, Boden und Nahrung verseuchen und unseren Hormonspiegel stören. Die alten Griechen und Römer und bis ins 19. Jahrhundert auch die Europäer kannten das alles nicht (abgesehen vom Zuckerkonsum, der ab dem 19. Jahrhundert zu steigen begann). Aber sie aßen Grassamen.

Wie hoch ist also der schädliche Anteil der Grassamen in der menschlichen Ernährung tatsächlich? Diese Frage sollten wir als Nächstes untersuchen. Jede Variante dieser Grassamen stellt für nicht wiederkäuende Wesen, die sie verzehren, eine Herausforderung dar. Bevor wir also darüber sprechen, wie man ohne Getreide wieder gesund wird, sollten wir uns ansehen, wie es jeden Menschen gesundheitlich ruiniert, der Getreide isst.

2. KAPITEL

Sollen sie doch Gras essen

> Ich fragte den Kellner: »Ist diese Milch frisch?«
> Er sagte: »Madame, vor drei Stunden war sie noch Gras.«
>
> *Phyllis Diller*

Gräser sind überaus erfolgreiche Lebensformen. Sie haben zahllose Arten entwickelt und besiedeln jeden Kontinent, sogar die Antarktis. Sie sind ein Paradebeispiel für die Anpassungsfähigkeit des Lebens an Extrembedingungen von der Tundra bis in die Tropen. Gräser sind widerstandsfähig, vermehren sich gut und durchlaufen eine rasche Entwicklung, um ihr Überleben zu sichern. Trotz des explosionsartigen Wachstums der Menschheit mitsamt ihren Städten und Vorstädten bedecken Gräser noch immer 20 Prozent der Erdoberfläche. So wie Insekten zu den erfolgreichsten tierischen Lebensformen auf diesem Planeten zählen, gehören Gräser zu den erfolgreichsten Pflanzen. Daher war der Versuch des Menschen, sie zu verzehren, durchaus naheliegend. Menschen haben fast jede Pflanze und jede Kreatur gekostet, die diese Erde je bevölkert haben. Immerhin essen wir selbst Taranteln und giftige Kugelfische.

Während Gräser vielen Lebewesen seit jeher als Nahrung dienen (selbst in Dinosaurierfäkalien hat man sie gefunden), standen sie lange Zeit nicht auf unserem Speisezettel. Die Vorläufer des Menschen, schimpansenähnliche Australopithecinae, die vor über vier Millionen Jahren lebten, fraßen keinerlei Gräser – ebenso wenig wie jegliche *Homo*-Spezies vor dem *Homo sapiens.* Gräser wurden instinktiv einfach nicht als Nahrungsquelle angesehen, so wie eine blätterfressende Giraffe niemals am Kadaver einer Hyäne nagen würde oder ein ausgewachsener Weißer Hai keinen Tang kaut.

Die Samen der Gräser sind eine »Nahrungsquelle«, die aus archäologischer Sicht erst vor einem Fingerschnippen hinzutrat. Während der ersten 2 390 000 Jahre – rund 8000 Generationen lang – aßen wir anderes, und erst seit rund 10 000 Jahren Grassamen.

Natürlich haben es nicht alle Gräser auf den Teller geschafft – wir essen ja schließlich nicht den Rasenschnitt. Wir können uns also auf die Gräser und Samen beschränken, die unseren Speisezettel bereichern. Dieses Thema möchte ich etwas gründlicher beleuchten, weil es wichtig ist, dass Sie verstehen, dass ein erheblicher Anteil chronischer Gesundheitsprobleme auf dem Verzehr der Samen von Gräsern beruht. Ohne Getreideverzehr kommt es zu unerwarteten und häufig verblüffenden Besserungen, sodass dieser Schritt unerlässlich ist, um wieder gesund zu werden – und genau darum geht es in diesem Buch. Ohne es zu ahnen, haben Sie vielleicht 20, 30 oder 50 Jahre große Mengen eines Nahrungsgifts aufgenommen. An diese Gewohnheit hat sich der darauf eigentlich nicht eingerichtete Körper zumindest teilweise gewöhnt, sich darauf eingestellt, darunter gelitten und irgendwann die Waffen gestreckt. Jetzt entfernen wir das Gift, und wie ein chronischer Alkoholiker Zeit braucht, bis Leber, Herz, Hirn und Psyche heilen, wenn der Alkohol ausbleibt, so braucht auch der Körper eine gewisse Hilfe, um sich neu auszurichten und wieder gesund zu werden.

Was also macht Gräser zu einem passenden Nahrungsmittel für die Wiederkäuer, nicht aber für den *Homo sapiens*? Für die vielfältigen zerstörerischen Wirkungen des Getreides ist nicht ein einzelner Faktor verantwortlich, sondern ein ganzes Arsenal.

Kein Weizen, aber Getreide: Essen Sie doch gleich Gummibärchen!

Keine Frage: In dieser Kiste fauler Äpfel ist der Weizen der faulste. Trotzdem rühren Sie auch die anderen am besten gar nicht erst an.

Was ich als »Nichtweizengetreide« bezeichne, also Hafer, Gerste, Roggen, Hirse, Teff, Sorghum, Mais und Reis, sind immer noch die Samen von Gräsern, die bei Nichtwiederkäuern, die für diesen Verzehr nicht ausgerüstet sind, merkwürdige Auswirkungen haben können. Solche Getreidesorten würde ich als *weniger schlimm* einstufen als die schlimmste Sorte, den modernen Weizen, doch *weniger schlimm* ist nicht gleichzusetzen mit *gut.* (Diese ausgesprochen simple Einsicht, dass weniger schlecht nicht zwangsläufig gut ist, dürfte Ihnen gute Dienste leisten, während Sie lernen, konventionelle Ernährungstipps zu hinterfragen. Sie werden feststellen, dass vieles von dem, was wir von Ernährungsfachleuten, von der Lebensmittelindustrie und selbst von Regierungsinstitutionen hören, regelmäßig gegen dieses logische Grundprinzip verstößt.) Weniger schlecht kann bedeuten, dass mit dem Verzehr dieser Samen immer noch diverse unerwünschte Wirkungen auf die Gesundheit eintreten. Sie sind nur nicht mehr ganz so schlimm wie die Reaktionen auf modernen Weizen.

Wo aber liegt das Problem bei diesen anderen Gräsern? Zunächst einmal sind alle sehr kohlenhydratreich. In der Regel stammen 60 bis 85 Prozent der Kalorien aus Grassamen aus Kohlenhydraten. Das ist nur logisch, denn die Kohlenhydrate, die im Samen gespeichert sind, sollen eigentlich der Pflanze im Zuge der Keimung Nährstoffe liefern. Allerdings liegen sie in Form von Amylopektin A vor, das vom Menschen schnell verdaut wird und den Blutzucker Gramm für Gramm stärker in die Höhe treibt als normaler Zucker.

Eine große Kelle (250 Gramm) gekochte Biohaferflocken liefern beispielsweise knapp 50 Gramm Nettokohlenhydrate (Gesamtkohlenhydrate abzüglich der unverdaulichen Fasern, die sich nicht auf den Blutzucker auswirken), was etwas mehr als elf Teelöffeln Zucker entspricht und 61 Prozent zum Kaloriengehalt des Haferbreis beträgt. Der glykämische Index (GI, ein Wert für die Anhebung des Blutzuckers) liegt bei 55. Das reicht aus, um den Blutzucker rasant ansteigen zu lassen und alle Phänomene der Glykierung zu provozieren. Glykierung meint die »Verzuckerung« von Proteinen, also Eiweißen, durch Anheftung von Glukose – die durch Glukose modifizierten Proteine lagern sich in verschiedenen Organen wie Biomüll ab. Dieser irreversible Prozess führt zu Erkrankungen wie grauem Star (Katarakt), Bluthochdruck, der Zerstörung von Gelenkknorpel mit nachfolgender Arthritis, Nierenerkrankungen, Herzkrankheiten und Demenz. (Hierbei ist zu beachten, dass ein glykämischer Index in den Augen der Ernährungswissenschaft als

»niedrig« eingestuft wird, obwohl er den Blutzucker hochtreiben kann. Diesen verbreiteten Trugschluss behandeln wir in Kapitel 5.) Ausnahmslos *alle* Nichtweizen-Getreidesorten haben eine vergleichbare Wirkung auf Blutzucker und Glykierung.

Menschliche Eingriffe machen dies nur noch schlimmer. Wenn Mais nicht in Form von intakten Körnern verzehrt, sondern zu Maisstärke oder Maismehl vermahlen wird, steigt die Oberfläche für die Verdauung exponentiell an, was den höchsten Blutzuckeranstieg von allen denkbaren Lebensmitteln bewirkt. Deshalb liegt der glykämische Index von Maisstärke bei 90 bis 100 – im Vergleich zu 60 für Mais vom Maiskolben und 59 bis 65 für Tafelzucker oder Saccharose.

Seit Jahren hören wir, dass »komplexe« Kohlenhydrate besser für uns seien als »Einfachzucker«, weil die langkettigen Kohlenhydratmoleküle von Amylopektin A und Amylose im Getreide den Blutzucker nicht so in die Höhe treiben wie Zuckerarten mit nur einem oder zwei Zuckermolekülen, zum Beispiel Glukose (ein Zuckermolekül) oder Saccharose (zwei Zuckermoleküle: Glukose und Fruktose). Das ist jedoch schlichtweg falsch, womit diese einfältige Unterscheidung verworfen gehört: Der GI komplexer Kohlenhydrate ist genauso hoch oder noch höher als der von Einfachzuckern. Der GI von Vollkornweizenbrot liegt bei 72, der von heißem Hirsebrei bei 67. Das ist nicht besser als bei Saccharose: 59 bis 65. (Ähnliche Verhältnisse gelten für die glykämische Last, einen Wert, der die typische Portionsgröße einbezieht.) Die Weltgesundheitsorganisation (WHO) und die Ernährungs- und Landwirtschaftsorganisation der Vereinten Nationen (FAO) raten inzwischen beide dazu, die Unterscheidung zwischen komplexen und einfachen Kohlenhydraten fallen zu lassen, und dies zu Recht, da Getreide vom Standpunkt des Blutzuckers aus genauso schlimm oder noch schlimmer ist als Zucker.

Doch die Probleme mit Nichtweizen-Getreide betreffen nicht nur den Blutzucker und seine Folgen.

Lektine: Gut genug für den KGB

Die Lektine im Getreide sind im Grunde giftige Proteine. Lektine sollen Organismen wie Schimmelpilze oder Insekten daran hindern, sich von den Samen zu ernähren, indem sie die Fressfeinde krank machen oder töten. Schließlich will die Pflanze mit dem Samen ihr Überleben sichern. Wenn wir Pflanzen essen, verzehren wir auch die Lektine, mit denen sie sich verteidigen. Diese Proteine haben ganz unterschiedliche Wirkungen auf den Menschen. Viele sind harmlos, manche hingegen tödlich. Mit den meisten pflanzlichen Lektinen haben wir keine Probleme, und ein grüner Blattsalat mit Champignons bekommt uns gut. Das Lektin der Castorbohne hingegen ist ein ganz anderes Thema: Rizin ist hochgiftig und kann schon in kleinen Mengen tödlich sein. Rizin wurde von Terroristen auf der ganzen Welt benutzt. 1978 wurde Gyorgy Markov, ein bulgarischer Dissident und Kritiker der Sowjetregierung, von KGB-Agenten getötet, die ihn mit einer mit Rizin vergifteten Regenschirmspitze verletzten.

Das Lektin in Weizenkörnern ist das Weizenkeimagglutinin (WGA). Es ist nicht so harmlos wie Spinatlektin, aber nicht so giftig wie Rizin, sondern liegt irgendwo dazwischen. WGA setzt jedem Menschen zu, unabhängig vom Vorliegen einer Zöliakie,

Glutensensitivität oder keinerlei Verdauungsstörungen. Die Lektine von Roggen, Gerste und Reis gleichen WGA in ihrer Struktur und allen Eigenschaften und werden ebenfalls als »WGA« bezeichnet. (Der einzige substanzielle Unterschied besteht darin, dass Roggen, Gerste und Reis nur eine Lektinform erzeugen, während der genetisch komplexere Weizen bis zu drei Formen erzeugt.) Interessanterweise entsprechen 21 Prozent der Aminosäurestruktur der WGA-Lektine denen von Rizin, darunter auch der Abschnitt, der aktiv für die Einstellung der Proteinsynthese verantwortlich ist und für die außerordentliche Toxizität von Rizin.[1]

Lektinproteine haben die besondere Fähigkeit, Glykoproteine zu erkennen (Proteine mit einer Zuckergruppe als Nebenkette). Auf diese Weise können Pflanzenlektine beispielsweise die Oberfläche einer Pilzzelle anhand ihrer üblichen Glykoproteine identifizieren. Dieser Vorgang kann jedoch auch beim Menschen auftreten. Wenn man eine winzige Menge – vielleicht ein Milligramm – WGA reinigt und mit Darmgewebe in Kontakt bringt, bindet es sich an Glykoproteine im Darm und richtet dort schwere Schäden an, die denen bei Zöliakie ähneln.[2] Wir wissen auch, dass WGA die zerstörerischen Auswirkungen der Zöliakie, die durch Gliadin und andere Prolaminproteine in Getreide in Gang gesetzt werden, verstärkt.[3] Bei einer entzündlichen Darmerkrankung, wie Colitis ulcerosa oder Morbus Crohn, intensivieren Getreidelektine die Entzündung und verschlimmern Krämpfe, Durchfall, Blutungen und mangelhafte Nährstoffaufnahme.

WGA ist erstaunlich widerstandsfähig und lässt sich durch Kochen, Backen oder Braten nicht beeindrucken. Auch die Magensäure kann ihm nichts anhaben. Unsere Magensäure ist überaus ätzend (wer einen Finger in ein Glas Magensäure tunkt, hat diesen Finger nicht mehr lange), doch WGA lässt sich davon nicht beeindrucken und durchläuft Magen und Darm völlig unbeschadet und unverdaut, kann aber allen Glykoproteinen, mit denen es unterwegs in Berührung kommt, kräftig zusetzen.

Ein Großteil des WGA verbleibt im Dünndarm, wo es auf seiner neun Meter langen Passage viel Schaden anrichten kann. Ein kleiner Teil gelangt jedoch nachweislich auch ins Blut. (Das wissen wir, weil Menschen in der Regel Antikörper gegen dieses Protein entwickeln.) Sobald WGA ins Blut übergeht, geschehen merkwürdige Dinge: Rote Blutkörperchen verklumpen (oder »agglutinieren«, daher der Name des WGA), was unter bestimmten Umständen (Fettleibigkeit, Rauchen, Bewegungsmangel, Dehydrierung und so weiter) die Gerinnungsneigung des Bluts verstärken kann – den Prozess, der Herzinfarkt und Schlaganfall begünstigt. WGA wird häufig als *Mitogen* bezeichnet, weil es die Zellteilung (Mitose) aktiviert. Dieses Phänomen ist jedem geläufig, der sich mit Krebserkrankungen beschäftigt, einer Krankheit, die sich durch ungehemmte Mitose auszeichnet. WGA regt bei Lymphozyten (Zellen des Immunsystems) und Zellen in der Darmschleimhaut tatsächlich die Mitose an.[4] Wir wissen, dass derartige Phänomene Krebserkrankungen zugrunde liegen, beispielsweise dem Dünndarmlymphom, das Menschen mit Zöliakie befallen kann.[5] Zudem hat WGA auf Fettzellen eine ähnliche Wirkung wie Insulin. Wenn es eine Fettzelle erreicht, hemmt es wie Insulin die Aktivierung der Fettfreisetzung und behindert den Gewichtsabbau. Gleichzeitig verleitet es den Körper dazu, sich stärker auf Zucker als Energieträger zu verlassen.[6] Außerdem blockiert WGA das Hormon Leptin, das den Appetit zügeln soll, wenn der

VIP: Das Promi-Peptid

Das Lektin WGA in Weizen, Roggen, Gerste und Reis blockiert auch die Wirkung eines anderen, sehr wichtigen Hormons, nämlich des *vasoaktiven intestinalen Peptids* oder VIP.[7] Studien beschränken sich bisher zumeist auf Experimente und wurden nicht am Menschen durchgeführt, doch die Blockade des VIP könnte viele merkwürdige Phänomene erklären, die auftreten, wenn man Getreide verzehrt, aber weder Zöliakie hat noch glutensensitiv reagiert.

VIP ist an Dutzenden von Prozessen beteiligt, beispielsweise:

- Aktivierung der Cortisolausschüttung durch die Nebennieren,[8]
- Modulierung der Immunabwehr gegen Bakterien und Parasiten im Darm,[9]
- Schutz vor Autoimmunreaktionen bei Multipler Sklerose,[10]
- Verringerung von Phänomenen, die zu Asthma und pulmonaler Hypertonie (Lungenhochdruck) führen können,[11]
- Erhaltung eines gesunden Gleichgewichts im Immunsystem, das entzündlichen Darmerkrankungen, Morbus Crohn und Colitis ulcerosa vorbeugt,[12]
- Förderung des Schlafs und Erhaltung des zirkadianen Rhythmus (Tag-Nacht-Zyklus),[13]
- Beteiligung an der Geschmacksbeurteilung in der Zunge,[14]
- Modulierung der Immunantwort und Entzündungsreaktion in der Haut, die uns vor Schuppenflechte (Psoriasis) schützt.[15]

Die Krankheiten, die sich zumindest teilweise durch eine VIP-Blockierung erklären lassen, erinnern somit ausgesprochen an die diversen Gesundheitsprobleme, die wir tagein, tagaus bei weizenverzehrenden Personen beobachten können: Ein niedriger Cortisolspiegel und entsprechende Abgeschlagenheit, Verstärkung von Asthma und pulmonaler Hypertonie, Verschlimmerung von Morbus Crohn und Colitis ulcerosa, Schlafstörungen, gestörter Geschmack, zum Beispiel eine verringerte Sensibilität für Süßes (das heißt, wir brauchen mehr Zucker, um Süße zu schmecken), und Psoriasis. Der VIP-Signalpfad könnte sich als zentraler Aspekt erweisen, über den Getreide zahlreiche Gesundheitsbeeinträchtigungen hervorruft.

körperliche Nahrungsbedarf gestillt ist. Wo WGA wirkt, wird der Appetit nicht unterdrückt, auch wenn man satt ist.[16]

Alles in allem sind Getreidelektine Teil eines hochwirksamen Konglomerats an entzündungsfördernden Faktoren. Als unverdauliche oder nur teilweise verdauliche Substanzen halten sie Rezeptoren zum Narren und verfälschen Hormonsignale.

Getreide und die Mundflora

Getreide beeinträchtigt auch die Mikroorganismen, die unseren Körper besiedeln. Dieses *Mikrobiom* lebt auf unserer Haut und in unserem Mund, in der Scheide und im Verdauungstrakt.

Die Bakterien, die diese symbiotische Verbindung mit unseren Körpern heute eingehen, sind nicht dieselben wie bei unseren Vorfahren. Vor 10 000 Jahren, als wir anfingen, die Samen von Gräsern zu verzehren, trat auch beim Mikrobiom eine Veränderung ein. Dr. Alan Cooper vom Center for Ancient DNA (Zentrum für historische DNA) der Universität Adelaide und Dr. Keith Dobney von der Universität Aberdeen haben das Erbgut von Bakterien an den Zähnen der Jäger und Sammler vor Beginn des Getreideverzehrs untersucht und anschließend mit den Befunden bei frühen Getreidekonsumenten und Populationen der ausgehenden Jungsteinzeit, des Bronzezeitalters und des Mittelalters verglichen, also landwirtschaftlich ertragreichen Zeiträumen. Vor Einführung des Getreides war bei den Jägern und Sammlern eine breite Vielfalt an Mundbakterien nachweisbar, vor allem solche Spezies, die nicht zu Karies beitragen. Menschen, die Getreide aßen, hatten hingegen eine geringere Vielfalt mit einer – laut Aussage der Forscher – »eher krankmachenden Konfiguration«, ein Muster, das sich mit zunehmender Dauer des menschlichen Getreideverzehrs verstärkte.[17] Im Zuge der industriellen Revolution kam es vor 150 Jahren erneut zu einer starken Veränderung der Mundflora, bei der sich noch gefährlichere Spezies wie *Streptococcus mutans* ausbreiteten, und zwar genau zu dem Zeitpunkt, als die maschinelle Mehlverarbeitung aufkam. Krankheitserreger in der Mundflora sind heute allgegenwärtig und liegen in großer Zahl vor, was durch den Konsum von Getreide und Zucker auch so bleibt.[18] Dr. Dobney kommentiert hierzu: »In den letzten paar Hundert Jahren ist die Vielfalt des Ökosystems in unseren Mündern offenkundig substanziell zurückgegangen, was unsere Widerstandsfähigkeit gegen das Eindringen von krankmachenden Bakterien herabsetzt.«[19]

Diese Studie belegt noch einmal, was die Anthropologie bereits seit Jahren berichtet: Wenn Menschen erstmals Getreide in ihre Ernährung aufnehmen, kommt es explosionsartig zu Zahnfäule, Zahnverlust und Abszessen.[20] Heute wissen wir, dass für diese massive Verschlechterung der Zahngesundheit das Getreide verantwortlich ist, von Einkorn und Gerste bis hin zu Mais und Hirse, weil es die Mundflora beeinträchtigt.

Verständnis für die Mundflora verrät uns allerdings nicht automatisch, was im Darm vor sich geht, wobei es auch hier gewisse Überlappungen gibt. Auch wenn wir alle mit einem sterilen Verdauungstrakt ins Leben treten, der unter der Geburt erstmals mit Organismen aus dem Vaginalkanal unserer Mütter besiedelt wird, kommt es im Laufe unserer Entwicklung zu vielen Ereignissen, die zu Unterschieden zwischen den Organismen in unserem Mund und denen in unserem Darm führen, zum Beispiel dem Durchbrechen der Zähne, der Bildung von Magensäure, den hormonellen Umstellungen der Pubertät oder Antibiotika. Dennoch lohnt sich die Beschäftigung mit den Zusammenhängen zwischen Ernährung und Darmflora.

Die Wissenschaft der Skatologie

Neben dem Wissen, dass sich mit der Entscheidung zum Getreideverzehr die Mundflora des Menschen veränderte, wissen wir auch, dass Jäger und Sammler eine andere Darmflora hatten als der moderne Mensch. Aus Höhlen, wo Menschen einst zusammenkamen,

Wir könnten ja mal wieder ein bisschen wiederkäuen: Anpassungen an den Grassamenkonsum

Die Behauptung, der Mensch hätte sich in den Jahrtausenden, seit wir Grassamen verzehren, *überhaupt nicht* an diese neue Ernährungsweise angepasst, wäre falsch. In der Tat lassen sich in getreidefreundlichen Gesellschaften diverse Veränderungen im Erbgut nachweisen, die in nicht-landwirtschaftlichen, indigenen Populationen in Nord- und Südamerika, im Südpazifik und in Australien bemerkenswerterweise fehlen.

- Gene zur verstärkten Expression des Speichelenzyms Amylase, die auf dem AMY1-Gen liegen, gestatten die Verdauung der Amylopektin-Stärken in Getreide.[23]
- Das Gen für die Hämochromatose, das eine krankhaft vermehrte Eiseneinlagerung bewirkt und die Anzahl der roten Blutkörperchen erhöht, scheint eine Anpassung an den Eisenmangel zu sein, der bei Menschen eintrat, die sich von Getreide ernährten. Da diese Mutation relativ neu ist, sind Gene zur erhöhten Eisenresorption bei nicht einmal zehn Prozent der Menschen nordeuropäischer Abstammung nachweisbar.

aßen, schliefen, starben und natürlich auch ihren Darm entleerten, wurden archäologische Funde menschlicher Exkremente oder *Koprolithe* geborgen.

Diese Fäkalien sind natürlich nicht mehr annähernd in ihrem

- Genvarianten für die Diabetesanfälligkeit scheinen sich erst mit dem Konsum von Grassamen gebildet zu haben, wobei jüngere Varianten teilweise vor dieser Erkrankung Schutz bieten.[24] Angesichts der explosionsartigen Zunahme von Diabetes auf der ganzen Welt sind diese Versuche einer genetischen Anpassung jedoch unzureichend.

Ja, als Spezies versuchen wir, uns auf eine Diät einzustellen, die von Grassamen und deren unerwünschten Wirkungen auf die Gesundheit dominiert wird, doch es funktioniert nicht wirklich. Wir hatten nicht genug Zeit, uns an die zahllosen Wirkungen der Prolaminproteine, Lektine und der veränderten Mund- und Darmflora anzupassen, ebenso wenig an die Auswirkungen des Getreidekonsums auf Geist, Psyche oder Autoimmunreaktionen (worauf ich später noch eingehe), die bei allen Populationen, die begeistert Getreide essen, beständig in hohem Maße auftreten. Vielleicht werden wir uns in ein paar Hunderttausend Jahren vollständig an den Getreideverzehr angepasst haben und ihn gesund überstehen. In einer fernen, getreidedominierten Zukunft könnte der *Homo sapiens* zum Wiederkäuer mit ein paar zusätzlichen Mägen mutiert sein.

ursprünglichen Zustand. Dennoch können wir die verschiedenen Bakterienarten darin untersuchen und daraus Rückschlüsse auf die Darmflora von Naturvölkern ziehen. So wissen wir beispielsweise, dass bestimmte *Treponema,* eine Bakterienart, die für die

Verdauung faserreicher Nahrung und für entzündungshemmende Wirkungen zuständig ist, in den Koprolithen von Kulturen aus der Zeit vor dem Getreideanbau weithin verbreitet waren, beim modernen Menschen jedoch nahezu vollständig fehlen.[21]

Das ist wichtig, weil wir wissen, dass anormale Bedingungen im Magen-Darm-Trakt wie beim Reizdarmsyndrom, Magengeschwüren und Colitis ulcerosa mit Veränderungen in der Zusammensetzung der Darmflora einhergehen.[22] Möglicherweise finden wir einen Zusammenhang zwischen einer derart veränderten Darmflora und Autoimmunkrankheiten, Gewichtsregulierung, Krebs und anderen Gesundheitsproblemen.

Wir wissen nicht, wie stark solche Veränderungen auf der Ernährung beruhen und wie stark sie auf die Erkrankung selbst zurückgehen. Andererseits steht fest, dass Mund- und Darmflora des Menschen sich im Laufe der Zeit verändert haben. Und die Fakten sind klar: Als der Mensch anfing, Grassamen zu essen, veränderten sich die Mikroorganismen, die unseren Körper besiedelten, und diese Veränderungen beeinträchtigen unsere Gesundheit.

Betrachten wir nun die verschiedenen Nichtweizen-Getreidesorten individuell, um zu klären, warum sie unserer Gesundheit keinen Gefallen tun.

50 Sorten Getreide

Dieser Mann, der bis vor Kurzem noch mein romantischer Held, mein tapferer Ritter in schimmernder Rüstung war – der schwarze Ritter, wie er sich einst selbst genannt hat … ist in Wahrheit gar kein Held.

Er ist ein Mann mit schweren emotionalen Defiziten, und er zieht mich mit sich, hinein in seine dunklen Abgründe.
E. L. James, *Fifty Shades of Grey*

All das Getreide, ob gemahlen, gebacken, geröstet oder gepoppt, kommt in erstaunlich vielen Formen, Farben und Geschmacksrichtungen daher. Wer hätte gedacht, dass Salzstangen und Popcorn eng miteinander verwandt sind oder wie weit die Verschwägerung zwischen Tortillas und Zimtschnecken geht? Hinter dem tröstlichen Geruch und Geschmack jedoch stecken dunkle Geheimnisse, unenthüllte Geständnisse und Dämonen, die uns bereitwillig umgarnen, bis Körper und Geist in ihren Fängen festhängen. Die Probleme, die aus der Beziehung zwischen Weizen und Mensch erwachsen, treten weitgehend auch bei anderen aus Weizen entstandenen Getreidesorten wie Triticale (einer Kreuzung von Weizen und Roggen), Bulgur und traditionellen Weizensorten wie Dinkel und Kamut auf. Wenn ich hier verallgemeinernd von »Weizen« spreche, sind somit all die eng verwandten Vertreter der Weizenfamilie gemeint.

Roggen

Roggen wird seit der Frühzeit des Weizenkonsums verzehrt, als die Menschen mit Einkorn zu experimentieren begannen. Roggen war ein Gras, das als Unkraut in Weizenfeldern wuchs, und ist ein Beispiel für *Kulturpflanzen-Mimikry,* die Fähigkeit von Unkräutern, eine kultivierte Pflanze nachzuahmen. Der Mensch erkannte irgendwann, dass auch Roggensamen essbare Grassamen darstellen, und Roggen und Weizen wurden oftmals ungetrennt mit derselben Sichel geschnitten und gemeinsam gedroschen.

In der Ernährungsmedizin hat sich Roggen einen guten Ruf erworben, weil er im Vergleich zu Weizen zwar ebenfalls den Blutzucker ansteigen lässt, aber keine so starke Insulinausschüttung bewirkt.[25] (Allerdings erscheint im Vergleich zu *Triticum aestivum,* unserem Lieblingsprügelknaben, praktisch *alles* andere wie ein Waisenknabe.)

Roggen und Weizen haben beide einen hohen Gliadinanteil mit dem entsprechenden toxischen Potenzial. (Roggengliadin wird als *Secalin* bezeichnet, obwohl die Strukturen nahezu identisch sind.) Das Secalinprotein hat ein ähnliches Schadenspotenzial wie sein Gegenstück Gliadin.[26] Auch das Lektin des Roggens ist nahezu identisch mit dem zerstörerischen Weizenlektin, Weizenkeim-Agglutinin, und kann in ähnlicher Weise den Darm vergiften, Blutzellen verklumpen lassen, die Lymphozyten des Immunsystems ungewöhnlich stark vermehren und Insulin imitieren.[27] Genau wie Weizen hat Roggen eine merkwürdige Eigenschaft, die erst vor Kurzem bekannt wurde: Es bildet Acrylamid, eine Substanz, die als Karzinogen und Neurotoxin gilt.[28] Roggen und Weizen enthalten beide einen hohen Anteil der Aminosäure Asparagin, die bei starker Hitze, also beim Backen oder Frittieren, mit der Fülle an Kohlenhydraten zu Acrylamid reagiert (und auch in Pommes frites entsteht). Die heute übliche Düngung mit stickstoffreichem Kunstdünger erhöht den Asparagingehalt von Roggen und Weizen und verstärkt damit die Acrylamidbildung.

Zudem führte das gemeinsame Wachsen auf den Feldern bereits zu natürlichen Einkreuzungen, die später durch menschliche Selektion verstärkt wurden. Die Unterschiede sind letztlich geringfügig, sodass wir Roggen in der Praxis mit Weizen in einen Topf werfen sollten. Weizenfrei sollte auch roggenfrei bedeuten.

Gerste

Der Gerstenkonsum begann bereits parallel zum Verzehr von Einkorn und Emmer im fruchtbaren Halbmond, der heute Gebiete im Iran, im Irak und in der Türkei umfasst. Viele Jahre war Gerste, die vor 7000 Jahren auch nach Europa gelangte, besonders im alten Griechenland und Ägypten sehr begehrt. Lange wurde sie vor allem als Tierfutter genutzt, und heute konsumieren wir sie in erster Linie in Form von Gerstenmalz als Grundstoff für Bier. Wie Roggen ähnelt auch die Gerste in vielerlei Hinsicht ihrem nahen Verwandten, dem Weizen. Wer an Zöliakie erkrankt und deshalb Weizen als Gluten- und damit Gliadinquelle meidet, muss auch auf Gerste verzichten, deren Protein – Hordein – mit Gliadin sehr viel gemeinsam hat. Gliadin und Hordein sind einander so ähnlich, dass es naheliegt, dass die unangenehmen Auswirkungen von Weizen auf den Menschen auch für Gerste zutreffen.[29] Auch das Lektin der Gerste ist mit Weizenkeim-Agglutinin praktisch identisch und birgt somit ein vergleichbares Schadpotenzial für den Darm. Die allergene Wirkung von Gerste überlappt ebenfalls mit der von Weizen, weshalb Asthma, übermäßige Schleimbildung und Nebenhöhlenverlegung, Hautausschläge und Magen-Darm-Beschwerden genau wie bei einer Weizenallergie auch von Gerste provoziert werden können.[30]

Mais

Nach dem modernen Weizen mit seinen engsten Verwandten, Roggen, Gerste, Bulgur und Triticale, folgt Mais als nächstes Problem.

Wie Einkorn zählt auch Mais zu den am längsten kultivierten Getreidesorten, die in Südamerika bereits vor 10 000 Jahren, also vor der Zeit der Mayas, angebaut wurden. Den Speisezettel der Europäer bereichert Mais erst seit 1493, als Kolumbus die ersten Körner nach Spanien mitbrachte. Mais wurde begeistert aufgenommen und konnte Gerste und Hirse dank seines spektakulären Ertrags pro Hektar bald verdrängen. Mit zunehmendem Verzehr von Maisbrot und Polenta kam es allerdings zu einem Mangel an Niacin (Vitamin B_3) und den Aminosäuren Lysin und Tryptophan, was zu ausgedehnten Pellagra-Epidemien führte, die durch Dermatitis, Diarrhö, Demenz und Tod gekennzeichnet waren. Noch heute ist Pellagra in ländlichen Gegenden Südamerikas, Afrikas und Chinas ein verbreitetes Phänomen. An der peruanischen Küste, in Ecuador, in Mexiko und im Hochland der Anden führte erhöhter Maisverzehr zu einem Anstieg bei Karies, Zahnverlust, Anämie und Eisenmangel, aber auch zu einer geringeren Körpergröße von Kindern und Erwachsenen.[31]

Tiere werden heutzutage mit ganzen Maiskörnern gemästet. Der Mensch hingegen nimmt Mais in erster Linie in Form von Maismehl oder Maisstärke oder aber als stark verarbeiteten, fruktoselastigen Maissirup zu sich. Diese konzentrierte Fruktosequelle ist eine Zuckerform, bei der das Sättigungssignal ausbleibt. Man weiß also nicht, wann es reicht. Mais und Weizen tauchen in fast allen industriell verarbeiteten Lebensmitteln auf; viele Produkte enthalten beides. Dabei steckt Mais in offensichtlichen Produkten wie Maischips, Maisbrot, Frühstücksflocken, Süßgetränken mit Maissirup, Tacos oder Tortillas, aber auch in weniger offensichtlichen Dingen, darunter Frikadellen, Ketchup, Salatsaucen, Joghurt,

Fertigsuppen, Süßigkeiten, Gewürzmischungen, Mayonnaise, Tomatensauce, Fruchtgetränken und Erdnussbutter.

Zur Herstellung von Maisstärke wählt man in erster Linie Sorten mit einem besonders hohen Anteil an schnell verdaulichem Amylopektin anstelle von solchen mit der nicht so leicht verwertbaren Amylose. Angesichts des exponentiellen Oberflächenzuwachses, der entsteht, wenn Mais zu Mehl oder Pulver vermahlen wird, führen solche Produkte auch zu extremen Blutzuckerausschlägen. Mit einem glykämischen Index von 90 bis 100, dem höchsten unter allen Lebensmitteln, sind sie perfekt dazu geeignet, Diabetes hervorzurufen.[32]

Maisallergien nehmen mittlerweile zu, was vermutlich auf Veränderungen an Alpha-Amylase-Inhibitoren, Proteinen für den Lipidtransfer und weiteren Proteinen zurückzuführen ist. Da die verschiedenen Gräser, die wir als »Getreide« bezeichnen, genetisch miteinander verwandt sind, können bei den Menschen, die mit ihnen in Kontakt kommen, überlappende Getreideallergien auftreten.[33] Wiederholte und lang anhaltende Exposition gegenüber Maisproteinen, wie sie bei Beschäftigten in Landwirtschaft, Lebensmittelproduktion und pharmazeutischer Industrie vorkommt (denn Maisstärke steckt auch in Pillen und Kapseln), kann bei bis zu 90 Prozent der Mitarbeiter eine Maisallergie auslösen.[34] Solche extremen allergischen Entwicklungen treten bei Menschen, die mit Äpfeln, Rindfleisch oder Grünkohl hantieren, nicht auf – nur bei Getreide.

Das Protein Zein in Mais triggert Antikörper, die auf Weizengliadin reagieren, was nach Maisverzehr zu Magen-Darm-Beschwerden, Durchfall, Aufstoßen, Stuhldrang und Sodbrennen führen kann.[35] Die Immunreaktion, die bei Zöliakie-Betroffenen

Genmodifizierte Organismen (GMO): Nichts sehen, nichts sagen

Seit die Gentechnik Pflanzen und Tieren bestimmte Gene entnehmen oder einschleusen kann, haben uns die zuständigen Behörden und Unternehmen immer wieder versichert, dass die daraus erwachsenen Produkte der Umwelt und dem menschlichen Verzehr zuträglich seien. Was sie mit 90-tägigen Tierversuchen belegen.

Während der Weizen schon vor Einführung der Genmodifikation manipuliert wurde, sodass nun kaum noch jemand die Nase rümpft, konnten andere gentechnisch manipulierte Getreidesorten, besonders Mais und Reis, nahezu geräuschlos in die Supermärkte vordringen. Neuere Studien werfen Fragen zur Sicherheit transgener Organismen und der Herbizide und Pestizide auf, mit denen sie einhergehen. Eine französische Forschergruppe bekam beispielsweise Zugang zu internen Forschungsdaten von Monsanto, die Aussagen zur Sicherheit von glyphosatresistentem Mais und Bt-Mais untermauern sollten, den meistverwendeten transgenen Getreidesorten (wobei diese Informationen nicht freiwillig preisgegeben wurden, sondern erst auf gerichtliche Anordnung). Als die Franzosen versuchten, die Monsanto-Daten zu reproduzieren, dabei jedoch genauere Gewebsanalysen durchführten, ließ sich die positive Beurteilung nicht aufrechterhalten, denn man fand stattdessen für beide genmanipulierten Maissorten Hinweise auf toxische Wirkungen auf Nieren, Leber, Herz, Milz und Nebennieren.[37] Der erste Versuch, den Beobachtungszeitraum auf mehr als 90 Tage auszuweiten, warf noch verstörendere

Fragen auf. Bei einer Beobachtung über zwei Jahre hinweg fielen sowohl bei glyphosatresistentem Mais als auch bei Glyphosat selbst eine erhöhte Sterblichkeit, Brusttumoren, Leberschäden und gestörte Funktionen der Hirnanhangsdrüse (Hypophyse) auf, was den positiven 90-Tage-Tests von Monsanto widersprach.[38]

Es sind auch andere Fragen zur Sicherheit von Bt-Mais aufgekommen. Dieser Maissorte wurde ein Gen für ein Protein injiziert, das für Insekten giftig ist – damit es schädliche Fressfeinde umbringt. Biobauern besprühen ihre Felder seit 40 Jahren ohne erkennbar negative Auswirkungen mit Bakterien, die das Bt-Toxin erzeugen, doch nun wird kritisiert, dass der transgene Mais das Bt-Toxin im Samen (den Maiskörnern) selbst erzeugt. Eine Studie an Mäusen demonstrierte eine giftige Wirkung auf die Blutzellenbildung,[39] eine andere registrierte prädiabetische Symptome.[40] Genetisch modifizierter Reis konnte nachweislich die Darmflora von Mäusen verändern, wobei die gesunden *Lactobacillus*-Spezies abnahmen, wohingegen die ungesunden *Escherichia coli*-Spezies zunahmen.[41]

Glyphosat selbst, das wohl am meisten versprühte Herbizid der Welt, wird auf glyphosatresistenten Mais aufgebracht. Es entfaltet eine östrogenartige Aktivität, womit es das Wachstum von Brustkrebszellen begünstigt, die männliche Fruchtbarkeit stört und auf vielerlei Weise in endokrine, also hormonelle Funktionen eingreift.[42] Hinzu kommen die Einflüsse von Glyphosat auf die Umwelt, einschließlich Wasserbakterien und Amphibien, zum Beispiel Frösche, bei denen toxische Wirkungen nachgewiesen wurden.[43]

Interessanterweise war eine bestimmte Sorte Reis – Goldener Reis, der genetisch so verändert wurde, dass er Betakarotin bildet, um den Vitamin-A-Mangel in Kulturen zu beheben, denen Reis als Grundnahrungsmittel dient – das Aushängeschild für die Bemühungen der Biotechnologie, die genetische Modifikation als etwas Wunderbares darzustellen, dessen Verzehr ungefährlich ist. Der Agrarriese Syngenta bewarb den Goldenen Reis als Beispiel für die Leistungsfähigkeit der wissenschaftlichen Genmodifikation, obwohl viele Landwirte sich entschieden gegen den Einsatz von genmanipuliertem Getreide wehrten. Kritiker klagten die Fürsprecher sogar an, aus einem verbreiteten Nährstoffmangel noch Profit zu schlagen, anstatt Populationen mit Vitamin-A-Mangel einfach hin und wieder Süßkartoffeln essen zu lassen, was der Wirkung von Goldenem Reis völlig gleichkäme oder diese sogar überträfe. (Eine regelmäßige, nahrhafte Süßkartoffel unterliegt allerdings nicht dem Markenrecht.)

Viele angebliche wissenschaftliche Belege zur Sicherheit transgener Pflanzen klingen eher nach Marketing als nach Wissenschaft. Die Forscher befassen sich mit Sicherheit und Nährwert der jeweiligen Pflanze und der Pflanzenschutzmittel, anstatt neutral die wissenschaftlichen Befunde darzustellen. Womit wir wieder beim fundamentalen Problem wären, das die starken Finanzierungsanreize der Agrarindustrie und der Pharmahersteller aufwirft: Wie viel dürfen wir glauben, wenn ein Großteil der positiven »wissenschaftlichen« Ergebnisse von denen stammen, die davon profitieren?

für die Zerstörung des Dünndarms verantwortlich ist, kann (wenn auch weniger schwer) auch durch das Zeinprotein im Mais ausgelöst werden. Dennoch wird Maisstärke – zu Unrecht – in glutenfreien Lebensmitteln eingesetzt.[36]

Weizen und Mais sehen sehr unterschiedlich aus, und auch die Lebensmittel, die aus ihnen erzeugt werden, wirken, schmecken und riechen sehr unterschiedlich. Dennoch sind Weizen und Mais zu eng miteinander verwandt, um sich in Sicherheit zu wiegen. Für den nicht wiederkäuenden *Homo sapiens* scheint eine minimale oder gar keine Exposition erstrebenswert zu sein.

Reis

Reis hat mit anderen Getreidesorten genetisch zwar einiges gemein, zählt jedoch zu den verträglicheren Sorten (obwohl er keineswegs harmlos ist). Nach der Erfahrung der ersten Ackerbauern, welche die zerstörerische Wirkung anderer Getreidearten auf die Gesundheit registrierten, war Reis das einzige Getreide, das *nicht* mit Problemen wie vermehrter Karies, Fehlentwicklungen der Gesichtsknochen und Eisenmangel einherging.[44] Die weniger schädlichen Einflüsse von Reis lassen sich zumindest teilweise durch den sehr geringen Anteil an Prolaminproteinen (unter einem Prozent) erklären.[45]

Historisch gesehen ist Reis ein weiterer Grassamen, der von Menschen an den Ausläufern des Himalaya seit 8000 Jahren verzehrt und in Südchina seit 4000 Jahren kultiviert wird. Reis ist überaus praktisch, denn er lässt sich jahrelang lagern. Gleichzeitig schadet er der Gesundheit nicht so sehr wie andere Getreidesorten. Dennoch führt der übermäßige Verzehr von geschältem Reis (auch als weißer Reis oder polierter Reis bezeichnet) zu der Krankheit

Beriberi, bei der es infolge eines Mangels an dem B-Vitamin Thiamin zu teilweisen Lähmungen und Herzversagen kommt – was selbstverständlich ausgesprochen unerwünscht ist. Die Symptome können innerhalb weniger Wochen auftreten und wurden zu einem Problem, das asiatischen Seefahrern und Soldaten zusetzte, wenn ihre Rationen hauptsächlich aus Reis bestanden.

Wie alle Grassamen kann auch Reis extreme Wirkungen auf den Blutzucker haben. Reis besteht zu 85 Prozent aus Kohlenhydraten, womit er unter allen Grassamen zu den Rekordhaltern zählt. In klassischen Reiskulturen kann der Diabetikeranteil somit sehr hoch sein. Die tröstliche Vorstellung, dass Reis zu den verträglichsten Getreidesorten zählt, scheint jedoch zu wackeln, weil auch Reis erheblichen gentechnischen Eingriffen unterworfen wurde. Hierzu zählen Bemühungen, ihn glyphosatresistent zu machen und das Bt-Toxin zu erzeugen, was dieselben Sicherheitsfragen aufwirft wie bei glyphosatresistentem Mais und Bt-Mais.

Zudem stellt sich bei diesem speziellen Grassamen noch ein anderes Problem: Reis besitzt die besondere natürliche Fähigkeit, anorganisches Arsen aus Boden und Wasser zu speichern (daran trägt die Agrarwirtschaft keine Schuld). Berichten zufolge, die von der amerikanischen Gesundheitsbehörde FDA bestätigt wurden, hat Reis einen hohen Arsengehalt, wobei die FDA versichert, dass hierdurch keine unmittelbare Vergiftung möglich sei.[46] Forschungen zufolge wird eine chronische Arsenexposition jedoch mit diversen Krebsarten sowie Herz-Kreislauf-Erkrankungen und neurologischen Erkrankungen in Verbindung gebracht.[47] In Bangladesch, wo Arsenexposition ein großes Problem für die Bevölkerung darstellt, werden schon kleine Mengen mit prämalignen

Hautschäden, Bluthochdruck, neurologischen Einschränkungen und erhöhter Sterblichkeit in Verbindung gebracht.[48] Diese Analyse legt nahe, dass bei chronischer Exposition bereits bei einer Portion (ungefähr 250 Milligramm) gekochtem Reis pro Tag negative Wirkungen auf die Gesundheit auftreten können. Die FDA hat den maximalen Arsengehalt für Apfelsaft auf 0,01 mg/l festgesetzt; bei Reis nähern sich viele Produkte dieser Grenze oder überschreiten sie.

Die vorliegenden Daten, die eine niederschwellige Exposition über arsenhaltiges Wasser mit einem Anstieg bei vielen chronischen Krankheiten in Verbindung bringen, sind alles, was wir an Informationen benötigen. Also: Nie mehr Reisdiät! Auch wenn Reis im weniger schädlichen Bereich des Spektrums der Grassamen liegt, ist begeisterter Reisverzehr in jeglicher Form (poliert, Naturreis, Wildreis) offenbar keine gute Idee. Mehr als den gelegentlichen Verzehr kleiner Mengen Reis (etwa vier Esslöffel) kann ein gesunder Mensch wahrscheinlich nicht unbeschadet tolerieren.

Hafer

Hafer ist für den Menschen noch ein relativ neues Gras, das erst seit etwa 3000 Jahren verzehrt wird. Viele Kulturen betrachteten Hafer eher als Viehfutter oder Barbarennahrung, bis die Waliser und die Schotten sich dafür begeistern konnten.

Hafer ist zwar ebenfalls ein Gras und eng mit Weizen verwandt, doch sein gliadinähnliches Protein, Avenin, ist strukturell nicht so ähnlich wie das von Roggen oder Gerste. Aus diesem Grund wird seit 50 Jahren darüber debattiert, welche Rolle Hafer in der Ernährung von Menschen mit Zöliakie zukommt. Avenin ist sichtlich harmloser, doch manche Hafersorten entfalten ähnliche Wirkungen auf das Immunsystem wie Gliadin.[49] (Die Vorstellung von »glutenfreien Haferflocken« ist somit eine Fiktion, weil nach wie vor ein Protein vorliegt, dessen Struktur und Wirkung ähnlich sein kann.) Hafer hat kein Lektin-Protein, trägt also nicht zu den Darmschäden und Entzündungen bei, die durch Weizenkeim-Agglutinin hervorgerufen werden.[50] Diese Konzentration auf die eher freundlichen Seiten des Hafers im Vergleich zur schädlichsten aller Getreidesorten verleitet jedoch zu der irrigen Annahme, dass Hafer gesund sein muss, nur weil er nicht dieselben Eigenschaften entfaltet wie Gluten. Auch hier kann eine zu starke Vereinfachung Schwierigkeiten hervorrufen.

Hafer gilt häufig als »gesund fürs Herz« und eine gute Quelle für lösliche Fasern, womit das Beta-Glucan gemeint ist, das nachweislich den Cholesterinspiegel insgesamt und LDL-Cholesterin im Speziellen senken kann. Das ist durchaus richtig – bis auf das gesunde Herz. Die Faser Beta-Glucan hat tatsächlich positive Auswirkungen auf die Cholesterinwerte, doch die reichlich vorhandene Stärke im Hafer (Amylopektin) lässt den Blutzucker stark ansteigen und provoziert damit eine extreme Glykierung – jenen irreversiblen Prozess, der bei hohem Blutzucker Proteine verändert. Hafer ist ein gutes Beispiel für etwas mit guten und schlechten Seiten. Die guten Seiten sind vorübergehend: Das Beta-Glucan fördert die gesunde Darmtätigkeit und senkt LDL-Cholesterin; die B-Vitamine haben Nährwert. Die schlechten Seiten jedoch, insbesondere die Folgen der Glykierung, sind irreversibel. Hafer sollte daher wie Reis nur sehr zurückhaltend verzehrt werden.

Sorghumhirse

Bis Saccharose und fruktosereicher Maissirup zum vorherrschenden Süßungsmittel wurden, war auch Sorghumhirse sehr beliebt. Noch zu Beginn des frühen 20. Jahrhunderts hat man Sorghumsirup auf Pfannkuchen gegeben und zur Süßwarenherstellung genutzt. Wie alle Getreidesorten besteht Sorghumhirse weitgehend aus Kohlenhydraten, denn etwa 75 Prozent der Kalorien stammen aus Stärke, weshalb die Glykierung ebenso kräftig in Gang kommt wie bei jedem anderen stärkereichen Getreidesamen. Als Futtermittel ist Sorghumhirse nach wie vor beliebt, weil die Tiere ebenso rasch zunehmen wie von Weizen und Mais.

Sorghum ist ein besonders interessantes Gras, weil es hochgiftig sein kann, wenn es vor der vollen Reife verzehrt wird. Wegen seines hohen Zyanidgehalts ist es dafür berüchtigt, Viehherden zu dezimieren, und kann zum Tod durch Herzstillstand führen. Im Wildzustand wächst Sorghumhirse in weiten Teilen Afrikas und wurde in den Savannen vermutlich vor etwa 4000 Jahren kultiviert. Als »echtes Gras« aus der Familie der Poaceae ist Sorghumhirse mit den bisher behandelten Gräsern weniger eng verwandt. Das Protein bei Sorghum, das dem Gliadin entspricht, Kafirin, löst somit keine Zöliakie oder ähnlich unerwünschte Reaktionen auf Gliadin aus. Abgesehen von der besseren Verträglichkeit der Kafirinproteine bleibt Sorghum jedoch ein Grassamen und somit weitgehend unverdaulich. Demzufolge passieren nahezu die Hälfte der Sorghumproteine den Magen-Darm-Trakt des Menschen unverdaut.[51] Es gab deshalb Versuche, die Verdaulichkeit zu erhöhen, auch durch Genmutationen, die über Gammastrahlen und Chemikalien erreicht wurden, aber auch genetische Eingriffe, bei denen besser verdauliche Proteine eingefügt wurden, sowie veränderte mechanische oder enzymatische Verarbeitungsverfahren für das Mehl.

Wie es Menschen ergeht, die sich zu stark auf Sorghum als Hauptkalorienquelle stützen, ist unklar. Angesichts der problematischen, unverdaulichen Proteine und des hohen Stärkegehalts sollte man mit Sorghumhirse wie bei Reis und Hafer sparsam umgehen.

Die Schlange im Gras

Zum Abschluss unserer Ausführungen über die Samen von Gräsern möchte ich erwähnen, dass Bulgur sich lediglich aus verschiedenen Weizenunterarten zusammensetzt, wobei die häufige Durum-Variante (Hartweizen) für Pasta verwendet wird. Dennoch ist Bulgur wie Weizen, mit praktisch allen entsprechenden Problemen. Triticale ist das Ergebnis einer Kreuzung aus Roggen und Weizen und wirft aus diesem Grund logischerweise dieselben Probleme auf.

Hirse, Teff und Amarant, die in den letzten paar Tausend Jahren in die menschliche Ernährung aufgenommen wurden, zählen zu den weniger häufig verzehrten Samen von Gräsern. Nichts davon erzeugt dasselbe Spektrum an gesundheitlichen Schwierigkeiten wie Weizen, Roggen, Gerste, Mais, Bulgur, Triticale oder Sorghumhirse, und diese Getreidesorten wurden auch nicht in hohem Maße genetisch modifiziert. Dennoch sind auch sie angesichts ihres Amylopektingehalts sehr kohlenhydratlastig. In Frankreich galten Ortolane (Fettammern), die mit Hirse und Hafer gemästet, in

Armagnac ertränkt, angezündet und am Stück verzehrt wurden, früher als Delikatesse, die wegen ihres reichhaltigen, zarten Fetts geschätzt war (mittlerweile ist dies verboten). Wie Mais und Weizen kann auch Getreide, das allein aufgrund seiner Amylopektin-Stärke problematisch erscheint, Schweine, Kühe, Singvögel und Menschen ausgesprochen effektiv mästen.

Manche Menschen glauben, dass sie diese glykämisch kritischen Getreidesorten hin und wieder in kleinen Mengen verzehren können, ohne dass ihre Gesundheit darunter leidet. Man sollte jedoch bedenken, dass man mit jedem Verzehr stärkehaltiger Samen größere gesundheitliche Folgen heraufbeschwört, so als würde man eine Tüte Gummibärchen essen.

Die menschliche Ernährung: Grasfreie Zone!

Je tiefer man in die Materie Getreide – besser gesagt: Gräsersamen – eintaucht, desto mehr Gründe entdeckt man, weshalb der *Homo sapiens,* der kein Wiederkäuer ist, nicht ausreichend gerüstet ist, um mit bestimmten Substanzen aus diesen Pflanzen fertigzuwerden: den Lektinen aus Weizen, Roggen, Gerste und Reis, den Prolaminproteinen Gliadin, Secalin, Hordein, Zein und Kafirin, aber auch Acrylamiden, Zyanid und Arsen (ganz zu schweigen von Mangelerkrankungen wie Pellagra und Beriberi, wenn wir uns übermäßig auf diese Grassamen verlassen). Ironischerweise ziehen wir einen Großteil unserer Kalorien ausgerechnet aus den *zerstörerischsten Getreidearten* – Weizen und Mais –, und auch die

Unbedenklichkeit von Reis wird inzwischen ernsthaft hinterfragt.

Bei Brokkoli, Sellerie, Walnüssen, Oliven, Eiern oder Lachs, die wir tagtäglich in großer Menge verzehren und ohne Blutzuckeranstieg, Glykierung, Autoimmunreaktionen, Demenz und anderen negativen Gesundheitserscheinungen leicht verdauen können, gilt dies hingegen nicht. Deshalb fordere ich dringend dazu auf, Getreide als unverdauliche Grassamen zu betrachten und uns nicht länger für verkappte Kühe zu halten.

Im nächsten Kapitel befassen wir uns mit der Frage, *warum* es dem Getreide in relativ kurzer Zeit gelungen ist, eine so wichtige Rolle für die menschliche Ernährung zu spielen. Wie konnte Getreide von einem gelegentlichen Notnagel für Hungernde zur vorherrschenden Nahrungsquelle der Menschheit avancieren?

3. KAPITEL

Der Siegeszug des Getreides

> Zu einer gelungenen Lüge gehören immer zwei: Die Person, die lügt, und die Person, die ihr glaubt.
>
> *Jodi Picoult,*
> Die Wahrheit meines Vaters

»Gesundes Vollkorn.«

Im 21. Jahrhundert wird dieser Schlachtruf von allen offiziellen Stellen vertreten, die Ernährungsratschläge ausgeben, von Ernährungs- und Diätberatern, aber auch von der milliardenschweren Lebensmittelindustrie. Vollkorn ist das Leitprinzip der akademischen Ernährungscurricula und der Nahrungsmittelindustrie, die aus Weizen, Mais und Reis schwindelerregende Mengen an Produkten erzeugt. All das basiert auf den angeblichen gesundheitlichen Vorzügen von Getreide. Oder sind hier ganz andere Motive ausschlaggebend?

Familienbetriebe und große landwirtschaftliche Betriebe rüsten auf, um die weltweite Nachfrage nach Getreide zu stillen, das, wie wir bereits wissen, mittlerweile die Hälfte unseres Kalorienbedarfs deckt. Doch inzwischen wird auch das Vieh vorzugsweise mit Getreide ernährt. Dieser Trend begann bereits in den 1960er Jahren, und heute konsumieren Nutztiere weltweit sieben Mal mehr

Getreide als der Mensch. Wie viel Mais zusätzlich zur Ethanolgewinnung als Energieträger angebaut wird, ist in dieser Rechnung noch gar nicht enthalten.[1] Getreide ist somit in jeglicher Hinsicht ein Riesengeschäft.

Doch wer profitiert davon? Reagiert die Agrarwirtschaft lediglich auf die Nachfrage der Verbraucher, wenn sie weltweit beispielsweise Snacks im Wert von 300 Milliarden Dollar bereitstellt? Oder sind hier ganz andere Kräfte am Werk, die dieses Angebot still und heimlich generieren? Die Antwort spielt nicht unmittelbar eine Rolle bei der Frage, warum und wie man durch Getreideverzicht gesünder wird. Aber ich bitte Sie, mir bei diesem kleinen Exkurs dennoch zu folgen, weil mehr Verständnis für diese irritierende Situation Sie besser im Kampf gegen Getreide als Grundnahrungsmittel rüstet.

Die Kunst der Bequemlichkeit

Stellen Sie sich vor, Sie wären ein Geschäftsmann, der mit seiner Idee Millionen oder Milliarden scheffeln möchte. Und nehmen wir ferner an, Sie möchten dies in der Welt der Nahrungsmittelproduktion erreichen, nicht mit Öl, Erz oder Gold. Umweltfragen, Nachhaltigkeit oder die Gesundheit der Verbraucher sind für Sie kein Thema. Ihre Ziele sind von schlichter Eleganz: Sie wollen einen maximal profitablen Weltkonzern erschaffen.

Ein so ehrgeiziges Ziel erreicht man nicht durch so bodenständige Dinge wie Grünkohlanbau oder einen Biohof. Auch der Verkauf frischer Waren auf dem Wochenmarkt reicht nicht aus: zu klein, zu geringe Wachstumschancen, zu viel verdammt harte Arbeit. Es kann doch nicht so schwer sein, die Welt zu erobern! Man braucht nur eine gute Idee. Warum erzeugen wir nicht in großem Stil Fertigprodukte, verwenden dafür kostengünstig Fruktose-Glukose-Sirup, Maisstärke, Weizenmehl, Zucker und ein paar hübsche Farbstoffe und verleihen unserem Produkt das mehrwertträchtige Image, es wäre praktisch, gesund, sexy und mache nicht dick? Handschlag drauf, wir sind im Geschäft.

Aber auch die Lebensmittelproduktion kann harte Arbeit und ein schmutziges Geschäft sein. Zudem sind die meisten Lebensmittel wie Eier, Fleisch und Gemüse nur wenige Tage haltbar, sodass bereits leichte Verzögerungen in der Lieferkette den kompletten Warenbestand vergammeln lassen. Viele Lebensmittel müssen kühl gelagert werden, was weitere Kosten und Risiken erzeugt. Darüber hinaus muss man diverse Regularien und Gesetze beachten und die Gesundheitsbehörden auf Staats-, Landes- und Kreis- oder Stadtebene zufriedenstellen. Was also macht ein Geschäftsmann, der keine Lust hat, sich die Hände schmutzig zu machen? Er will nicht wirklich mit seinen Lebensmitteln handeln, sondern lediglich auf dem Papier oder elektronisch große Transaktionen abwickeln. Günstig kaufen, teuer verkaufen, viel Profit machen. Saubere Hände ohne verfaulte, stinkende Ware.

Bei solchen Geschäften geht es um milliardenschwere Lebensmitteltransaktionen, ohne dass man die Ware berühren, die Logistik beachten, Risiken abwägen oder endlose bürokratische Hürden nehmen muss. Mit anderen Worten, es geht um die *Arbitrage,* das Nutzen von Preisunterschieden für ein überall gefragtes Produkt, das sich auf dem tiefsten Land ebenso gut verkauft wie in Berlin oder Brisbane. Dazu brauchen Sie etwas, das als essbar durchgeht, möglichst lange (am besten endlos) haltbar ist und sich über weite Strecken transportieren lässt, um das weltweite Preisgefälle optimal auszunutzen.

Was wir hier kaufen und verkaufen, sind *Commodities,* bei denen es wie bei metallischen Rohstoffen – ob Eisenerz, Rohöl, Gold, Zinn oder Aluminium – auf die Herkunft nicht ankommt. Solche Massenware gestattet kaum oder keine Abweichungen oder einzigartigen Merkmale. Jeder bekommt überall dasselbe.

Getreide gehört zu der kurzen Liste der menschlichen Grundnahrungsmittel, die für solche Börsengeschäfte perfekt geeignet sind. (Ansonsten fallen noch Kaffeebohnen, Tee, Zucker und Sojabohnen in diese Kategorie). Alte Tomatensorten, Radieschen, Knoblauch oder Biofleisch sind keine börsentauglichen Rohstoffe. Karl Marx stellte fest: »Man schmeckt dem Weizen nicht an, wer ihn gebaut hat, russischer Leibeigner, französischer Parzellenbauer oder englischer Kapitalist.«[2] Wenn man einen Laib Vollkornbrot kauft, überlegt man kaum, ob das Weizenmehl, der Hafer, die Hirse oder der Roggen aus Amerika oder aus der Ukraine stammen. Die Unterschiede zwischen Mais aus Brasilien und Mais aus Kansas sind so gering, dass der Verbraucher sie nicht feststellen kann.

Natürlich behaupten einige, das Originalsauerteigbrot aus der heimischen Bäckerei oder die »original mexikanischen« Tortillas wären besonders lecker. Aber alles wird aus derselben Massenware Getreide erzeugt.

Nahrung: Die ultimative Warenbörse

Bereits im späten 19. Jahrhundert und viele Jahre darüber hinaus wurden große Mengen Getreide – Weizen, Mais und Reis – über relativ wenige Personen und Privatunternehmen als Commodities gehandelt. In den 1870er Jahren entstanden die Handelskammern von Kansas City und Chicago, um Termingeschäfte mit Weizen, Mais und Hafer zu erleichtern. Das waren die allerersten Produkte, die auf diesem Markt gehandelt wurden, noch vor Rohöl und Eisenerz.

Es ging dabei keineswegs um die Bauern, die ihr Feld bestellten, das Getreide zur Mühle fuhren und auf einen guten Preis hofften. Vielmehr ging es um ein Finanzsystem, dessen Regeln von einigen wenigen geschrieben wurden, die in großem Stil handeln und möglichst hohen Profit erzielen wollten. Und das ging nur mit Lebensmitteln, die als weltweites Handelsgut einsetzbar waren. Inzwischen ist es für große Firmen, die mit Getreidekontrakten handeln, noch profitabler, über reine Transaktionen hinaus selbst ins Geschäft mit Getreide einzusteigen. Die Unternehmen, die mit Getreide handeln, können heute also häufig auf eigene Silos, Mühlen, Eisenbahn- und Logistikunternehmen und zahllose andere Betriebe zurückgreifen, die mit der Erzeugung, Verteilung, Lieferung, Verarbeitung und dem Verkauf von Getreide zu tun haben.

Eine hohe Nachfrage, lange Haltbarkeit, gute Transporteigenschaften und ein weltweites Preisgefälle: Das sind die Kriterien, die einzuhalten sind, wenn ein Getreidehändler von einer Kooperative in Kansas eine Million Tonnen Hartweizen kaufen und erst mit dem Zug, dann mit dem Frachter zu einem Hafen in Wladiwostok bringen will. Dieser Weizen kann Menschen helfen, die das Produkt aufgrund einer ungewöhnlich schlechten Ernte benötigen – eine Situation, die den Preis pro Zentner auf ein Niveau steigen lässt, das der Händler für erstrebenswert hält. Diese eine Transaktion kann einen millionenschweren Gewinn einbringen.

Im Rohstoffhandel konzentriert man sich zudem gern auf Märkte, die wachsen, nicht stagnieren oder gar schrumpfen. Auch wenn die Getreideverkäufe wegen Leuten, die Bücher wie *Weizenwampe* ernst nehmen, und solchen, die auf den Trend der Glutenfreiheit aufspringen, zurückgegangen sind, wird der Nettobedarf letztlich *steigen,* weil Getreide auch Futter für Rinder, Schweine, Hühner und Fischzuchten darstellt, über die der wachsende Bedarf an tierischen Kalorien gedeckt wird. Auf jede Tonne Getreide, die in Amerika von Menschen verzehrt wird, kommen sieben Tonnen an Viehfutter.[3] Aus der Sicht der Getreidespekulanten ist das eine Win-win-Situation.

Willkommen in der Welt von Cargill, Archer Daniels Midland Company (ADM), Louis Dreyfus, Bunge und Continental Grain Company: milliardenschwere Konzerne, die mit ihren geschickten Geschäften Getreide rund um die Welt verschieben. In der Welt des Rohstoffhandels hat sich in den 35 Jahren, seit der Journalist Dan Morgan nach 30 Jahren bei der *Washington Post* mit dem Buch *Merchants of Grain* einen detaillierten Report über die Getreideindustrie lieferte, wenig geändert: »Da sind sie, Ende der 70er Jahre, eines der auffälligsten Phänomene in der Geschäftswelt: Die Hirsches, Borns, Louis-Dreyfuses, Andres, Fribourgs, Cargills und MacMillans, lauter Überlebende und alle immer noch an der Macht … In keinem anderen wichtigen Industriezweig sind noch immer *alle* führenden Gesellschaften in privatem Familienbesitz, inhabergeführte Konzerne bis hinunter zu den letzten stimmberechtigten Anteilen.«[4]

Trotz ihres enormen wirtschaftlichen Einflusses auf den Weltmarkt waren die meisten dieser Unternehmen bis vor Kurzem Privatgesellschaften, die nicht verpflichtet waren, ihre Finanzgeschäfte vor der amerikanischen Börsenaufsicht SEC offenzulegen. (Die Ausnahme ist die seit Mitte des letzten Jahrhunderts an der Börse gehandelte ADM; Bunge hingegen machte den Schritt an die Börse erst 2001 – nach 183 Jahren in Privatbesitz.) Infolgedessen operierte der milliardenschwere Getreidehandel, der einen Großteil des 20. Jahrhunderts prägte, weitgehend in den Schattenbereichen der Geschäftswelt – schwer greifbar und häufig in Form von großen Optionsgeschäften, die stattfanden, bevor das erste Körnchen verladen wurde oder den Besitzer wechselte.

Auch wenn man in die Geschäfte dieser Unternehmen nicht öffentlich Einblick nehmen kann, sind sich die Behörden ihrer Wichtigkeit durchaus bewusst. In Amerika verließ sich die Regierung sogar auf die CIA, um das Gebaren der Getreidehändler, aber auch die Getreideproduktion und Landwirtschaftspolitik in den Nachfolgestaaten der früheren Sowjetunion zu beobachten, weil diese Bereiche als wichtig für die Gesundheit der amerikanischen Agrarwirtschaft und Lebensmittelsicherheit galten.

Nach wie vor ist der weltweite Getreidehandel von einer Handvoll Rohstoffhändlern dominiert, die es nur darauf abgesehen haben, möglichst viel Einfluss auf die Welternährungslage zu nehmen, ob von Mensch oder Tier. Ihr Ziel ist, die Ernährung in einen rohstoffdominierten Prozess zu verwandeln, in dem man sich vor allem auf Produkte mit langer Haltbarkeit konzentriert, die weltweiten Preisschwankungen unterliegen. So entsteht die perfekte Ausgangslage, um von der Unausgewogenheit eines expandierenden Marktes zu profitieren. Ja: Der drängende Wunsch nach erhöhtem Getreideverzehr durch den Menschen beruht in hohem Maße auf dem Wunsch, in großem Stil den Profit zu mehren.

In den letzten zwei Jahrzehnten erhöhte sich auch der Druck hin zu genetisch modifiziertem Getreide, das inzwischen den zusätzlichen finanziellen Vorteil des Patentschutzes bietet: Das Saatgut muss jedes Jahr von den Patentinhabern (Monsanto, Dow AgroSciences oder Syngenta) erworben werden, weil die Bauern kein Saatgut für das Folgejahr aufheben dürfen, wie man es seit Beginn der Landwirtschaft praktizierte. Weizen wurde bisher noch nicht genetisch modifiziert; Mais, Reis und andere Feldfrüchte hingegen schon. Doch trotz des zu erwartenden öffentlichen Aufschreis wird auch der genetisch manipulierte Weizen mit Sicherheit kommen. Der Saatguthandel erwirtschaftet weltweit rund 22 Milliarden Dollar. Der Verkauf von genmanipuliertem Saatgut und die anschließende strenge Durchsetzung des Patentschutzes ist für die Agrarwirtschaft eine hervorragende Chance, aus der Ernährung der Welt Kapital zu schlagen. Wie Monsanto vor Gericht gegen den »nicht autorisierten« Einsatz von genmodifiziertem Saatgut vorgeht, das unbeabsichtigt auf ein Feld mit traditionellem Getreide gerät, haben wir bereits erlebt.[5]

Kleine, lokale Betriebe, die von den Konzernriesen finanziell nicht zu kontrollieren sind, sind der natürliche Feind eines groß angelegten Rohstoffhandels mit Getreide für die Lebensmittelherstellung.

Die unscharfe Trennlinie zwischen Regierung und Agrarwirtschaft

Die modernen Agrarmultis, die den Fluss der Handelsware Getreide um die Welt kontrollieren, haben in Regierungskreisen erstaunlich viel Einfluss. Jahrein, jahraus werden von den Agrarkonzernen schwindelerregende Summen hingeblättert, um die öffentliche Meinung in ihrem Sinne zu beeinflussen. Jüngste Bemühungen, einem Pflichthinweis auf genmodifizierte Inhaltsstoffe zu entgehen, zeigen, wie wichtig es diesen Firmen ist, die Öffentlichkeit im Unklaren darüber zu lassen, ob bestimmte Produkte mit genmodifizierten Zutaten erzeugt wurden. Der Widerstand gegen Antrag 37 in Kalifornien, der derartige Hinweise gefordert hätte, kam von Monsanto, Syngenta, Coca-Cola, PepsiCo, General Mills, Kraft, Nestlé, der Vereinigung der maisverarbeitenden Industrie und der amerikanischen Bäckergesellschaft – also dem Who is Who in der Agrar- und Lebensmittelwirtschaft. Dieser Widerstand war den Konzernen volle 45 Millionen Dollar wert. Die Gegner des neuen Gesetzes hatten fünf Mal mehr Mittel als die Fürsprecher (in erster Linie Unterstützer von Biobauern), was 2012 dann auch zu einer Ablehnung führte.

Im letzten Jahrhundert stellten die Agrarkonzerne bevorzugt Mitarbeiter ein, die beide Seiten des Spiels beherrschten, als Regulierer und Regulierte. Dementsprechend wechselten hochrangige Manager und Juristen nahtlos zwischen beispielsweise einem Posten bei der Lebensmittel- und Arzneimittelbehörde USDA, einem Managerposten bei Cargill und einer neuen Anstellung bei der USDA. Mit der Zeit kam es somit zu einem überraschend hohen

Grad an Übereinstimmung zwischen Schlüsselfiguren in den Regulierungsbehörden und im Agrarbusiness. Hier wurde in meinen Augen sprichwörtlich der Bock zum Gärtner gemacht.

Dieser gewinnträchtige »Drehtür-Effekt« zwischen Regierung und Industrie ist durchaus logisch nachvollziehbar. Immerhin geht es um ausgewiesene Experten mit einem Spezialwissen, über das nur vergleichsweise wenige Menschen verfügen. Doch wenn hier so wenig externe Kontrolle besteht, können solche Jobs auch zur Manipulation der Politik eingesetzt werden.

Die Liste der fragwürdigen Ernennungen ist zu lang, um sie vollständig aufzuführen. Zu den vielen Managern der Agrarwirtschaft, die in der Regierung hohe Posten innehatten, zählte beispielsweise Charles Conner, der von Präsident George W. Bush eingesetzt wurde. Als ehemaliger Vorsitzender der Vereinigung der maisverarbeitenden Industrie (CRA) wurde Conner zunächst zum Special Assistant des Präsidenten für Landwirtschaft, Handel und Lebensmittel ernannt, bis er 2005 stellvertretender Agrarminister wurde. Ein besonders berüchtigter Fall dieser »Bock-zum-Gärtner«-Strategie war Michael R. Taylor, ein Anwalt des Agrarriesen Monsanto und dortiger Vizepräsident für Public Policy. Er ging als stellvertretender Kommissar für Policy zur Bundesbehörde FDA, wo er am Entwurf der FDA-Richtlinie für das Hormon BGH mitarbeitete, einem Monsanto-Produkt zur Stimulation der Milcherzeugung bei Kühen. Diese Richtlinie ebnete nicht nur dem uneingeschränkten Gebrauch des Mittels den Weg, sondern verbot zugleich allen Herstellern, ihre Milchprodukte als *ohne* BGH erzeugt zu kennzeichnen. Auch in Deutschland existieren Lobbyverflechtungen zwischen Landwirtschaft und Politik, die Beratungswesen, Kammern und Agrobusiness betreffen.[6] Daneben gibt es in der EU wie in den USA die Lobbyisten im Dienste der Agrarwirtschaft, die auf Staats- und Bundesebene aktiv sind. Die Agrarlobby zählt zu den einflussreichsten und finanzkräftigsten Lobbygruppen, neben denen die Automobilhersteller und die Bildungsbranche wie kleine Mittelständler aussehen. Die Agrarindustrie konkurriert in Sachen Lobbyismus eher mit den Riesen der Öl-, Gas-, Rüstungs- und Telekommunikationsindustrie. Dem Center for Responsive Politics zufolge wandte die Agrarwirtschaft 2012 für Lobbying 139726313,00 Dollar auf, fast doppelt so viel wie nur zehn Jahre zuvor. Vergleichbare Summen fließen Jahr für Jahr in die großzügige Bewirtung von Politikern und Entscheidungsträgern, um sicherzustellen, dass die US-Regierung der Agrarwirtschaft freundlich gesonnen bleibt. 100 Millionen Dollar erschließen jede Menge Vorzugsbehandlungen. Ähnlich intensiver Lobbyarbeit ist die Gesundheitsbehörde USDA ausgesetzt, wo sich die Bemühungen der Industrie konzentrieren. Auf die USDA entfallen mehr als drei Mal so viel Lobbying-Aufwendungen wie auf die amerikanische Börsenaufsichtsbehörde und mehr als 20 Mal so viel wie auf das Sozialministerium.

Auch über Spenden für die Politik versucht die Agrarwirtschaft Einfluss zu nehmen. Kongressabgeordnete, Senatoren und andere gewählte Politiker, die diesem Wirtschaftszweig wohlgesonnen sind, erhalten jährlich Millionen Dollar an Spendengeldern. 2011 stiftete die Agrarwirtschaft knapp 92 Millionen Dollar.[7] 2012 empfingen allein die 435 Kongressmitglieder in den USA über 60 Millionen Dollar. Das alles sollte vielleicht nicht überraschen, beachtet man die eindrucksvolle Größe dieser Unternehmen: Syngentas

Ertrag lag 2012 bei 14,2 Milliarden Dollar, der von Monsanto bei 13,5 Milliarden und der von General Mills bei 17,8 Milliarden. Agrarwirtschaft und Lebensmittelindustrie können im Muskelspiel mit der öffentlichen Meinung, Gesetzgebung und dem Marketing ihre beträchtliche Finanzkraft nutzen.

Deshalb ist Getreide der Liebling der Agrarwirtschaft, aber auch ein Favorit von Regierungsbehörden wie dem amerikanischen Landwirtschaftsministerium, die Ernährungsratschläge geben und auf Darstellungen wie dem Ernährungsteller oder (früher) der Ernährungspyramide den Getreideanteil betonen. Auch die DGE (Deutsche Gesellschaft für Ernährung) empfiehlt anhand des DGE-Ernährungskreises Erwachsenen, täglich vier bis sechs Scheiben Brot oder drei bis fünf Scheiben Brot und 50 bis 60 Gramm Getreideflocken zu essen sowie eine Portion gegarte Kartoffeln oder gegarte Nudeln oder gegarten Reis, wobei Produkte aus Vollkorn zu bevorzugen sind.[8]

»Esst mehr gesundes Vollkorn« ist somit nicht einfach ein Rat, der angeblich die Gesundheit verbessert, sondern einer, der die Gleichschaltung der menschlichen Ernährung erleichtert. Berücksichtigt man darüber hinaus den wachsenden Appetit der Welt auf preisgünstiges Fleisch, das zunehmend über Getreidefütterung erzeugt wird, ist klar, dass unsere Ernährung rundum auf Getreide beruht.

Was kommt dabei heraus?

Aus der Sicht von Regierungen und großen Agrarkonzernen erscheint der gegenwärtige Status in der Ernährung absolut logisch. Es lässt sich jede Menge Geld scheffeln, wenn man die Welt dazu bringt, sich vornehmlich von gewinnträchtigen, massentauglichen Getreideprodukten zu ernähren, und gleichzeitig dafür sorgt, dass die Regierung die Öffentlichkeit mit den passenden Ernährungstipps und Gesetzen versorgt.

Was also ist falsch daran, wenn mehr Menschen etwas zu essen bekommen, der Hunger in der Welt abnimmt und davon auch ein paar geschäftstüchtige Unternehmen profitieren, während die wohlmeinenden Kongressabgeordneten hin und wieder ein gutes Essen oder ein rundum gesponsertes Wochenende auf Barbados genießen dürfen?

In Kapitel 4 verlagern wir den Blick wieder auf diese Frage und sehen uns an, was passiert, wenn der Mensch wirklich 50 oder mehr Prozent seiner Kalorien aus den Samen von Gräsern aufnimmt.

4. KAPITEL

Der gefoulte Darm: Darmprobleme durch Getreide

Es ist nichts schrecklicher als eine tätige Unwissenheit.

Johann Wolfgang von Goethe

Man hat uns erklärt, dass »gesundes Vollkorn« die Eintrittskarte zum Nährwerthimmel ist. Man hat uns aber nicht verraten, dass diese billige, praktische Essweise zugleich die brauchbarste Möglichkeit darstellt, die explodierende Weltbevölkerung zu ernähren und gleichzeitig all denen, die sich richtig positioniert haben, Profit zu verschaffen. Die Mär vom »gesunden Vollkorn« ist dabei in guter Gesellschaft mit anderen Marketingslogans wie: »Kinder in der Dritten Welt gedeihen mit sojabasierter Säuglingsmilch besser als mit Muttermilch« oder »E-Zigaretten sind gesünder als Zigaretten«.

Anfangs war es kein Täuschungsmanöver, sondern ein Akt der Verzweiflung, dass der Mensch Getreidesamen aß, weil er einfach etwas zu essen brauchte. Aber dann überzeugten der Geschmack und die Zusammensetzung der Opiate, die aus dem Getreide stammen. Das akute Bedürfnis ließ uns die chronischen Folgen ignorieren, selbst wenn die Zähne faulten und ausfielen. Im 20. Jahrhundert kamen ökonomischer Opportunismus und falsch interpretierte Ernährungsinformationen hinzu.

Bevor wir jedoch genauer beleuchten, wie man durch Getreideverzicht gesund werden kann, sehen wir uns näher an, wie die zerstörerische Wirkung des Getreides auf die Gesundheit zu erkennen ist. So können wir besser verstehen, was dem Getreide angelastet werden sollte und was nicht, etwa jahrelange, unerklärliche Durchfälle, die unnötigerweise wiederholte Magen- und Darmspiegelungen und ratlose, befremdete Ärzte zur Folge hatten, im Gegensatz zu chronischen Beschwerden bei Lyme-Borreliose infolge eines Zeckenbisses, der zwölf Jahre zurückliegt. Wenn wir solche Zusammenhänge verstehen, können wir leichter überlegen, wie wir gesund werden, unrealistische Erwartungen ablegen (wobei man wirklich viel erwarten sollte!) und verwandte Probleme rasch identifizieren, falls sie auftreten. Ich kann Ihnen jedoch versichern, dass es vermutlich *keinen* Aspekt im Leben gibt, ob körperlich oder emotional, der vom Getreidekonsum nicht betroffen ist.

In *Weizenwampe* habe ich die Sache in der Tat sehr vereinfacht. Ich wusste, dass schon die Botschaft, dass der moderne Weizen nicht der rettende Engel der Ernährung ist, als der er normalerweise dargestellt wird, für ein Buch bereits ein gewaltiges Unterfangen ist. Wer *Weizenwampe* gelesen hat, wird hier und im Folgekapitel also einige Wiederholungen finden. Ich werde aber mehr in die Tiefe gehen, neue Hintergründe beleuchten und die jüngsten wissenschaftlichen Ergebnisse einbeziehen.

Die zerstörerischen Auswirkungen des Getreidekonsums auf die Gesundheit sind so weitreichend, dass Sie am Ende dieses Kapitels und ganz sicher am Ende dieses Buches begreifen werden, dass viele chronische Gesundheitsbeschwerden, die uns zu schaffen machen, in erstaunlichem Ausmaß auf Getreideverzehr zurückgehen.

Wenn wir also all die Dinge streichen, die aus »gesundem Vollkorn« sind, finden wir zu einer Gesundheit zurück, die nach wie vor jeden verblüfft, der sich auf dieses Abenteuer einlässt.

Betrachten wir zunächst das entscheidende Schlachtfeld, auf dem der Kampf des Körpers gegen den Gegner Getreide beginnt: den Verdauungstrakt.

Getreide richtet in der Verdauung ein Drama an. Über Jahre kämpfen Menschen immer wieder mit Blähungen, Bauchschmerzen und Durchfall und enden womöglich in der Notaufnahme, wo man sie auf den Kopf stellt, ohne eine nachvollziehbare Ursache zu finden. Am Ende werden die typischen Allerweltsmittel verordnet: Säureblocker, Abführmittel oder Antibiotika. Besonders häufig klagen Getreideesser über peinlichen, plötzlichen Stuhldrang, der sie ans Haus fesselt, am Reisen hindert oder sie nahezu ohne Vorwarnung aufs Örtchen rennen lässt. Andere ertragen still extreme Verstopfung, bei der der Darm sich nur alle paar Wochen entleert und wo auch Ballaststoffe und Abführmittel nicht helfen. Der Umfang und die Häufigkeit von Verdauungsstörungen durch Getreide erscheinen besonders verblüffend, wenn man bedenkt, wie gesund diese Produkte doch angeblich für uns sind.

Getreide ist jedoch nicht nur *ungesund* für den Magen-Darm-Trakt, sondern bei chronischem Verzehr letztlich giftig. Ein rascher Überblick über das Verdauungssystem dürfte klären, wie Getreide das Ganze durcheinanderbringt, und zum Verständnis beitragen, warum nach Getreideverzicht häufig zusätzliche Maßnahmen erforderlich sind, um wieder gesund zu werden.

Es beginnt mit dem ersten Bissen

Verdauung ist der wundersame Prozess, der das, was wir zu uns nehmen, in Körperbestandteile umwandelt. Der Verdauungstrakt des Menschen beginnt bei den Lippen und Zähnen. Verdauung nimmt ihren Anfang mit dem Zerteilen der Nahrung in kleinere Bestandteile. Zunge und Geruchssinn tragen dazu bei, alles, was unangenehm schmeckt oder riecht (und damit potenziell gefährlich ist), von dem zu unterscheiden, was uns schmeckt (das Hauptkriterium zur Bestimmung, ob etwas essbar erscheint oder nicht). Die Speicheldrüsen feuchten den Speisebrei an, damit er leichter schluckbar wird, und liefern die ersten Verdauungsenzyme. Im Rachenraum werden die Atemwege vom Verdauungsprozess getrennt und geschützt. Er ist mit Lymphgewebe ausgekleidet, das auf Krankheitserreger reagiert. Danach folgt die Speiseröhre, ein muskulöser Schlauch zum Magen hin. Im Magen zersetzt starke Salzsäure die Nahrung und erzeugt eine wenig gastfreundliche Umgebung für Mikroorganismen. Die Magenenzyme Pepsin und Magenlipase setzen die Proteinzerlegung in Gang. Danach folgt eine ganze Suppe aus Verdauungsenzymen (darunter Pankreaslipase, Trypsin, Chymotrypsin, Kollagenase und andere), die von der Bauchspeicheldrüse freigesetzt werden und die weitere Verdauung von Proteinen, Fetten und Kohlenhydraten ermöglichen.

Der Beitrag der Leber besteht zunächst in der Erzeugung von Galle, einer grünlichen Flüssigkeit, die aus dem Hämoglobin synthetisiert wird, das beim Abbau alter roter Blutkörperchen entsteht – ein Beispiel für die unglaubliche Effizienz der Natur. Die Galle sammelt sich in der Gallenblase, neutralisiert die Magensäure und wird zur weiteren Fettverdauung in den Dünndarm abgegeben. Später empfängt die Leber Nährstoffe, die über den Dünndarm aufgenommen werden, und wandelt sie so um, dass sie mit dem Blut zu verschiedenen Organen gelangen und dort verwertet werden können. Teilverdaute Nahrung und Flüssigkeiten wandern durch den Zwölffingerdarm und dann weiter in den Dünndarm, wo im Jejunum und im Ileum Nährstoffe resorbiert werden. Der Dünndarm ist mit rund sieben Metern Länge der längste Teil des Verdauungstrakts und ermöglicht uns im Vergleich zu Wiederkäuern, die einen kürzeren Dünndarm haben, eine effizientere Proteinverdauung.

Nach der Passage durch den Dünndarm gelangt die Nahrung schließlich in den Darm, jenes Organ, das die Verdauung vollendet. Dazu tragen unzählige Mikroorganismen bei, die den Dickdarm (Kolon) besiedeln und sich über alle verbliebenen Polysaccharide hermachen, auch die, die für den Menschen unverdaulich sind. Gleichzeitig werden hier weitere verbliebene Nährstoffe aufgenommen, und der Darm entzieht dem halb flüssigen Inhalt viel Wasser, bis eine relativ feste Konsistenz entsteht. Am Ende erfüllt der Enddarm (Rektum) eine Speicherfunktion, damit wir unseren Darm zu einem geeigneten Moment entleeren können und nicht etwa während einer wichtigen Sitzung oder beim Sport.

Diesen erstaunlich ausgeklügelten Prozess schildere ich, um hervorzuheben, an wie vielen Stellen diese Passage unterbrochen werden kann. Angesichts dieser Komplexität ist es geradezu ein Wunder, dass die Verdauung überhaupt problemlos abläuft. Dank der evolutionären Anpassung erhöhen diverse Sicherheitsvorkehrungen und inzwischen nicht mehr benötigte Funktionen die Wahrscheinlichkeit, dass das, was wir zu uns nehmen, problemlos in die Nährstoffe umgewandelt werden kann, die wir benötigen, während wir die unverdaulichen Rückstände ohne viel Getöse wieder ausscheiden. Leider ist dieses wundersam komplexe Verdauungssystem aber auch störanfällig. Unterbrechungen können unter anderem durch winzige Angriffe auf die Durchlässigkeit des Dünndarms entstehen, die auf Giftstoffe zurückgehen wie das Choleratoxin, auf Autoimmunprozesse gegen körpereigenes Gewebe wie bei Morbus Crohn oder auf Faktoren, welche die Zusammensetzung der Darmflora verändern.

Getreide: Eine einschneidende Erfahrung

Der erste oder zweite Bissen Vollkornbrot oder Reiswaffel sind keineswegs tödlich, aber im Laufe der Zeit leidet doch die Gesundheit, und wir fragen uns nach dem Grund – schließlich sind wir der Ansicht, uns gesund und mäßig zu ernähren, Sport zu treiben und die üblichen Gesundheitstipps zu befolgen. Dennoch verschlechtert sich unsere Gesundheit immer mehr. Typische Verdauungsbeschwerden nach Getreidekonsum umfassen:

Reflux und Refluxösophagitis

Millionen Menschen leiden unter dem Rückfluss (Reflux) saurer Magensäure und den daraus folgenden Entzündungen der Speiseröhre. Viele nehmen über Jahre täglich säurehemmende Medikamente gegen diese Beschwerden. Die Behandlung von Reflux, Sodbrennen und dadurch ausgelöste Speiseröhrenentzündungen hat sich zu einem überaus profitablen Geschäft entwickelt. Der jährliche Ertrag durch die entsprechenden Mittel überstieg im Jahr 2011 allein bei dem Unternehmen AstraZeneca 23 Milliarden Dollar.[1] Seit diese Arzneimittel vor 35 Jahren auf den Markt kamen, wurden sie über einer Milliarde Menschen verordnet, also jedem siebten auf dieser Erde.

Säureblocker sind jedoch nicht nebenwirkungsfrei. Sie werden mit einem Mangel an Vitamin B_{12} und Magnesium in Verbindung gebracht, aber auch mit verminderter Kalziumaufnahme, Osteoporose, erhöhtem Knochenbruchrisiko und erhöhtem Risiko für Lungenentzündungen.[2] Die Verwendung solcher Mittel wird auch mit Veränderungen in der Darmflora assoziiert, die zu einer Dysbiose (gestörte Darmflora) und erhöhter Anfälligkeit für Darminfektionen mit dem Keim *Clostridium difficile* einhergehen.[3] Die Dysbiose, die von derartigen Medikamenten provoziert wird, erklärt vermutlich, warum sich die Symptome einer Multiplen Sklerose unter ihrer Einnahme oft verschlimmern.[4] Weil die Mittel häufig unzureichend wirken und mit neuen Gesundheitsbeeinträchtigungen einhergehen, raten Ärzte ihren Patienten inzwischen zunehmend zu chirurgischen Eingriffen wie der Magenmanschetten-Operation (Fundoplicatio), bei der der Magen operativ um die Speiseröhre geschlungen wird, um von den Medikamenten wegzukommen. Für die Mehrheit derjenigen, die Mittel gegen Sodbrennen und Refluxösophagitis einnehmen, besteht die wahre Lösung jedoch in einem Nein zu allem Getreide.

Stuhldrang und Reizdarmsyndrom

Wie viele Menschen von explosivem Stuhldrang berichten, bei dem ihnen häufig nur Sekunden bleiben, um zu reagieren, ist wirklich erstaunlich. Dieses Phänomen lässt sie vor sozialen Anlässen, Reisen oder sogar der Fahrt zum Einkaufen zurückscheuen. Eigentlich gilt Getreide wegen seines Ballaststoffgehalts als verdauungsfördernd. Andere Bestandteile hingegen führen zu starkem Stuhldrang und Symptomen, die oft unter dem Stichwort Reizdarmsyndrom zusammengefasst werden. Gliadin und weitere Prolamine, Glutenine, Weizenkeimagglutinin (WGA), Alpha-Amylase und Trypsin-Inhibitoren sind giftig für den Darm. Mit Stuhldrang teilt der Körper uns mit, dass er gewisse Giftstoffe loswerden will, die ihn irritieren. Es wäre klug, auf den eigenen Darm zu hören, der einem mitteilt: »Schluss mit Getreide.«

Besonders bei Durchfall ähnelt das Reizdarmsyndrom stärker als bisher vermutet einer Zöliakie, denn es geht mit erhöhter Darmdurchlässigkeit und einer hohen Wahrscheinlichkeit einer Dysbiose einher.[5] Reizdarmsyndrom beziehungsweise »Glutensensitivität« sind somit keineswegs so harmlos wie bisher angegeben, weil die erhöhte Durchlässigkeit des Darms unter anderem Autoimmunprozesse in Gang setzen kann.

Dysbiose

Getreide und andere Faktoren erzeugen Veränderungen der Darmflora. Ungesunde Bakterienarten können sich vermehren und dabei gesunde Spezies teilweise oder vollständig verdrängen. Dieser Zustand einer bakteriellen Überbesiedelung des Dünndarms (SIBO) wird als Dysbiose bezeichnet. Die Bakterien, die nur am Ende des Dünndarms und im Dickdarm vorliegen sollten, können bis in den oberen Dünndarm und den Magen vordringen, wo sie nicht hingehören. Schlimmstenfalls äußert sich eine Dysbiose in

Form von Erbrechen, Bauchschmerzen, Durchfall oder Verstopfung (die Diagnose lautet dann zumeist »Reizdarmsyndrom«), Abgeschlagenheit und Energiemangel, Haut- und Gelenkentzündungen, diffusen Muskelschmerzen (gern als Fibromyalgie bezeichnet), Nährstoffmängeln und Autoimmunerkrankungen.

Getreide kann eine Dysbiose unter anderem über Gallenblase und Bauchspeicheldrüse auslösen, die normalerweise Teil eines sauber austarierten Systems sind. Wenn der Zwölffingerdarm Fett oder Öl registriert, wird das Hormon Cholecystokinin (CCK) ausgeschüttet, das die Gallenblase zur Freisetzung von Galle anregt und die Bauchspeicheldrüse zur Freisetzung verschiedener Verdauungsenzyme. Interessanterweise handelt es sich bei den CCK-Rezeptoren in Gallenblase und Pankreas um Glykoproteine, also genau die Proteine, an die sich das WGA so gern bindet.[6] Damit kann das CCK-Signal weder von der Gallenblase noch von der Bauchspeicheldrüse empfangen werden, und die Verdauung bleibt unvollständig. Unverdaute Nahrung jedoch beginnt beim Vorliegen von Bakterien zu gären, sodass es zu Blähungen und Veränderungen des Stuhlgangs kommt (unter anderem eine hellere Farbe und Schwimmen wegen unverdauter Öle und Fette). Mit der Zeit tritt eine Dysbiose ein, weil durch die unzureichend verdaute Nahrung das Wachstum fäulniserzeugender Bakterien angeregt wird. Obendrein führt die fehlende Freisetzung der Galle über die Gallenblase zu einer Gallenstauung und begünstigt die Gallensteinbildung.

Eine Dysbiose kann auch bereits bestehende Erkrankungen verschlimmern. Bei entsprechender genetischer Veranlagung entwickeln manche Menschen nach Kontakt mit den für den Darm giftigen Getreidebestandteilen entzündliche Darmkrankheiten wie Colitis ulcerosa oder Morbus Crohn. Tritt nun eine Dysbiose hinzu, so verschlimmern sich solche Erkrankungen, und es kommt zu Durchfällen, Blutbeimischungen im Stuhl, schlechter Nährstoffaufnahme, Schmerzen und langfristig einem erhöhten Risiko für Komplikationen wie Darmkrebs bei Colitis ulcerosa oder einem Dünndarmlymphom und Fissuren bei Morbus Crohn.

Verstopfung

An einer so verbreiteten Befindlichkeitsstörung wie Verstopfung lassen sich viele der Möglichkeiten, über die Getreide die normalen Körperfunktionen beeinträchtigt, perfekt illustrieren. Hier erkennt man auch, wie falsch konventionelle »Lösungen« sein können. Mittel gegen Verstopfung sind wie ein schlecht eingespieltes Feuerwehrteam: Alles läuft planlos durcheinander, und das Feuer flackert immer wieder auf.

Wenn man einen Stein vom Dach fallen lässt, trifft er zuverlässig unten auf. Nicht manchmal, nicht jedes zweite Mal, sondern immer. So sollte auch der Darm funktionieren. Man steckt etwas Essbares in den Mund, und es kommt unten wieder heraus, vorzugsweise am gleichen Tag, spätestens jedoch am Folgetag. Menschen aus Naturvölkern ohne Getreide, Zucker und süße Getränke erfreuen sich einer derart regelmäßigen Darmfunktion: Man isst ein Stück Schildkröte, Fisch, Muschel, Pilz, Kokosnuss oder Mongongonuss zum Frühstück, und am Nachmittag oder Abend scheidet man die Überreste wieder aus – ein großer, dampfender Haufen voller unverdauter Reste und jeder Menge Bakterien. Anstrengungslos, ohne Abführmittel und ohne stundenlange Sitzung.

Ein moderner Amerikaner hingegen isst zum Frühstück beispielsweise Pfannkuchen mit Ahornsirup und kann von Glück sagen, wenn er diese Mahlzeit am nächsten oder übernächsten Tag wieder loswird. Mit etwas Pech schleppt er die Pfannkuchen und den Sirup tagelang mit sich herum und presst sie nur mühsam in kleinen Stückchen aus sich heraus. Bei extremer Verstopfung verharren Reste dieser Pfannkuchen über Wochen im Dickdarm, weil die gemeinsamen Auswirkungen des gestörten CCK-Signalwegs, verminderter Gallenausscheidung, unzureichender Pankreasenzyme und Veränderungen der Darmflora die ordentliche Darmpassage verdauter Nahrung stören.

Man rät uns zu erhöhtem Faserverzehr, insbesondere zur Aufnahme von unlöslichen Zellulosefasern (also holzigem Material). Also essen wir zum Frühstück Getreideflocken oder andere getreidebasierte Lebensmittel mit viel Zellulose, und bei manchen hilft das auch, denn die unverdaulichen Fasern, mit denen weder unsere Verdauungsorgane noch unsere Darmflora fertigwerden, sorgen für einen Stuhlgang, der irrtümlich für gesund gehalten wird, auch wenn all die anderen Verdauungsstörungen ab dem Mund nicht gelöst werden. Wenn nun aber ein träger Darm nicht auf solche Fasern reagiert? Dann hilft die Medizin mit diversen Abführmitteln, die den Darm reizen können (Phenolphthalein und Senna), die Gleitfähigkeit erhöhen (Dioctylnatriumsulfosuccinat), osmotisch wirken (Polyethylenglykol) oder einem Einlauf gleichen.

Vielleicht entwickeln Sie wegen der Phytate im Getreide Eisenmangel und benötigen deshalb Eisentabletten, die wiederum zu Verstopfung führen. Sie können auch Bluthochdruck bekommen, gegen den thiazidhaltige Diuretika und Betablocker verordnet werden, die beide zu Verstopfung führen. Eine autoimmunbedingte Schilddrüsenunterfunktion infolge der Prolaminproteine im Getreide kann ebenfalls den Darm hemmen. Wenn wegen Getreideverzehr die Gelenke schmerzen, nimmt man nichtsteroidale Entzündungshemmer, die wiederum die Darmtätigkeit bremsen. Und bei Depressionen infolge von Getreidekonsum werden Antidepressiva verschrieben, welche die Darmreflexe verlangsamen. In all diesen Fällen lautet der Rat üblicherweise: mehr Ballaststoffe, mehr trinken, ein Abführmittel nehmen.

Je länger der unvollständig verdaute Stuhl im unteren Ende des Dünndarms und im Dickdarm verharrt, desto länger kann er vor sich hin faulen. Genau wie Nahrung vergammelt, wenn sie ungekühlt herumsteht, zersetzt sich auch der Stuhl, wenn er zu lange den zahllosen Bakterien im Darm ausgesetzt ist. Die verlangsamte Passage von fauligem Stuhl wurde mit erhöhtem Krebsrisiko, insbesondere im Bereich des Rektums, in Verbindung gebracht.[7] Mit der Zeit können Verstopfung und der damit verbundene mühsame Stuhlgang zu Hämorrhoiden, Analfissuren, dem Prolaps von Uterus, Vagina oder Rektum oder gar einem Darmverschluss führen, der einen chirurgischen Notfall darstellt. Auch hier bietet das tatendurstige Gesundheitssystem passende Lösungen an.

Ihnen ist sicher aufgefallen, dass ich bisher weder von Zöliakie noch von Glutensensitivität spreche, da die meisten Magen-Darm-Störungen infolge von Getreide mit Gluten nichts zu tun haben. Wenn wir diese Krankheitsbilder einmal ausblenden, ist besser nachvollziehbar, in welchem Maße Verdauungsstörungen auf die diversen toxischen Bestandteile in Getreide zurückgehen. So versteht man auch, warum die Verteidiger des Getreides, bei-

Der Streit um Zöliakie und Glutensensitivität

Die Fürsprecher von Getreide wollen uns gern glauben machen, dass Zöliakie das einzige Problem ist, wenn jemand Getreidesamen isst. Bei Zöliakie (oder Sprue) wird die Schleimhaut des Dünndarms zerstört, und sie tritt auf, wenn jemand aufgrund der Genvarianten HLA-DQ2 oder HLA-DQ8 dafür empfänglich ist und positive Tests auf Transglutaminase- oder Endomysium-Antikörper sowie eine entsprechende Biopsie aus der Dünndarmschleimhaut vorliegen. Zöliakie betrifft etwa ein Prozent der Bevölkerung, und angeblich sind die Proteine Gliadin, Secalin und Hordein aus Weizen, Roggen und Gerste nur für diese Menschen ein Problem. Bis vor wenigen Jahren galt dies noch als großes Zugeständnis seitens der Getreidebefürworter.

Mittlerweile ist diese Auffassung wie altbackenes Brot zerbröselt, weil sich zunehmend ein Konsens bildet, dass gegen eben diese Proteine noch eine weitere Form der Intoleranz vorliegen kann. Die sogenannte *Glutensensitivität ohne Zöliakie* (NCGS) scheint viele Symptome hervorzurufen, von denen auch Zöliakiebetroffene ein Lied singen können. Trotz fehlender Marker für Zöliakie treten bei diesen Personen Sodbrennen, Durchfall, Leibschmerzen, Abgeschlagenheit und Kopfschmerzen auf und verschlimmern sich zuverlässig bei einer Reexposition. Wegen unterschiedlicher Diagnosekriterien schwanken Schätzungen für die Zahl der Betroffenen zwischen wenigen Prozent und 30 Prozent der Bevölkerung.[8] Einige Zöliakieexperten gehen davon aus, dass das Reizdarmsyndrom, von dem etwa jeder Vierte betroffen ist, als *dieselbe Erkrankung* betrachtet werden sollte wie NCGS. Menschen mit NCGS haben häufiger Antikörper gegen Gliadin; eine Studie ergab, dass 56 Prozent solche Antikörper aufweisen, was auf eine Autoimmunerkrankung hindeutet.[9] Die Möglichkeit, dass NCGS Reaktionen auf andere Getreidebestandteile wie WGA oder Trypsin oder Amylase-Inhibitoren darstellt, ist bisher nicht ausreichend untersucht. Nichtsdestotrotz hält das zunehmende Auftreten von Getreideunverträglichkeiten die Befürworter auf Trab, und sie mussten einräumen, dass Getreidekonsum in der Tat für mehr als das eine Prozent der Bevölkerung mit Zöliakie problematisch sein könnte.

Ich beneide niemanden um seinen Posten als Getreideverteidiger. In jüngster Zeit wird vermehrt auf »glutenfreies Getreide« wie Amarant, Reis und Hirse gesetzt, um am Markt präsent zu bleiben und der wachsenden Kritik an Gluten zu begegnen. Wer Getreide aber weiterhin als Grundnahrungsmittel ansieht, sollte nicht überrascht sein, wenn es in seinem Eckchen immer einsamer wird.

spielsweise das Whole Grains Council (der »Vollkornrat«), das Problem gern herunterspielen, indem sie argumentieren, dass Gluten die einzige problematische Substanz in Getreide sei und nur relativ wenige Menschen es nicht vertrügen. Stimmt nicht: Bei Getreide handelt es sich um unschuldige Samen von Gräsern, die wie ihre Mutterpflanzen nur teilweise verdaulich sind. Dank dieser Unverdaulichkeit bleiben Toxine erhalten, die den Verdauungstrakt des *Homo sapiens,* der nie auf diese Nahrung eingestellt war, blockieren, reizen oder entzünden können. Am Ende haben wir zu wenig Galle und Verdauungsenzyme, eine gestörte Verdauung, Gallensteine und Dysbiose sowie Darmentzündungen – der Magen-Darm-Trakt des Menschen hat schlichtweg keine Chance.

Nährstoffanreicherung reicht nicht aus

Angesichts der gestörten Verdauungsfunktionen durch Getreidekonsum dürfte es niemanden überraschen, dass die Nährstoffaufnahme hierunter so leidet, dass es zu schweren Mangelerscheinungen kommen kann. Es stimmt, Vollkornbrot, kernige Haferflocken und Vollkornmuffins enthalten tatsächlich eine ordentliche Menge B-Vitamine, Fasern und Phytonährstoffe. Aber die Nährstoffe im Getreide gehen mit Faktoren einher, welche die Nährstoffaufnahme einschränken und so am Ende zu Nährstoffmangel führen. Dieser Teufelskreis endet erst, wenn man das Getreide absetzt und sich nach anderen Nährstoffquellen umsieht.

Eisenmangel gibt es erst, seit wir angefangen haben, Samen von Gräsern zu verzehren. Eisenmangel kann die Fähigkeit zum Rennen, Jagen, Nahrung sammeln oder zum Ertragen extremer Wetterverhältnisse einschränken, hat also durchaus Einfluss auf die Überlebensfähigkeit. Daher bestand in den letzten 10 000 Jahren ein evolutionärer Druck, der das Auftreten des Gens für die Eisenspeicherkrankheit (Hämochromatose) begünstigte, das die mangelnde Eisenaufnahme wegen Getreideverzehr teilweise ausglich.[10] Alle Getreidearten enthalten größere Mengen an Phytaten, welche die Eisenaufnahme behindern. Andererseits wählen viele Getreidezüchter bevorzugt phytatreiche Getreidesorten aus, weil diese weniger durch Fressfeinde befallen werden. Vollkornweizen, Mais und Hirse enthalten beispielsweise 800 Milligramm (mg) Phytate pro 100 Gramm Mehl. Schon 50 mg Phytate setzen die Eisenaufnahme um 80 bis 90 Prozent herab.[11]

Da Phytate unsere Fähigkeit zur Eisenaufnahme stark einschränken und die meisten Menschen keine Hämochromatose haben, dürfte Getreideverzehr die naheliegendste Erklärung für Eisenmangelanämie sein, sofern kein Blutverlust vorliegt.[12] Eisenmangel ist ein weltweites Problem und der häufigste Grund für Anämie. In Ägypten hat sich die Zahl der Fälle von 2000 bis 2005 verdoppelt, als der Getreidekonsum in Form von Baladi-Brot anstieg.[13] Die »Lösung« bestand darin, das Brot mit Eisen anzureichern. Es überrascht sicher nicht, dass 46 Prozent der Menschen mit Zöliakie wenig Eisen haben (niedriger Ferritinspiegel) und eine Eisenmangelanämie aufweisen; da dieser Effekt jedoch nicht durch Gluten ausgelöst wird, sondern durch Phytate, ist getreideinduzierter Eisenmangel auch bei Menschen ohne Zöliakie ausgesprochen häufig.[14] Auch bei Morbus Crohn, Malabsorption und Dysbiose tritt Eisenmangel vermehrt auf. Typische Symptome einer Eisenmangelanämie sind Müdigkeit, Benommenheit und Atemlosigkeit. Getreide enthält zwar Eisen, allerdings in der weniger leicht verwertbaren »Nicht-Häm«-Form anstatt als leichter aufnehmbares »Häm-Eisen«, das im Hämoglobin und Myoglobin aus tierischen Produkten vorliegt. Der Nettoeffekt von Getreideverzehr ist somit trotz seines Eisengehalts ein reduzierter Eisenstatus. Eisenmangel ist also eine verbreitete Gesundheitseinschränkung, mit der wir für den Verzehr von Getreide zahlen.

Zinkmangel entwickelt sich ebenfalls bei Populationen, die von Getreidekonsum abhängig sind.[15] Bis 1958 ein schwerer Fall bei einem 22-jährigen Iraner diagnostiziert wurde, der wie ein Zehnjähriger erschien, galt Zinkmangel als selten. Dieser Mann hatte eine vergrößerte Leber und Milz, litt an Herzschwäche und hatte Appetit auf Erde. Seine Ernährung bestand – seiner Kultur entsprechend – zu 50 bis 90 Prozent aus ungesäuertem Tanok-Brot; zusätzlich aß er Kartoffeln, Früchte, Gemüse und hin und wieder Fleisch. Zinkgaben konnten seine gesundheitlichen Probleme beheben.[16] Welche Komponente in Weizen für Zinkmangel verantwortlich ist, zeigte sich erst, als man Zinkmangel auch bei Hühnern und Schweinen feststellte, die mit Weizen gefüttert wurden und auf den Phytatgehalt reagierten. Inzwischen weiß man, dass Zinkmangel weit verbreitet ist.

Die Phytate, welche die Eisenresorption blockieren, hemmen auch die Aufnahme von Zink. Schon die Phytate aus nur 60 Gramm Getreidemehl reichen aus, um die Zinkaufnahme im Darm fast vollständig zu unterbinden.[17] Hier setzt sich die schier endlose Kette von Fehlzüchtungen fort: Moderne Zuchtbemühungen haben Pflanzen mit höherem Phytatgehalt bevorzugt, die besser gegen Fressfeinde gewappnet sind. Zum Ausgleich haben die einfallsreichen Getreideproduzenten ihre Feldfrüchte mit einem höheren Zinkgehalt ausgestattet (was sich zum Beispiel durch zinkangereicherte Düngemittel erreichen lässt).

Zinkmangel korreliert deutlich mit Getreidekonsum: Je mehr

Getreide wir täglich essen, desto eher kommt es zu einem Zinkmangel.[18] Das ist weltweit ein zunehmendes Problem, weil die vermehrte Abhängigkeit von Getreide, insbesondere von Weizen sowie von Mais und Reis, den Zinkstatus von schätzungsweise zwei Milliarden Menschen verschlechtert hat.[19] Zwischen 35 bis 45 Prozent der älteren Erwachsenen – und 67 Prozent aller Menschen mit unbehandelter Zöliakie – weisen Studien zufolge einen Zinkmangel auf.[20]

Da Zink im Körper an Hunderten von Prozessen beteiligt ist, kann ein solcher Mangel sich auf vielerlei Weise manifestieren. Leichte Mangelerscheinungen zeigen sich beispielsweise in Form von Ausschlägen aber auch durch Durchfall und Haarausfall. Veganer, Vegetarier und Menschen, die bewusst wenig oder gar keine tierischen Produkte zu sich nehmen, neigen besonders zu Zinkmangel, weil Pflanzen im Vergleich zu Fleisch, Innereien und Schalentieren kaum Zink enthalten.[21] Kombiniert man den niedrigen Zinkgehalt von pflanzlichen Produkten mit der geringeren Resorption infolge von Getreidephytaten, ist es kein Wunder, dass Veganer und Vegetarier nur schwerlich eine gesunde Immunreaktion zustande bringen. Darüber hinaus sind bei mäßigem bis schwerem Zinkmangel unter anderem Fruchtbarkeit und Reproduktion beeinträchtigt, Kinder und Heranwachsende können unter Wachstumsstörungen leiden, und die neurologische Reifung ist behindert. Aus diesem Grund schätzt das Institute of Medicine, dass Veganer und Vegetarier gegenüber Omnivoren einen 40 Prozent höheren Zinkbedarf haben.[22] Ohne Getreide verbessert sich der Zinkstatus, und wenn man die verlorenen Kalorien durch erhöhten Verzehr zinkreicher Lebensmittel (wie Fleisch) ersetzt, ergibt sich letztlich eine erhöhte

Zinkaufnahme und Resorption (zur Behebung eines Zinkmangels siehe auch Kapitel 8).

Mangel an Vitamin B_{12} ist ebenfalls verbreitet und betrifft 19 Prozent der Personen mit Zöliakie sowie 16,6 Prozent derer ohne Zöliakie.[23] Vitamin-B_{12}-Mangel ist eine weitere typische Mangelerscheinung aufgrund von Getreidekonsum, da verschiedene Getreidekomponenten zusammenwirken, um die Resorption zu verhindern. Weizenkeimagglutinin (WGA) blockiert das Protein Intrinsic Factor (IF), das im Magen erzeugt wird und für die B_{12}-Aufnahme im Dünndarm unerlässlich ist. Mit seiner Hilfe werden 60 Prozent dieses Vitamins aufgenommen.[24] Außerdem kann Getreidekonsum Antikörper gegen den Intrinsic Factor oder gegen die Parietalzellen im Magen triggern, die dieses Protein erzeugen.[25]

Schwerer Vitamin-12-Mangel hat ernste Folgen, darunter perniziöse Anämie (Blutarmut, die unbehandelt zum Tode führt) oder makrozytische Anämie, bei der die roten Blutkörperchen infolge dieses Mangels ungewöhnlich groß werden. Begleiterscheinungen von Vitamin-12-Mangel sind Bauchschmerzen, eine vergrößerte Leber und die charakteristische kirschrote Zunge. Doch schon bei weniger ausgeprägtem Mangel leiden Gesundheit und Leistungsfähigkeit, denn Konzentration und Lernfähigkeit lassen nach. Typisch für die Kurzsichtigkeit der modernen Einstellung zu Ernährung ist die Anreicherung von Getreide mit Vitamin-12, um diese Auswirkungen zu kompensieren.[26]

Da Vitamin B_{12} vornehmlich aus tierischen Produkten wie Fleisch, Leber und Eiern stammt, treten Mangelerscheinungen besonders bei Veganern und Vegetariern auf, die Getreide verzehren.

Auch Menschen mit entzündlichen Darmerkrankungen (Morbus Crohn und Colitis ulcerosa) sind von B_{12}-Mangel häufig betroffen.

Folatmangel ist weniger verbreitet als ein Mangel an Eisen, Zink oder Vitamin B_{12}. Er kommt jedoch besonders bei Zöliakie und Glutenintoleranz vor.[27] Menschen mit entzündlichen Darmerkrankungen können auch Folat nur ungenügend aufnehmen, und Situationen, in denen mehr Folat benötigt wird, insbesondere eine Schwangerschaft, können einen Mangel noch verstärken. In all diesen Situationen sollte der Folatspiegel bestimmt werden und eine Supplementierung erfolgen. Folatmangel kann ernste Folgen haben, darunter Geburtsfehler bei Kindern, deren schwangere Mütter einen Folatmangel aufwiesen, und eine erhöhte Rate an Magen- und Darmkrebs. Viele der Phänomene, die bei Vitamin-B_{12}-Mangel zu beobachten sind, treten auch bei Folatmangel auf, weil Folat und Vitamin B_{12} an ähnlichen Prozessen beteiligt sind.

Folat ist die Form, die natürlicherweise in Lebensmitteln vorliegt, wohingegen Folsäure die synthetische Form darstellt, die Speisen zugesetzt wird oder medikamentös eingenommen wird. Da die moderne Ernährung mit ihrem hohen Anteil an ausgemahlenem Getreide und Zucker potenziell zu wenig Folat enthält, sind Hersteller in den USA und Kanada seit 1998 dazu verpflichtet, Getreideprodukten Folsäure beizumischen, um die Missbildungsrate zu senken. Seitdem hat sich der Folatstatus der meisten tatsächlich verbessert, doch dieses Schwert ist zweischneidig: Die Folatmengen nahmen nämlich stärker zu als beabsichtigt, und eine erhöhte Zufuhr synthetischer Folsäure wurde mit erhöhter Kolon- und Prostatakrebsrate in Verbindung gebracht.[28] In Deutschland wird die Folsäurefortifikation, also Anreicherung, von Nahrungsmitteln kontrovers diskutiert. Einige Produkte wie beispielsweise Kochsalz sind bereits mit Folsäurezusatz zu erwerben.[29]

Vitamin-D-Mangel ist ein verbreitetes Phänomen mit ernsten gesundheitlichen Folgen, das eher die Regel als die Ausnahme ist. Schwerere Mangelzustände lassen sich dem Getreidekonsum anlasten, doch Vitamin-D-Mangel kommt auch ohne Getreideverzehr vor. Unser Vitamin-D-Status leidet insbesondere unter modernen Lebensgewohnheiten, zum Beispiel der Besiedelung kalter Klimazonen, dem Tragen von Kleidung, welche die Haut abdeckt (Vitamin D wird in der Haut unter Einfluss von Sonnenlicht aktiviert), zunehmender Verlagerung des Lebens in Innenräume, Abneigung gegenüber dem Verzehr von Innereien wie Leber (reich an Vitamin D), aber auch unter der Alterung der Gesellschaft, weil die Fähigkeit, Vitamin D über die Haut zu aktivieren, mit zunehmendem Alter nachlässt.[30] Doch auch ein Leben in den Tropen ist keine Garantie für einen angemessenen Vitamin-D-Status. Eine neuere Untersuchung älterer Männer, die in tropischem Klima lebten, ergab beispielsweise bei 66,7 Prozent einen Vitamin-D-Mangel.[31] Da der Vitamin-D-Status ein so wichtiger Faktor ist, gehen wir hierauf in Kapitel 8 näher ein.

Menschen mit Zöliakie neigen besonders häufig zu Vitamin-D-Mangel, der auch die Knochendichte zurückgehen lässt. In einer klinischen Studie wiesen nur 25 Prozent der Teilnehmer zum Zeitpunkt der Zöliakiediagnose eine normale Knochendichte auf.[32] Die schwächende Entmineralisierung der Knochen (Kalziumverlust) wird durch die behinderte Kalziumaufnahme, die für Zöliakie charakteristisch ist, zusätzlich verschärft.

Darmflora: Bitte Ruhe im Gedärm

Die Darmflora ist tatsächlich mit einem Garten vergleichbar: Gut gedüngt, regelmäßig gegossen und ohne Herbizide und Pestizide, die das natürliche Gleichgewicht stören, wird er eine bunte Vielfalt an gesunden, stärkenden Pflanzen hervorbringen. Wenn hingegen Wasser oder Nährstoffe ausbleiben, dürfte eine schlechte Ernte mit mickrigen Früchten bevorstehen, ganz zu schweigen von jeder Menge Unkraut. Die Darmflora funktioniert ganz genauso.

Wir wissen, dass die Ernährung bei der Zusammensetzung der Darmflora selbst ohne das Vorliegen von Krankheiten eine große Rolle spielt. Die Darmflora von traditionell ernährten Kindern aus ländlichen Gebieten in Afrika weist beispielsweise auffällige Unterschiede zu der von modern ernährten Kindern aus Europa auf. Die afrikanischen Kinder haben ungewöhnlich viele Bacteroides-Bakterien, eine Anpassung, die möglicherweise besser zur Verdauung von Pflanzenfasern befähigt.[33] Wie Getreideverzehr die Zusammensetzung der Mund- und Darmflora beim Menschen verändert, habe ich bereits angesprochen. Die Veränderungen der Mundflora haben klare Auswirkungen auf die Zahngesundheit. Veränderungen der Darmflora sind weniger deutlich zu erkennen. Angesichts der toxischen Wirkung, die Getreide im Darm entfaltet, sollten solche Veränderungen dennoch niemanden überraschen. Die Zusammensetzung der Bakterien im Magen-Darm-Trakt, vor allem im Dickdarm, schwankt von Mensch zu Mensch und verändert sich je nach Alter und Hormonstatus, aber auch durch Antibiotikaeinnahme und Ernährungszusammensetzung. Wenn sich Faktoren ändern, die gesunden Bakterien das Überleben sichern, ver-

Bakterielle Überbesiedelung (SIBO): Der Mensch als Petrischale

Wenn wir eine Petrischale an die Luft stellen, wimmelt es darauf schon nach wenigen Tagen vor Bakterien und Pilzen. Bringt man die Darmgesundheit des Menschen durcheinander, indem man unerwünschten Bakterien und Pilzen einen Vorteil verschafft und dadurch normale Bakterienstämme zurückdrängt, so entspricht dies einer menschlichen Petrischale. Das ist eine häufige Situation, die als bakterielle Überbesiedelung (SIBO) oder Dysbiose bezeichnet wird und bei der im normalerweise wenig besiedelten oberen Dünndarm (Jejunum) ungewöhnlich viele Bakterien anzutreffen sind. Auch das Gleichgewicht in anderen Teilen des Darms ist verändert. (Die veränderte Darmflora findet sich auch im Dickdarm und sogar in Magen und Zwölffingerdarm, aber die Diagnose SIBO oder Dysbiose wird vielfach gestellt, indem eine Probe des Darminhalts aus dem Jejunum entnommen wird, sodass die englische Bezeichnung »Small Intestinal Bacterial Overgrowth«, von der die Abkürzung SIBO stammt, sich irreführenderweise auf den Dünndarm bezieht.[36]

SIBO wird mit verschiedenen Erkrankungen wie Fibromyalgie, Reizdarmsyndrom, Morbus Crohn, Colitis ulcerosa und anatomischen Veränderungen infolge von Magendarmoperationen in Verbindung gebracht.[37] Wenn eine SIBO bei Menschen mit unangenehmen Symptomen diagnostiziert wird, verschreibt der Arzt normalerweise ein Antibiotikum, zum Beispiel Rifaximin, das die Darmflora vollständig abtötet, gute und schlechte Keime gleichermaßen. Das funktioniert zwar, blendet jedoch aus, weshalb es überhaupt zu dieser Fehlbesiedelung gekommen ist. Und die Auslöschung der Darmflora garantiert natürlich nicht, dass der Darm anschließend mit gesunden Bakterien besiedelt wird, besonders wenn die Ursache der SIBO nicht behoben wird.

Das Diffizile an *Clostridium difficile*

Zunehmende Infektionen mit *Clostridium difficile,* Bakterien, die dem Kolon schweren Schaden zufügen können, sind ein verstörender Trend in der Welt der Dysbiose. Die dadurch ausgelöste pseudomembranöse Colitis kann in ihrer schlimmsten Form eine Sepsis verursachen (Eintritt von Bakterien in die Blutbahn) und zum Tode führen.

Normalerweise lebt dieser Keim unauffällig in kleinen Mengen im Darm gesunder Menschen (zumindest derer, die landläufig als gesund gelten), wo er mit anderen Bakterien um die nötigen Nährstoffe wetteifert und von ihnen in Schach gehalten wird. Wir wissen, dass *C. difficile* sich nach Einsatz von Antibiotika massiv vermehren kann, welche unterschiedslos die gesamte Darmflora abtöten, worauf natürlich neue Antibiotika erforderlich werden. Inzwischen weiß man allerdings, dass *C. difficile* sich auch ohne vorherige Antibiotikagaben als gefährlich erweisen kann. Protonenpumpenhemmer wie der Wirkstoff Pantoprazol zur Unterdrückung der Magensäureproduktion werden mit Veränderungen der Darmflora in Verbindung gebracht, die das Gedeihen von *C. difficile* fördern.[38] Die Gründe, weshalb dieser Organismus immer aggressiver wird, sind jedoch noch ungeklärt. Könnten Veränderungen der Darmfloren infolge von verändertem Getreide eine Rolle spielen? Antworten liegen derzeit nicht vor, doch möglicherweise muss man hier nur eins und eins zusammenzählen.

ändert sich die Darmflora, und die Mikroorganismen können sich über den letzten Abschnitt des Dünndarms hinaus ausbreiten, was zu einer bakteriellen Überbesiedelung (SIBO) führt. Dann treten unangenehme Symptome wie Blähungen, Durchfall, Nährstoffmängel und Entzündungen auf.

Schätzungen zufolge ist der Darm von über 1000 verschiedenen Bakterienarten besiedelt. Unser Verständnis für die Zusammensetzung der Darmflora beruht leider weitgehend auf Vergleichen von Personen mit diversen Krankheiten – wie Colitis ulcerosa – mit anderen, die nicht diese Krankheit haben. Dabei ist unklar, ob die Veränderungen in der Zusammensetzung der Darmflora Teil der Ursache oder aber eine Folge der Erkrankung sind. Gleichzeitig gelten gesunde Menschen als normal, was nicht unbedingt der Wahrheit entspricht, weil »normal« denkbare Störfaktoren wie vorherigen Antibiotikaeinsatz, Stress und unnatürliche Ernährungseinflüsse wie Getreide- und Zuckerkonsum ausblendet. Wie eine normale oder ideale Darmflora aussieht, ist noch nicht wirklich geklärt.

Andererseits wurden diverse Krankheitsbilder mit Veränderungen der Darmflora in Verbindung gebracht, darunter Multiple Sklerose, Fibromyalgie, Diabetes (sowohl Typ 1 als auch Typ 2), das Reizdarmsyndrom, Gallensteine, Reflux von Magensäure und Speiseröhrenentzündung, Colitis ulcerosa, Morbus Crohn und Lebensmittelallergien.[34] Erstaunlicherweise können alle diese Erkrankungen auch mit Getreidekonsum zusammenhängen, insbesondere mit dem Verzehr von Weizen, Roggen und Gerste.

Die Bakterienzusammensetzung verändert sich bereits Tage bis Wochen nach einer Ernährungsumstellung.[35] Momentan ist unser Verständnis für die Darmflora noch begrenzt, aber sie ist ein ergiebiges Feld für Studien. Ich gehe davon aus, dass wir schon in wenigen Jahren zuverlässig in der Lage sein werden, einen individuellen Darmflorastatus zu ermitteln und festzustellen, ob hier Korrekturbedarf besteht. Bis dahin gelten die in Kapitel 9 dargestellten Schritte zur Wiederherstellung dessen, was wir gegenwärtig für eine ideale Zusammensetzung der Darmflora halten.

Der »undichte« Darm

Wenn ein Dach oder ein Rohr leckt, weiß man, was gemeint ist. Ein Boot, die Mikrowelle oder auch der Darm sollten niemals Lecks aufweisen. Der Verdacht, dass eine ungewöhnlich hohe Durchlässigkeit des Darms Erkrankungen wie Typ-1-Diabetes, Morbus Crohn, ankylosierende Spondylitis, Multiple Sklerose oder Zöliakie auslösen können, besteht bereits seit vielen Jahren.[39] Der Magendarmtrakt muss sich tagtäglich mit Bakterien, Pilzen und anderen Organismen, Bakteriengiften und auch größeren Eindringlingen wie Protozoen (Urtierchen) und Insekten herumschlagen. Dabei sind millionenfach Entscheidungen zu treffen, und zwar bei jeder Mahlzeit: Was darf in Lymphsystem und Blutkreislauf übergehen? Und was nicht?

Dieses gut eingespielte System kann Amok laufen. Bruchstücke von Gliadin und verwandten Prolaminproteinen entfalten bei jedem, der Getreide isst, eine *direkte* toxisch-entzündliche Wirkung, die beispielsweise zu einer ungewöhnlich hohen Durchlässigkeit der Darmwand führen kann.[40] Dafür ist keine genetische Veranlagung erforderlich, sodass bei erhöhter Darmdurchlässigkeit alle Tests auf Zöliakie oder »Glutensensitivität« negativ ausfallen können.

Neben diesen direkten Auswirkungen kann Gliadin die Darmdurchlässigkeit auch *indirekt* erhöhen. In seiner Zeit an der Universität Maryland entdeckte Dr. Alessio Fasano, dass Weizengliadin an das Zonulinprotein in der Schleimhaut des Magen-Darm-Trakts andockt.[41] Das so aktivierte Zonulin bewirkt eine stärkere Durchlässigkeit der Barrieren (»Tight Junctions«) zwischen den Darmzellen, wodurch Moleküle, die eigentlich im Darm bleiben sollten, in den Rest des Körpers gelangen können. Wie stark diese Wirkung ist, hängt letztlich von der genetisch festgelegten Form des Zonulins ab, doch letztendlich unterliegt ihr jeder Mensch in gewissem Ausmaß. Infolge ihrer strukturellen Ähnlichkeit üben die Prolaminproteine anderer Getreidearten ähnliche Wirkungen aus.[42] Die Schlussfolgerungen aus Dr. Fasanos Arbeit sind von enormer Tragweite. Seine Ergebnisse bedeuten, dass die ungewöhnlich hohe Darmdurchlässigkeit, die durch Gliadin und verwandte Proteine ausgelöst wird, der erste Schritt zu Autoimmunerkrankungen ist, weil das körpereigene Immunsystem bei entsprechender Veranlagung dazu gebracht wird, eigene Organe anzugreifen. Mit anderen

Worten: Eine genetische Veranlagung zu rheumatoider Arthritis, Gelenkschwellungen, Entzündungen und Verkrüppelung würde nie in Erscheinung treten, wenn man diesen Prozess nicht durch den Verzehr von Getreideproteinen in Gang setzen würde. Auch die genetische Veranlagung zu Multipler Sklerose mit Müdigkeit, Taubheitsgefühlen, Koordinationsstörungen und Blasen- oder Darminkontinenz würde sich vielleicht niemals manifestieren, solange keine Getreideproteine eine erhöhte Durchlässigkeit auslösen, aufgrund derer das Immunsystem verrücktspielen kann. Den genauen Signalpfad, der für die Verknüpfung von Autoimmunerkrankungen mit Getreidekonsum verantwortlich ist, beleuchten wir in Kapitel 13.

Giftig, zügellos und verkommen

Falls Sie am Ende dieses Abschnitts zu dem Schluss gelangen, dass Getreide nicht nur Verdauungssystem und Nährstoffversorgung beeinträchtigt, sondern vielmehr eine Ansammlung erschreckend unangenehmer, problematischer Darmgifte darstellt, dürfte Ihnen nun einleuchten, weshalb so viele Menschen trotz »ausgewogener Ernährung«, reichlich Bewegung und Ergänzungsmitteleinnahme unter chronischen Verdauungsbeschwerden leiden.

Der Magen-Darm-Trakt ist das wichtigste Schlachtfeld des menschlichen Körpers gegen Getreide – aber keineswegs das einzige. Den Rest dieses Minenfelds sehen wir uns in Kapitel 5 näher an.

5. KAPITEL

Volles Korn für Hirn und Herz?

Ihre Bremsen konnte ich nicht reparieren, darum habe ich die Hupe lauter gemacht.

Stephen Wright

Bei der Konfrontation zwischen Getreide und dem menschlichen Körper liegt der Verdauungstrakt direkt in der Schusslinie, aber der Krieg hört dort keineswegs auf. Dringen wir also tiefer vor, und sehen wir uns die Wunden und Narben an, die Getreide hinterlässt, wenn es die fein ausbalancierten Mechanismen des menschlichen Körpers – Gelenke, Haut, Drüsen, Atmungssystem und Gehirn – irritiert. Kapitel 5 ist ein langes Kapitel mit vielen Einzelheiten, die Ihnen das erstaunliche Ausmaß und die erschreckend schweren Auswirkungen der ungesunden Entscheidung für Getreidegenuss bewusst machen werden.

Getreide und Autoimmunität: Untrennbar verbunden

Laurel und Hardy, Don Camillo und Peppone, Knoblauch und Mundgeruch – wo der eine auftaucht, ist der andere nicht weit.

Dies gilt auch für Getreide und Autoimmunkrankheiten beim Menschen.

Wenn das menschliche Immunsystem Proteine im Darm, in der Schilddrüse, in der Bauchspeicheldrüse oder im Gehirn für Fremdkörper hält, die in den Körper eindringen, ruft es B- und T-Lymphozyten auf den Plan und führt Krieg gegen die eigenen Organe. Diesen Vorgang bezeichnen wir als *Autoimmunprozess.* Und in erstaunlich vielen Fällen beginnen solche Prozesse mit dem Frühstücksbrötchen oder der abendlichen Pizza. Die komplexen Signalwege, die Dr. Alessio Fasano mit seinen Kollegen an der Universität Maryland entschlüsselt hat, eröffnen eine völlig neue Perspektive auf Autoimmunkrankheiten. Erinnern Sie sich daran, dass das Gliadin im Weizen und die nahezu identischen Proteine in Roggen und Gerste unverdaut bleiben können. Intakte Gliadinproteine provozieren eine erhöhte Durchlässigkeit des Darms, was Fremdsubstanzen ins Blut übergehen lässt. Die Fehlsteuerung bei Autoimmunität kann mit einem Bakterienprotein beginnen, das ins Blut gerät, aber ebenso mit einem Getreideprotein. Das Protein Gliadin ist dem Enzym Transglutaminase in der Leber oder Bauchspeicheldrüse sehr ähnlich, sodass das Vorliegen von Gliadin im Blut das Immunsystem dazu bringen kann, eine Autoimmunhepatitis oder -pankreatitis in Gang zu setzen.

Das ist eine bedeutende Erkenntnis. Sie ist so bedeutend wie die Identifikation und Festnahme eines Mafiabosses, der für Dutzende von Bandenmorden und Schmuggelhandel in Millionenhöhe verantwortlich ist, seine Überführung und lebenslange Verurteilung. Das heißt nämlich, dass wir nun einen direkten Pfad kennen, der Gliadin und verwandte Getreideprolamine mit

Prolamine und Transglutaminase: Der schwarze Kreis

Erinnern Sie sich an den Film *Der schwarze Kreis* von 1964, wo Bette Davis in einer Doppelrolle als aufgebrachte Edith ihre Zwillingsschwester Margaret erschießt und das Verbrechen anschließend vertuscht, indem sie die Identität des toten Zwillings annimmt? Eine bessere Allegorie für Autoimmunität lässt sich kaum finden.

Der menschliche Körper verlässt sich auf eine Enzymgruppe in Darmschleimhaut, Bauchspeicheldrüse, Gelenken, Gehirn, Haut und anderen Organen, die als Transglutaminasen bezeichnet werden. Diese Enzyme haben die einfache Aufgabe, von der Aminosäure Glutamin, die wir mit Proteinen aufnehmen, eine stickstoffhaltige Gruppe (Amin) abzuspalten. Dummerweise ähnelt die menschliche Glutaminase dem Gliadinprotein des Weizens und somit auch den mit ihm verwandten Prolaminproteinen aus Roggen, Gerste, Mais und Hafer. Mit anderen Worten: Wenn man die Strukturen nebeneinanderlegt, besteht eine auffällige Überlappung in den Sequenzen, deretwegen das Immunsystem des Körpers den Unterschied nicht feststellen kann: Sie gleichen einander wie Zwillinge.[1] Diese Situation wird als »molekulares Mimikry« bezeichnet: zwei unterschiedliche Proteine mit unterschiedlichen Aufgaben, die nichts miteinander zu tun haben, deren vergleichbare Abschnitte jedoch das Immunsystem narren.

Antikörper gegen Getreideprolamine – und damit gegen Transglutaminase – werden mit entzündlichen Darmerkrankungen, Pankreatitis, Gelenk- und Muskelentzündungen,

Hautausschlägen und anderen entzündlichen Krankheiten sowie mit Autoimmunerkrankungen in Verbindung gebracht.[2] Das erklärt, wie und warum Getreidekonsum so viele entzündliche Krankheiten und Autoimmunerkrankungen neben Zöliakie auslöst. Kinder mit Typ-1-Diabetes (einer Autoimmunerkrankung der Bauchspeicheldrüse) haben zum Beispiel häufiger Antikörper gegen Transglutaminase, was auch ein erhöhtes Potenzial für weitere Autoimmunkrankheiten bedeutet.[3]

Dass diese Ähnlichkeit zwischen einem pflanzlichen und einem menschlichen Protein so stark ist, dass sie sogar das fein abgestimmte Unterscheidungsvermögen des menschlichen Immunsystems austricksen kann, ist so bestürzend wie der Mord am eigenen Zwilling, aber bezeichnend für die unnatürliche Beziehung zwischen dem Menschen und den Samen der Gräser.

Autoimmunerkrankungen verbindet. Diese Kaskade ist nicht auf Menschen mit Zöliakie und Glutenempfindlichkeit beschränkt, sondern sie gilt für *jeden*. Die individuelle Empfindlichkeit ist genetisch unterschiedlich, aber sie ist unabhängig von den Magen-Darm-Veränderungen infolge von Zöliakie. Auch ohne Verdauungsbeschwerden infolge von Weizenverzehr – kein Sodbrennen, kein Stuhldrang, keine Darmentzündung – und ohne Testergebnisse, die auf Zöliakie oder Glutensensivität hindeuten, kann jemand Jahre später an Gelenkverformungen durch rheumatoide Arthritis erkranken oder mit 45 die neurologischen Einschränkungen der Multiplen Sklerose entwickeln.

Schon bevor Dr. Fasanos Team die Einzelheiten über die erhöhte Darmdurchlässigkeit bekannt gab, wusste man seit Jahren, dass Weizen, Roggen und Gerste mit einer langen Reihe von Autoimmunerkrankungen einhergehen können. Diese mitunter lebensgefährlichen Krankheiten sollten ausreichen, um einem auch den letzten Bissen Brot gründlich zu verderben.

Alopecia areata (kreisrunder Haarausfall)
Ankylosierende spondylitis (Morbus Bechterew, chronisch entzündliche Gelenkerkrankung)
Antiphospholipid-Antikörpersyndrom (APS, eine der häufigsten Autoimmunerkrankungen)
Autoimmunerkrankung des Innenohrs (AIED)
Autoimmunhämolytische Anämie (Bluterkrankung)
Autoimmunhepatitis (chronische Autoimmunkrankheit der Leber)
Autoimmun-Lymphoproliferatives Syndrom (ALPS, Überschuss an Lymphozyten)
Bullöses Pemphigoid (blasenbildende Hauterkrankung)
Colitis ulcerosa (chronisch-entzündliche Darmerkrankung)
Chronisch entzündliche demyelinisierende Polyneuropathie (Erkrankung des Nervensystems)
Chronisches Erschöpfungssyndrom
CREST-Syndrom (Autoimmunerkrankung mit Veränderungen der Haut und innerer Organe)
Dermatomyositis (Erkrankung der Skelettmuskulatur, Haut und innerer Organe)
Diabetes (Typ 1)
Diskoider Lupus erythematodes (DLE, Autoimmunerkrankung

verschiedener Organe und Organsysteme)
Essentielle Kryoglobulinämie (Entzündungskrankheit der kleinen Gefäße)
Granulomatose mit Polyangiitis (Morbus Wegener, Systemerkrankung des Gefäßsystems mit Entzündungen)
Guillain-Barré-Syndrom (entzündliche Veränderungen des peripheren Nervensystems)
Hashimoto-Thyreoiditis (Autoimmunerkrankung mit chronischer Entzündung der Schilddrüse)
Idiopathische Lungenfibrose (chronische Erkrankung mit stetiger Abnahme der Lungenfunktion)
Idiopathische thrombozytopenische Purpura (Autoimmunkrankheit der Thrombozyten [Blutplättchen])
IgA-Nephritis (Morbus Berger, Erkrankung der Nierenkörperchen [Glomeruli])
Juvenile idiopathische Arthritis (chronisch-entzündliche Erkrankung der Gelenke)
Kardiomyopathie (dilatativ oder kongestiv, Erkrankungen des Herzmuskels)
Menière-Krankheit (Morbus Menière, Erkrankung des Innenohres mit Schwindel [Vertigo], Hörverlust und Phantomgeräuschen [Tinnitus])
Mischkollagenose (Sharp-Syndrom, Mischung aus Lupus erythematodes, progressiver systemischer Sklerodermie [PSS], Polymyositis und rheumatoider Arthritis [RA])
Morbus Addison (Nebennierenrindeninsuffizienz)
Morbus Basedow (Autoimmunkrankheit der Schilddrüse)
Morbus Behçet (autoimmune rheumatische Erkrankung)

Morbus Crohn (chronisch-entzündliche Darmerkrankung)
Multiple Sklerose (chronisch-entzündliche Erkrankung der Markscheiden [äußere Schicht der Nervenfasern] im zentralen Nervensystem)
Myasthenia gravis (Autoimmunerkrankung der Muskulatur)
Myokarditis (entzündliche Erkrankungen des Herzmuskels)
Nahrungsproteininduziertes Enterokolitissyndrom (Erkrankung des Darmes)
Pemphigus vulgaris (Blasensucht, Hautkrankheit)
Perniziöse Anämie (Morbus Biermer, Blutarmut)
Polyarteriitis nodosa (Autoimmunerkrankung mit Entzündung der Blutgefäße)
Polychondritis (Autoimmunerkrankung der Knorpel)
Polyglanduläre Syndrome (autoimmun bedingte Erkrankungen des Hormon- bzw. Organsystems)
Polymyalgia rheumatica (entzündlich-rheumatische Erkrankung)
Polymyositis (chronisch-entzündliche Erkrankung der Muskulatur)
Primär biliäre Zirrhose (Autoimmunerkrankung der Leber)
Primäre Agammaglobulinämie (Mangel an Immunglobulinen)
Psoriasis (Schuppenflechte)
Raynaud-Syndrom (anfallsweises Erblassen der Finger oder Zehen aufgrund von krampfartigen Verengungen der Blutgefäße)
Reaktive Arthritis (Reiter-Syndrom, Entzündungsreaktionen an Gelenken)
Riesenzellarteriitis (RZA, systemische Gefäßentzündung)
Rheumatoide Arthritis

(entzündliche Gelenkerkrankung)
Sarkoidose (Morbus Boeck, Morbus Schaumann-Besnier, systemische Erkrankung des Bindegewebes)
Sjögren-Syndrom (chronisch-entzündliche Autoimmunerkrankung der Tränen- und Speicheldrüsen mit rheumatischen Beschwerden)
Sklerodermie (Bindegewebsverhärtung der Haut und/oder innerer Organe)
Systemischer Lupus erythematodes (Autoimmunerkrankung von Organen und Organsystemen, z. B. der Haut)
Takayasu-Arteriitis (Autoimmunerkrankung mit Entzündung der Aorta)
Uveitis (Entzündung der mittleren Augenhaut)
Vaskulitis (Autoimmunerkrankung mit Entzündung von Arterien, Arteriolen, Kapillaren, Venolen und Venen)
Vitiligo (Weißfleckenkrankheit, Pigmentstörung mit pigmentfreien Hautflecken)
Zöliakie (Glutenunverträglichkeit mit chronischer Erkrankung der Dünndarmschleimhaut)

Diese Liste zeigt, dass der Fehlerkennungsprozess, der zu Autoimmunität führt, praktisch kein Organ auslässt, ob Gelenke (rheumatoide Arthritis, Lupus-Arthritis), Bauchspeicheldrüse (Autoimmunpankreatitis), Dünndarm (Morbus Crohn), Kleinhirn (zerebelläre Ataxie), Bein- und Beckennerven (periphere Neuropathie), Schilddrüse (Morbus Basedow und Hashimoto-Thyreoiditis), Haut (Schuppenflechte, Alopecia areata), Leber (Autoimmunhepatitis) oder Blutgefäße (Polyarteriitis nodosa). Das bedeutet keineswegs, dass *jede* Autoimmunpankreatitis auf Getreideverzehr

Typ-1-Diabetes: Eine Getreidekrankheit?

Dass die reichliche Aufnahme von Amylopektin A aus Getreide mit erhöhtem Blutzucker und damit erhöhtem Risiko für Typ-2-Diabetes assoziiert wird, lässt sich leicht nachvollziehen. Aber was ist mit Typ-1-Diabetes, bei dem die empfindlichen insulinproduzierenden Betazellen in der Bauchspeicheldrüse dauerhaft zerstört werden? Forschungen deuten auf einen starken Zusammenhang zwischen Getreidekonsum und den Veränderungen hin, die bei entsprechender genetischer Veranlagung Typ-1-Diabetes auslösen können. Manche dieser Hinweise stammen aus Tierversuchen, andere aus Beobachtungen am Menschen.

- Bei Experimenten an Mäusen und Ratten entwickelten 64 Prozent der Mäuse, die weizenhaltiges Futter erhielten, aber nur 15 Prozent der Tiere mit weizenfreiem Futter einen Typ-1-Diabetes.[6] Ebenso erhöhte Maisfütterung den Prozentsatz an genetisch anfälligen Mäusen, die tatsächlich Typ-1-Diabetes entwickelten, von 37 auf 57 Prozent.[7]
- Kinder mit Zöliakie, die durch Gliadinproteine in Weizen, Roggen und Gerste ausgelöst wird, erkranken zehn Mal so häufig an Typ-1-Diabetes wie Kinder ohne Zöliakie.[8]
- Umgekehrt erkranken mehr Kinder mit Typ-1-Diabetes an Zöliakie oder entwickeln Antikörper gegen Weizenbestandteile als Kinder ohne Diabetes.[9]
- Kinder mit Typ-1-Diabetes reagieren bei Gliadin-Exposition mit einer anomalen (T-lymphozytären) Immunreaktion.[10]

Inwiefern Gliadin den Darm angreift und dessen Durchlässigkeit erhöht, was zu erhöhter Autoimmunität führen kann, habe ich bereits dargelegt. Man sollte jedoch nicht außer Acht lassen, dass Getreidelektine sowie teilverdaute Peptide aus Gliadin ebenfalls das Darmgewebe schädigen. Hinzu kommt eine gewisse glukotoxische Wirkung auf die Betazellen in der Bauchspeicheldrüse (irreversible Schäden an den Betazellen infolge von hohem Blutzucker durch Amylopektin A im Getreide). Das heißt, mit Getreidekonsum öffnen wir Autoimmunität und Pankreasschäden, die einen engen Bezug zu Erkrankungen durch Gliadinproteine wie Zöliakie haben, Tür und Tor.

Und die Lage scheint noch schlimmer zu werden. Die in den USA von den staatlichen Institutionen NIH und CDC geförderte SEARCH-Studie zu Diabetes bei jungen Menschen belegt für Typ-1-Diabetes bei Kindern seit 1978 einen Anstieg um 2,7 Prozent pro Jahr,[11] eine Beobachtung, die von Statistiken anderer Länder bestätigt wird. Die Deutsche Diabetes Hilfe sagt 2015 für Deutschland eine Verdoppelung der Diabetesinzidenz bei Kindern im Alter von unter fünf Jahren bis zum Jahr 2020 vorher.[12] Was fehlt, sind klinische Studien an Kindern, von denen die Hälfte von klein auf Getreide verzehrt, während die andere Hälfte von Geburt an keinerlei Getreide erhält. Eine solche Untersuchung würde den direkten Bezug zwischen Getreide und Typ-1-Diabetes ein für alle Mal belegen, wäre allerdings so schwer durchführbar, dass man lieber nicht darauf warten sollte.

zurückgeht, da bei entsprechender Veranlagung auch andere Faktoren eine solche Reaktion auslösen können. Aber all diese Krankheiten *können* durch einen Ernährungsbestandteil ausgelöst oder aktiviert werden, insbesondere einen, von dem wir möglichst viel essen sollen.

Mais und Hafer wurden mit einer begrenzteren Anzahl an Autoimmunerkrankungen in Verbindung gebracht. Bei Mais geht man beispielsweise von einer erhöhten Anfälligkeit für Typ-1-Diabetes aus.[4] Reis kann bei Kindern das gefährliche nahrungsproteininduzierte Enterokolitis-Syndrom auslösen, eine Immunerkrankung, die zu Lethargie, Diarrhö, Nährstoffmängeln und Dehydrierung führt und bei Reisverzicht vollständig verschwindet.[5]

Keine andere Lebensmittelgruppe geht mit einem derart hohen Krankheitspotenzial einher, ob autoimmun bedingt oder nicht, nicht einmal Zucker, Maissirup, Limonaden oder giftige Pilze. Nur Getreide.

Schilddrüsenunterfunktion: ein Autoimmunprozess

Sie haben vielleicht registriert, dass auf der Liste der Autoimmunerkrankungen infolge von Getreideverzehr zwei Schilddrüsenerkrankungen stehen. Tatsächlich zählen Schilddrüsenerkrankungen zu den weitaus häufigsten Autoimmunkrankheiten durch Getreide.

Beginnen wir mit einer Beschreibung der gestörten Schilddrüsenfunktion. Die Schilddrüse, die wie eine Fliege vorne im Hals sitzt, ist eine Drüse, die den Stoffwechsel reguliert. Bei einer Überfunktion (Hyperthyreose) ist das Stoffwechseltempo ungewöhnlich hoch, und man erzeugt hohe Mengen der Schilddrüsenhormone T4 und T3, der Puls steigt an, es kommt zu Angst und Gewichtsverlust. Bei einer Unterfunktion (Hypothyreose) ist der Stoffwechsel verlangsamt, die Mengen an T4 und T3 gehen zurück, wohingegen das schilddrüsenstimulierende Hormon TSH aus der Hirnanhangsdrüse ansteigt. Diese körperliche Reaktion soll die Schilddrüse dazu bringen, sich mehr anzustrengen und mehr T4 und T3 freizusetzen. Schilddrüsenunterfunktionen sind deutlich verbreiteter als Überfunktionen. Der gedrosselte Stoffwechsel äußert sich beispielsweise in Form von Energiemangel, hoher Kälteempfindlichkeit (kalte Hände und Füße aufgrund einer niedrigen Körpertemperatur), Verstopfung, Haarausfall und trockener Haut. Wenn jemand trotz Getreideverzicht einfach nicht abnimmt, deutet dies auf Hypothyreoidismus hin. Normalerweise ist Getreideverzicht ein sehr guter Ansatz für Gewichtsabbau, bei einer unbehandelten Schilddrüsenunterfunktion reicht er jedoch nicht aus.

Die autoimmunbedingte Zerstörung der Schilddrüse ist als Hashimoto-Thyreoiditis bekannt. Da bei 50 oder mehr Prozent aller Schilddrüsenpatienten Gliadin-Antikörper vorliegen, scheint dies die häufigste Ausdrucksform einer getreideinduzierten Autoimmunität zu sein.[13] Besonders bei Morbus Basedow kommt es anfangs im Zuge der Entzündung und Zerstörung des Schilddrüsengewebes zu einer Überfunktion, bei der erhöhte Mengen an Schilddrüsenhormonen freigesetzt werden. Mit oder ohne diesen Zeitraum der Überfunktion entwickelt sich infolge der Zerstörung von Schilddrüsengewebe langfristig eine Unterfunktion mit der entsprechenden Symptomatik. Schilddrüsenunterfunktionen werden zu selten diagnostiziert. Es muss einem schon relativ schlecht gehen, ehe der Arzt diese Diagnose stellt. Selbst bei Depressionen, Gewichtszunahme, hohem Cholesterinspiegel und erhöhtem Herzkreislaufrisiko infolge der Hypothyreose kommen manche Ärzte nicht auf die Idee, entsprechende Tests oder eine Behandlung einzuleiten. Ich persönlich halte das für inakzeptabel. Da Schilddrüsenprobleme so verbreitet, so oft übersehen und doch so wichtig für Gesundheit und Körpergewicht sind, werden sie in Kapitel 11 ausführlich besprochen.

Cortisol: Ein Unterschied wie Tag und Nacht

Das wichtigste Hormon der Nebennieren, zwei kleinen Drüsen auf den Nieren, ist Cortisol. Es spielt bei vielen Prozessen im Körper eine entscheidende Rolle und hält sich dabei zuverlässig an den »zirkadianen Rhythmus«, eine Anpassung an das irdische Leben mit seinem 24-stündigen Tag- und Nachtrhythmus. Auch hier stört Getreide den normalen Zyklus.

Antikörper, die durch Gliadinproteine in Gang gesetzt werden, können die Nebennieren schädigen, worauf die Produktion an Nebennierenhormonen zurückgeht.[14] Auch eine Beeinträchtigung des vasoaktiven intestinalen Peptids durch die Lektine aus Weizen, Roggen, Gerste und Reis kann die Nebennierenfunktion beeinträchtigen. Eine Cortisolstörung äußert sich zumeist durch morgendlichen Energiemangel, Depressionen, unangemessene nächtliche Energieschübe, Schlafstörungen, Gier nach Salz, Unfähigkeit, Gewicht abzubauen, niedrigen Blutdruck und Benommenheit. Eine der Schwierigkeiten bei der Diagnose einer gestörten Nebennierenfunktion ist, dass die Nebennieren nicht nur Cortisol erzeugen, sondern auch Hormone wie Aldosteron (verantwortlich für den Natrium- und Kaliumstatus sowie die Blutdruckregulierung), Adrenalin (zuständig für Erregbarkeit, Energie und Stoffwechsel) sowie Nebennierenandrogene mit einer testosteronartigen Wirkung. Es kann nur ein Nebennierenhormon beeinträchtigt sein oder alle, wobei normalerweise die Störungen beim Cortisol im Vordergrund stehen.

Störungen auf der Ebene von Hypothalamus und Hypophyse, die zu einer Cortisolstörung führen, können auf Übergewicht (über die entzündungsfördernde Wirkung des Bauchfetts), Diabetes, Depressionen, Stress, einer posttraumatischen Belastungsstörung (PTBS) und anderen Gesundheitsproblemen beruhen.[15] Jüngere Arbeiten in der Neuroendokrinologie entdeckten auch eine potenzielle *Glukokortikoidresistenz,* also eine eingeschränkte Reaktion auf Cortisol, bei Menschen mit normalem oder hohem Cortisolspiegel.[16] Hier könnte möglicherweise ein Zusammenhang zu rheumatoider Arthritis, Morbus Crohn, Colitis ulcerosa, Multipler Sklerose, PTBS und chronischem Stress bestehen. Und die meisten dieser Krankheiten beginnen mit Getreidekonsum.

Andere endokrine Drüsen (Hormondrüsen) können ebenfalls leichte bis ernste Fehlfunktionen entwickeln, was traditionellere Endokrinologen gern mit dem Argument zu widerlegen versuchen, dass die Nebennieren die einzigen Drüsen seien, die entweder ganz normal funktionieren oder lebensgefährlich entgleisen, und zwar sowohl in Richtung Unterfunktion (Morbus Addison) als auch hin zur Überfunktion (Cushing-Syndrom). Angeblich gibt es nur alles oder nichts, ohne Graustufen. Diese Lehrmeinung lehne ich ab und folgere gemäß dem gesunden Menschenverstand: Eine Beeinträchtigung der Nebennieren kann in unterschiedlichem Grad auftreten und eines oder mehrere Nebennierenhormone betreffen, aber auch auf der Ebene des Hypothalamus oder der Hypophyse angesiedelt sein. Zudem legt die neuere wissenschaftliche und klinische Literatur zur Neuroendokrinologie sehr nahe, dass solche keineswegs lebensbedrohlichen Störungen nicht nur denkbar, sondern verbreitet sind.

Wir können uns glücklich schätzen, dass dieses Thema so komplex ist und diverse Hormone und Organe umfasst. Die meisten Probleme mit Cortisol und einer Nebennierendysfunktion lassen sich auf einen gestörten zirkadianen Rhythmus beim Cortisol mit zwei Hauptursachen reduzieren: (1) Eine Schädigung der Nebennieren durch Getreideverzehr und (2) eine Unterbrechung der Hypophysensignale an die Nebennieren aufgrund von Entzündungen und chronischem Stress, die bei viszeralem Fett noch stärker ausfällt. Wie man Cortisolstörungen erkennt und korrigiert, werden wir im späteren Verlauf noch besprechen; die Folgen sind mehr Energie, verminderte Depressionsneigung, ein normaler Tag- und Nachtrhythmus für Energie und Schlaf und dass die Plateauphase beim Gewichtsabbau durchbrochen werden kann.

Selbstbestimmt oder fremdgesteuert?

Die Auswirkungen von Getreide auf das menschliche Gehirn und auf unser Nervensystem sind ebenso vielfältig und zerstörerisch wie die auf den Magen-Darm-Trakt. In seinem Buch *Dumm wie Brot* beschreibt der Neurologe Dr. David Perlmutter, wie Getreide dem Gehirn zusetzt und insbesondere zu Demenz führt. Wer an einer ausführlichen Darstellung der Hirnschäden durch Getreidekonsum interessiert ist, sollte dort weiterlesen.

In dem Film *Die Matrix* erklärt Morpheus Neo: »Die Matrix ist die Welt, die über deine Augen gestülpt wurde, damit du blind für die Wahrheit bist.« So beschreibt er, wie den Menschen eine computersimulierte Welt injiziert wird, damit sie nicht registrieren, dass alles von Maschinen beherrscht wird. Die Welt des Getreides ist zwar nicht so visuell fesselnd und phantasievoll wie die im Film, aber auch hier geht es um die Kontrolle über unser Gehirn. Im Film wird der menschliche Geist von Computern kontrolliert. In der Realität unterliegt unser Verstand dem Einfluss bestimmter Substanzen aus dem Getreide.

Die Wirkungen von Gliadin und verwandten Prolaminproteinen auf das menschliche Gehirn sind zwei Kategorien zuzuordnen: (1) reversible Wirkungen auf unseren Geist über Opiate auf Gliadinbasis und (2) teils reversible, teils irreversible autoimmunbedingte entzündliche Wirkungen auf Gehirn- und Nervengewebe.

Der Einfluss von Getreide auf Gehirn und Verstand beruht insbesondere auf dem gemeinsamen Gliadinprotein von Weizen, Roggen und Gerste. Andere Getreidesorten können der Gesundheit ebenfalls zusetzen, doch hier wird die Demenz über Blutzuckerspitzen ausgelöst.

Keine Einbildung: Reversible Einflüsse von Getreide auf Geist, Psyche und Gehirn

Die reversiblen Einflüsse auf unser Gehirn beginnen mit den Gliadinproteinen aus Weizen, Roggen und Gerste, die zu kleineren, nur vier bis fünf Aminosäuren langen Peptiden verdaut werden und dann klein genug sind, um ins Gehirn vorzudringen und sich an Opiatrezeptoren zu binden.[17] Die Wirkungen dieser Peptide, die als *Exorphine* (morphinähnliche Moleküle exogener Herkunft) gelten, schwanken je nach individueller Empfänglichkeit. In manchen Fällen ist ein reversibler Autoimmunprozess dokumentiert (Nachweis von Gliadin-Antikörpern). Da mit diesem Phänomen keine strukturellen Schäden in Verbindung gebracht werden, sind sie trotz ihrer potenziellen Destruktivität reversibel, sobald man auf Getreide verzichtet. Diese Kategorie umfasst diverse gesundheitliche Probleme.

Erhöhter Appetit. Exorphine aus Getreide regen dazu an, 400 Kalorien zusätzlich zu verzehren – Tag für Tag. Das ist natürlich ein Durchschnittswert, der teils höher, teils niedriger ausfällt. Schlimmstenfalls kann die zusätzliche Kalorienaufnahme 1000 oder mehr Kalorien pro Tag betragen und ein intensives Verlangen nach bestimmten Lebensmitteln oder anderes Suchtverhalten auslösen. Bei Getreidekonsum steigt insbesondere der Appetit auf schnell verfügbare Kohlenhydrate, in geringerem Maße auch auf

Fett. Wie bei einer Sucht kommt es zum wiederkehrenden Verlangen nach solchen Lebensmitteln, sodass Essverhalten und sogar die Gedanken und Fantasien davon bestimmt werden. Ohne die Opiate aus dem Gliadin sinkt der durchschnittliche Kalorienverzehr um 400 Kalorien pro Tag. Auch die suchtartige Gier auf bestimmte Lebensmittel geht üblicherweise zurück oder verschwindet vollständig.[18]

Bulimie. Bei dieser Essstörung kommt es zu Fressattacken, bei denen die Betroffenen weit mehr essen, als sie eigentlich bräuchten. Sie reagieren nicht mehr auf Signale, die den Appetit regulieren, und schämen sich ihrer mangelnden Selbstkontrolle. Als Gegenmaßnahme wird zum Teil bewusst Erbrechen herbeigeführt (Ess-Brech-Sucht). Menschen mit derartigen Essstörungen beschreiben eine übermächtige Abhängigkeit von bestimmten Lebensmitteln, die rund um die Uhr anhält und nicht einmal nach einer ausgiebigen Mahlzeit oder nachts nachlässt, weshalb es auch zu nächtlichen Attacken kommt. Ob mit oder ohne Erbrechen schränkt die Erkrankung das Sozialleben ein, ruiniert Beziehungen und geht mit geringer Selbstachtung einher. Zudem kommt es bei den meist weiblichen Betroffenen durch das wiederholte Erbrechen zu Schäden am Zahnschmelz, welcher der ätzenden Magensäure nicht gewachsen ist. Fressattacken mit und ohne Erbrechen zeugen von einer übertriebenen Appetitstimulierung, einer Reaktion auf Opiate aus Gliadin.

Konzentrationsstörungen. Viele Betroffene fühlen sich nach dem Verzehr von Weizen, Roggen und Gerste wie benebelt. Sie haben Konzentrationsstörungen, können nicht lernen, ihre Entscheidungsfähigkeit ist gehemmt, und sie sind ständig müde. Am ehesten stecken auch hier die Opiate aus Gliadin dahinter, welche die Psyche beeinflussen. Ebenso wahrscheinlich spielen Blutzuckerschwankungen eine Rolle, die typischerweise mit Getreideverzehr einhergehen, besonders das spätere Zuckertief (Hypoglykämie).

Aufmerksamkeitsstörung mit Hyperaktivität und Erkrankungen des autistischen Spektrums. Diese Krankheitsbilder hängen nicht unmittelbar miteinander zusammen, reagieren jedoch in ähnlicher Form auf Opiate aus Gliadin. Kinder und Erwachsene mit diesen Erkrankungen neigen zu scheinbar grundlosen Wutausbrüchen oder emotionalen Aussetzern und können sich nur begrenzte Zeit einer Sache zuwenden. Die betroffenen Kinder haben ohnehin schon Lernschwierigkeiten und können sich nur wenige Sekunden bis Minuten konzentrieren. Opiate aus Getreide machen die Sache noch schlimmer.[19] Eine neuere Analyse konnte zeigen, dass Kinder mit Autismus zwar keine Zöliakiemarker aufweisen (zum Beispiel Transglutaminase-Antikörper), aber durchaus erhöhte Gliadin-Antikörper haben, besonders wenn auch gastrointestinale Symptome wie Diarrhö vorliegen.[20]

Paranoide Schizophrenie. Die Verschlimmerung einer Paranoia mit akustischen Halluzinationen (Stimmen hören und Warnungen oder Befehle wahrnehmen) und sozialem Rückzug zählte bei Studien zum Zusammenhang zwischen Weizenkonsum und dem Gehirn zu den ersten Beobachtungen, die man Opiaten aus Gliadinproteinen zuschrieb.[21] Dieser Effekt könnte auf schizophrene Menschen begrenzt sein, bei denen eine Autoimmunreaktion auf das Gliadinprotein vorliegt, eine Gruppe, die am ehesten auf die Meidung von Weizen, Roggen und Gerste anspricht.[22]

Bipolare Störung. Wir wissen, dass Menschen mit einer bipolaren Störung mehr Antikörper gegen Gliadinprotein entwickeln, also ein ähnliches Phänomen wie bei Schizophrenie.[23] Opiatpeptide aus Gliadin spielen somit vermutlich auch bei den Realitätsverzerrungen und dem veränderten Urteilsvermögen im Rahmen dieser Krankheit eine Rolle.

Depression. Wenn eine Prädisposition für Depressionen vorliegt, kann diese Tendenz durch Getreide – besonders Weizen, Roggen, Gerste und Mais – verstärkt oder überhaupt erst ausgelöst werden.[24] Depressionen, die auf die Opiate aus Gliadin und Prolamin zurückgehen, können leicht ausfallen und zu einem anhaltenden Gefühl von Unglück und Teilnahmslosigkeit führen, aber auch eine lebensbedrohliche Form annehmen und mit Suizid- oder Selbstschädigungsgedanken einhergehen. Sowohl Weizen als auch Mais sind zudem für einen Rückgang des Gute-Laune-Hormons Serotonin im Gehirn verantwortlich.[25]

Zwangsstörung. Bei einer Zwangsstörung ist man hilflos zwanghaften Impulsen ausgesetzt, bestimmte Handlungen auszuführen oder bestimmte Gedanken zu verfolgen – Verhaltensweisen, die auch mit Weizenkonsum in Verbindung gebracht werden.[26] Ob zwanghaftes Händewaschen, Putzen oder wiederholtes Überprüfen (und nochmaliges Überprüfen) von Zahlen auf dem Konto: Solche Zwänge können dem Betroffenen das Leben zur Hölle machen, weil sie nicht nur Denken und Handeln beherrschen, sondern auch die Erfolgsaussichten in Schule und Beruf sowie gesunde Beziehungen unterminieren.

Um solche psychischen Veränderungen bei Menschen, die den Standardrat zu mehr Vollkorn befolgen, zu untersuchen, sind noch sehr viele Studien erforderlich. MRT, PET und andere Darstellungsverfahren könnten enthüllen, warum und wie es bei Schizophrenie unter Weizenkonsum zu mehr auditiven Halluzinationen kommt oder weshalb bei Kindern mit Störungen aus dem autistischen Spektrum die Aufmerksamkeitsspanne leidet. Interessanterweise werden manche dieser Wirkungen mit einer Immunreaktion auf einzelne oder mehrere Getreideproteine in Verbindung gebracht, viele andere jedoch nicht. Bedenken Sie jedoch: Wenn man weiß, dass Getreide eine psychische Erkrankung verschlimmern oder deren Verschlimmerung auslösen kann, dann bedeutet dies auch, dass wir wissen, wie man das Ausmaß dieser Symptome lindern oder rückgängig machen kann.

Hirnverfall: Irreversible Folgen von Getreidekonsum

Wie Gliadinproteine zum manischen Anteil der bipolaren Störung, der Paranoia und den auditiven Halluzinationen bei Schizophrenie und zu Lernbehinderungen und Temperamentsausbrüchen bei Kindern mit Aufmerksamkeitsdefizitstörung und Störungen des autistischen Formenkreises führen, habe ich bereits dargelegt. Solche Phänomene sind reversibel oder bessern sich unter Getreideverzicht. Sehen wir uns nun an, wie Getreide auch neurologische Prozesse auslösen kann, die aus bisher nicht vollständig geklärten Gründen schwerer oder gar unmöglich rückgängig gemacht werden können.

Intaktes Gliadin setzt diverse Ereignisse in Gang, die eine Immunreaktion gegen Gehirngewebe auslösen können. Wir haben bereits besprochen, dass einige Forscher vermuten, dass es sich hierbei um eine Form von molekularem Mimikry handelt, bei dem das Immunsystem ein Fremdprotein (Gliadin) mit einem ähnlich konstruierten Körperprotein verwechselt, in diesem Fall dem Synapsin-1-Protein aus dem Gehirngewebe.[27] Je nachdem, welcher Teil des Gehirns oder des Nervensystems betroffen ist, äußert sich die Schädigung auf unterschiedliche Weise. Ist beispielsweise das Kleinhirn unter Beschuss, der Teil, der für Bewegungskoordination und die Blasen- und Darmkontrolle zuständig ist, so entwickelt sich die Symptomatik einer zerebellären Ataxie. Die Betroffenen stolpern beim Laufen und können Harn und Stuhlgang nicht mehr beherrschen. MRT- oder CT-Aufnahmen des Gehirns zeigen das geschrumpfte, atrophierte Kleinhirn. Am Ende sind die Erkrankten meist auf Rollator oder Rollstuhl angewiesen. Bei Verzicht auf alle gliadinhaltigen Getreideproteine bildet sich die zerebelläre Ataxie langsam oder unvollständig zurück, denn Nervengewebe heilt nur allmählich und oft unzureichend.

Eine andere mögliche Folge ist die periphere Neuropathie, welche die Nerven der Beine betrifft. Die Patienten verlieren das Gefühl oder entwickeln Dauerschmerzen in den Beinen, die allmählich aufsteigen und schlimmer werden. Auch das innere Nervensystem der Blutgefäße und der Verdauung kann angegriffen werden. Wenn beispielsweise der Vagusnerv im Magenbereich angegriffen wird, kommt es zur *Gastroparese,* bei der der Magen nicht mehr in der Lage ist, Nahrung weiterzubefördern. Dieser scheinbare Vorteil (weil eine Mahlzeit viele Stunden satt macht) ist in Wahrheit destruktiv, weil die Nahrung, die im Magen festhängt, irgendwann zu gären beginnt, was Schmerzen, übermäßiges Aufstoßen, Mundgeruch und Verschiebungen der Darmflora nach sich zieht. (Eine vergleichbare Situation, die diabetische Gastroparese, kann sich bei fortgeschrittenem Diabetes entwickeln.) Wenn die Nerven zum Herzen hin betroffen sind, leidet die Kontrolle des Herzrhythmus. Das führt zu einem höheren Ruhepuls und lässt die Anfälligkeit für Herzrhythmusstörungen wie vorzeitige atriale oder supraventrikuläre Kontraktionen und Vorhofflimmern steigen.

Getreide – besonders Weizen, Roggen und Gerste – kann epileptische Anfälle auslösen, insbesondere im Temporallappen, in dem Gefühle von Déjà-vu (Bekanntheit) oder Jamais-vu (Fremdheit), Amnesie, unpassende Reaktionen oder repetitive Verhaltensweisen (Tics) erzeugt werden.[28] Im Einzelfall lassen sich auch generalisierte Anfälle (Grand Mal) auf getreideinduzierte Veränderungen im Gehirn zurückführen.

Und zuletzt kann Getreideverzehr auch zu Demenz führen. Wie üblich sind auch hier Weizen, Roggen und Gerste am schlimmsten, und inzwischen wurden in der Großhirnrinde von verstorbenen Demenzopfern Antikörper gegen Glutenproteine entdeckt.[29]

Deshalb benannten Forscher der Mayo Clinic diese Erkrankung *Gluten-Enzephalopathie:* Demenz durch glutenhaltiges Getreide. Weitaus häufiger ist eine Demenz jedoch die Folge von chronisch hohem Blutzucker oder wiederholten Blutzuckerspitzen. Dieses Phänomen ist für alle Getreidearten typisch und ebenfalls irreversibel. Die demenztypische Verschlechterung unserer grauen Zellen ist in Gehirnaufnahmen als schrumpfendes Gehirnvolumen mit Verlust der charakteristischen Furchen (Sulci), die im gesunden

Menschengehirn vorliegen, erkennbar. Das zeugt von einer Atrophie, also einem Gewebsschwund. Wir wissen, dass Diabetiker mit chronisch hohem Blutzucker ein höheres Demenzrisiko haben. Viele neuere Studien belegen, dass auch ein Blutzuckerspiegel im höheren »Normalbereich« mit einem erhöhten Demenzrisiko einhergeht, was in Bildgebungsverfahren in Form einer Atrophie in frontalem Kortex, Hippocampus und Amygdala zu sehen ist.[30] Somit stehen Lebensmittel, die den Blutzucker am stärksten erhöhen, mit der Hirnschädigung bei Demenz in Verbindung.

Produkte aus Vollkornweizen und Weißmehl lassen den Blutzucker um einiges höher ansteigen als Haushaltszucker. Ganze Maiskörner bewirken einen mäßigen bis hohen Anstieg, wohin Maismehl und Maisstärke den Blutzucker in astronomische Höhen katapultieren. Getreide wie Hafer, Reis, Hirse, Teff, Sorghum, Roggen und Gerste bewirken einen mäßigen bis hohen Anstieg. Man spricht ihnen gern einen niedrigen glykämischen Index zu. Korrekter wäre allerdings die Aussage, sie hätten einen *weniger hohen* glykämischen Index, da sie den Blutzucker bei Nichtdiabetikern üblicherweise auf 130 bis 200 mg/dl ansteigen lassen (was die meisten Ärzte erstaunlicherweise als »normal« einstufen). Laut jüngsten Forschungsergebnissen steigt das Demenzrisiko bereits ab einem Blutzucker über 100 mg/dl an. Weil der Blutzucker auf der ganzen Welt im Steigen begriffen ist – was die unzähligen Menschen mit Prädiabetes und Diabetes belegen –, müssen wir auch bei der Zahl der Demenzkranken mit einem Anstieg rechnen. Zu erwarten ist ebenfalls, dass die Erkrankung künftig früher auftritt – ein weiterer schrecklicher Aspekt der Legende vom »gesunden Vollkorn«.

Hilfe, Getreide!

Die psychoaktiven Substanzen in Getreide können irrationale Ängste, unnötige Sorgen, überschäumenden Ärger und vieles mehr auslösen. Wir wissen, dass schwere Hirnerkrankungen wie eine starke Depression, bipolare Störung oder Schizophrenie von Getreide beeinflusst werden, doch auch viele weniger schwerwiegende und dennoch sehr lästige Stimmungslagen werden durch Getreidekonsum verursacht oder verstärkt, darunter:

- Angst
- Ärger
- Aggression
- Mangelnde Impulskontrolle
- Müdigkeit
- Phobien
- Schlaflosigkeit
- Schlafstörungen
- Suizidgedanken
- Traurigkeit
- Unaufmerksamkeit
- Unentschlossenheit

Das bedeutet, dass viele Menschen seit Jahren unter derartigen Emotionen und Gedanken leiden und die ganze Zeit den Fehler bei sich suchen. Viele greifen zu Antidepressiva, angstlösenden Mitteln, Schlafmitteln oder Mitteln gegen Aufmerksamkeitsstörungen, die alle nur teilweise wirksam sind und mit starken Nebenwirkungen einhergehen. Manch einer nimmt psychologische Hilfe in Anspruch, unterzieht sich einer Psychoanalyse oder einer kognitiven Verhaltenstherapie, hat gelitten, geweint, kapituliert, ist auf andere losgegangen oder hat versucht, seinem Leid mit Alkohol und Drogen beizukommen. Besonders bezeichnende Geschichten über die Macht des Getreides stammen von Menschen, die jahrelang mit Suizidgedanken zu kämpfen hatten, gegen den Impuls ankämpften, ihren Wagen in den Gegenverkehr zu lenken oder eine Packung Schlafmittel einzunehmen: Solche Gedanken verschwanden auf wundersame Weise innerhalb von fünf Tagen nach dem Absetzen von Getreide, kehrten jedoch bei jeder Reexposition unvermittelt und mit Macht zurück. An, aus, an, aus – im Einzelfall ein unbestreitbarer Beleg für Ursache und Wirkung.

Getreide kann Grundstimmung und Emotionen auf unterschiedliche Weise verändern. In vielen dieser Fälle sind Opiate aus Prolaminprotein-Derivaten am Werk, aber wahrscheinlich spielt auch die Störung von neuroendokrinen Hormonen wie dem vasoaktiven intestinalen Peptid eine Rolle. Daneben hat sich gezeigt, dass die Glutenproteine aus Weizen, Roggen und Gerste sowie das Zeinprotein aus Mais den Tryptophanspiegel im Gehirn absenken,[31] also der Aminosäure, die für Serotonin benötigt wird. Ein niedriger Serotoninspiegel steht in Zusammenhang mit Depressionen.

Wenn Sie also das nächste Mal Ihren Partner oder die Kinder anbrüllen, die Gedanken ständig um ein verhältnismäßig kleines Problem kreisen oder der Schlaf partout nicht kommen will, sollten Sie sich fragen, ob Ihre Emotionen vielleicht gerade unter Getreideeinfluss stehen.

Ein Bauch voll Getreide: Warum Getreide dick macht

Rinder und Hühner, die Weizen und Mais bekommen, werden dick. Menschen, die Weizen, Mais, Reis und anderes Getreide essen, werden dick.

Das ist keine neue Erkenntnis. Dennoch besteht die Ernährungswissenschaft nach wie vor darauf, dass Vollkorn das Abnehmen unterstützt. Stimmt nicht. Was die Daten tatsächlich belegen, ist, dass man von Weißmehlprodukten zunimmt und dass man von Vollkornprodukten etwas weniger zunimmt als von Weißmehl.[32] Von Vollkorn nimmt man ebenso wenig ab, wie ein Alkoholiker zum Nicht-so-starken-Alkoholiker wird, wenn er etwas weniger Wodka trinkt.

Die Signalpfade, die über Weizenverzehr zu Gewichtszunahme führen (und zwar besonders im Bauchbereich), sind mannigfach.

Opiate aus Gliadinbestandteilen regen den Appetit an, und zwar insbesondere den Appetit auf mehr Getreide und Zucker in Form von Chips, Keksen, Kuchen, Brot, Brötchen oder Pizza. Dieser Hunger ist physiologisch unbegründet, sodass man mehr isst, als der Körper braucht – häufiger und in größerer Menge. Bei Ratten stieg das Körpergewicht um 20 Prozent an, als sie drei Monate lang Gliadinfragmente erhielten.[33] Sobald die Opiate aus Gliadin mit Opiatblockern blockiert werden, sinkt die Kalorienzufuhr unabhängig vom Vorliegen einer Essstörung um 400 Kalorien pro Tag.[34] Übergewicht ist in China weniger verbreitet als im Westen, doch Chinesen, die Weizen essen, sind dicker als Chinesen, die keinen Weizen essen.[35] Unabhängig von der ethnischen Herkunft, Farbe oder politischen Überzeugung entfaltet Weizen bei Menschen dieselbe Wirkung wie bei Ratten.

Die entsprechende Anfälligkeit ist individuell unterschiedlich und kann von keinerlei Wirkung bis hin zur Besessenheit führen (wie bei Menschen mit Bulimie). Am deutlichsten ist die Reaktion auf die Opiate aus Weizen, Roggen und Gerste, wobei Mais auf viele Menschen eine vergleichbare, wenn auch weniger intensive Wirkung hat.

Kohlenhydrate aus Getreideamylopektin lassen den Blutzucker stark ansteigen. Alles, was aus Weizen hergestellt wird, jagt den Blutzucker in die Höhe. Der glykämische Index (GI) von Vollkornweizenbrot liegt bei 72 (der von Haushaltszucker zwischen 59 und 65) und der von Maisstärke und Reismehl bei 90 bis 100. Zudem folgt hohem Blutzucker unweigerlich ein Blutzuckerabfall nach der Ausschüttung von Insulin. 90 bis 120 Minuten nach dem Verzehr von Getreide keimen daher Gefühle wie Angst, Benommenheit, Reizbarkeit und *Hunger* auf. Das Blutzuckerhoch durch Getreide mit dem nachfolgenden »Zuckerloch« setzt somit einen Zweistundenrhythmus von Hunger und Sättigung in Gang, durch den wir uns prompt auf die Suche nach mehr Nahrung machen.

Hoher Blutzucker bewirkt auch eine hohe Insulinausschüttung, die auf die Dauer zu Insulinresistenz, noch höherem Blutzucker und noch mehr Insulin führt – ein Teufelskreis. So kommt es zur Bauchfettbildung, dem Fett, das entzündungsfördernde Proteine in die Blutbahn abgibt und so noch mehr zur schlechten Reaktion auf Insulin beiträgt. Getreide gehört zu den Lebensmitteln, die am stärksten zur Bauchfettbildung beitragen. Deshalb spreche ich von der »Weizenwampe«, die wir aber ebenso treffend als »Getreidewampe« bezeichnen können. Jede einzelne Bauchfettzelle erzeugt zudem mehr Cortisol, ähnlich wie beim Cushing-Syndrom oder bei Patienten, die Prednison benötigen, ein hochwirksames immunsupprimierendes und immunmodulierendes Mittel. Beide Krankheitsbilder gehen mit erheblicher Gewichtszunahme einher.[36]

Getreidelektine blockieren Leptin. Das Sättigungshormon Leptin, das uns beim Essen ein Stoppsignal geben soll, wenn wir satt sind, wird von den Lektinen aus Weizen, Roggen, Gerste und Reis blockiert.[37] Menschen (oder Tiere) sollten sich satt fühlen, wenn die körperlichen Bedürfnisse befriedigt sind. Beim Vorliegen von Getreidelektinen bleibt dieses Stoppsignal aus.

Welche anderen Lebensmittel enthalten Opiate, die den Appetit anregen, das Sättigungssignal ausschalten und extreme Blutzuckerausschläge in beide Richtungen auslösen? Wer sich je gefragt hat, warum er beim Übergang zu »mehr gesundem Vollkorn« und weniger Fett immer das Gefühl hatte, zu wenig zu bekommen, dem geht nun vermutlich ein Licht auf.

Diabetes und Prädiabetes: Der große Irrtum

Getreide erzeugt Prädiabetes und Diabetes.

Die Statistiken zur epidemischen Zunahme von Diabetes auf der ganzen Welt gehen regelmäßig durch die Presse: 26 Millionen Amerikaner haben Diabetes und 35 Prozent der Erwachsenen über 20 haben Prädiabetes; in Deutschland wurde laut einer Erhebung von 2009 bei rund 6 Millionen Erwachsenen jemals ein Diabetes diagnostiziert (8,8 Prozent der über 18-Jährigen). In Amerika geht man mittlerweile davon aus, dass 2050 jeder dritte Erwachsene Diabetiker sein wird.[38] Diese Epidemie stellt alle anderen in den Schatten. Die International Diabetes Federation meldete 2013 382 Millionen Diabetiker weltweit, eine Zahl, die bis 2035 auf 592 Millionen ansteigen dürfte[39] und damit sowohl die Grippepandemie von 1918 als auch die Beulenpest zahlenmäßig weit übertrifft. Im Gegensatz zu Infektionskrankheiten wie Grippe und Pest ist die Diabetesepidemie jedoch von *Menschen* erzeugt. Die Ursache liegt nicht in einem plötzlich mutierten Virus oder lästigem Ungeziefer, sondern im menschlichen Irrglauben.

Die Gesundheitsbehörden suchen die Schuld am liebsten bei allen, die eben zu viel essen und sich zu wenig bewegen. Angeblich beruht die Verfünffachung der Diabetikerzahl (von 5,6 Millionen 1980 auf 26 Millionen 2011) auf dem Umstand, dass die Amerikaner – sowie mittlerweile auch viel vom Rest der Welt – die gefräßigsten und faulsten Menschen sind, die es je gab. Wir sind gefräßiger und fauler als 1980, 1990 oder 2000, und es wird von Jahr zu Jahr schlimmer.

Das glaube ich nicht. Betrachten Sie die nachfolgende Grafik aus National Health Survey-Daten von der Präventionsbehörde CDC zur Anzahl der diagnostizierten Diabetiker in den Vereinigten Staaten.

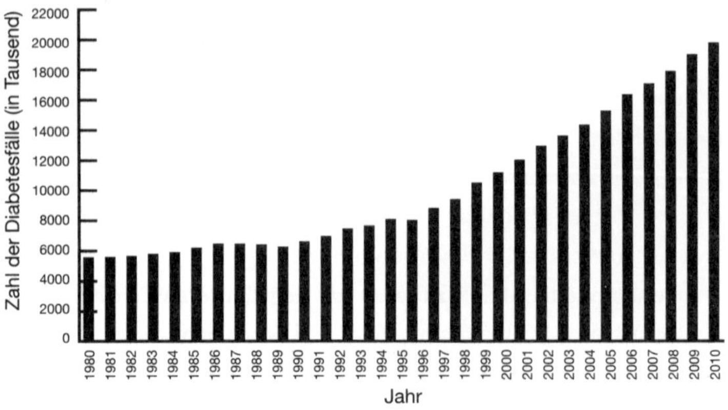

Auffällig ist, dass die Anzahl der Diabetiker (die senkrechten Säulen) zwischen 1983 und 1985 fast unmerklich zu steigen begann. Das passt sehr gut zu bestimmten anderen Entwicklungen.

1. Die Verabschiedung der ersten Ernährungsrichtlinien für Amerikaner im Jahr 1977. Erst nach einer mehrjährigen Kampagne gingen die US-Bürger dazu über, wirklich weniger Fett und mehr »gesundes Vollkorn« zu essen.
2. Zwischen 1980 und 1985 stiegen die Weizenfarmer begeistert auf den ertragreichen halbhohen Weizen um, der genetisch verändert worden war. 1985 stammten alle Weizenprodukte aus diesem genetisch veränderten Weizen mitsamt seinen neuen, appetitanregenden Gliadinproteinen. Damit wuchs die Nachfrage nach mehr. Ende der 1980er Jahre stieg der Kalorienverzehr um durchschnittlich 400 Kalorien pro Person und Tag an, die weitgehend aus Snacks und zuckerhaltigen Getränken stammten.[40]

3. In industriell gefertigten Lebensmitteln, darunter vielen fettarmen Produkten, tauchte Fruktose-Glukose-Sirup (Maissirup) auf.
4. Lebensmittel, vor allem die großen, stark beworbenen Marken, wurden immer mehr über große Supermärkte vertrieben, weniger über die kleinen Läden in der Nachbarschaft. Die Supermärkte wiederum stellten am liebsten Fertigprodukte aus günstigen, lange haltbaren Zutaten ins Regal, also aus Weizenmehl, Maismehl, Maissirup und Zucker. Die Anzahl dieser Produkte explodierte von unter 10 000 (vor 1980) auf rund 60 000 (heute).

An dieser Stelle möchte ich daran erinnern, dass die Bausteine von Getreide schlecht verdaulich oder unverdaulich sind – bis auf Amylopektin A, dessen einzigartige Struktur durch das Enzym Amylase in unserem Speichel und im Magen so hervorragend verdaut werden kann, dass der Blutzucker mit einem heftigen Ausschlag nach oben reagiert. Dank dieser besonderen Eignung für die Verdauung hebt Amylopektin A den Blutzucker Gramm für Gramm stärker als weißer Zucker. Andere stärkehaltige Lebensmittel wie Knollen (Yams, Cassava) und Hülsenfrüchte enthalten die Amylopektine B und C, die weniger rasch verdaut werden. Alle getreidebasierten Lebensmitteln haben einen GI zwischen 40 und 100; Werte, die mehr als ausreichen, um den Blutzucker in die Höhe zu treiben.[41] (Die einzige Ausnahme bildet Gerstenbrot, dessen GI bei 27 liegen kann.)

Diabetes und Prädiabetes im heutigen Ausmaß lassen sich natürlich nicht allein auf den wachsenden Verzehr von Getreide

Ab der 2. Klasse wurde ich immer dicker

Schon bald war ich das dickste Mädchen in der Klasse. Als ich älter wurde und noch mehr zunahm, fing ich an, heimlich zu essen. Nachdem ich den Teller leer gegessen hatte, schlang ich löffelweise Essen direkt aus der Pfanne in mich hinein. Es war ein Teufelskreis voller Scham und Schuldgefühle.

Als Erwachsene versuchte ich abzunehmen. Fettsparen, spezielle Diäten, ein Klinikaufenthalt: Nichts half, denn ich hatte ständig Hunger. Ich war süchtig nach weizen- und zuckerhaltigen Produkten. Für mich gab es nichts Besseres als ein Stück Bananennussbrot oder einen Donut. Doch dann kamen die Schuldgefühle zurück, weil ich mich nicht an meine Diät halten konnte, und ich wollte bloß noch mehr essen.

Im Dezember 2010 war ich 38 Jahre alt und wog 145 Kilo. Seit 2006 war ich Diabetikerin. Ich hatte erste Symptome einer Neuropathie, also Nervenerkrankung, eine Schilddrüsenunterfunktion (die später als Hashimoto-Thyreoiditis diagnostiziert wurde), hohen Blutdruck und ein so rotes Gesicht, dass man mich fragte, ob ich einen Sonnenbrand hätte. Mir war klar, dass etwas passieren musste, sonst würde ich meinen 40. Geburtstag nicht erleben. Jedes Mal, wenn ich im Kopf oder im Hals einen stechenden Schmerz fühlte, dachte ich: »Ist das jetzt der Schlaganfall? Ist es so weit?« Ich fühlte ihn nahen.

Besonders bei Diabetes nimmt man nicht wahr, was man seinem Körper antut, und leugnet es, bis man sich wirklich krank fühlt. Meine Diabetesberaterin erklärte, ich müsse

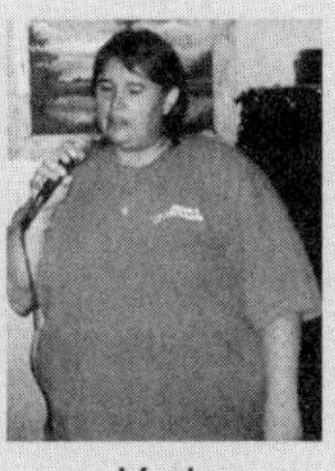

Vorher

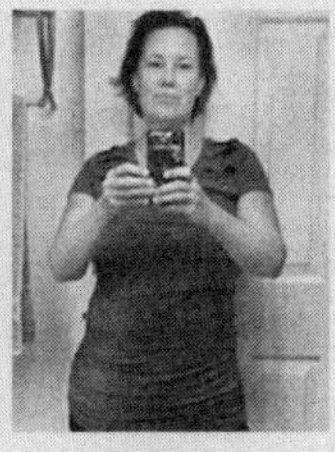

Nachher

240 Gramm Kohlenhydrate pro Tag essen, und zwar unbedingt in Form von Vollkornweizen.

Stattdessen kehrte ich zu der einzigen Methode zurück, die je bei mir funktioniert hatte: Low Carb. Ich hatte Angst davor, weil ich gehört hatte, das sei gefährlich. Der Mensch bräuchte Dinge wie Weizen in der Ernährung; so hatte ich es gelernt. Aber meine Angst vor dem Tod war größer.

Also strich ich Getreide und Zucker vollständig vom Speisezettel. Innerhalb weniger Tage verbesserte sich mein Blutzucker, und auch das Gewicht ging allmählich zurück. Es ging mir wirklich gut. Im Hinterkopf nagte allerdings die Frage, ob ich wirklich auf gesunde Weise abnahm.

Da machte es plötzlich »Klick!« bei mir. Ich meldete mich bei verschiedenen Low-Carb-Gruppen an, sah den Dokumentarfilm *Fat Head* und fand schließlich das *Weizenwampe*-Blog. Irgendwann war ich stinksauer. Alles, was man mir über Ernährung beigebracht hatte, war schlichtweg falsch. Ich las jede Menge über Ernährung, über Cholesterin und was die Werte wirklich bedeuten und warum wir Menschen in Wahrheit kein Getreide brauchen.

Es gibt noch andere Dinge, die sich geändert haben, seit ich keinen Weizen mehr esse. Seit ich fünf war, litt ich am Reizdarmsyndrom. Weg! Ich hatte auch Akne. Weg! Chaotische

Menstruationszyklen – ab dem ersten Monat ohne Weizen kam meine Periode regelmäßig. Mein Leben lang neigte ich zu Suchtverhalten. Alle Abhängigkeiten sind verschwunden! Diese Erkenntnis kann ich jetzt an meine Kinder weitergeben, Teenager von 14, 16 und knapp 18 Jahren. Ich hoffe, dass sie es nicht so schwer haben werden wie ich.

Tami, Youngsville, North Carolina

zurückführen. Daran haben auch die Allgegenwart von Zucker, Maissirup, gesüßten Getränken (auch solchen mit Aspartam, das wie Getreidelektine das Leptin abschaltet)[42] sowie die steigende Exposition gegenüber chemischen Stoffen, welche die körpereigene Hormonregulierung stören, ihren Anteil. Doch welche anderen Lebensmittel erfreuen sich bei allen öffentlichen Institutionen und Ernährungsfachleuten derartiger Beliebtheit?

Dank der GI-Eigenschaften von Getreide steigt der Blutzucker an, und über die sogenannte *Glukotoxizität* schädigt ein hoher Blutzuckerspiegel die empfindlichen Betazellen, die Insulin erzeugen. Ein Typ-1-Diabetes entsteht infolge einer Immunreaktion, welche die Betazellen zerstört; das Entstehen eines Typ-2-Diabetes hingegen kann durch Glukotoxizität beschleunigt werden. Daher erfüllen zum Zeitpunkt der Diagnose eines Diabetes nur noch bis zu 75 Prozent der Betazellen ihren Dienst – 25 Prozent sind bereits der Glukotoxizität erlegen.[43] Und diese Wirkung reicht noch weiter. Bei hohem Blutzucker erzeugt die Leber auch mehr Triglyzeride, also Blutfette, aus diesem Zucker, der Vorgang der *Denovo-Lipogenese.* Die hohen Triglyzeridwerte, die für Gesellschaften mit Getreideverzehr so typisch sind – oft 200, 300, 500 oder mehr pro Milligramm pro Deziliter im Vergleich zum Idealzustand von 60 mg/dl bei indigenen Völkern oder getreidefrei lebenden Menschen –, reichen aus, um die Betazellen in der Bauchspeicheldrüse zu vergiften, ein Vorgang, der als *Lipotoxizität* bezeichnet wird.[44]

Eine vollkornreiche Ernährung ist somit das perfekte Rezept für Diabetes, und die Diabetesepidemie in den USA und auf der ganzen Welt verläuft erwartungsgemäß.

Getreide: Ein Sexualdelikt

Im Hinblick auf die negativen Auswirkungen von Getreide auf uns alle bleibt kein Bereich ausgespart, auch nicht die Sexualität. Sexualhormone machen die Frau zur Frau und den Mann zum Mann. Kommt Getreide ins Spiel, so verwischen sich die Grenzen. Es beginnt mit der Einlagerung von Bauchfett, die zu bizarren Veränderungen bei den Sexualhormonen führt.

Bauchfett ist etwas Merkwürdiges. Seit wir wissen, dass Bauchfettzellen mehr Cortisol erzeugen als andere Zellen, wird verständlich, weshalb Menschen mit viel Bauchfett solchen mit Cushing-Syndrom (infolge eines Nebennierentumors) gleichen oder so aussehen, als hätten sie viel Prednison bekommen. Der Unterschied besteht darin, dass diese Folgen beim Cushing-Syndrom durch den hohen Cortisolspiegel im Blut erzeugt werden, wohingegen bei Menschen mit Eingeweidefett viel Cortisol in den Fettzellen vorliegt.[45] Das überschüssige Cortisol aus dem Bauchfett kann bei Frauen eine testosteronhaltige Wirkung entfalten (zum Beispiel in Form eines Damenbarts), auch wenn Cortisol kein Sexualhormon ist. Aber das ist nur der Anfang.

Bei Männern steigt im Bauchfett die Aktivität des Enzyms Aromatase, welches Testosteron in Estradiol beziehungsweise Östradiol verwandelt, ein Östrogen. Dadurch senkt es den Testosteronspiegel und erhöht den Östrogenspiegel,[46] was wiederum zu Verlust an Muskelmasse, zu weiblicheren Konturen, Libidoverlust und einer zurückgehenden Erektionsfähigkeit führt. Auch die Menge des Hormons Prolaktin steigt an, das unter anderem die Brust vergrößert (»pro« + »Laktation«), was durch Getreideexorphine noch forciert wird.[47] Die Kombination aus hohem Östrogenspiegel und hohem Prolaktinspiegel lässt das Brustgewebe wachsen, bis es zu den gefürchteten »Männerbrüsten« kommt.[48] Beim Vorliegen einer Zöliakie kann der Testosteronspiegel beim Mann stark reduziert sein (Hypogonadismus), sodass weniger männliche Geschlechtsmerkmale entwickelt werden – wenn die Erkrankung schon in der Pubertät auftritt – und die Fruchtbarkeit leiden kann. Bei anderen Männern wiederum liegt ein erhöhter Testosteronspiegel vor, auf den sie jedoch merkwürdigerweise nicht ansprechen.[49]

Bei Frauen steigt die Aktivität der Aromatase bei Gewichtszunahme noch stärker an, was zu einer deutlichen Erhöhung der Östrogenmenge in Blut und Gewebe führt.[50] Ein hoher Östrogenspiegel lässt das Risiko für Brust- und Gebärmutterkrebs um das Mehrfache steigen.[51] Im Gegensatz zu Männern nimmt bei Frauen die Testosteronmenge zu, was durch eine stärkere Gesichtsbehaarung, Akne und dunklere Hautfalten (Acanthosis nigricans) erkennbar wird. Wie bei

Männern steigt auch bei Frauen der Prolaktinspiegel, der wiederum die Fetteinlagerung fördert, den Appetit anregt und die Brüste wachsen lässt.[52] Eine größere Brust mag für manche Frau erstrebenswert erscheinen, doch diese unnatürliche Art und Weise der Brustvergrößerung geht mit einem erhöhten Brustkrebsrisiko einher.[53] Frauen mit höherem Blutzuckerspiegel, Körpergewicht und Taillenumfang (also mehr Bauchfett) neigen auch zu sexueller Dysfunktion in Form von einem Rückgang der Libido und Sexualproblemen.[54]

Wenn man etwas Unnatürliches isst, geschehen unnatürliche Dinge, die sich auch auf Fruchtbarkeit und sogar Schwangerschaft auswirken können. Sicher haben Sie schon von Fruchtbarkeitsriten gehört. Die verstreuten Körner sollten ein Symbol für das sein, was man meiden sollte, denn sie stören die Fruchtbarkeit mehr als alle hormonellen Turbulenzen während der Pubertät. Die Zeit des Heranwachsens ist zumindest ein normaler und notwendiger Schritt auf dem Weg zur sexuellen Reife. Das Chaos, das Getreideverzehr anrichtet, ist hingegen weder normal noch notwendig, und viele Menschen sind überrascht, wenn sie erfahren, wie gründlich Getreide Hormonstatus, Fruchtbarkeit und Schwangerschaft durcheinanderwirbeln kann.

Wie bei vielen anderen Aspekten des Getreideverzehrs kann auch hier die Zöliakie als Beispiel herhalten. (Das bedeutet nicht, dass *nur* Menschen mit Zöliakie solche Symptome entwickeln; die Zöliakie repräsentiert lediglich ein Ende des Spektrums.) Frauen mit Zöliakie leiden fünf Mal häufiger an Amenorrhö, also dem Ausbleiben der Periode, und haben mehr Fehlgeburten (häufig mehrmals), sind unfruchtbar oder kommen vorzeitig in die Menopause. Wenn eine Schwangere mit Zöliakie noch keine entsprechende Diät einhält, steigt das Risiko für das Neugeborene, besonders für ein zu geringes vorgeburtliches Wachstum, ein geringes Geburtsgewicht und eine Frühgeburt. Doch auch Frauen ohne Zöliakie können wegen Getreide Schwierigkeiten mit Schwangerschaft und Fruchtbarkeit bekommen. Der Grund ist zumeist eine Autoimmunreaktion, die sich über anomale Antikörper, besonders Gliadin-Antikörper, äußert[55] und zu Unfruchtbarkeit und wiederholten Fehlgeburten führen kann. Frauen, bei denen die Schwangerschaft wiederholt schiefgegangen ist, haben teilweise Antikörper gegen Phospholipide (Antiphospholipid-Antikörpersyndrom) und nukleäre Antigene (antinukleäre Antikörper), die auf Autoimmunerkrankungen wie Lupus erythematodes hinweisen. Das auslösende Element für viele dieser Erkrankungen ist bekanntermaßen Getreidekonsum. Übergewichtige oder fettleibige Frauen mit erhöhtem Bauchfettanteil aufgrund von gewohnheitsmäßigem Getreideverzehr neigen drei Mal häufiger als normalgewichtige Frauen zu Zyklusstörungen und Unfruchtbarkeit und haben auch häufiger Fehlgeburten.[56] Fruchtbarkeitsprobleme beginnen bereits bei einem Body Mass Index von 23,9 und steigen mit zunehmendem BMI weiter an. Bei einer Frau von 1,63 Meter Körpergröße beginnen die Probleme damit ab einem Körpergewicht von 65 Kilogramm.[57] Nicht einmal unsere Kinder bleiben von den Auswirkungen des Bauchfetts verschont: Neugeborene von übergewichtigen und fettleibigen Frauen haben häufiger ein ungewöhnlich hohes Geburtsgewicht und damit ein lebenslang erhöhtes Risiko für Diabetes und Fettleibigkeit. Bei Frauen mit polyzystischen Ovarien (PCOS) spitzt sich die ganze Situation zu: Sie sind häufiger übergewichtig oder adipös, haben gestörte Zyklen, einen höheren Testosteronspiegel und sind weniger fruchtbar.[58] Die Testosteronmenge nimmt bei Frauen mit PCOS auch aufgrund ihres Bauchfetts zu und führt häufig zu maskulinen Zügen und Gesichtsbehaarung.[59]

Rauchen, Softdrinks und Getreide sind gut fürs Herz

Dass Getreide gut fürs Herz sein soll, ist ungefähr so glaubwürdig wie dieselbe Botschaft für Zigaretten und Softdrinks. Lesen Sie hier bitte weiter, denn der Umweg, über den Getreidekonsum das Herzrisiko erhöht, ist in der Tat etwas komplizierter. Wenn Sie ihn jedoch einmal verstanden haben, werden Sie sehen, dass »gesundes Vollkorn« eigentlich als »herzschädigendes Getreide« einzustufen ist. (Die Zusammenhänge zwischen Cholesterinspiegel und Getreide werden auch in Kapitel 10 näher beleuchtet.)

Beim Thema Herzkrankheiten müssen wir uns wiederum dem Amylopektin A zuwenden, das nicht nur den Blutzucker in die Höhe jagt, sondern auch (wie oben geschildert) im Zuge des Fettaufbaus in der Leber in Triglyzeride umgewandelt wird. Ein Teil dieser Triglyzeride gelangt in den Blutstrom, wo er bei der Cholesterinbestimmung als VLDL (fetthaltige Lipoproteine mit sehr geringer Dichte) auftaucht und in dieser Form den Triglyzeridspiegel erhöht. Diese Partikel erzeugen langfristig die nichtalkoholische Fettleber. Bei Getreideverzehr liegt der Triglyzeridspiegel üblicherweise über dem Idealwert (höchstens 60 mg/dl) und geht nicht selten mit leicht erhöhten Leberwerten (AST und ALT) einher.

Solche Blutwerte kennzeichnen Fetteinlagerungen in der Leber. Höhere Triglyzeridwerte führen auch zu einer Zerlegung »guter« HDL-Partikel, deren Anteil an den Blutfetten dann zurückgeht.

Große Mengen triglyzeridhaltiger VLDL-Partikel, die von reichlicher Amylopektin A-Aufnahme aus Getreide kommen, gehen in die Blutbahn über, wo sie mit LDL-Cholesterin-Partikeln interagieren und deren Größe reduzieren (was normalerweise nicht vorkommen sollte).[60] Kleine LDL-Partikel werden von der Leber schlecht erkannt und verbleiben daher nicht maximal 24 Stunden im Körper (so wie große LDL-Moleküle), sondern mitunter etliche Tage. Solche kleinen Moleküle lagern sich bereitwillig an Entzündungszellen in den großen Arterien an und neigen auch verstärkt zu Glykierung (acht Mal häufiger als große LDL-Moleküle) sowie Oxidation. Glykierte, oxidierte, klebrige und dauerhaft vorliegende kleine LDL-Partikel lassen die Plaques in den Blutgefäßen wachsen, was das Herzinfarktrisiko und die Notwendigkeit von Eingriffen wie Herzkatheter, Angioplastie (Erweiterung oder Wiedereröffnung von verengten oder verschlossenen Blutgefäßen) und Stentsetzung erhöht.[61]

Auch das Weizenkeim-Agglutinin (WGA) im Getreide fördert die Arteriosklerose. Da dieses hochentzündliche Protein in die Blutbahn vordringen kann, aktiviert es dort den Wachstumsfaktor EGF-1 (endothelial growth factor-1), der das Wachstum der Zellen entlang der Arterienwände anregt. Er stimuliert das Wachstum der glatten Muskulatur in den Arterienwänden (ein zentraler Prozess bei der Entstehung von Arteriosklerose) und aktiviert Zelladhäsion und Blutplättchen, was die Bildung von Blutgerinnseln begünstigt.[62]

Das typische Herzrisikoprofil eines Getreidekonsumenten umfasst somit einen niedrigen HDL-Cholesterinwert (zwischen 30 und 50 mg/dl), Triglyzeride von 100 mg/dl oder mehr sowie hohe Mengen an kleinen LDL-Partikeln. Die Anfälligkeit für Glykierung lässt sich indirekt aus dem verbreiteten HbA1c-Wert folgern, der Aussagen über langfristige Blutzuckerschwankungen gestattet, indem er die Glykierungsrate des Hämoglobins misst (die der Glykierung der kleinen LDL-Partikel entspricht).

Epidemiologische Studien konnten nicht widerlegen, dass Vollkornprodukte Herzkrankheiten vorbeugen. Diese Studien zeigen zwar, dass das Risiko für Herzerkrankungen, Diabetes, Gewichtszunahme und Darmkrebs in der Tat zurückgeht, wenn man Weißmehlprodukte durch Vollkornprodukte ersetzt, das stimmt! Allerdings bedeutet »weniger schlecht« nicht automatisch »gut«. Wenn wir nämlich das gesamte Getreide streichen, sind bei den Markern für ein erhöhtes Herzrisiko signifikante Änderungen zu erkennen: Triglyzeride und VLDL gehen massiv zurück, das HDL-Cholesterin steigt an, und die Zahl der kleinen LDL-Moleküle sinkt. Gleichzeitig sinken Blutdruck und Entzündungsneigung, das entzündungsfördernde Bauchfett schmilzt, und die Glykierung geht zurück. Leider können die enormen Verzerrungen infolge von großzügigem Getreideverzehr nichts gegen den Enthusiasmus ausrichten, mit dem Institutionen wie die Amerikanische Herzgesellschaft AHA und die Gesundheitsbehörde USDA uns vehement zum Verzehr von mehr herzgesundem Getreide animieren.

Abgesehen von Arteriosklerose und Herzinfarktrisiko hat sich gezeigt, dass die Prolaminproteine aus Weizen, Roggen und Gerste auch die Herzmuskelfunktion stören können. Die Kraft des Herzmuskels lässt sich nur durch wenige Faktoren ernsthaft irritieren, darunter Virusinfektionen, starker Alkoholkonsum, ein Herzinfarkt mit entsprechender Schädigung des Herzmuskels … und Getreide. In der extremsten Form kann die zerstörerische Wirkung von Getreide auf den Herzmuskel zu einer Herzmuskelentzündung (Myokarditis) führen. Die Folge kann eine Herzmuskelvergrößerung sein (dilatative Kardiomyopathie), bei der der Herzmuskel stark geschädigt ist, was letztlich zu Herzschwäche und Tod führt. Eine neuere Analyse von Patienten mit Myokarditis ergab, dass bei sieben Prozent von ihnen anomale Antikörper gegen Weizen vorliegen.[63] Von einer Schädigung durch einen Herzinfarkt erholt sich der Herzmuskel nur sehr schwer. Ist der Schaden hingegen getreidebedingt, kann er sich vollständig regenerieren.[64]

Kurzatmig und juckreizgeplagt: Asthma und Allergien

Nachdem ich selbst viele Jahre unter Asthma und Allergien gelitten habe, kenne ich das Gefühl, um Luft zu ringen, nur zu genau. Ich weiß, wie verzweifelt man sich bemüht, wenigstens ein paar Meter zu gehen, und ich kenne das Theater mit einer Dauertriefnase und juckenden Augen. Seit ich kein Getreide mehr esse, bin ich all diese Symptome los und konnte bei zahllosen Menschen ähnliche Genesungen beobachten.

Asthma und Allergien sind weitgehend Reaktionen auf verschiedene Proteine aus unserer Umgebung, Lebensmittel, Kosmetika, Pflegeprodukte und andere Substanzen, mit denen wir in Berührung kommen. Allergien sind verbreitet und weltweit auf dem Vormarsch. In Amerika sind mittlerweile sechs Millionen Kinder von Lebensmittelallergien, atopischer Dermatitis und Ekzem, allergischer Rhinitis und Asthma betroffen.[65] Seit 1985 hat sich die Häufigkeit von Asthma, allergischer Rhinitis und Ekzem verdoppelt bis verdreifacht.[66] Wie viel davon lässt sich auf Getreide zurückführen, und wie viel ist der Agrarindustrie anzulasten, die fröhlich an den Genen der Getreideproteine herumbastelt? Momentan können wir mangels passender Daten keine Schuldzuschreibungen vornehmen, sondern allenfalls Verdachtsmomente kombinieren.

Wir wissen, dass Menschen, die bei der Arbeit viel mit Getreide in Kontakt kommen, ungewöhnlich häufig Allergien und Immunreaktionen entwickeln. Bäcker, Konditoren, Beschäftigte in der Backwarenindustrie oder in Getreidemühlen, Getreidefarmer und Menschen, die bei der Lebensmittelzubereitung mit Cerealien zu tun haben, atmen Getreidestaub ein und entwickeln daher nicht selten das sogenannte »Bäckerasthma«. Diese Erkrankung wird durch Omega-Gliadine und andere Proteine in Weizen, Roggen und Gerste verursacht.[67] Darüber hinaus reagieren 50 Prozent der Beschäftigten in Getreidesilos bei Getreideexposition (einschließlich Hafer und Gerste) mit allergischen Reaktionen von Haut, Nebenhöhlen, Augen und Hals.[68] Die Arbeit mit Getreide bedeutet somit ein hohes Risiko für die Entwicklung einer ungewöhnlichen allergischen Reaktion auf eines oder mehrere der Getreideproteine.

Bei Getreideexposition kommt es offenkundig bei vielen, wenn nicht gar den meisten Menschen zu einer entsprechenden allergischen Reaktion. Unklar ist jedoch, in welchem Maße andere Allergien durch Getreide begünstigt werden. Meiner Erfahrung nach gibt es hier einen beträchtlichen Anteil.

Allergische Reaktionen auf Getreide können bereits bei Säuglingen und Kindern auftreten, sind jedoch schwer zu erkennen, weil sie sich in Form von Erbrechen, Durchfall und anderen Verdauungsstörungen, Koliken, Stimmungsschwankungen oder Gedeihstörungen äußern (geringe Gewichtszunahme, schlechtes Wachstum), ohne dass etwas spezifisch auf Getreide hindeutet.[69] Diagnostische Tests (Pricktests auf der Haut) können das eine oder andere Getreide sicher als Allergen identifizieren.

Wir wissen, dass die Agrarwirtschaft durch Genmodifikation, chemische Mutagenese und verschiedene Hybridverfahren die Getreideproteine verändert hat. Unklar ist jedoch, inwiefern solche Veränderungen mit dem Anstieg an Allergien und Asthma zusammenhängen, der parallel zu diesen Bemühungen stattgefunden hat. Hier scheint einiges zum Himmel zu stinken. Welche Aussichten zur Linderung von Asthma und Allergien bestehen, sehen wir uns in Kapitel 6 näher an.

Getreide geht unter die Haut

Getreide kann die Gesundheit der Haut massiv beeinträchtigen. Die Prolamine lösen Autoimmunreaktionen aus und provozieren eine Antikörperbildung gegen Hautenzyme, Lektine fachen die Entzündungsneigung an, Proteine provozieren allergische Reaktionen, und Amylopektine erzeugen Blutzucker- und Insulinspitzen und führen zur Bildung des insulinähnlichen Wachstumsfaktors (IGF).[70] Das komplette Paket summiert sich zu einer eindrucksvollen Sammlung an Hautproblemen mit ganz unterschiedlichen Erscheinungsbildern, von einfachen roten, juckenden Ausschlägen über schuppige, ölig erhabene Flecken bis hin zu großen Blasen und Gangränbildung, einer Gewebsverfärbung samt Zerfall. Da auch Haare und Nägel zur Haut gehören, können auch sie betroffen sein. Zu den häufigsten Hauterkrankungen infolge von Getreideverzehr zählen:

Akne. Akne plagt praktisch alle modernen Teenager und viele Erwachsene. In indigenen Gesellschaften ist sie hingegen so gut wie unbekannt. Bei den Bewohnern der Insel Kitava in Papua-Neuguinea und den Aché, einer Jäger-und-Sammler-Gesellschaft aus Paraguay, gab es während eines dreijährigen Beobachtungszeitraums keinerlei Aknefälle.[71] Offenbar wird Akne von Lebensmitteln provoziert, welche die Ausschüttung von Insulin und dem Hormon IGF fördern.[72] Alle Arten von Getreide lassen den Blutzucker und damit auch Insulin und IGF ansteigen, was zu Akne führen kann. Zuckerhaltige Speisen wie Softdrinks und Süßigkeiten treiben Insulin und IGF ebenfalls in die Höhe und tragen somit eine Mitschuld. Dasselbe gilt für Molkeprotein, das der einzige Bestandteil von Milchprodukten ist, der zur Ausschüttung von Insulin und IGF führt.[73] Wiederholte Blutzuckerspitzen rufen immer wieder Insulin- und IGF-Erhöhungen hervor und fördern damit auf die Dauer die Insulinresistenz und somit noch höhere Insulin- und IGF-Spiegel. Dieser Teufelskreis ist der perfekte Nährboden für Akne.

Genau wie beim Reizdarmsyndrom die Darmflora verändert ist, ändert sich bei Aknepatienten die Hautflora. Bei ihnen gedeihen besonders *Propionibacterium acnes* und andere Spezies – ein Hinweis, dass etwas den Lebensraum dieser Hautmikroben verändert hat, was das Aufkommen von Akneerregern begünstigt.

Seborrhö. Der rote Ausschlag tritt üblicherweise an Nasenflügeln und Augenbrauen sowie Brust, Rücken und Kopfhaut auf (dort spricht man dann von Schuppen). Verursacht wird er durch den Pilz *Malassezia.*[74] Dieser Pilz existiert interessanterweise auf der Haut fast aller Menschen, auch wenn diese keine Seborrhö haben. Die Beziehung zwischen Getreide und Seborrhö ist außerordentlich beständig und vorhersehbar. Seborrhö ist bei Getreidekonsumenten normal, geht bei Weizenverzicht jedoch in der Regel zurück oder verschwindet vollständig. Ich möchte mich zu der Aussage versteigen, dass Seborrhö, besonders entlang der Nasenflügel, *der* typische Ausschlag bei Getreideverzehr ist, besonders bei Weizen, Roggen und Gerste. Seborrhöische Hauterscheinungen bessern sich oder verschwinden bei Getreideverzicht üblicherweise innerhalb weniger Tage.

Psoriasis. Psoriasis (Schuppenflechte) ist ein unangenehmer, mitunter entstellender Ausschlag, der üblicherweise Ellenbogen, Knie, Kopfhaut und Rücken befällt. Normalerweise bilden sich großflächige, erhabene, rote Plaques mit einem weißlichen Glanz, aber es gibt auch andere Erscheinungsformen. Die Behandlung besteht in der Regel in steroidhaltigen Cremes, Arzneimitteln aus der Krebsbehandlung (Methotrexat), Immunsuppressiva (Cyclosporin) oder kostspieligen, nicht ungefährlichen intravenösen Gaben von Wirkstoffen wie Etanercept und Infliximab. Die Behandlung kann Jahre bis Jahrzehnte in Anspruch nehmen, ohne dass die Schuppenflechte vollständig abheilt. Psoriasis dürfte eine weitere Form der Immunreaktion auf Fragmente von Gliadin und anderen Prolaminproteinen aus Getreide sein, in geringerem Maße auch auf die Amylase-Inhibitoren.[75] Psoriasis scheint zwar mit Zöliakie in Verbindung zu stehen, kann jedoch auch ohne Zöliakie auftreten und geht in erhöhtem Maße mit positiven Antikörpern auf Gliadin (IgA) einher.[76] Weizenkeim-Agglutinin (WGA) blockiert das vasoaktive intestinale Peptid (VIP) und gestattet so das Aufflammen der Psoriasis.[77] Bei einer Ernährung ohne Weizen, Roggen und Gerste besserte sich die Psoriasis insbesondere bei Menschen mit größeren Mengen an IgA-Antikörpern.[78] Eine Ernährung nach dem *Weizenwampe*-Prinzip konnte zahllosen Psoriasispatienten helfen. Die Mehrheit erlebte eine Besserung oder das vollständige Verschwinden der Ausschläge, wobei dies mitunter Monate dauerte (im Gegensatz zur deutlich rascheren Reaktion bei Seborrhö).

Ekzem. Der Begriff *Ekzem* umfasst eine Vielfalt an Hautausschlägen, die üblicherweise mit Rötung, Juckreiz und Schwellung einhergehen und überall am Körper auftreten können. Ekzeme sind sehr häufig: Ein Drittel der Weltbevölkerung leidet im Laufe des Lebens an einem Ekzem. Vorschulkinder sind zu 30 Prozent betroffen, Schulkinder immer noch zu 15 bis 20 Prozent.[79] Zwischen 1995 und 2008 hat sich die Anzahl der ekzematösen Hautausschläge verdoppelt bis verdreifacht.[80] Da Ekzeme zu einem gewissen Grad auf allergischen Prozessen beruhen, gehen sie üblicherweise mit anderen allergischen Phänomenen einher, darunter Asthma, Heuschnupfen und Nebenhöhlenentzündung, Sodbrennen, eosinophile Ösophagitis (Speiseröhrenentzündung), Säuglingskoliken und allergischer Enterokolitis (Entzündung von Dünn- und Dickdarm).

Menschen mit Zöliakie leiden drei Mal häufiger an Ekzemen als Menschen ohne, und auch Blutsverwandte (die nicht selbst an Zöliakie erkrankt sind) sind doppelt so häufig betroffen.[81] Da Ekzeme auch ohne Zöliakie verbreitet sind, gibt es die wildesten Theorien, die diese chronische, mitunter entstellende Erkrankung allen möglichen Ursachen anlasten, von Hausstaubmilben bis hin zu übertriebener Sauberkeit. Wie bei jeder häufigen, aber »unerklärlichen« Erkrankung sollten wir uns auch hier fragen, ob der Konsum von Grassamen ursächlich sein könnte. Ekzeme wurden mit diversen Lebensmitteln in Verbindung gebracht, unter anderem mit Erdnüssen, Milchprodukten, Soja, Fisch und Eiern, aber auch mit Getreide. Weizen, Roggen und Gerste enthalten ein ganzes Sammelsurium an Proteinen, die mit Ekzemen, Asthma und anderen Allergien zusammenzuhängen scheinen.[82] Unklar ist lediglich, wie hoch der Anteil an Ekzemen ist, die auf Getreide zurückzuführen sind. Angesichts der Anzahl derjenigen, deren Ekzeme nach Verzicht auf Weizen oder gar alle Sorten von Getreide innerhalb von fünf bis sieben Tagen zurückgingen, scheint der Einfluss von Weizen ganz erheblich zu sein.

Chronisch rezidivierende Aphthose. Die sogenannte »Mundfäule« kann eine vorübergehende Befindlichkeitsstörung sein, aber auch so unangenehm und schmerzhaft, dass sie das Essen und Sprechen behindert. Es handelt sich dabei um Reaktionen auf unterschiedliche Ursachen, und Menschen mit Zöliakie sind in erhöhtem Maße betroffen. Gliadin und ähnliche Getreideproteine zählen zu den bekannten Auslösern, und bei einer Ernährung ohne Weizen, Roggen und Gerste trat bei einem überraschend hohen Anteil von Patienten ohne Zöliakie eine Besserung ein.[83]

Die Anzahl der Hauterkrankungen infolge von Getreidekonsum ist einfach zu umfangreich, um hier alles im Detail aufzuführen, denn sie umfasst Hunderte von Krankheitsbildern in unzähligen Erscheinungsformen, darunter das bullöse Pemphigoid (blasenbildende Hauterkrankung), lineare IgA-Dermatose (ebenfalls eine blasenbildende Hauterkrankung), Prurigo nodularis (chronischer Juckreiz), atopische Dermatitis (chronische Ekzemerkrankung), palmoplantare Pustulose (Psoriasis an Händen und Füßen), erworbene generalisierte Cutis laxa (Erschlaffung des Bindegewebes) und vieles mehr. Das soll nicht heißen, dass *jede* Hauterkrankung auf Getreide zurückgeht, aber doch ein erstaunlicher Prozentsatz. Und welche andere potenzielle Ursache wäre ganz ohne Medikamente so leicht zu behandeln, wobei die Behandlung (Ernährungsumstellung) gleichzeitig der Gesundheit insgesamt einen großen Dienst erweisen würde?

Bitte nachschlagen!?

Diese Informationen finden Sie weder in offiziellen Ernährungsratgebern noch in medizinischen Lehrbüchern. Auch die meisten Ernährungsberater, Ärzte oder Diäten verlieren kein Wort darüber. Gerade deshalb ist es wichtig, trotz all des Marketings der Industrie und der verbreiteten Trugschlüsse rund um Getreidekonsum die gesundheitlichen Auswirkungen in ihrem ganzen Umfang zu begreifen, denn letztlich geht es dabei um die chronischen Gesundheitsprobleme der modernen Gesellschaft.

Wenden wir uns nun der Frage zu, wie es dem *Homo sapiens* ergeht, wenn er wie seine Urahnen auf Getreide verzichtet.

Teil II

Getreidefrei leben

Reset für den menschlichen Körper

6. KAPITEL

Die Umstellung

> In Amerika beginnt jede große Veränderung beim Dinner.
>
> *Ronald Reagan*

Bitte machen Sie sich auf gewisse (große!) Veränderungen gefasst: Dieser Prozess wird Ihr Leben gründlich durchrütteln und Körper, Geist und Psyche verwandeln.

Es geht hier nicht nur um eine Verbesserung der Ernährung oder eine neue Low-Carb-Variante, um wieder in die enge Jeans zu passen. Nichts dergleichen. Es ist nicht übertrieben, wenn ich sage, dass Getreidefreiheit bei den meisten Menschen das Leben von Grund auf verändert.

Erprobte Anhänger der weizenfreien Ernährung, die sich bereits mit der Argumentation aus *Weizenwampe* auseinandergesetzt haben, werden feststellen, dass ich die Diskussion in diesem Kapitel ausweite und erkläre, warum der Verzicht auf alles Getreide (nicht nur Weizen) eine noch bessere Wirkung erzielt und warum es so wichtig ist, die Auswirkungen des bisherigen Getreidekonsums zu verstehen. Ich erkläre all die Strategien, auf die ich in der *Weizenwampe* nicht eingegangen bin, und mit deren Hilfe Sie beste Chancen haben, umfassender Gesundheit so nahe wie nur möglich zu kommen. Die Heilung beginnt ab dem vollständigen Verzicht, reicht jedoch weiter, als man es sich je erträumt hätte. Getreideverzicht ist der erste, wichtige Schritt, aber um unsere Gesundheit so weit in den Griff zu bekommen, wie es menschenmöglich ist, müssen wir noch viele weitere Schritte unternehmen. Dann wird sich einiges im Leben ändern: wie wir denken und fühlen, wie wir aussehen, wie leicht und schmerzfrei wir uns bewegen können, welche Medikamente wir einnehmen oder nicht einnehmen, welche Krankheiten wir bekommen oder nicht bekommen, wie wir altern und wie und wann wir sterben. Dank dieser Ernährungsweise kehren wir zu der Lebensweise zurück, an die unser Körper sich in den letzten 2,5 Millionen Jahren angepasst hat. Als moderne Variante des *Homo sapiens* tragen wir vielleicht das ein oder andere Element in uns, das sich in den vergangenen 10 000 Jahren herausgebildet hat, während derer sich der Mensch an den Getreidekonsum gewöhnte, aber dennoch dürfte der Körper ohne die störenden Einflüsse des Getreides leichter atmen, verdauen, denken und sich bewegen.

Was wird aus dem Körper, wenn wir auf Getreide verzichten? Zunächst beginnt ein Entzugsprozess. Wer Süßigkeiten und Softdrinks weglässt, vermisst sie vielleicht, macht aber keinen Entzug durch, weil sich Körper und Geist kaum umstellen müssen. Beim Verzicht auf Weizen und anderes Getreide spielt der Stoffwechsel jedoch verrückt und entwickelt eine typische Entzugssymptomatik.

Oxycontin, Methadon und Frühstücksflocken

Bei Heroin-, Morphium- oder Medikamentenabhängigkeit kommt es beim Ausbleiben der Drogen zu Angstzuständen, Übelkeit, Schwitzen, Dysphorie (Übellaunigkeit), Muskelschmerzen, Bauchkrämpfen, Erbrechen, Diarrhö und Kopfschmerzen. Diese Symptome sind ebenso unangenehm wie vorhersehbar. Sobald wir dem letzten Krümel Weizen, Roggen, Gerste und Mais Ade sagen, müssen wir eine ähnliche Symptomatik durchlaufen, ohne die wir nicht gesund werden können. Wie bei einem schwärenden Glied kann die Heilung erst nach der Amputation einsetzen.

Getreideentzug trägt viele Namen, darunter Entgiftung, Atkins-Grippe, Paleo-Grippe oder Low-Carb-Grippe. Weil solche Entzugserscheinungen nur bei Kohlenhydratreduzierung auftreten (bei Fettverzicht oder Kalorienrestriktion gibt es solche sprechenden Bezeichnungen nicht), werden sie häufig dem Zuckermangel und einer vorübergehenden Unfähigkeit des Körpers zur Mobilisierung der Fettreserven zugeschrieben. Teilweise stimmt das sogar und kann im Einzelfall zu wochenlangem Energiemangel führen. Diese Phase des Entzugs beruht auf dem Fehlen an leicht verdaulichen Kohlenhydraten, den Getreide-Amylopektinen, deren Ausbleiben den Körper zwingt, seine Energie aus Fett zu decken. Dieser Stoffwechselprozess wird mit Bezug auf die zugrunde liegende Reaktion in den Zellen als *mitochondriale Beta-Oxidation* bezeichnet. Solange ein ständiger Nachschub an Getreide-Amylopektin vorliegt, läuft der Zellapparat zur Fettverbrennung auf Sparflamme. Wenn nun plötzlich eine hohe Nachfrage nach dieser Art der Energieversorgung herrscht, dauert es vier bis sechs Wochen, bis die maximale Leistung erreicht ist. Ab diesem Zeitpunkt erfolgt ein Energieschub, man ist voll leistungsfähig und beginnt mit dem Abbau der Fettreserven.[1] Die aerobe Leistungsfähigkeit *übersteigt* dann die Kapazität, die man vor der Umstellung der Energiequellen hatte, was besonders für Sportler ein wichtiger Punkt ist.

Aber wie erklären sich die Depressionen, die emotionalen Ausbrüche und die düsteren Gedanken, die uns innerhalb von Stunden bis Tagen nach dem letzten Brötchen heimsuchen? Was ist mit den Muskelkrämpfen, den Blähungen, der Verstopfung, den Kopfschmerzen oder den schlimmer werdenden Gelenkschmerzen, die weder auf Unterzuckerung noch auf schlechte Energieversorgung zurückgehen? Und warum kehren all die Symptome nach erfolgtem Entzug zurück, wenn wir erneut Getreide zu uns nehmen? Der bewusste oder versehentliche Verzehr nach einem Entzug geht mit Diarrhö, Blähungen, Gelenkschmerzen, Konzentrationsstörungen, Heißhunger, Kopfschmerzen, Depressionen und sogar Suizidgedanken einher, und nichts davon können wir Zucker oder einer unzureichenden Versorgung mit Fettsäuren zuschreiben.

Sobald ein Mensch den Verzehr von Weizen und eng verwandten Prolaminquellen (Roggen, Gerste und Mais) einstellt, findet ein Entzug von den opiatähnlichen Peptiden aus Gliadin, Secalin, Hordein und Zein statt, der wie eine Strafe für den Verzicht erscheint und einem eine Weile das Leben vergällt. Extreme Müdigkeit, Übelkeit, Kopfschmerzen und Depressionen dauern im Durchschnitt fünf Tage, wobei manche Menschen schon nach einem Tag frei davon sind, andere erst nach Wochen. Nicht jeder erlebt solche Entzugserscheinungen, aber für die 40 Prozent, die solche Symptome durchmachen, ist dieser Zeitraum äußerst unangenehm, zieht Familie und Freunde sowie die schulische und berufliche Leistungsfähigkeit in Mitleidenschaft und hindert einen, abends noch fröhlich auszugehen. Berichten zufolge fühlt man sich wie bei einer selbst erzeugten Grippe. Aber alle überleben!

Wichtig ist, die Entzugssymptome richtig einzuordnen. Sie denken vielleicht: »Es geht mir grässlich. Das heißt ja wohl, dass ich Getreide *brauche.*« Das ist ein Trugschluss: Es handelt sich um ein Entzugssyndrom, einen notwendigen Prozess zur Entwöhnung von der Sucht. Und das grässliche Gefühl im Bauch, die düsteren Gedanken und Gefühle? Ganz einfach: Gehirn und Körper lösen sich gerade von der Wirkung der Gräsersamen. Hören Sie ausnahmsweise *nicht* auf Ihren Körper. Getreide hat keine guten Eigenschaften, die man nicht mit Leichtigkeit über andere Lebensmittel aufnehmen könnte.

Weil es um eine Sonderform des Opiatentzugs geht, sind die Entzugssymptome unvermeidlich. Eine Alkoholikerin, die keinen Alkohol mehr trinken will, erreicht dies nur, indem sie vollständig auf Bourbon und Bier verzichtet und sich dem Entzug stellt. Einen anderen Weg gibt es nicht. Alkoholentzugssymptome wie Halluzinationen, Desorientierung und Krämpfe lassen sich teilweise durch hoch dosierte Benzodiazepine (zum Beispiel Lorazepam) oder andere verschreibungspflichtige Medikamente abfedern. Auch ein Raucher muss letztlich aufhören zu rauchen und kann das Verlangen teilweise medikamentös abmildern. Reizbarkeit, Übelkeit und andere Entzugssymptome sind jedoch unvermeidlich und müssen durchgestanden werden, um den Körper aus den Klauen des Nikotins zu lösen. Der Körper passt sich an den ständigen Zustrom bestimmter Substanzen aus Alkohol, Zigaretten oder Getreide an. Wenn sie wegfallen, muss der Stoffwechsel sich umstellen.

»Der erste Tag war am schwierigsten, denn ich erkannte, wie süchtig ich war. Jeder Folgetag war einfacher; ab Tag 3: kein Verlangen mehr. Ich hatte etwa eine Woche leicht grippeähnliche Symptome (Kopfschmerzen, Übelkeit), die jeden Tag etwas weniger wurden. Das Verlangen nach Weizen ging zurück, und die Fähigkeit, Nein zu sagen, wuchs.«
Teresa, Annapolis, Ärztin

Wie ein Alkoholiker, der das Zittern, die Paranoia und die Halluzinationen während des Alkoholentzugs mit einem beruhigenden Schluck Whiskey abstellen kann, können Sie auch den Prozess des Getreideentzugs abstellen, indem Sie Weizen, Roggen, Gerste oder Mais essen. Damit endet allerdings auch die Reise zu mehr Gesundheit, und Sie müssen von Neuem anfangen und dieselben Symptome durchmachen. Zum Glück kann man den Entzug durch verschiedene Strategien abfedern, die wir gleich besprechen werden.

Weizenentzug: So fällt der Übergang leichter

In der Übergangszeit spielen Körper und Gefühle häufig verrückt, was nicht nur mit Übelkeit, Angst, Kopfschmerzen, Benommenheit, Beinkrämpfen oder Depressionen, sondern auch Heißhunger auf die »verbotenen« Lebensmittel einhergehen kann. Viele Menschen bekommen schon nach kurzen Getreidepausen einen Vorgeschmack auf derartige Symptome, erkennen sie aber nicht als Weizenentzug, sondern tun Angst und Kopfschmerzen beispielsweise als Begleiterscheinungen von Hunger, einer aufziehenden Grippe oder Eheproblemen ab. Wenn wir vollständig auf Weizen verzichten, können diese Gefühle jedoch länger anhalten.

Gibt es nun eine emotionale Elektroschocktherapie, die uns aus diesem Zustand herausreißt, ein Gegengift oder ein Abführmittel – *irgendetwas,* das den Körper leichter durch diesen Zeitraum kommen lässt?

Natürlich gibt es das. Schwierigkeiten bei der Umstellung lassen sich nicht völlig vermeiden, aber wir können es uns mit den folgenden Strategien leichter machen.

Nicht ausgerechnet eine stressige Phase für den Entzug wählen. Falls Sie sich Ihre Zeit selbst einteilen können, sollten Sie für die Umstellung einen Zeitraum wählen, in dem kein zusätzlicher Stress zu erwarten ist. Die Woche, wo eine kritische Schwiegermutter vorbeischaut, der Beginn eines neuen, kniffligen Projekts bei der Arbeit oder die Woche vor der Dissertation ist nicht der passende Zeitpunkt. Günstiger wären ein langes Wochenende oder einige Tage Urlaub. Seien Sie in dieser Zeit nett zu sich: Sie könnten ins Kino gehen, viel lachen, ein Glas Wein genießen, in der Sonne liegen oder sich eine Massage gönnen. Der »Weizenkater« ist bald verflogen.

Kein Sport. Quälen Sie sich zunächst nicht mit Sport, und machen Sie sich auch keine Vorwürfe deswegen. Gehen Sie alles gemächlich an. Ein längerer Spaziergang oder eine gemütliche Radtour sind natürlich erlaubt. Joggen, eine Tour auf dem Rennrad oder Krafttraining hingegen sind aktuell kontraproduktiv und führen dazu, dass es Ihnen noch schlechter geht.

Viel Wasser trinken. Der prompte Insulinabfall nach dem Weizenentzug führt dazu, dass die stärkere Natriumspeicherung infolge von Weizen- und Getreidekonsum aufgehoben wird.[2] Das führt zur Entwässerung (Diurese) und nachlassender Entzündungsaktivität. Wichtig ist daher, gerade in den ersten Tagen mehr Wasser zu trinken als gewohnt, sonst drohen Benommenheit, Übelkeit und Beinkrämpfe. (Bei ausreichender Trinkmenge ist der Urin nahezu farblos und weder konzentriert noch dunkelgelb.) Am besten trinken Sie gleich morgens nach dem Aufstehen zwei große Gläser Wasser (einen halben Liter), weil wir nach dem langen Liegen dehydriert erwachen, besonders wenn jemand durch den Mund atmet.

Salz verwenden. Salzen Sie Ihr Essen mit Meersalz oder anderem mineralhaltigen Salz, um den Salzverlust über den Harn auszugleichen, der bei abfallendem Insulinspiegel einsetzt. Zusammen mit Wasser hilft Salz gegen die Benommenheit und die Beinkrämpfe, die während des Entzugs häufig eintreten. (Zur Frage, warum die meisten Menschen mit Salz nicht zu sparsam umgehen sollten, siehe Kapitel 2.7. Besonders kritisch ist eine zu geringe Salzzufuhr während des Getreideentzugs; es kann dadurch zu starken Bewusstseinsstörungen oder einer Ohnmacht kommen.)

Magnesium einnehmen. Magnesiummangel ist sehr verbreitet und geht mit Osteoporose, Bluthochdruck, erhöhtem Blutzucker, Muskelkrämpfen und Herzrhythmusstörungen einher. Besonders häufig ist er bei Menschen, die lange Zeit Getreide verzehrt haben. Er kann bestimmte Entzugssymptome noch verstärken, insbesondere Beinkrämpfe und Schlafstörungen. Die ergänzende Einnahme von Magnesium kann den Weizenentzug erheblich erleichtern. Leider sind die meisten Magnesiummittel eher gute Abführmittel als gute Quellen von resorbierbarem Magnesium. Die beste Aufnahme gelingt aus Magnesiummalat, von dem zwei bis drei Mal täglich 1200 mg eingenommen werden sollten (das ist das Gewicht von Magnesium *und* Malat, nicht das Gewicht des reinen Magnesiums, von dem pro Kapsel oder Tablette 180 mg zugeführt werden). Eine andere Möglichkeit ist die Herstellung von Magnesiumbikarbonat. Da diese Substanz stark hygroskopisch ist, also leicht Wasser aufnimmt, wird sie nicht in trockener Form angeboten, sodass man sie gemäß unserer Anleitung selbst erzeugen muss.

Fette, Öle und Proteine verzehren. Folgen Sie dem Beispiel Ihrer Großmutter, und essen Sie die Haut und das dunkle Fleisch vom Huhn, die Fettränder vom Steak und natürlich Leber. Die Knochen können Sie aufheben und zu Brühe auskochen. Das Fett oder die Gelatine nach dem Abkühlen bitte nicht abschöpfen! Geben Sie möglichst an jede Speise Olivenöl oder Kokosöl, auch an Eier, Suppe und Gemüse. Avocados sind schön fett und gehören auch in den Smoothie. Eier dürfen Sie nach Belieben essen, zum Beispiel als Omelett aus drei Eiern in Olivenöl, gewürzt mit Pesto oder sonnengetrockneten Tomaten in Öl. Mit ausreichend Fett bleiben Sie lange satt, und das hilft gegen Heißhunger. Denken Sie daran: Fettverzehr macht nicht fett und schadet auch dem Herzen nicht. Vergessen Sie diesen Unsinn genauso wie das Märchen vom »gesunden Vollkorn«.

Probiotika einnehmen. Empfehlenswert sind 30 bis 50 Milliarden koloniebildende Keime pro Tag oder auch mehr, am besten eine Mischung aus *Lactobacillus* und *Bifido*-Bakterien. Sie werden schnell feststellen, dass nur wenige Präparate eine so hohe Dosis bereitstellen, doch diese Menge ist letztlich nur ein kleiner Prozentsatz all der Bakterien in Ihrem Verdauungstrakt. Gesunde Bakterien aus vergorenen Produkten (wie Joghurt, Kimchi oder Kombucha) können langfristig eine gewisse Hilfe sein, sind aber in der speziellen Situation des Getreideentzugs unzureichend, weil zu diesem Zeitpunkt eine rasche Neubesiedelung mit diversen Spezies erwünscht ist.

Die Einnahme eines hoch dosierten Probiotikums beschleunigt die Kolonisierung der gesunden Darmflora, sobald die Reizwirkung des für den Darm giftigen Getreides ausbleibt. Das hilft gegen die Blähungen und die Verstopfung, die oft mit Getreideentzug einhergehen. Normalerweise setzt die Besserung innerhalb von 24 Stunden nach Beginn der Probiotikaeinnahme ein. Die Einnahme ist zudem nur vorübergehend und allenfalls für acht Wochen erforderlich, denn letztlich geht es nur darum, den Darm nach Getreideverzicht wieder mit gesunden Bakterienstämmen zu besiedeln. (Wenn Symptome wie Sodbrennen oder Aufstoßen nach dem Absetzen der Probiotika zurückkehren, deutet dies auf eine andere Schwachstelle hin, beispielsweise Probleme mit der Bauchspeicheldrüse oder zu wenig Magensäure, die abgeklärt werden sollten oder zumindest einer längeren Probiotikaeinnahme bedürfen; darauf gehen wir später noch ein.) Die vollständige Wiederherstellung einer gesunden Darmflora geht über Probiotikaeinnahme hinaus und ist in Kapitel 9 ausführlich dargestellt.

Jod als Ergänzungsmittel. Ein leichter Jodmangel liegt besonders bei Menschen, die kein Jodsalz verwenden, häufig vor.[3] Je weniger Fertigprodukte jemand isst (was bei Getreideverzicht stark zurückgeht), desto weniger jodiertes Speisesalz wird über die Nahrung aufgenommen. Auch Sportler weisen überdurchschnittlich häufig Jodmangel auf, weil sie über das Schwitzen Jod verlieren.[4] Anhaltender Jodmangel kann zu Kropfbildung (Struma) führen, wobei die Schilddrüse sich krankhaft vergrößert. Bei der letzten großen deutschlandweiten Stichprobe lag die ermittelte Jodzufuhr bei rund 30 Prozent der Teilnehmer unterhalb des mittleren Bedarfs.[5]

Schon mäßiger Jodmangel führt zu einer geringeren Produktion von Schilddrüsenhormonen und zu einer leichten Schilddrüsenunterfunktion, die das Abnehmen behindert, Müdigkeit schlimmer macht, LDL-Cholesterin und Triglyzeride erhöht und das Herzgefäßrisiko steigen lässt. Ich rate Patienten zu ergänzender Einnahme von 500 Mikrogramm (mcg) Jod pro Tag in Form von preisgünstigen Tropfen, Kapseln oder Kelp-Tabletten (getrocknete Algen). Das überschreitet die offizielle Empfehlung für eine Zufuhr von 150 mcg Jod pro Tag, liegt aber meines Erachtens näher an der idealen Versorgung. Ausführlich wird der Jodbedarf in Kapitel 11 behandelt.

5-Hydroxytryptophan. Bei Gewichtsverlust geht die Serotoninmenge im Gehirn zurück, was Heißhunger und schlechte Laune zur Folge hat.[6] Die ergänzende Einnahme von 5-Hydroxytryptophan (5-HTP) zur Hebung des Serotoninspiegels ist eine Strategie, die sich in klinischen Studien zur Bekämpfung von Depressionen und beim Alkoholentzug bewährt hat.[7] Manchen Menschen hatten mit drei Mal 50 bis 100 mg pro Tag während des Weizenentzugs weniger Heißhunger, andere nehmen nur bei Bedarf 50 bis 300 mg, insbesondere abends. Eine höhere Dosis kann mit Übelkeit einhergehen, sodass man am besten mit einer geringen Menge anfängt (rund 50 mg) und diese langsam bis zur gewünschten Wirkung erhöht.

Rhodiola. Auch die Einnahme von Rhodiola (Rosenwurz) scheint sich positiv auf die Serotoninmenge im Gehirn auszuwirken und kann daher dazu beitragen, schlechte Laune und Heißhunger im Zusammenhang mit Getreideentzug zu lindern. Ich empfehle 340 bis 680 mg pro Tag in zwei bis drei Portionen.[8] Die Wirkung ist erfahrungsgemäß bescheidener als mit 5-HTP, aber durchaus positiv und kann im Einzelfall zugleich die Konzentration verbessern.

Zur Erleichterung der Umstellung in der turbulenten Entzugsphase habe ich ein Rezept entwickelt, das ich als den »Weizenkiller-Smoothie« bezeichne und das viele der oben genannten Ergänzungsmittel enthält. Denn insgesamt ist der Getreideentzug zwar unangenehm, aber dennoch ein notwendiger Schritt auf dem Weg zu vollständiger Gesundheit. Sobald Sie ihn durchgestanden haben – und das schaffen Sie! –, winken diverse Belohnungen.

Endlich Normalgewicht!

Nichts unterstützt das Abnehmen derart wie Getreideverzicht – weder Kalorienzählen noch Fettsparen, Zuckersparen oder extrem viel Sport. Moment, das stimmt nicht ganz: Hungern kann natürlich denselben Effekt haben. Aber wenn Sie dieses Buch lesen, werden Sie nicht wegen Getreideverzicht Hunger leiden. Stufen Sie Übergewicht am besten als Ausdruck Ihres gestörten Stoffwechsels ein. Sind die Stoffwechselparameter richtig eingestellt, so werden Sie Gewicht abbauen, und dieser Abbau verläuft ohne Getreide in erstaunlichem Tempo.

Aus den bisher besprochenen Gründen – Schluss mit der appetitanregenden Wirkung von Gliadin und ähnlichen Prolaminproteinen, mit der Blockierung des Leptins (worauf die normale Appetithemmung bei Sättigung wieder einsetzt), Freiheit von den zweistündigen Blutzucker- und Insulinschwankungen, Neubelebung des Geschmackssinns und der Süßwahrnehmung, weniger Entzündungen und weniger Wassereinlagerungen – geht es mit dem Gewicht bei Getreideverzicht normalerweise rasant bergab. Manch einer reagiert erschrocken, wenn dieses Tempo bis zu 450 Gramm pro Tag beträgt.

Verfechter des ersten Gesetzes der Thermodynamik und der Bewahrung der Energie halten dies für unmöglich: Niemand kann allein durch Getreideverzicht 3500 Kalorien Körperfett pro Tag verlieren. Was diese Einwände nicht berücksichtigen, ist, dass nicht nur Fett verloren geht. Es geht auch um eingelagertes Wasser (Ödeme) aus Gesicht, Armen, Beinen und Bauch. Entzündungssymptome gehen bei der Eliminierung von Getreide rasch und mit Macht zurück, was am Verschwinden von Seborrhö im Gesicht und anderen Hautproblemen, aber auch weniger Gelenkschmerzen und -schwellungen abzulesen ist. Wenn das appetitanregende Getreide fehlt, isst der Mensch normalerweise etwa 400 Kalorien pro Tag weniger. In den ersten 14 Tagen der Umstellung nimmt man etwa 4,5 Kilogramm ab, wobei dieses Tempo danach langsamer wird, sodass der übliche Gewichtsverlust im ersten Monat sieben bis neun Kilo beträgt und im ersten halben Jahr rund zwölf Kilo.[9]

Sobald das übertriebene Verlangen während des Entzugs verschwunden ist, stellen Menschen regelmäßig fest, dass sie *keinen Hunger mehr* haben. Selbst wenn die Gedanken vorher unablässig ums Essen kreisten und der knurrende Magen sie ständig auf die Suche nach etwas Essbarem schickte und sie die nächste Mahlzeit schon planten, während sie noch an der vorherigen kauten – das alles verfliegt. Man entwickelt eine erfrischende Gleichgültigkeit selbst gegenüber Speisen, die früher unwiderstehlich erschienen. Nach dem Frühstück um sieben Uhr in der Frühe ist man bis mittags einfach satt, und auch nach dem Mittagessen meldet sich der »kleine Hunger« nicht mehr. Das Herumknabbern nach dem Abendessen hört ebenfalls auf. Sogar der Hunger fühlt sich anders an als früher: Es handelt sich nicht mehr um jenes erschütternde, drängende, panikartige Gefühl, sondern lediglich um eine leise Erinnerung, dass es jetzt langsam mal angenehm wäre, etwas zu essen.

Fällt es Ihnen auf? In diesem ganzen Buch steht nirgendwo, dass man Kalorien oder Fett zählen muss, die Portionsgröße verringern, den Teller wegschieben, alle zwei Stunden eine kleine Mahlzeit einschieben oder Abführmittel nehmen sollte. Denn sobald wir das Getreide mitsamt seiner unnatürlichen Wirkung auf Appetit und

Weizenwampe *war der Wendepunkt für mich*

Ich war Diabetiker, und im Februar 2012 wurde mir zu gesundem Vollkorn geraten. Da ich die *Weizenwampe* gelesen hatte, wusste ich jedoch Bescheid.

Mein Diabetes beruhte auf falschen Ernährungsgewohnheiten und war damit selbst gemacht. Der Arzt schickte mich zur Ernährungsberatung, wo man mir sagte: »Essen Sie Brot«, und ich lehnte ab. »Essen Sie Nudeln.« Ich lehnte ab. Dann hieß es: »Sie sind unkooperativ, und das muss ich Ihrem Arzt mitteilen.« Ich fragte: »Wie viele Menschen, die hierherkommen, bauen richtig viel Gewicht ab und brauchen keine Diabetesmedikamente mehr?« Keine Antwort.

Da wird einem Typ-2-Diabetiker geraten, Weizen zu essen. Mein Blutzucker würde in die Höhe schießen, und dann sollte ich ihn mit Metformin oder Insulin wieder absenken. Ich sagte: »Wenn man gar nicht erst Weizen isst, bleibt die Zuckerspitze gleich aus.« Ernährungsberater werden darauf geschult, uns zu erklären: »Esst gesundes Vollkorn.« Aber für mich war das ungesund.

Als ich mit der Dame sprach, war ich immer noch stark adipös, weshalb sie nicht davon ausgehen konnte, dass ich irgendwelche Ahnung hatte oder auch nur ein Pfund verlieren könnte. Aber damals begann ich gerade zu begreifen, was zwischen mir, der Nahrung und der Lebensmittelindustrie vor sich ging, und das veränderte mein Leben.

Kein Weizen. Keine Fruktose mehr. Schluss mit Süßigkeiten. Ich würde Gemüse, Früchte, Huhn, Fisch und Rind-

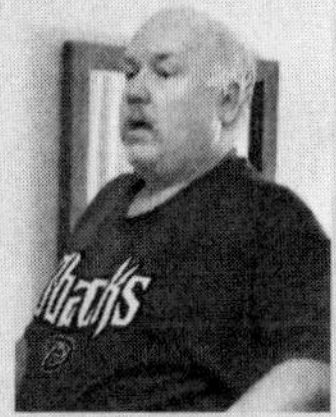

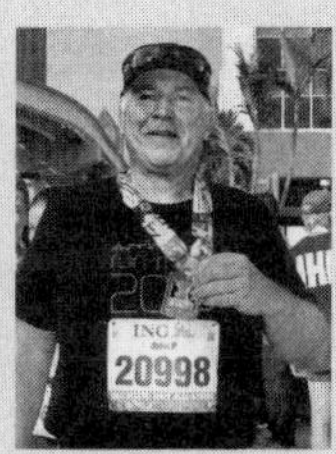

Vorher *Nachher*

fleisch essen, anstatt die Milch über 15 Teelöffel Zucker (in Form von »Frühstückscerealien«) zu gießen, die gut schmeckten, mich aber vergifteten. Die ersten Tage ohne Weizen waren wirklich hart, doch dann ließ die Weizensucht nach.

Im März 2012 konnte ich das Insulin absetzen. Inzwischen bin ich eine ganze Reihe Medikamente los und brauche nur noch Metformin. Ich hoffe, dass ich auch das bald nicht mehr benötige. Abgenommen habe ich über 51 Kilo.

Im Frühjahr 2012 erhob ich mich vom Sofa und begann erst zu gehen, später zu laufen. 2013 bewältigte ich zwei Halbmarathons, und heute trainiere ich für die volle Strecke. Ich war weizenabhängig, aber nach dem Lesen der *Weizenwampe* war Schluss damit. Diese Botschaft verbreite ich, wo immer ich kann.

John, Ontario, Kanada

Gewicht weglassen, ist nichts davon für den Gewichtsabbau erforderlich. Er passiert ganz von allein.

Bei erheblichem Gewichtsverlust (insbesondere in Form von Bauchfett) gehen auch viele Gesundheitsprobleme zurück oder verschwinden völlig, die oft mit Übergewicht einhergehen, darunter Diabetes und Prädiabetes, ein hoher Insulinspiegel, Bluthochdruck, Veränderungen von Östrogen, Testosteron und Prolaktin sowie eine generelle Entzündungsneigung und das langfristige Risiko für Krebs, Herzprobleme und Demenz. Bereits die geringere Belastung der Gelenke und die geringere Entzündungsbereitschaft lassen Gelenkschmerzen zurückgehen, auch in den großen Gelenken wie Knie, Hüfte und Lendenwirbelsäule. Die Welt der *Weizenwampe* ist voller Menschen, die ohne Getreide im Laufe eines Jahres 50, 70 oder 90 Kilo abgenommen haben und dabei deutlich gesünder geworden sind. Und sofern Sie weiterhin getreidefrei leben, kehrt das Gewicht auch nicht zurück.

Bin ich zu dünn?

Diese Frage taucht in unseren Online-Diskussionen regelmäßig auf. Manche Menschen fürchten, dass sie zu viel abnehmen oder durch Getreideverzicht bereits zu viel abgenommen haben. Millionen andere würden ihnen dieses »Problem« gern abnehmen. Ohne Getreide kehrt der menschliche Appetit zu dem zurück, was er tatsächlich zum Leben braucht. Man isst, was man benötigt, nicht mehr und nicht weniger. So kehrt das Gewicht automatisch zum physiologischen Idealzustand zurück. Dieser Punkt ist ohne Getreide allerdings nicht selten *niedriger* als erwartet.

Wenn Sie wirklich überzeugt sind, dass Sie zu viel abgenommen haben, sollten Sie mehr Avocados und mehr Kokosöl zu sich nehmen. Essen Sie mehr Fett aus Fleisch und Geflügel, mehr Nüsse und getreidefreies Gebäck. Auch mehr Biobutter oder hochwertiges Olivenöl ist erlaubt. Die passenden Rezepte finden Sie im *Weizenwampe-Kochbuch* und im *Weizenwampe: 30-Minuten-Kochbuch.*

Gewichtsabbau geht automatisch mit dem Verlust von Muskelmasse einher. Wer 15 Kilo abnimmt, kann dabei bis zu fünf Kilo Muskelmasse verlieren. Muskeln jedoch lassen sich durch Krafttraining leicht wieder aufbauen. Dazu brauchen Sie keineswegs Stunden um Stunden im Kraftraum zu schwitzen. Schon 15 bis 20 Minuten Arbeit an den großen Muskelgruppen (oberer und unterer Rücken, Oberschenkel und Bauchmuskeln) zwei Mal pro Woche können Muskeln neu aufbauen.

Wenn jemand tatsächlich zu dünn zu werden glaubt (was sehr selten vorkommt), kann er die Kohlenhydratzufuhr aus Bohnen, Süßkartoffeln und ähnlichen Lebensmitteln erhöhen, die zugleich eine gesunde Darmflora fördern. Achten Sie jedoch auf den Blutzucker und andere Stoffwechselbeeinträchtigungen (Triglyzeridanstieg, Bildung kleiner LDL-Partikel), die durch einen zu hohen Kohlenhydratverzehr in Gang kommen. Erfahrungsgemäß kann kaum jemand gefahrlos mehr als 25 bis 30 Gramm Kohlenhydrate pro Mahlzeit zu sich nehmen, ohne unerwünschte Wirkungen zu provozieren (mehr dazu in Kapitel 7).

Gehirn: Kein Schimmer von Getreide

Ohne Getreide löst sich das Gehirn rasch aus den Klauen der psychoaktiven Substanzen. Das ist eine wunderbar befreiende Erfahrung, denn das Gehirn lebt wieder auf, ist hellwach und kreativ und denkt messerscharf. Die zu erwartenden Veränderungen nach dem Entzug umfassen:

Bessere Laune. Sobald die Depression verfliegt, die mit dem

Entzug einhergehen kann, hebt sich die Stimmung normalerweise deutlich. Das liegt am Ausbleiben von Exorphinen aus Gliadin und anderen Prolaminproteinen, aber auch an einem erhöhten Serotoninspiegel. Man ist glücklicher, optimistischer, aufgeschlossener und aktiver. Bei manchen Menschen ist der Stimmungsumschwung so erheblich, dass sie Suizidgedanken verwerfen und auch ihre Antidepressiva nicht mehr benötigen.

»Ich war absolut süchtig nach Brot. Das war ein echtes Problem. Ich aß fünf bis zwölf Scheiben pro Tag und war so wild darauf, dass ich ganze Mahlzeiten ausließ und nur von Brot und Getreide lebte. Ich hatte Depressionen, bis ich einen Vortrag von Dr. Davis hörte und mich plötzlich fragte, ob mein Zustand womöglich mit Getreide zusammenhing. Nach dem Vortrag ließ ich das Getreide weg, und schon vier Tage später hatten die Depressionen sich deutlich gebessert. Wenn ich wieder Getreide aß, kehrten sie zurück. Ich musste also gut aufpassen.
Heute brauche ich keine Medikamente mehr. Das Leben ist viel schöner, und mein Lächeln ist zurück.«
Susanna-Allessandra, Helsinki, Finnland

Suizidgedanken scheinen zu den besonders verbreiteten Impulsen bei erneuter Getreideexposition zu zählen. Schon nach einem einzigen versehentlichen oder absichtlichen Rückfall berichten Menschen, dass sie in der Folgewoche unter Suizidgedanken litten. Deshalb ist die strikte Einhaltung des Verzichts so wichtig. Falls Sie Antidepressiva einnehmen, sollten Sie diese bitte keinesfalls ohne Rücksprache mit dem Arzt absetzen oder die Menge verändern.

Diese Entscheidung darf nur gemeinsam mit dem behandelnden Arzt getroffen werden.

Weniger Angst. Manche Menschen leiden unter konstanten, niederschwelligen Ängsten – unnötige Sorgen, die uns am Leben hindern. Solche Ängste lösen sich bei Getreideverzicht in der Regel in Luft auf. Im Einzelfall kann sich dadurch das Leben verwandeln, weil jahrelange Phobien wie Agoraphobie (die Angst, aus dem Haus zu gehen) oder Klaustrophobie (die Angst vor engen Räumen) plötzlich verschwunden sind. Bei anderen ist die Veränderung subtiler, weil »nur« die häufigen oder ständigen Sorgen verfliegen, die bisher das Leben überschattet haben. Wie Suizidgedanken kehrt auch Angst bei erneuter Getreideexposition leicht zurück, weshalb es auf strenges Meiden ankommt.

»Ich hatte sowohl generalisierte Angstzustände als auch eine soziale Angststörung. Mehrere Nächte pro Woche lag ich mit Panikattacken wach. Seit ich letztes Jahr im August den Weizen aufgegeben habe, hatte ich keine einzige Panikattacke mehr.«

Danielle, Castle Hill, New South Wales, Australien

Bessere Konzentration. Neben einer besseren Stimmungslage profitiert man auch in Form von mehr Konzentration von der Getreidefreiheit. Berichten zufolge kann man sich länger konzentrieren, klarer denken, leichter eine Entscheidung treffen und besser reden. Autoren können länger schreiben, Künstler leichter zeichnen, malen oder komponieren, Geschäftsleute zielführender an Besprechungen teilnehmen und ihre Dokumente vorbereiten, und Sportler bleiben länger am Ball und brauchen weniger leistungserhaltende Krücken wie Energydrinks oder Proteinriegel. Dieser Effekt gilt für Kinder und Erwachsene gleichermaßen. Die einprägsamsten Berichte stammen von Eltern, bei deren Kindern die schulischen Leistungen deutlich besser wurden, sobald das Gehirn vom Weizennebel befreit war.

Erhöhte Lernfähigkeit. Dank längerer Konzentration, klarem Denken und einer geringeren Ablenkbarkeit steigt auch die Lernfähigkeit. Viele können besser zuhören, sich beim Lesen mehr einprägen, behalten und verarbeiten Zahlen und Konzepte leichter und freuen sich über die verbesserte Merkfähigkeit. Sie sind konzentrierter, kreativer und effizienter.

Schluss mit epileptischen Anfällen. Epileptische Anfälle und Getreideverzehr, insbesondere Weizenverzehr, können zusammenhängen. Deshalb kann Getreideverzicht im Einzelfall heilsam sein. Insbesondere bei Temporallappenanfällen kommt es zu deutlichen Verbesserungen, oder die Anfälle bleiben vollständig aus. Ein kausaler Zusammenhang zwischen Getreide und Grand-Mal-Anfällen ist schwer zu belegen, doch ich höre immer häufiger, dass es bei Betroffenen auch hier zu deutlichen Verbesserungen kommen kann.

Rückbildung neurologischer Einschränkungen. Bei zerebellärer Ataxie (siehe Kapitel 5) tritt für gewöhnlich eine allmähliche, langsam fortschreitende Verbesserung von Koordination, Gleichgewichtsgefühl, Gehfähigkeit und Blasenkontrolle ein, sobald Getreide gestrichen wird. Zumindest aber wird der Zustand nicht noch schlimmer. Auch die Schmerzen oder die Gefühlseinschränkungen der peripheren Neuropathie (siehe Kapitel 5) schreiten nicht weiter voran oder gehen zurück. Weil das Nervensystem langsam und nicht immer vollständig heilt, kann dieser Prozess Monate bis Jahre in Anspruch nehmen, sodass Verbesserungen nur bei entschlossener langfristiger Umstellung eintreten. Das ist wirklich entscheidend, denn manche Menschen lassen das Getreide weg und melden zwei Wochen später, dass Getreideverzicht bei ihnen nicht hilft.

Selbst Multiple Sklerose, bei der durch Autoimmunprozesse die Myelinscheiden entlang der Nerven angegriffen werden, kann sich langsam bessern oder zurückgehen. Wichtig ist dabei die parallele Korrektur eines eventuellen Vitamin-D-Mangels, weil erste Studien vermuten lassen, dass zwischen Multipler Sklerose und Vitamin D ein deutlicher Zusammenhang besteht. (Mehr zu Vitamin D in Kapitel 8.)

Demenzvorbeugung. Mehrfache tägliche Blutzuckerspitzen über Jahre hinweg aufgrund von gewohnheitsmäßigem Getreidekonsum fallen nach dem Getreideverzicht weg. Klinische Studien zeigen, dass ein Nüchternblutzucker um 110 mg/dl (was *unterhalb* der Grenzen für Prädiabetes und Diabetes liegt und als lediglich höher als normal gilt) ein deutliches Demenzrisiko birgt, wobei das Risiko bei noch höherem Zuckerspiegel im Zusammenhang mit Prädiabetes und Diabetes weiter ansteigt. Getreideverzicht ist ein ausgezeichnetes Mittel, um den Nüchternblutzucker, aber auch den Zuckerspiegel nach den Mahlzeiten stabil zu halten. Manche Menschen sind zudem anfällig für Autoimmunprozesse, die durch die Gliadin- und Prolaminproteine in Gang kommen und zu Demenz führen. Auch dieses Problem erledigt sich durch Getreideverzicht von selbst.

Andere Organe reagieren wieder anders auf die Befreiung von Getreide. Gehen wir dies der Reihe nach durch.

Zehn Meter Glück: Der getreidefreie Verdauungstrakt

Wenn jahrelanger Getreidebeschuss endlich zu Ende geht, kann die gesamte Verdauung gesunden und zu neuer Form auflaufen. In meinen Augen kann der Verdauungsapparat nicht gesund sein, solange Getreideverzehr zum Leben gehört.

»Jahrzehnte hindurch habe ich unter meinem trägen Darm gelitten. Jetzt läuft die Verdauung problemlos, zuverlässig und regelmäßig.«
Robert R., Newnan, Georgia

Was dürfen Sie im Einzelnen erwarten, wenn Sie die Ursache so vieler Erkrankungen weglassen? Gehen wir die Bereiche nacheinander durch.

Saurer Reflux und Ösophagitis

Die Mehrheit der Betroffenen, die meist seit Jahren unter Reflux und Ösophagitis leidet, kann nach Getreideverzicht endlich aufatmen. Das ist einer der ersten und beständigsten Vorteile, sobald wir unser Leben nicht mehr mit Prolaminen, Lektinen und Allergenen aus Getreide belasten. Die Wirkung tritt bei den meisten sehr zuverlässig innerhalb von fünf Tagen nach dem letzten Keks, Brötchen oder Roggenbrot ein. Ich bekomme sogar zunehmend Meldungen von Menschen, die wegen Speiseröhrenverengungen bisher wiederholt eine Ballondilatation benötigten und nun darauf verzichten können.

Patienten, die gegen ihr Sodbrennen regelmäßig Säurehemmer einnehmen, sollten mit dem Arzt besprechen, ob diese Medikamente beim Nachlassen der Symptome noch erforderlich sind. Im Einzelfall kann ein langsames Entwöhnen sinnvoll sein, damit die Magensäure nicht abrupt wieder ansteigt. Dieser Prozess kann Wochen bis Monate in Anspruch nehmen.

Sobald die schädigende Wirkung des Getreides und die Notwendigkeit entsprechender Medikamente ausbleiben, können jedoch ganz andere Probleme auftauchen. Manche Menschen erzeugen nun zu wenig Magensäure *(Hypochlorhydrie),* entweder aufgrund des bisherigen Getreideverzehrs oder wegen einer Infektion mit *Heliobacter pylori,* dem Erreger von Magengeschwüren. Die Symptomatik bei zu wenig Magensäure ist dummerweise ganz ähnlich wie die von zu viel Magensäure und saurem Reflux. Durch den Getreideverzicht gehen dann zwar Magenprobleme und Sodbrennen zurück, aber man leidet dennoch unter Beschwerden und Blähungen. Unzureichende Magensäurebildung ist nicht nur unangenehm, sondern durchaus ein Gesundheitsrisiko, weil eine zu geringe Ansäuerung des Mageninhalts – ob von Natur aus oder aufgrund von säurehemmenden Medikamenten – die Kalziumaufnahme hemmt und damit das Risiko für Osteoporose und Knochenbrüche erhöht. Zugleich steigt auch das Risiko für Lungenentzündungen, weil die saure Umgebung des Magens auch eine schützende Schwelle gegen unerwünschte Bakterien darstellt. Deshalb müssen manche Menschen tatsächlich für *mehr* Magensäure sorgen. Wie das funktioniert, wird in Kapitel 9 näher erläutert.

Reizdarmsyndrom

Das Reizdarmsyndrom ist bei Menschen, die prolaminproteinhaltiges Getreide verzehren, weit verbreitet. Wie beim sauren

Reflux ebben auch Reizdarmsymptome in der Regel innerhalb von fünf Tagen nach Getreideverzicht vollständig ab. Bei entsprechender Medikation sollte man daher anschließend mit dem Arzt besprechen, ob man die Medikamente absetzen kann – was für die Mehrheit der Patienten eine absolut realistische Option ist. Gelegentlich bleiben gewisse Blähungen, Verstopfung oder auch Diarrhö nach dem Getreideverzicht weiter bestehen. In solchen Fällen sollten weitere Schritte unternommen werden, insbesondere zur Wiederherstellung einer gesunden Darmflora (siehe Kapitel 9).

Gallenblase und Bauchspeicheldrüse

Ohne Getreide können Gallenblase und Bauchspeicheldrüse endlich wieder ihre wichtigen Beiträge zur Verdauung leisten. Wir erinnern uns, dass das Weizenkeim-Agglutinin (WGA) und die verwandten Lektine aus Roggen, Gerste und Reis den Glykoproteinrezeptor für das Hormon Cholecystokinin (CCK) blockieren, das die Gallenblase zur Freisetzung von Galle und die Bauchspeicheldrüse zur Freisetzung von Verdauungsenzymen animiert. Ohne diese Lektine kehrt die CCK-Sensitivität zurück, und die Funktionen von Gallenblase und Bauchspeicheldrüse normalisieren sich. Damit sinkt die Gefahr von Gallensteinen (weil die Galle nicht mehr so stark stagniert), und die Nahrung wird besser verdaut. Diese Normalisierung dauert nach Getreideverzicht einige Wochen bis Monate. Bei verbesserter CCK-Sensitivität reagieren manche Menschen interessanterweise empfindlicher auf Koffein aus Kaffee, Tee und anderen Quellen, denn Koffein regt die Freisetzung von CCK und damit die Gallenblasenkontraktion an.[10] Damit es nicht aufgrund einer Überstimulierung der Gallenblase zu lockerem Stuhlgang kommt, kann in solchen Fällen eine reduzierte Koffeinzufuhr ratsam sein. Mitunter bleibt die vollständige Rückkehr der CCK-Sensitivität auch aus, und es kommt trotz aller Bemühungen zu geringgradigen, aber anhaltenden Beschwerden, Blähungen oder Störungen der Verdauung, die nach einigen Wochen des Getreideverzichts weitere Untersuchungen erforderlich machen können (siehe Kapitel 9).

Entzündliche Darmerkrankungen

In diese Kategorie fallen Colitis ulcerosa (entzündliche Veränderungen im Dickdarm) und Morbus Crohn (Entzündungen an Dünndarm und Dickdarm). Es kommt dabei zu Schmerzen und Komplikationen, die durch WGA, Gliadin und andere Getreideprolamine sowie Getreideallergene verschlimmert werden. Diese Komplikationen gehen mit Veränderungen der Darmflora einher. Sobald die schlimmsten Symptome nachlassen oder weniger Arzneimittel erforderlich sind und die Attacken seltener werden oder ganz ausbleiben, verwandelt sich das Leben der Betroffenen oft von Grund auf.

Bei den meisten Menschen mit entzündlichen Darmerkrankungen bessern sich die Symptome, sobald alle destruktiven Bestandteile aus Getreide ausbleiben – Blähungen, Diarrhö und Schmerzen gehen zurück.[11] Weil bei diesen Erkrankungen komplexere Prozesse ineinandergreifen als beispielsweise bei Sodbrennen, ist die Reaktionszeit häufig nicht so prompt. Schmerzen und Blähungen lassen in der Regel innerhalb von ein bis zwei Wochen nach vollständigem Getreideverzicht nach. Die Diarrhö bessert sich allmählich im Verlauf von Wochen bis Monaten. Die Mehrheit der

Betroffenen berichtet von deutlichen Linderungen, doch klinische Studien zum Anteil derer, die eine vollständige Remission erleben, stehen momentan noch aus. Das Schöne daran ist: Eine getreidefreie Ernährung ist erstens kostenlos, zweitens frei von unerwünschten Nebenwirkungen und wirkt sich drittens auf diversen Ebenen positiv aus. Ein Versuch kann also auf jeden Fall nicht schaden.

Bei entzündlichen Darmerkrankungen kommt es zu erheblichen Verschiebungen der Darmflora, was eine friedliche Koexistenz zwischen den Bakterien und ihrem menschlichen Wirt verhindert.[12] Dysbiose ist für die Patienten ein echtes Problem, denn bei ihnen liegen zu wenig gesunde Bakterienstämme und ein überproportionaler Anteil unerwünschter Bakterien (wie *E. coli*) vor. All dies macht die Krankheit nur noch schlimmer, denn es verstärkt Blähungen, Schmerzen und Diarrhö, aber auch die Darmdurchlässigkeit und damit die Entzündungsanfälligkeit im ganzen Körper. Dieser Zustand kann anhalten, selbst wenn gar kein Getreide mehr verzehrt wird. Manche Experten plädieren hier für den Einsatz von Antibiotika, um bei Reizdarmsymptomatik alle anomalen Stämme und deren negative Auswirkungen auszumerzen. Das ist jedoch keine Garantie dafür, dass sich anschließend eine gesündere Darmflora ansiedelt.[13] Zudem besteht eine erhöhte Gefahr für eine starke Vermehrung unerwünschter Keime wie *Clostridium difficile,* die eine zerstörerische Wirkung entfalten können. Die meisten Studien belegen, dass Menschen mit Colitis ulcerosa und Morbus Crohn von der ergänzenden Einnahme hoch konzentrierter Probiotika zur Wiederbesiedelung des Darms mit erwünschten Darmbakterien profitieren.[14] In einer Studie an Kindern mit Colitis ulcerosa ging die Symptomatik bei 92,8 Prozent der Teilnehmer zurück, als ergänzend ein hoch potenziertes Probiotikum (VSL#3) verabreicht wurde, während Medikamente allein nur bei 36,4 Prozent der Teilnehmer halfen.[15] Klinische Studien haben wiederholt ergeben, dass entzündliche Darmkrankheiten bei der Gabe bestimmter Bakterien wie *Bifidobacterium breve, Bifidobacterium bifidum* und dem Hefepilz *Saccharomyces boulardii,* aber auch mit der Hochpotenzkombination verschiedener Spezies in dem Präparat VSL#3 eher zurückgingen.[16] Im Gegensatz zu den meisten Menschen, die nach dem Verzicht auf reizende Substanzen – Getreide – nur wenige Wochen zu Probiotika greifen müssen, um den Darm neu zu beleben, profitieren Patienten mit entzündlichen Darmerkrankungen in der Regel von einer längeren Einnahme, die mitunter Jahre dauern kann, um die Heilung in Gang zu bringen. Wegen dieser Unsicherheit sollte man die Darmflora langfristig im Blick behalten und eventuell sogar eine lebenslange Einnahme von Probiotika erwägen. Solche komplexen Entscheidungen treffen Sie am besten gemeinsam mit dem behandelnden Arzt.

Eine zunehmend wichtige Rolle nehmen auch die sogenannten Präbiotika ein. Dabei handelt es sich um Fasern wie Fructooligosaccharide und Inulin, zum Beispiel aus Knollenfrüchten und Hülsenfrüchten, die für den Menschen unverdaulich sind, bei unseren Darmbakterien jedoch hoch im Kurs stehen. Sie zerlegen diese Fasern in kurzkettige Fettsäuren wie Butyrat. Butyrat spielt nachweislich eine entscheidende Rolle für die Erhaltung der gesunden Darmschleimhaut einschließlich der Reparatur der Verbindungsstellen (»Tight Junctions«) zwischen den Darmzellen, die durch Getreidekonsum geschädigt werden. Diese Reparaturarbeit stellt die normale Barriere gegenüber unerwünschten Bestandteilen anderer Bakterien wieder her und senkt das Darmkrebsrisiko.[17] Die Wiederherstellung einer gesunden Darmflora fördert die Kapazität zur Butyraterzeugung durch gesunde Spezies wie *Lactobacillus.*[18] Allerdings sollte man bei entzündlichen Darmerkrankungen mit der Einnahme von Präbiotika noch vorsichtiger sein als sonst, weil starke Gasbildung und Beschwerden drohen können. Wie man Präbiotika am besten zu sich nimmt, ist in Kapitel 9 zu lesen.

Bei Menschen mit entzündlichen Darmerkrankungen ist eine gründlichere Ermittlung von Nährstoffmängeln als bei normalen Getreidekonsumenten sinnvoll. Zum Beispiel liegen bei dieser Personengruppe häufig zu wenig Vitamin D, Kalzium, Folat, Vitamin B_{12} und Zink vor. Die Zuführung von Omega-3-Fettsäuren und eine verringerte Aufnahme von Omega-6-Fettsäuren (die zum Beispiel in Mais- und Distelöl vorliegen) können für diesen Personenkreis besonders wohltuend sein.[19]

Bei entzündlichen Darmerkrankungen kann neben Getreideverzicht auch der Verzicht auf andere Lebensmittel sinnvoll sein. Eine systematische Eliminationsdiät, bei der Lebensmittel, die ein Aufflackern der Symptome provozierten, Stück für Stück weggelassen wurden, ergab bei 62 Prozent der Beteiligten eine zweijährige medikationsfreie Dauerremission; 45 Prozent brauchten sogar fünf Jahre keine Medikamente mehr.[20] Neben Getreide lösen auch Milchprodukte und Fruktose häufig einen Rückfall aus. Eine Milchunverträglichkeit beruht entweder auf Laktoseunverträglichkeit oder auf einer ungewöhnlichen Immunreaktion auf verschiedene Milchproteine.[21] Bei Menschen mit Morbus Crohn liegt häufig auch eine Fruchtzuckermalabsorption vor, welche die Symptome verschlimmern kann.[22]

Zöliakie

Viele Punkte, die bereits bei entzündlichen Darmerkrankungen genannt wurden, gelten auch für Zöliakie, eine Autoimmunerkrankung des Dünndarms, die durch Gliadin und andere Prolaminproteine (einschließlich Zein aus Mais und möglicherweise Avenin aus Hafer) ausgelöst wird. Wie bei entzündlichen Darmerkrankungen kommt es auch bei Zöliakiekranken innerhalb von Tagen bis Wochen nach strikter Getreidevermeidung zur raschen Linderung von Bauchschmerzen, Krämpfen, Blähungen und Diarrhö.

Da Zöliakie noch mehr als entzündliche Darmerkrankungen mit schädlichen Folgen jenseits des Magen-Darm-Trakts einhergeht, können sogar Beschwerden verschwinden, die auf den ersten Blick mit der Verdauung nichts zu tun zu haben scheinen. So gehen auch Gelenkschmerzen und Hautprobleme (insbesondere Dermatitis herpetiformis, Seborrhö, Ekzem und Psoriasis) zurück, aber auch eine Eisenmangelanämie, Vitamin-B_{12}-Mangel, reduzierte Knochendichte oder auf die Dauer sogar Nervenschäden.

Auch bei Menschen mit Zöliakie besteht zunächst häufig eine Dysbiose, bei der gesunde Bakterien ähnlich wie bei entzündlichen Darmerkrankungen reduziert und ungesunde Stämme vorherrschend sind.[23] Um diesen Zustand beizulegen, reicht es in der Regel nicht aus, nur das Getreide wegzulassen. Wegen der anhaltenden Fehlbesiedelung des Darms kommt es trotz strenger Diät bei Zöliakie häufig zunächst nur zu einer teilweisen Besserung. Bei näherer Untersuchung liegt bei der Mehrheit der Zöliakiebetroffenen trotz glutenfreier Ernährung weiterhin eine Dysbiose vor.[24] Das heißt, »Glutenfreiheit« reicht nicht aus. Zur Lösung gehören die Langzeiteinnahme von Probiotika, präbiotischen Fasern und vergorenen Lebensmitteln zur Zuführung gärender Bakterien sowie in schwerwiegenden Fällen auch Antibiotika (mehr dazu in Kapitel 9).

Zöliakie kann in vielerlei Hinsicht als Extremform der Getreideintoleranz betrachtet werden. Deshalb sollte es niemanden überraschen, dass Beschwerden wie zu wenig Magensäure, zu wenig Galle und Pankreasenzyme, aber auch Gallenstaus bei Menschen mit Zöliakie noch häufiger auftreten als im Bevölkerungsdurchschnitt. Viele Nährstoffmängel, die bei entzündlichen Darmerkrankungen vorkommen, unter anderem Mangel an Vitamin D, Kalzium, Folat, Vitamin B_{12} und Zink, betreffen auch Menschen, die sich von einer Zöliakie erholen. Diese Mängel müssen unter Hinzuziehung eines Arztes ermittelt und korrigiert werden, um die vollständige Gesundung zu ermöglichen.[25] Wenn bei einer Zöliakie trotz Getreideverzicht und Behandlung der Dysbiose sowie der Nährstoffmängel nur eine Besserung vorliegt, aber keine Heilung, sollten weitere Lebensmittelintoleranzen in Betracht gezogen werden, besonders gegenüber Milchprodukten (Laktoseintoleranz, Allergien gegen Milchproteine).[26]

Gelenke: Schluss mit dem Knirschen und Knacken

Sobald die entzündungsfördernden Bestandteile aus Getreideprolaminproteinen wegfallen, die Autoimmunität, der Bildung von Lektinen, Bauchfett (das ja selbst die Entzündungsneigung befeuert) und einer gestörten Darmflora Vorschub leisten, können Gelenkentzündungen und Schmerzen deutlich zurückgehen. Knochen und Knorpel wachsen dadurch nicht wieder nach, aber die entzündlichen Schwellungen und die Schmerzen lassen nach.

Die meisten Menschen berichten, dass Schmerzen und Steifheit in Fingern und Handgelenken bereits fünf Tage nach Getreideverzicht gelindert sind. Beschwerden an den großen Gelenken wie Lendenwirbeln, Hüfte oder Knien bessern sich meist erst nach längerer Zeit, also nach Wochen bis Monaten. (Das soll nicht heißen, dass durch Getreideverzicht *alle* Schmerzen an großen Gelenken verschwinden. Wenn bei Arthritis bereits Knochen auf Knochen reibt, weil der Knorpel zerstört ist und die Knochen ungedämpft oder ohne Gelenkschmiere aneinanderreiben, lässt dieser Schmerz nicht nach.) Aber selbst wenn die Gelenkschmerzen und die Steifheit nicht vollständig verschwinden, reicht die Linderung oft aus, um übliche nichtsteroidale Entzündungshemmer wie Acetylsalicylsäure (ASS), Paracetamol oder Ibuprofen herunterzuschrauben oder ganz abzusetzen. Und im Gegensatz zu diesen Medikamenten geht Getreidefreiheit mit zusätzlichen Vorzügen einher anstatt mit medikamententypischen Risiken.

Getreidefreie Sportler ohne Gelenkerkrankungen, die lediglich mit den Anforderungen ihres Hochleistungstrainings und der Wettkämpfe zu tun haben, freuen sich ebenfalls über deutlich geschmeidigere Gelenke und weniger Schmerzen nach dem Training sowie eine schnellere Erholung nach der körperlichen Belastung im Wettkampf oder im Spiel. Ähnliche Meldungen kamen von Leuten, die normalen Sport betreiben oder beruflich auch körperlich gefordert sind. Ohne Getreide gingen Gelenkschmerzen, Muskelschmerzen und Steifheit zurück, und sie erholten sich schneller.

Wenn Schmerzen und steife Glieder auf Autoimmunprozesse zurückgehen, beispielsweise im Rahmen von rheumatoider Arthritis, Psoriasis-Arthritis oder Lupus, bilden sich die komplexeren Immunreaktionen, die diese Krankheiten auszeichnen, oft erst nach Monaten zurück. Dennoch bleibt auch hier die Reaktion in der Regel nicht aus – die Beschwerden lassen nach, und man benötigt weniger Medikamente. Patienten mit rheumatoider Arthritis, die auf Getreide verzichteten, vermeldeten beispielsweise eine erhebliche Verbesserung, durch die sie die Medikamentendosis herabsetzen konnten.[27]

Bei langfristiger Getreidefreiheit geht die Proteinglykierung auf das geringe natürliche Maß zurück, was an sinkenden HbA1c-Werten abzulesen ist (»verzuckertes« Hämoglobin). Das bedeutet, dass auch die Zerstörung des Knorpels auf ein Minimum schrumpft. Knorpelgewebe regeneriert sich zwar leider nicht – es gehört zu den wenigen Gewebearten im Körper, denen diese Fähigkeit fehlt –, aber immerhin ist die Verschlimmerung ausgebremst, und man kann das, was noch da ist, so gut wie möglich erhalten.

Aufatmen: Atemwege und Allergien

Getreideproteine sind selbst Allergene, verstärken aber auch die Reaktion auf weitere Allergene wie Pollen, Tierhaare oder Lebensmittel. Bei vielen Menschen gehen nach der Umstellung auf getreidefreie Ernährung diverse andere Allergien zurück, deretwegen sie jahrelang Antihistaminika, Nasensprays, Inhaliersprays oder gar Steroide benötigten. Der Verzicht auf Weizen, Roggen, Gerste und Mais kann bei Asthmatikern so gut wirken, dass sie ihre Inhaliergeräte kaum noch brauchen. (Diese Umstellung sollte natürlich mit dem Wissen und der Unterstützung des eigenen Arztes durchgeführt werden.) Sinnvollerweise hat man auch bei völliger Beschwerdefreiheit stets ein Notfallinhaliergerät bei sich. Es besteht weiterhin immer die Gefahr, dass bei versehentlichem Kontakt mit Getreide oder mit einem anderen Allergen ein neuer Anfall ausgelöst wird.

Chronische Nebenhöhlenentzündungen, Fließschnupfen oder verlegte Nebenhöhlen sind ebenfalls typische getreideabhängige Beschwerden, die bei Getreideverzicht schnell verschwinden, selbst wenn jemand viele Jahre damit zu kämpfen hatte. Falls diese Erkrankungen *nicht* reagieren, sollte man prüfen lassen, ob Nasenpolypen vorliegen, was bei lang anhaltenden allergischen Beschwerden im Nasenbereich häufig der Fall ist. Polypen benötigen nach dem Verzicht auf die jeweiligen Allergene einer gezielten Behandlung (zum Beispiel längerfristiges Inhalieren von Nasensteroiden), ehe eine Besserung eintritt.

Andere getreideunabhängige Allergien können bei Getreideverzicht nachlassen, aber hier ist die Wirkung sehr unterschiedlich. Nicht selten stellt man zum Beispiel fest, dass bei getreidefreier Ernährung eine Allergie gegen Hühnereier nachlässt, die schon viele Jahre besteht, oder dass der jährliche Heuschnupfen ausbleibt. Weil die Reaktionen hier sehr individuell sind, muss auch die Herangehensweise individuell ausfallen. Allergien werden gern durch schrittweise Elimination bestimmt, aber auch durch Hauttests oder verschiedene Blutuntersuchungen zur Ermittlung von Immunkörpern und Überempfindlichkeiten. Heilpraktiker, Chiropraktiker und Naturheilmediziner, die sich auf Biochemie und Ernährungsmedizin spezialisiert haben, sind in solchen Situationen die sinnvollsten Begleiter.

Haut: Das Ende von Rötungen, Schwellungen und Ausschlägen

Sie glauben nur, was Sie sehen? Bei der Haut kann man der Heilung tatsächlich zusehen. Viele Hautausschläge verschwinden, wenn wir kein Getreide mehr essen, und die Veränderungen ergeben sich schnell und offensichtlich. Interessanterweise verläuft die Heilung der Haut und des Verdauungssystems – also der Organsysteme, die mit der Außenwelt interagieren – häufig parallel. Wenn Sie also äußerlich positive Veränderungen wahrnehmen, können Sie darauf wetten, dass diese auch innerlich ablaufen.

Normalerweise gehen Seborrhö im Gesicht und auf der Kopfhaut (Schuppen) innerhalb der ersten Woche zurück, und Ekzeme und Akne innerhalb der ersten ein bis zwei Monate der getreidefreien Ernährung. Gleichzeitig lassen – wie zu erwarten – zumeist auch saurer Reflux und Stuhldrang nach, die Nährstoffversorgung wird besser, und die Verdauung insgesamt reguliert sich.

»Schon als Kind hatte ich Ekzeme. Oft war es so schlimm, dass meine Haut aufriss und blutete. Die Ärzte gaben mir immer

nur Steroide. Aber als ich mich weizen- und getreidefrei ernährte, normalisierte sich die Haut innerhalb weniger Tage. Bei einem Rückfall – einem Stück Pizza oder etwas anderem mit Weizen – geht es gleich wieder los.«

Dana, Shreveport, Lousiana

Immunologisch komplexere Hauterkrankungen wie Psoriasis oder Lupus-Ausschläge reagieren mitunter erst nach Wochen oder gar Monaten. Doch auch hier kommt es erwartungsgemäß bei vielen Menschen zu einer Besserung der Verdauungsbeschwerden, sobald die Hautsymptomatik nachlässt.

Frauen berichten vielfach über einen schöneren Teint. Schwellungen und Rötungen im Gesicht (Ödeme und zumeist Seborrhö) verschwinden, die Farbe wird gesünder, und sie sehen insgesamt vitaler aus. Solche Hautveränderungen sind vermutlich der Grund, warum die meisten Menschen nach Getreideverzicht jünger wirken. (Interessanterweise ist es auch ein faszinierendes Phänomen, das zur steigenden Wahrnehmung von *Weizenwampe* in den sozialen Medien führt, wenn die Leser online »Vorher-Nachher«-Bilder posten, bei denen es einem die Sprache verschlägt.)

Natürlich geht bei Getreideverzicht nicht *jeder* Ausschlag zurück oder verschwindet, aber doch die meisten. Auch hier gilt: Sie können nur gewinnen. Selbst wenn die Reaktion ausbleibt, so wie bei Verdauungsstörungen, die nur teilweise zurückgehen, kann die vollständige Wiederherstellung der Darmflora weitere Fortschritte ermöglichen (siehe Seite 9), oder man entdeckt andere Lebensmittelunverträglichkeiten.

Sexualität: die reine Freude

Ja: Getreideverzicht hat auch erstaunliche Auswirkungen auf den Status der Sexualhormone. Es ist vielleicht nicht ganz so drastisch wie eine operative Geschlechtsumwandlung, aber dennoch ist der Hormonumschwung ohne Weizen, Roggen, Gerste und Mais verblüffend. Angesichts der komplexen Störwirkung, welche der Getreidekonsum auf die Sexualhormone entfaltet, steht zu erwarten, dass viele Irritationen von selbst ins Lot kommen, sobald jemand kein Getreide mehr isst. Und genau das geschieht auch, wobei der Abbau des überschüssigen Bauchfetts, das wir mit dem Getreidekonsum erworben haben, ein Übriges tut – gesetzt den Fall, Sie fallen nicht auf einen weiteren Trugschluss herein und nehmen beispielsweise Östrogene, die aus Pferdeharn gewonnen werden.

Frauen mit Zöliakie berichten nach Getreideverzicht von dramatischen Veränderungen ihres Sexualsystems und ihrer Fruchtbarkeit: Die Menses wird wieder regelmäßig, spontane Fehlgeburten gehen zurück, die Fruchtbarkeit verbessert sich, und die Menopause setzt nicht vorzeitig ein. Es gibt herzzerreißende Geschichten über wiederholte Fehlgeburten im Rahmen einer jahrelang übersehenen Zöliakie, aber auch Berichte über wundersame, ganz normale Schwangerschaften und Entbindungen nach dem Verzicht auf Getreide. Frauen ohne Zöliakie erleben ähnlich positive, wenn auch weniger eindrucksvolle Veränderungen. Am deutlichsten zeigt sich dies bei übergewichtigen und fettleibigen Frauen, besonders beim Vorliegen von zu viel Bauchfett. Sie haben vielfach unregelmäßige Zyklen, sind weniger fruchtbar, neigen zu Fehlgeburten, und schon das Ungeborene in der Gebärmutter kann unerwünschten Wirkungen ausgesetzt sein. Wenn die Betroffenen Gewicht und Bauchfett abbauen, kommt es zu merklichen Verbesserungen bei Libido, Häufigkeit des Sexualverkehrs, regelmäßiger Periode und Fruchtbarkeit.[28]

Frauen mit polyzystischen Ovarien (PCOS) leiden bei Übergewicht unter denselben Problemen wie andere Frauen, nehmen jedoch extrem an Bauchfett zu und neigen zu anderen gewichtsbezogenen Phänomenen wie hohem Blutzucker. Es kommt auch zu maskulinen Ausprägungen wie einer stärkeren Gesichtsbehaarung. Umgekehrt sind bei Patientinnen mit PCOS die Verbesserungen nach Gewichtsabbau und Getreideverzicht noch ausgeprägter als bei den meisten anderen Frauen, und auch ihre Fruchtbarkeit profitiert.[29]

Männer mit Zöliakie, die auf Getreide verzichten, können mit einem echten Testosteronschub rechnen, der mit mehr Energie und besserer Laune einhergeht, die Libido und die Muskelkraft erhöht und den Östrogenspiegel abfallen lässt. Manche Männer mit Zöliakie weisen eine komplexe Hormonstörung auf, bei welcher der Testosteronspiegel aufgrund einer erhöhten Schilddrüsenaktivität bei Getreideverzehr *höher* ist, nicht niedriger. Allerdings reagieren sie nicht entsprechend auf dieses Testosteron, sodass sie dieselben Symptome entwickeln wie bei einem Testosteronmangel. Auch dies gibt sich bei Getreideverzicht.[30]

Übergewichtige Männer ohne Zöliakie, die auf Getreide verzichten, reagieren mit einer Reduktion des Bauchfetts, das bisher Testosteron in Östrogen verwandelt hat. Daraufhin steigt der Testosteronspiegel, der Östrogenspiegel sinkt, und Libido, Erektionsfähigkeit, Laune und die gedrückte Stimmungslage der Midlife-Crisis

Meine Endometrioseschmerzen gingen deutlich zurück

Als ich das Getreide ersatzlos strich, nahm ich neun Kilo ab und verlor 15 Zentimeter Taillenumfang. Ich hatte keine Kopfschmerzen mehr, keine Nebenhöhlenprobleme, keine Stimmungsschwankungen, keine Verdauungsstörungen und keine Gelenkschmerzen. Stattdessen verspürte ich mehr Energie, schlief wie ein Stein, und vor allem gingen meine Endometrioseschmerzen (von versprengten gutartigen Wucherungen der Gebärmutterschleimhaut) deutlich zurück.

Gegen diese massiven Schmerzen hatte ich Hydrocodon bekommen, ein Opioid. Einmal im Monat krümmte ich mich vor Schmerzen und konnte keinerlei Pläne machen, weil ich eine Woche weitgehend außer Gefecht war. Als ich den Empfehlungen in *Weizenwampe* folgte, war schon der erste Zyklus deutlich einfacher und weniger schmerzhaft. Mein Mann und ich dachten, das wäre sicher ein Placeboeffekt, aber dann war es im nächsten Monat und im übernächsten dasselbe! Das war keine Einbildung, es war die Ernährungsumstellung.

Weizenwampe funktioniert, und ich kann mein Leben wieder genießen.

Dottie, Center Line, Michigan

bessern sich ebenso wie Muskelmasse und Kraft.[31] Die Korrektur des Testosteron-Östrogen-Effekts sowie der Rückgang des Prolaktins aus der Hypophyse lässt auch die Brustdrüsen schrumpfen.[32]

In der getreidefreien Welt dürfen Männer ohne die Verzerrungen durch Getreidekonsum Männer sein und Frauen echte Frauen, die sich so fühlen und funktionieren, wie sie es sich wünschen.

Rückfallgefahr: Vorsicht vor der Reexposition

Inzwischen haben Sie sicher verstanden, dass sich kein Mensch vollständig an die schädliche Wirkung des Getreidekonsums gewöhnen kann. Uns ist häufig nur nicht bewusst, dass die Hüftschmerzen vom Frühstückstoast kommen, der graue Star mit 56 Jahren von zu vielen Pfannkuchen oder der Typ-1-Diabetes beim Kind von Butterkeksen. Niemand ist vollständig immun gegen die körperweiten negativen Einflüsse von Getreide, aber es scheint tatsächlich eine gewisse Toleranz zu existieren, wie dem verbreiteten Phänomen der »Getreide-Reexpositionsreaktion« zu entnehmen ist.

Nicht selten lebt jemand monatelang getreidefrei und erfreut sich der entsprechenden gesundheitlichen Besserung. Dann erfolgt die Reexposition, entweder versehentlich (zum Beispiel in Form einer Sauce, bei der man nicht gefragt hat, ob sie mit Mehl angedickt wurde) oder absichtlich (das kleine Stückchen Geburtstagskuchen oder das eine Häppchen bei der Bürofeier), und – Volltreffer! Der Darm rebelliert mit starken Blähungen, Krämpfen und Durchfall wie bei einer akuten Lebensmittelvergiftung, üblicherweise 24 Stunden lang. Typische Symptome wie saurer Reflux und Reizdarmsyndrom können in massiver Form zurückkehren und tagelang anhalten. Es kommt zu Gelenkschmerzen, besonders in den Händen und Handgelenken, zu periodischen Schmerzen in den großen Gelenken, falls diese auch früher entsprechend auf Getreidekonsum reagiert haben, und zu den typischen mentalen Effekten wie Denkblockaden, Konzentrationsstörungen, Angst, Kopfschmerzen, Depressionen und unter Umständen auch wieder Suizidgedanken (falls diese früher schon vorlagen). Gewisse Symptome wie Gelenkschmerzen und saurer Reflux können sogar neu auftreten, wenn Getreide früher in gewissem Ausmaß toleriert wurde und diese Toleranz inzwischen nicht mehr vorliegt.

Auch die Opiate aus Getreide schlagen wieder zu, regen den Appetit an und führen gelegentlich zu dem Effekt des »Ich habe von einem Keks 15 Kilo zugenommen«. Ein einziger Lapsus reißt die Schleusentore weit auf, und der Appetit endet nicht nach einem Keks oder einer Handvoll Salzstangen. Man sagt sich: »Einer kann ja nichts schaden. Morgen bin ich wieder eisern und mache 20 Minuten länger Sport.« Aber bevor man sich's versieht, ist die ganze Packung weg, man fühlt sich scheußlich und stöbert dennoch bereits nach der nächsten Portion. Selbst wenn man seinen Fehler erkennt und Besserung gelobt, geht es immer so weiter, und man nimmt tatsächlich in nur einem Monat zehn Kilo zu. Diese Falle bei erneuter Getreideexposition sollten Sie daher unbedingt kennen und sich nach Kräften bemühen, um Getreide einen großen Bogen zu machen.

Wer früher mit Asthma oder Nebenhöhlenentzündungen zu kämpfen hatte, könnte bei Reexposition einen Rückfall erleiden. Bei Asthma ist dies besonders gefährlich, wenn man aufgrund einer langen Pause keinen Inhalator mehr zur Hand hat oder das Medikament abgelaufen ist. Asthmatiker sollten unbedingt weiterhin ein Notfallgerät bei sich führen oder den aktuellen Stand zumindest mit dem Arzt besprechen. Falls dieser für Ihre Lage kein Verständnis hat, sollten Sie einen Arztwechsel in Erwägung ziehen.

Wenn zuvor im Rahmen einer Autoimmunreaktion Entzündungen an Gelenken, Haut oder Verdauungstrakt aufgetreten sind, kann es bei erneutem Getreidekontakt zu besonders schweren Erscheinungen kommen. Nicht selten werden dadurch Gelenkschmerzen und -schwellungen ausgelöst, aber auch Diarrhö, Krämpfe und Blutungen. Die Symptome können sofort wieder aufflackern oder erst nach drei bis vier Tagen und Wochen bis Monate anhalten. Menschen mit Autoimmunkrankheiten sollten problematisches Getreide daher besonders akribisch meiden.

Dies gilt bei Zöliakie natürlich besonders für glutenhaltiges Getreide (Weizen, Roggen, Gerste, Dinkel), aber am besten auch für Mais und Hafer, da wegen der strukturellen und immunologischen Überlappungen von Zein und Avenin mit Gliadin hier ebenfalls Reaktionen auftreten können. (Dieser Hinweis unterscheidet sich von dem üblichen Rat an Zöliakiepatienten, Mais sei sicher und Hafer zumeist auch. Das stimmt nicht. Beides sollte vollständig gemieden werden.) Im Einzelfall kann es auch hilfreich sein, möglichst wenig Reis zu essen, weil dieser etwas Lektin enthält (und Arsen). Der Verzicht auf Gliadin und verwandte Prolamine ist jedoch besonders wichtig, weil bereits eine gelegentliche Reexposition ein erhebliches Risiko für ernste Komplikationen wie ein Dünndarmlymphom, Autoimmunkrankheiten und starke Veränderungen der Darmflora (SIBO) mit sich bringt.

Wichtig ist, dass Sie erkennen, wie sich eine Reexposition bei Ihnen persönlich auswirkt und anfühlt. Manche meiner Patienten begriffen nicht, dass die plötzliche Diarrhö oder das geschwollene

Ich habe polyzystische Ovarien (PCOS) und litt unter heftigsten Bauchschmerzen

2006 erhielt ich die Diagnose PCOS als Antwort auf die Frage, warum ich nicht schwanger wurde. Ich hatte keinen normalen Zyklus. Meine Periode war extrem schmerzhaft und fesselte mich tagelang ans Bett. Mein Arzt sagte, ich würde vermutlich niemals ein Kind empfangen, wenn ich nicht mindestens 50 Kilo abnähme. Damals wog ich 165 Kilogramm, mein absoluter Höchststand. Der Arzt verordnete Metformin und riet mir, mehr Gemüse zu essen und weniger von allem anderen.

Ich wünschte mir sehnlichst ein Kind. Ich habe alles versucht, aber nie durchgehalten. Mir fehlte so viel! Ich setzte mich mit der *Atkins-Diät* und der *South Beach Diät* auseinander, blieb aber nie dabei, sondern strickte mir meine eigenen Regeln, mit denen ich zurechtkam. Ich strich Getreide, Bohnen, Zucker und Stärke vom Speiseplan und aß nach Herzenslust »gutes« Essen, also Gemüse, Beeren und Fleisch. Außerdem las ich unablässig nach, was anderen Frauen mit PCOS geholfen hatte. Davon übernahm ich das eine oder andere. Das, was half, behielt ich bei: gesunde Fette, Kokosöl, Fisch, sogar Butter, reichlich Gemüse und Früchte mit niedrigem glykämischem Index und vielen Fasern. Ich liebe die *Weizenwampe,* weil sie genau erläutert, warum diese Ernährung bei mir funktioniert. Am schwersten fiel es mir, das Brot aufzugeben. Wenn ich Brot aß, wollte ich sofort mehr Brot. Manchmal verspeiste ich am Tag einen ganzen Laib, ohne es zu re-

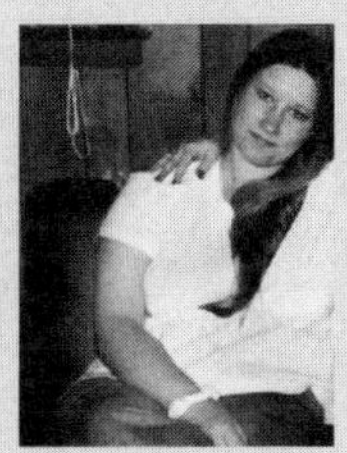

Vorher

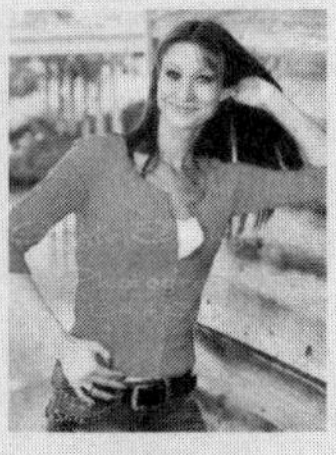

Nachher

gistrieren. Seit ich das Brot komplett gestrichen habe, bleiben der Heißhunger und die unbewusste Esserei aus.

Ich war mein Leben lang krankhaft übergewichtig, sodass mir eine lange Reise bevorstand, die drei Jahre dauern sollte. Immer wieder gab es Rückfälle, die sich sofort bemerkbar machten: Ich wirkte aufgedunsen und unglücklich. Seit ich so viel abgenommen habe und das neue Gewicht halten kann, bin ich nicht mehr ab dem Aufstehen und bis zum späten Abend dauerhungrig. Ich habe wieder geheiratet und fühle mich erheblich lebendiger als früher.

PCOS ist eine Hormonstörung. Sie beeinflusst das Insulin und dessen Wirkung in der Leber. Früher hatte ich Prädiabetes; der ist vollständig verschwunden. Inzwischen ist mein Zyklus mit 30 Tagen absolut regelmäßig. Seit Jahren habe ich keine geplatzten Zysten mehr. Heute bin ich schmerzfrei. PCOS verstärkt den Haarwuchs, und als ich dicker war, fiel mir gar nicht auf, wie behaart ich infolge des vielen zusätzlichen Testosterons im Körper war. Heute hat sich das völlig normalisiert. Eine einzige Ernährungsumstellung hat alle meine Symptome geheilt.

Allein durch den Verzicht auf Weizen und Zucker habe ich 72 Kilo abgenommen und meinen Taillenumfang nahezu halbiert: Er schrumpfte von 170 auf 90 Zentimeter. Meine

Kleidergröße ist von 4XL auf Medium zurückgegangen, und damit bin ich glücklich. Inzwischen bin ich Personal Trainer und motiviere andere. Nach allem, was ich durchgemacht habe, liebe ich mein neues Ich und weiß ganz genau, dass ich all das ohne den Entschluss, auf Weizen zu verzichten, nie geschafft hätte.

Kersten, Sandy, Utah

Knie lediglich eine Reaktion auf die Panade am Schnitzel oder den Pizzaboden war. So verbrachten sie viele Stunden im Wartezimmer (und ließen viel Geld beim Arzt).

Häufig werde ich gefragt, ob man die Symptome der Reexposition nicht lindern könne. Abgesehen von Wasserzufuhr bei Diarrhö und den üblichen Lösungen wie Kopfschmerztabletten kenne ich jedoch keine Strategie, die das Ganze abfedern kann – tun Sie einfach Ihr Bestes, sie nicht zu erleben. Manche Leute schwören auf Ergänzungsmittel mit Enzymen, die Gluten und Gliadin verdauen, welche die Folgen einer Reexposition lindern. Ich rate dringend davon ab. Erstens wird trotzdem nicht alles Gluten oder Gliadin verdaut, sodass dennoch eine Wirkung eintritt. Gerade bei Zöliakie ist das keine Kleinigkeit, weil die Reexposition das Darmkrebsrisiko deutlich erhöht und die Darmflora empfindlich stört. Bei Leuten ohne Zöliakie können immerhin dieselben Symptome ausgelöst werden wie durch früheren Getreidekonsum. Zweitens tappen die Hersteller dieser Ergänzungsmittel in dieselbe zu stark vereinfachende Denkfalle wie die Hersteller glutenfreier Lebensmittel, die Weizen, Roggen oder Gerste lediglich als Glutenträger ansehen. Wir jedoch wissen inzwischen mehr, denn diese Getreidesorten enthalten viele weitere Komponenten, die der Gesundheit schaden und von diesen Ergänzungsmitteln unbeeinflusst bleiben. Die *einzige* Situation, in der solche Ergänzungsmittel sinnvoll erscheinen, sind besonders gluten- oder gliadinsensitive Menschen, die im Restaurant oder bei gesellschaftlichen Ereignissen schon bei der geringsten Querkontamination Symptome entwickeln, zum Beispiel wenn in einer Pfanne zuvor etwas Paniertes zubereitet und nicht jeder Krümel Panade entfernt wurde. In solchen Fällen kann ein Ergänzungsmittel die Folgen einer unabsichtlichen Exposition lindern oder minimieren. Die Vorstellung, dass solche Produkte den Getreidekonsum sicher machen könnten, wäre jedoch töricht und falsch. Es ist einfach nicht wahr.

Homo getreidefrei: Eine neue Spezies?

Natürlich erschaffen wir mit dem Verzicht auf Getreide keine neue menschliche Spezies. Uns gelingt jedoch ein derart großer Sprung hin zu optimaler menschlicher Gesundheit, dass wir uns vielleicht vorkommen, als wären wir Äonen von den Getreideessern der letzten 300 Generationen entfernt – allen, die gelebt haben, seit die Menschheit zu ihrem Nachteil auf Getreide gesetzt hat.

Wenden wir uns nun der Frage zu, wie wir im Alltag tatsächlich auch das letzte Körnchen Getreide loswerden.

7. KAPITEL

Der Alltag

> Und wenn ich so kaputt bin, dass ich nicht einmal mehr selber essen könnte? Ist dir klar, wie pervers das ist? Manchmal wundere ich mich, dass es die Menschen noch gibt. Schließlich sind wir doch nur Tiere. Und wie kann ein Tier sich so weit von der Natur entfernen, dass es den Instinkt verliert, sich selbst am Leben zu erhalten?
>
> *Amy Reed,*
> Clean

Ich empfehle nach wie vor denselben Ansatz wie in der *Weizenwampe,* habe aber seit der Veröffentlichung dieses Buches natürlich dazugelernt. Mit einigen kleinen Tricks fällt einem die neue Ernährungs- und Lebensweise leichter, man fühlt sich wohler und tut auch seiner Umwelt einen großen Gefallen.

In diesem Kapitel geht es um die Frage, was es bedeutet, wenn wir wirklich alles Getreide aus unserem Leben verbannen.

Wieso steckt überall Getreide drin?

Wenn wir damit anfangen, Getreide aus unserem Leben zu verbannen und alle Etiketten auf den Getreidegehalt des Produkts zu prüfen, kommt bald der Aufschrei: »Das ist unmöglich! Getreide ist ja *überall* drin!«

Stimmt. Getreide steckt in Salatsaucen, Gewürzmischungen, Lakritze, Tiefkühlmahlzeiten, Dosensuppen, Tütensuppen, dem Grillhähnchen vom Hähnchenstand, Limonade, Whiskey, Bier, Medikamenten, Shampoos und Haarspülungen. Insbesondere Weizen und Mais verbergen sich in praktisch allen Fertiglebensmitteln im Supermarkt, aber auch in Kosmetik und Hygieneartikeln. Hafer, Hirse, Teff oder Sorghum sind da schon offensichtlicher und werden nicht so häufig in versteckter oder modifizierter Form verwendet. Weizen und Mais hingegen sind allgegenwärtig, manchmal klar gekennzeichnet (Weizenmehl, Maisstärke), häufig jedoch unter weniger offensichtlichen Bezeichnungen wie hydrolysiertes pflanzliches Protein oder Maltodextrin. Gerstenmalz und Reismehl tauchen ebenfalls relativ häufig auf.

Woran liegt das? Die durchgängige Verwendung von Getreide in Lebensmitteln hat praktische und durchaus legitime Gründe, denn sie dient der Verbesserung der Konsistenz und dem Geschmack, sorgt je nachdem für mehr Biss oder mehr Cremigkeit. Deshalb ist Getreide auch in der Kosmetik und Körperpflege eine kostengünstige Methode, die gewünschte Konsistenz oder bestimmte Eigenschaften zu erzielen. Leider gibt es auch weniger wünschenswerte Gründe (zumindest für den Verbraucher). So kann man mit Getreide ein Produkt kostengünstig ordentlich vergrößern, damit wir die Tiefkühlpizza für ein echtes Schnäppchen halten. Schließlich ist Getreide ein billiges Massenprodukt, das Kalorien und kurzfristige Sättigung bereitstellt und für einige Minuten oder Stunden den Hunger stillt. Es sieht nach viel aus, ist aber tatsächlich nur ein preiswerter Bauchfüller.

Eine Tonne Vollkornweizenmehl kostet im Großhandel zwischen 400 und 800 US-Dollar. Das bedeutet, dass das frische Baguette im Restaurant (wenn man die Verarbeitung nicht einberechnet) nur einen Materialwert von wenigen Cent hat. Ähnlich ist das Preisverhältnis bei Maisstärke (Kilopreis im Großhandel um 1,10 Dollar) oder Fruktose-Glukose-Sirup (rund 600 Dollar pro Tonne). Damit kann man wunderbar billige Massenprodukte produzieren und süßen.

Das schmutzige kleine Geheimnis besteht darin, dass Getreide, wenn es in jedwedem Lebensmittel steckt, den Appetit anregt und den Kalorienkonsum erhöht. Wenn man nun noch den Fruktosesirup aus Mais hinzurechnet, dessen intensive Süße äußerst preiswert zu haben ist und in allen möglichen Produkten eingesetzt wird, erhöhen wir die Süße, die von der Öffentlichkeit erwartet wird, und steigern den Appetit auf andere süße Fertigprodukte noch mehr.

So sinkt die Auswahl von rund 60 000 Fertigprodukten in den Lebensmittelregalen eines durchschnittlichen Supermarkts auf vielleicht 1000 Produkte, auf die wir uns beschränken. Die einzigen Lebensmittel, die keinerlei Getreide enthalten, sind frisches Gemüse, Eier, Fleisch und Fisch. Diese Feststellung deutet bereits die Lösung an: die Rückkehr zu unverfälschten, von Natur aus getreidefreien Lebensmitteln.

Den Lendenschurz ausgraben

Stellen Sie sich vor, ich würde Sie 100 000 Jahre in die Vergangenheit zurückschicken, ohne Smartphone, iPad, Auto, Zentralheizung, Klimaanlage und all die Annehmlichkeiten des modernen Lebens, einschließlich des nächsten Supermarkts. Sie wachen in Ihrer Hütte, Höhle oder auf dem Baum auf, tragen nur die Häute der Tiere, die Sie erlegt haben, und haben Hunger. In dieser Welt steht nichts bereit, was in Frischhaltefolie der Mikrowelle harrt. Es gibt nur die Pflanzen und Tiere der unmittelbaren Umgebung. Wo geht es los? Sie schnappen sich Ihren Speer, den Sie aus einem dicken Ast gefertigt und an dessen Spitze Sie einen geschärften Stein befestigt haben. Außerdem brauchen Sie den getrockneten Magen von dem neulich erlegten Steinbock, an dem ein Ende zugeknotet ist. In diesem Beutel sammeln Sie Pilze, Nüsse und Beeren, vielleicht auch einmal ein Reptil. Mit der Zeit kennen Sie sich mit den Lebensrhythmen der Tiere in Ihrer Umgebung immer besser aus: wo sie das Wasser aufsuchen, wie gut sie ihre Jungen beschützen, wie der Gang sich verändert, wenn sie alt oder schwach sind. Sie kennen die jährlichen Wanderungen und die Schwachstellen. Außerdem lernen Sie, welche Pflanzen essbar sind und gut schmecken, aber weder Durchfall noch Halluzinationen erzeugen oder gar ein tödliches Gift enthalten.

Die meisten Menschen heutzutage können sich ein solches Leben kaum noch vorstellen, in dem man sammelt, jagt und die nächste Mahlzeit erlegt. Wenn Sie jedoch eine oder zwei Wochen nichts zu essen hätten, würde dieser hungrige *Homo sapiens* ganz schnell wieder in Ihnen erwachen. Wahrscheinlich würden Sie feststellen, dass Sie instinktiv wüssten, was zu tun ist. Mit dem Mut der Verzweiflung würden Sie töten, häuten und essen, um zu überleben, und Sie würden jeden Bissen genießen. Wo gehungert wird, gibt es selten Vegetarier. Der Tod einer Schildkröte, eines Kaninchens, einer Gazelle oder eines Wildschweins wäre ein geringer Preis, wenn wir selbst oder unsere Familie davon noch einige Tage überleben könnten, besonders wenn schlechtes Wetter droht. Und wenn wir kein Feuer machen könnten, weil das nötige Werkzeug (oder das Wissen) dazu fehlt, würden wir uns schnell damit begnügen, Fleisch und Organe unserer Beute auch roh zu verzehren, ohne sie erst zu kochen.

In der modernen, hygienebewussten Welt finden wir solche Vorstellungen ekelerregend. Doch bis vor gar nicht allzu langer Zeit hat der Mensch sich genau so ernährt. Aus anthropologischer Sicht ist seither nur ein Wimpernschlag der Geschichte verstrichen. Diese innere Weisheit sollten wir wieder anzapfen, ein instinktives Wissen, was und wie wir essen müssen.

Die Vorstellung, Fleisch oder wilde Früchte zu verzehren, ist relativ einfach. Weniger einfach ist die Frage, wie man darauf käme, die Samen von Gräsern zu essen. Eigentlich sollten wir vor den hungrigen Menschen den Hut ziehen, die vor 10 000 Jahren auf diese Idee kamen und die Ernährungsgewohnheiten von Wildziege und Auerochse nachahmten, Wiederkäuern, die Gras fraßen. Sie konnten ja nicht ahnen, dass sie damit die Büchse der Pandora öffneten.

Drei Stufen zur Getreidefreiheit

Viele Menschen haben das Gefühl, zunächst einmal vor einem Riesenberg zu stehen, wenn sie alles Getreide weglassen sollen. Immerhin hat man uns jahrelang eingetrichtert, Getreide sei ein Grundnahrungsmittel. Wenn ich diese Behauptung also für Blödsinn erkläre, für eine fundamentale, wissenschaftliche Fehlinterpretation und einen Rat, der letztlich nur der Kontrolle und Kommodisierung der Ernährung dient, zugleich jedoch eine erschütternde Vielfalt an gesundheitlichen Problemen auslöst, fühlt es sich so an, als würde man uns den Boden unter den Füßen wegziehen. Damit der Übergang zu getreidefreier Ernährung einfacher wird, habe ich ihn in drei leicht verdauliche, getreidefreie Schritte zerlegt.

Diese drei Schritte lauten:

1. Alles Getreide aus dem Haus.
2. Echte Nahrung aus Einzelzutaten essen.
3. Kohlenhydrate im Auge behalten.

Es ist also eigentlich recht simpel. Natürlich gibt es weitere Möglichkeiten, um rundum gesund zu werden. Darauf gehen wir später noch ein. Aber die eigentliche Umstellung von einer krank und dick machenden, getreidehaltigen Ernährung auf gesunde, leistungssteigernde, getreidefreie Wohlfühlkost ist tatsächlich so einfach.

Also legen Sie den Lendenschurz an, schärfen Sie den Speer, und machen Sie sich auf, um so zu essen, wie es dem Menschen gemäß ist, der sich dank seiner inneren Weisheit immerhin 2,5 Millionen Jahre an das Leben auf diesem Planeten anpassen konnte. Ignorieren Sie nach Kräften alle Vorgaben zu »gesunder« Ernährung, die von voreingenommenen Institutionen verbreitet werden. Wenn Menschen die Dinge essen, auf die der Körper vorbereitet ist, muss man sich wegen gesättigter Fette oder Fasern keine Sorgen machen. Es gibt keine Kohlensäure, keine Zuckerzusätze, kein Kalorienzählen und garantiert keine Produkte aus den Samen von Gräsern. Vielmehr kehren wir zu Lebensmitteln zurück, die unserer Spezies seit jeher das Überleben und Gedeihen sowie Wachstum und Fortpflanzung gesichert haben.

Schritt 1: Alles Getreide aus dem Haus

Wer den Ernährungsansatz der *Weizenwampe* schon kennt, hat den schlimmsten Übeltäter vermutlich bereits entsorgt, nämlich Lebensmittel aus dem modernen Hochleistungsweizen. Im Rahmen dieses neuen Ansatzes geht nun auch alles übrige Getreide über Bord, was den meisten weizenfreien Menschen relativ leichtfallen dürfte.

Getreide ist wirklich überall. Wer sich getreidefrei ernähren will, muss zunächst alle offensichtlich getreidehaltigen Produkte wie Brot, Nudeln, Kekse, Muffins, Pizza, Fertigteig, Kuchen, Pfannkuchenteig, Maischips, Tacos, Tortillas und Haferflocken entsorgen. Nicht selten beziehen wir die Hälfte oder mehr unserer Kalorien aus Getreide. Ich rate dazu, auf diesen kompletten Batzen zu verzichten. Das ist zweifellos ein erheblicher Einschnitt, aber der gesundheitliche Gewinn ist so überwältigend, dass Sie hinterher froh sein werden. Dieser Schritt ist bei Weitem der wichtigste, denn die beiden nächsten Punkte auf der Liste sind eigentlich nur die logische Folge. Schritt 2 und 3 sollte man natürlich auch verinnerlichen, aber sie ergeben sich praktisch von selbst, wenn Schritt 1 gründlich erledigt ist. Das liegt daran, dass mit dem Getreideverzicht auch die appetitanregende Wirkung der Prolaminproteine wegfällt, welche zum Verzehr leerer Kohlenhydrate animiert.

Diese Produkte fliegen in Schritt 1 aus dem Haus:

Alle Produkte auf Weizenbasis:
Brot, Frühstücksflocken, Nudeln, Pasta, Brötchen, Baguette, Fertigpizza, Muffins, Pfannkuchen, Waffeln, Donuts, Brezeln, Kekse, Cracker, Weizenbier, Spirituosen auf Weizenbasis
Alles aus Bulgur und Triticale (zwei Weizenunterarten)
Alle Roggenprodukte:
Roggenbrot, Pumpernickel, Cracker, Whiskey und Wodka aus Roggen
Alle Gerstenprodukte:
Gerste, Gerstenbrot, Graupen, gerstenhaltige Suppen, Bier und Malzbier mit Gerstenmalz
Alle Maisprodukte:
Mais, Maisstärke, Maismehlprodukte (Chips, Tacos, Tortillas), Maisgrieß, Polenta, mit Maisstärke angedickte Saucen, Maissirup, Fruktosesirup

Diese Produkte gibt es ab Schritt 1 allenfalls noch in kleinsten Mengen:

Reis: Geschälter Reis, Parboiled Reis, Naturreis, Wildreis
Hafer: Haferflocken, Haferkleie, Cerealien aus Hafer
Amarant
Teff
Hirse

Schritt 2: Echte Nahrung aus Einzelzutaten essen

In diesem Schritt eliminieren wir verborgene Getreidequellen, indem wir verarbeitete Lebensmittel aus den inneren Gängen der Supermärkte umgehen. Die meisten davon sind mit Getreide angedickt, geschmacklich verändert, in die gewünschte Konsistenz gebracht oder anderweitig verfälscht. Bei getreidefreier Ernährung fallen viele Erzeugnisse weg, in denen wir Getreide nie vermutet hätten, darunter Tacogewürzmischungen, Dosensuppen, Tütensuppen, manche Süßigkeiten, Sojasauce, praktisch alle Tiefkühlgerichte und sämtliche Frühstücksflocken. In diesem Prozess lernen wir die offensichtlichen Bezeichnungen für Getreide kennen (Weizenmehl, Maisstärke, Gerstenmalz), aber auch die vielen Pseudonyme wie hydrolysiertes pflanzliches Protein, Seitan, Panade, Maltodextrin oder modifizierte Speisestärke (eine umfassendere Auflistung solcher Bezeichnungen finden Sie in Anhang B). Prüfen Sie *jedes* Etikett, und meiden Sie alles, was Getreide in jedweder Form enthält. Das heißt nicht, dass Sie nie wieder einen Salat mit Dressing oder eine gute Suppe essen dürfen – kochen Sie einfach Ihr eigenes Essen ohne ungesunde Dickmacher, oder identifizieren Sie die wenigen getreidefreien Markenprodukte, die durchaus existieren.

Am einfachsten ist es, unetikettierte Lebensmittel zu kaufen. Dann spart man sich das zeitraubende Prüfen. Gurken, Spinat und Koteletts brauchen kein Etikett, außer vielleicht für das Gewicht. (Für marinierte Grillsteaks gilt dieser Satz natürlich nicht.)

Trotzdem bleibt eine große Vielfalt erhalten, denn 98 Prozent der »verbotenen« Lebensmittel bestehen erstens weitgehend immer aus denselben paar Zutaten (Weizenmehl, Maisstärke, Fruktose-

Glukose-Sirup, Zucker und Salz) und lassen sich zweitens fast immer auch ohne die Samen von Gräsern nachkochen.

Wer sich auf ursprüngliche Lebensmittel verlässt, kann bei vielem nach Herzenslust zuschlagen.

Gemüse. Frisches oder tiefgekühltes Gemüse dürfen Sie essen, so viel Sie mögen. Die einzige Ausnahme sind Kartoffeln (siehe *Schritt 3: Kohlenhydrate im Auge behalten*). Gemüse aus der Dose sollte wegen des Bisphenol-A-Gehalts in der Kunststoffschicht möglichst selten auf den Tisch kommen. Bei frischem Gemüse stehen wir vor der Qual der Wahl: Spinat, Mangold, Grünkohl, Brokkoli, Brokkolini, Salate aller Art, aber auch Paprika, Pilze, Zwiebeln, Rosenkohl, Zucchini und vieles mehr verlocken zum Zugreifen. (Ich kritisiere die Agrarindustrie zwar wegen ihrer Machenschaften in Sachen Getreide, doch dass durch weltweite Lieferketten das ganze Jahr zahlreiche Gemüsesorten bereitstehen, ist ein echter Vorteil.)

Nüsse, Samen und Kerne. Mit rohen Mandeln, Walnüssen, Pekannüssen, Haselnüssen, Pistazien, Paranüssen, Cashewkernen, Macadamianüssen, Kürbiskernen, Sonnenblumenkernen, Sesamsamen und Chiasamen ist man immer gut bedient. Das gilt auch für trocken geröstete Erdnüsse (nicht solche, die in Öl geröstet sind). Mit unbehandelten Nüssen und Samen umgehen wir das gehärtete Baumwoll- oder Sojaöl, in dem die Nüsse geröstet werden, sowie das Weizenmehl, die Maisstärke und das Maltodextrin, mit dem sie überzogen werden.

Fleisch, Fisch und Eier. Dieser Punkt umfasst Rindfleisch, Schweinefleisch und Lamm, Fisch, Huhn und Pute, Büffel, Strauß, Wild und Eier. Wo immer möglich sollten diese Produkte von

Tieren aus Weidehaltung ohne Zusatzfütterung (außer Heu) stammen. Und bitte keine Scheu vor Innereien – wie Leber und Herz –, die überaus nährstoffreich sind. Die Knochen kann man einfrieren und später Bouillon als Suppengrundlage daraus zubereiten.

Fette und Öle. Empfehlenswert sind Kokosöl, natives Olivenöl aus erster Pressung, extra light Olivenöl (geschmacksneutral), Macadamia- und Walnussöl sowie Butter, Gheebutter und Avocados. Den Verzehr mehrfach ungesättigter Öle (Maiskeimöl, Distelöl, Sonnenblumenöl und gemischtes Pflanzenöl) sollte man stark einschränken. Gehärtete oder teilweise gehärtete Fette (hydrogenisiertes oder teilhydrogenisiertes Fett) sind zu meiden.

Getränke. Bei Tee, Kaffee, Wasser, ungesüßter Mandelmilch, ungesüßter Kokosmilch, Kokoswasser und Hanfmilch brauchen Sie sich nicht zurückzuhalten.

Käse. Kaufen Sie nur »echten« Käse, keine Schmelzkäsezubereitungen. Bei Blauschimmelkäse wie Gorgonzola oder Roquefort müssen Sie die Etiketten genau prüfen, denn das sind teilweise verborgene Weizenquellen.

Sonstiges. Erlaubt sind Guacamole, Hummus, ungesüßte Würzsaucen (echte Mayonnaise, Senf, Vinaigrette), aber auch Ketchup ohne Maissirup oder Fruktosesirup, Pesto, Tapenaden und Oliven.

Schritt 3: Kohlenhydrate im Auge behalten

Der dritte Schritt, mit dem die Ernährungsumstellung noch weitere Vorteile bringt, ist der bewusste Umgang mit Kohlenhydraten.

Im Hinblick auf Gesundheit, Appetitzügelung und Gewichtsabbau können Sie sich keinen größeren Gefallen tun, als Getreide wegzulassen. Trotzdem müssen Sie die Kohlenhydratzufuhr im

Blick behalten, denn es hilft natürlich wenig, wenn man zwar das Getreide streicht, aber Tag für Tag vier Dosen zuckerhaltige Limonade trinkt – das sind über 40 Teelöffel Zucker und damit mehr als genug, um den Blutzucker ganz ähnlich zu beeinflussen wie durch Getreide. So geht zumindest ein Teil der gesundheitlichen Vorteile durch den Getreideverzicht gleich wieder verloren. Angesichts der Übergewichts- und Diabetesepidemie der letzten Jahre müssen wir auch nach dem Ausschalten von Getreide sehr bewusst mit den Lebensmitteln umgehen, die zu diesen modernen Geißeln beitragen. Für die frühen Menschen waren Übergewicht und Diabetes kein Thema. Wir hingegen müssen den Umgang mit Kohlenhydraten neu lernen. Getreidefreiheit ist kein Freibrief, alle anderen Diätsünden beizubehalten.

Kohlenhydratkontrolle ist einfacher, als es klingt, sogar für Menschen mit einer Schwäche für Süßes. Sobald die Opiate und die Lektine aus Getreide wegfallen, geht der Appetit zurück, und der Geschmackssinn normalisiert sich, wozu auch eine erhöhte Empfindlichkeit für Süßes zählt. Dinge, die man früher verlockend fand, schmecken plötzlich ekelhaft süß. Damit geht normalerweise auch der Süßhunger deutlich zurück. Es klingt unglaubwürdig, aber viele Menschen sagen plötzlich: »Heute schmecken mir Avocados und Möhren so gut, dass ich Süßigkeiten nicht mehr brauche.« Das ist *normal.*

Kohlenhydratkontrolle bedeutet, dass die Kohlenhydratzufuhr in einem Rahmen bleibt, bei dem der Blutzucker nie über 100 mg/dl steigt, auch nicht nach dem Essen. Wenn starke Blutzuckerspitzen ausbleiben, wird die Insulinausschüttung kaum angeregt, die Insulinresistenz geht zurück, und die übermäßige Glykierung bleibt aus.

Der Irrweg des glykämischen Index (GI)

Der glykämische Index, kurz GI oder GLYX genannt, beschreibt, wie stark der Blutzucker in den 90 Minuten nach dem Verzehr eines Lebensmittels ansteigt, und zwar immer im Vergleich zu Glukose (Traubenzucker).

Ein Hähnchenschlegel hat einen GI von null, ist also blutzuckerneutral. Drei Spiegeleier? Ebenfalls null. Dasselbe gilt für alle anderen Fleischsorten, Fisch, Eier, Öl, Fett und die meisten Nüsse, Samen, Pilze und stärkefreien Gemüsesorten. Sie verhalten sich relativ blutzuckerneutral, das heißt, es erfolgt keine Glykierung. Keine Glukotoxizität, keine Lipotoxizität.

Im Grunde ist am Konzept des glykämischen Index oder der daraus abgeleiteten glykämischen Last (GL), bei der auch die Nahrungsmenge einbezogen wird, nichts auszusetzen. Problematisch ist lediglich die Interpretation dieser Werte. Zum Beispiel besteht beim GI die relativ willkürliche Unterteilung zwischen hoch (70 oder mehr), mäßig (56 bis 69) und niedrig (bis 55).

Das ist so ähnlich wie »ein bisschen schwanger«. Nach diesem Schema haben Cornflakes, Puffreis und Salzbrezeln einen hohen GI (über 70), Vollkornbrot, Haferbrei und Reis hingegen einen niedrigen GI. Ein typischer Nichtdiabetiker, der eine normale Portion Cornflakes isst (80 Gramm Cornflakes plus 125 Milliliter Milch), reagiert mit einem Blutzucker im Bereich von 180 mg/dl. Das ist richtig viel und mehr als ausreichend, um Glykierung und Glukotoxizität in Gang zu setzen und damit die Nebennieren zu ärgern, die Bildung von grauem

Star anzuheizen, am Knorpel zu nagen, den Blutdruck in die Höhe zu treiben und zu Herzerkrankungen, Angriffen auf die Nerven oder Demenz beizutragen.

Und was ist mit der Alternative mit niedrigem GI, also einem Haferbrei aus 80 Gramm Haferflocken und einem Achtelliter Milch? Der Blutzucker steigt auf 170 mg/dl. Das ist weniger, ja, aber immer noch ziemlich übel, denn es setzt dieselben unerwünschten Reaktionen in Gang wie die Cornflakes. Deshalb bin ich der Meinung, man sollte lieber von einem »weniger hohen« GI sprechen als von einem »niedrigen«. Alternativ könnten wir auch einsehen, dass jeder zweistellige GI als »hoch« gelten sollte, denn erst darunter bleibt der Blutzucker weitgehend stabil.

Das Konzept der glykämischen Last versucht immerhin, die Portionsgröße einzubeziehen. In diesem System liegt die GL von Cornflakes bei 23, die von Haferbrei bei 13 und die von Vollkornweizenbrot bei 10. Die glykämische Last wird normalerweise in die Bereiche »hoch« (20 oder mehr), »mäßig« (11 bis 19) und »niedrig« (bis maximal 10) eingeteilt.

Auch hier gilt, dass man sich etwas vormacht, wenn man glaubt, Haferbrei oder Weizenvollkorntoast wären blutzuckerfreundlich. Natürlich heben sie den Blutzucker! Sie haben keine *niedrige* glykämische Last, sondern allenfalls eine *weniger hohe.*

Was tatsächlich zählt, ist die Frage, ob etwas den Blutzucker steigen lässt oder nicht. Der Messwert dafür sind die Nettokohlenhydrate, also wie viel Gramm verwertbare Kohlenhydrate nach dem Abzug unverdaulicher Fasern übrig bleiben:

Nettokohlenhydrate = Gesamtkohlenhydrate minus Fasern

Das Konzept der Nettokohlenhydrate wurde durch Dr. Robert Atkins bekannt, der erkannte, dass unverdauliche Fasern (Ballaststoffe) zwar gemeinsam mit anderen Kohlenhydraten auftreten, den Blutdruck jedoch nicht beeinflussen. (Fasern sind chemisch gesehen Kohlenhydrate oder Polysaccharide, aber der Mensch hat nicht die nötigen Enzyme, um die meisten davon in Zucker zu zerlegen.)

Wer 30 bis 60 Minuten nach dem Essen einen einfachen Blutzuckertest durchführt (was viele Diabetiker und Nichtdiabetiker häufig tun, um die Wirkung bestimmter Lebensmittel einschätzen zu können), erkennt bald, dass der Blutzucker vielfach erst ab 14 bis 15 Gramm Nettokohlenhydrate zu steigen beginnt. Die Zuckerspitze kann jedoch bereits vor diesem Zeitpunkt oder auch später eintreten, je nachdem, wie viel Proteine, Fett und Fasern wir zu uns genommen haben, wie viel Wasser und andere Flüssigkeit in der Nahrung enthalten waren und wie hoch pH-Wert und Temperatur waren. Mit einem Test innerhalb der ersten 30 bis 60 Minuten erhalten wir immerhin eine Momentaufnahme, müssen aber nicht alle paar Minuten zustechen. Was wir hingegen nicht prüfen, ist der Blutzucker zwei Stunden nach dem Essen, der die meisten Ärzte für die Diabetesmedikation am meisten interessiert. Das erscheint eigentlich logisch, ist aber ein ständiger Streitpunkt bei Ärzten, die Blutzuckerspitzen entweder als irrelevant ansehen oder aber als Zeichen, dass blutzuckerregulierende Medikamente erforderlich sind.

Im Idealfall schwankt der Blutzucker nach dem Essen allenfalls minimal. Damit bleiben die übertriebene Glykierung und Glukotoxizität, aber auch die Folgen von viel Insulin und Insulinresistenz aus, und mit der Zeit sinkt auch der Nüchternblutzucker.

In der Ernährungswissenschaft herrscht das verbreitete Märchen (oder eher die Halbwahrheit) vor, dass Lebensmittel mit einem hohen glykämischen Index, die wir zusammen mit Proteinen, Fetten oder Fasern (also Dingen mit niedrigem oder nicht existentem GI) verzehren, dem Blutzucker insgesamt betrachtet lange nicht so schaden. Deshalb raten Ernährungsberater gern dazu, Brot beispielsweise mit Erdnussbutter zu bestreichen, weil rein theoretisch das hohe GI-Potenzial des Brots durch den niedrigen glykämischen Einfluss von Proteinen, Fett und Fasern in der Erdnussbutter ausgeglichen wird. Wie so häufig liegt auch hier ein Denkfehler vor, weil etwas weniger Schlechtes nicht unbedingt etwas Gutes ist. Der Blutzucker bei einem leicht übergewichtigen Mann mittleren Alters, der auf leeren Magen zwei Scheiben Vollkornbrot aus Vollkornweizenmehl, Hafer und Hirse futtert, kann beispielsweise auf 170 mg/dl ansteigen. Das ist hoch genug, um Insulin, Cortisol, Insulinresistenz, Bauchfettbildung, Entzündungsneigung, Glykierung und Glukotoxizität in Gang zu setzen und zu seinem Demenzrisiko beizutragen. Wenn derselbe Mann seinen leeren Magen mit zwei Scheiben Vollkornbrot mit mehreren Scheiben Putenbrustaufschnitt (fast nur Proteine), etwas Mayonnaise (Fett) und Salat (praktisch nur Fasern und Wasser) belegt, steigt der Blutzucker auf rund 160 mg/dl. Das ist besser, ja, aber immer noch ziemlich übel und mehr als ausreichend für all die negativen Auswirkungen des etwas höheren Blutzuckers, einschließlich Gehirnatrophie. *Weniger schlecht ist nicht unbedingt gut.* Sie dürfen gern Kohlenhydrate zählen, aber bitte ignorieren Sie die irreführenden Konzepte von glykämischem Index und glykämischer Last.

Die Kohlenhydratmenge, die der persönliche Stoffwechsel toleriert, ermittelt man am besten, indem man *30 bis 60 Minuten* nach dem Beginn einer Mahlzeit etwas Blut zur Blutzuckerermittlung aus Fingerkuppe oder Ohrläppchen entnimmt (siehe Kasten: *Den Blutzucker bestimmen*). So kommen wir Zuckerspitzen auf die Spur. Im Idealfall ist der Blutzucker zu diesem Zeitpunkt nicht höher als vor dem Essen. Diese schlichte Erkenntnis verschafft einem eine hervorragende Kontrolle über den Stoffwechsel, lässt Prädiabetes und Diabetes schnell zurückgehen (bei entsprechender Ernährungsumstellung) und kann sogar das Abnehmen beschleunigen.

Wenn Selbstmessungen Ihnen ganz und gar nicht behagen, könnten Sie beim Arzt den HbA1c-Wert (Langzeitblutzucker) ermitteln lassen. Dieser Wert spiegelt anhand des verzuckerten Hämoglobinanteils im Blut die Blutzuckerschwankungen der letzten 60 bis 90 Tage. Der normale Allgemeinmediziner wird dann sagen: »Ihr HbA1c-Wert ist unter 6,5 Prozent. Das ist okay.« Das bedeutet

Den Blutzucker bestimmen

Der Einsatz eines Blutzuckermessgeräts vor und nach dem Essen kann das Abnehmen und Maßnahmen gegen Stoffwechselverschiebungen wie hohen Blutzucker erheblich erleichtern. Allerdings muss man mit den gewonnenen Informationen auch richtig umgehen.

Viele Menschen lassen sich ungern Blut abnehmen. Am allerwenigsten jedoch wollen sie sich selbst untersuchen. Sie glauben, es wäre teuer oder schmerzhaft oder sie würden sich dann wie ein Diabetiker vorkommen. Jeder Diabetiker und alle anderen, die regelmäßig ihren Blutzucker überprüfen, können versichern, dass die ganze Sache harmlos ist. Es tut kaum weh, weil die Apparate die Haut blitzschnell anstechen, was man kaum spürt. Auch die Kosten halten sich in Grenzen, besonders wenn Sie das Gerät und die ersten Teststreifen vom Arzt erhalten (die Hersteller geben neue Geräte mitunter kostenlos ab, denn ihr Geld verdienen sie letztlich mit den Teststreifen, die ständig nachgekauft werden müssen). Schlimmstenfalls gehen Sie einmal weniger aus und leisten sich dafür ein Messgerät sowie Teststreifen für Glukose und Ketone (falls gewünscht, mehr dazu im weiteren Text).

Es gibt diverse Geräte zur Blutzuckermessung. Am besten informieren Sie sich bei Verbraucherschutzorganisationen (zum Beispiel Stiftung Warentest) oder Diabetikerverbänden, welche davon zuverlässige Resultate erzielen und einfach zu bedienen sind. Einzelne Geräte können mit unterschiedlichen Teststreifen sowohl Glukose als auch Ketone bestimmen. Eine Bedienungsanleitung liegt bei, und beim ersten Mal braucht man etwa eine Viertelstunde, um das Gerät in Gang zu bringen. Sobald man die Handhabung beherrscht, sind Blutzucker oder Ketone in ein bis zwei Minuten ermittelt.

Bitte beachten Sie für verlässliche Ergebnisse auch die folgenden Tipps:

- Wählen Sie für den Test anfangs die Fingerkuppen. Später können Sie praktisch überall Blut entnehmen, auch seitlich am Finger oder auf dem Handrücken.
- Die Oberfläche vorher mit einem Alkoholtupfer desinfizieren. Sie muss sauber und frei von Handcremes oder anderen Substanzen sein.
- Den Finger nicht »melken«, um ausreichend Blut entnehmen zu können. Wenn der Blutstropfen zu klein ist, müssen Sie das Gerät so einstellen, dass es etwas tiefer sticht, und vielleicht auch stärker zudrücken. Man kann die Hand auch vor dem Stechen eine halbe Minute vornübergebeugt nach unten hängen, damit sich das Blut darin sammelt.
- Jedes Mal eine neue Stelle wählen, damit kein Finger überbeansprucht wird und sich womöglich entzündet.

Bitte denken Sie daran: Es geht nicht darum, den Blutzucker durch Insulin oder Medikamente zu kontrollieren, sondern um die Identifizierung problematischer Nahrungsmittel, die Blutzucker- und Insulinspitzen provozieren und dadurch das Abnehmen boykottieren. Deshalb messen wir den Blutzucker unmittelbar vor dem Essen und 30 bis 60 Minuten nach Beginn der Mahlzeit.

Im Optimalfall sollten beide Werte gleich sein. Wenn der Wert nach dem Essen auf beispielsweise 138 mg/dl springt, sollten Sie überlegen, von welcher Kohlenhydratquelle Sie zu viel gegessen haben. Dann essen Sie davon nächstes Mal einfach weniger oder lassen dieses Lebensmittel weg. (Und momentan machen Sie am besten einen Spaziergang, schwingen sich 20 Minuten aufs Ergometer oder verschaffen sich anderweitig Bewegung, damit der Blutzucker rasch wieder auf den Ausgangswert zurückfällt.)

jedoch nur, dass Sie keinen Diabetes haben und keine Diabetesmedikamente benötigen. Es heißt nicht, dass der HbA1c ideal ist und gesundheitlich Entwarnung gegeben werden kann, denn das ist keineswegs der Fall. Selbst bei einem HbA1c-Wert im Normalbereich (beispielsweise 5,6 Prozent) besteht noch ein erhöhtes Risiko für Herzerkrankungen, Krebs, Bluthochdruck und Demenz. Erst ein HbA1c von maximal 5,0 Prozent ist als ideal einzustufen, denn er entspricht dem Wert der Jäger und Sammler aus indigenen Gesellschaften, die von allen Gesundheitsproblemen durch unkontrollierte Blutzuckerspitzen verschont bleiben. Ihr Arzt sieht keinen Anlass für einen HbA1c-Test? Dann fragen Sie in der Apotheke nach; viele Apotheken führen diesen Test auf Wunsch ebenfalls durch. Anschließend dürfen Sie überlegen, ob Sie vielleicht den Arzt wechseln möchten.

Natürlich können Sie auch Kohlenhydrate zählen. Das ist allerdings die ungenaueste und am wenigsten individualisierbare

Methode, weil sie nicht berücksichtigt, ob Sie eine schlanke, 23-jährige Marathonläuferin oder ein 63-jähriger Buchhalter mit 50 Kilo Übergewicht unter Jahresabschlussstress sind. Als Faustregel jedoch kommen die meisten Menschen mit einer Nettokohlenhydrataufnahme von maximal 15 Gramm pro Mahlzeit gut zurecht, besonders wenn es darum geht, ordentlich Gewicht abzubauen. Allerdings benötigen Sie eine kleine Nährstofftabelle mit Angaben zu Kohlenhydrat- und Fasergehalt von diversen Lebensmitteln oder (für unterwegs) eine passende App. (Im App-Store nach »Nährwertanalyse« suchen.) Auch viele Websites bieten Listen mit Nährwertanalysen an.

Bei der Kontrolle der Kohlenhydratzufuhr helfen aber noch ein paar weitere Kniffe.

Früchte. Die Kohlenhydrataufnahme sollte 15 Gramm Nettokohlenhydrate pro Mahlzeit innerhalb eines Zeitraums von vier bis sechs Stunden nicht überschreiten. Wählen Sie daher Ihre Früchte klug aus. Die nachfolgende Aufzählung bringt zuerst die empfehlenswertesten Früchte, zum Schluss die kritischsten:

Beeren (alle Sorten), Zitrusfrüchte, Äpfel, Nektarinen, Pfirsiche, Melonen.

Reife Bananen, Ananas, Mangos und Trauben gibt es nur gelegentlich und in kleinen Mengen, denn ihr Zuckergehalt macht sie praktisch schon zu Süßigkeiten. Avocados hingegen fallen als Frucht kaum ins Gewicht, denn sie sind reich an gesunden Fetten und Kalium, machen wunderbar satt und enthalten kaum Nettokohlenhydrate (drei Gramm pro Avocado). Avocados können Sie somit ohne Reue essen.

Fruchtsaft. Wenn es etwas Fruchtiges sein soll, zum Beispiel gesunder Granatapfelsaft, achten Sie bitte auf echten Fruchtsaft mit 100 Prozent Saftanteil, und trinken Sie auch hiervon wegen des hohen Zuckergehalts nur kleine Mengen (maximal 60 bis 125 Milliliter pro Verdauungsperiode von vier bis sechs Stunden – so viel Zeit benötigen die meisten Menschen, um eine Mahlzeit zu verdauen). Fruchtsaftgetränke oder Fruchtnektars, die mit Fruktosesirup gesüßt sind und kaum Saft enthalten, braucht kein Mensch.

Milchprodukte. Eine Portion Milch, Hüttenkäse oder ungesüßter Joghurt (am besten Vollfettstufe) reicht völlig aus. Der Fettgehalt ist dabei unproblematisch. Die Beschränkung des Milchkonsums schützt uns vor zu viel Milchzucker (Laktose), aber auch vor der eigenartigen Fähigkeit des Molkeproteins, die Insulinausschüttung anzukurbeln und damit die Insulinresistenz zu fördern. Käse ist relativ unproblematisch, weil die Käsekulturen den Laktosegehalt herabsetzen und während der Produktion viel von der Molke abgeschöpft wird.

Hülsenfrüchte, Bohnen, Erbsen, Süßkartoffeln und Yams. Hier kommen Kohlenhydratberechnungen und Blutzuckermessungen zu Ehren. Grundsätzlich sollte man innerhalb einer vier- bis sechsstündigen Verdauungsperiode nicht mehr als 60 Milligramm von diesen Lebensmitteln zu sich nehmen – das entspricht einer kleinen Kartoffel oder zwei gehäuften Esslöffeln Bohnenkernen oder Erbsen. Größere Mengen bringen den Blutzucker kräftig in Schwung. Da diese Lebensmittel jedoch der Darmflora guttun, sollten sie in meinen Augen durchaus verzehrt werden. (Wie man der Darmflora wichtige präbiotische Fasern zuführt und den Darm saniert, ohne den Blutzucker durcheinanderzubringen, ist in Kapitel 9 nachzulesen.)

Bitterschokolade. Schokolade mit 70 bis 85 Prozent Kakaoanteil ist erlaubt, wegen des Zuckeranteils allerdings nicht mehr als 40 Gramm pro Tag.

Zuckerfreie Produkte. Von allem, was mit Sorbit, Mannit, Lactit oder Maltit gesüßt ist, sollten Sie die Finger lassen, weil die Wirkung sehr ähnlich ist wie bei Zucker und dadurch Diarrhö und Blähungen entstehen können. (Mehr zu unbedenklichen Süßungsmitteln für die *Weizenwampe*-Rezepte im weiteren Verlauf dieses Kapitels.)

Wenn man auf seine Kohlenhydratzufuhr achtet, um Stoffwechsel und Gesundheit einen Gefallen zu tun, isst man dabei automatisch auch keine glutenfreien Ersatzprodukte mit leeren Kohlenhydraten (Maisstärke, Reismehl, Tapiokastärke, Kartoffelstärke). Maisstärke und Reismehl werden aus den Gräsern von Samen gewonnen und gehören damit sowieso nicht auf den Speiseplan. Falls Sie noch mehr Grund suchen, auch auf diese Produkte zu verzichten, sollten Sie bedenken, dass alle vier beliebten weizen- und glutenfreien Ersatzmehle den Blutzucker stärker beeinflussen als *alle* anderen Lebensmittel: mehr als Weizenmehl, mehr als weißer Zucker, mehr als ein Schokoriegel. Nichts wirkt sich auf den Blutzucker so massiv aus wie die schnell verfügbaren Kohlenhydrate aus glutenfreiem Mehrkornbrot oder glutenfreien Nudeln. Unabhängig vom Brotbelag kann der Blutzucker nach dem Verzehr von zwei Scheiben glutenfreiem Vollkornbrot mit Kartoffelmehl, Reismehl und Hirse in der ersten Stunde locker 180 mg/dl übersteigen. Diese Erkenntnis hält die Hersteller glutenfreier Produkte leider nicht von der Vermarktung ihrer schrecklich ungesunden Produkte mit lauter leeren Kohlenhydraten ab.

Sie haben vielleicht bemerkt, dass für die Öl- und Fettzufuhr keinerlei Vorgaben bestehen. Sie dürfen sich also so ernähren, wie es einst Ihre Großeltern oder Urgroßeltern taten: Essen Sie den Fettrand an Fleisch oder Geflügel mit. Sammeln Sie tierische Fette in einer Frischhaltedose, und frieren Sie diese ein. Heben Sie die Knochen auf (oder fragen Sie beim Metzger nach Knochen), und kochen Sie daraus Brühe und Suppe. Mageres Fleisch ist kein Qualitätsvorteil, und dunkles Geflügelfleisch ist genauso gesund wie helles. Knochenmark war in Form von Markklößchen stets eine Delikatesse; man sollte nur auf die Herkunft achten. Mit Fett brauchen Sie nicht zu sparen, solange es sich um Kokosöl, hochwertiges Olivenöl, Biobutter, Avocadoöl, Macadamiaöl und Walnussöl handelt. (Achtung, einzelne Menschen reagieren genetisch bedingt empfindlich auf eine unbeschränkte Fettzufuhr und entwickeln sehr hohe Werte von Gesamtcholesterin und LDL-Cholesterin. Auf diesen Sonderfall gehen wir in Kapitel 10 intensiver ein.)

Ich ermuntere andere auch dazu, ruhig einmal Organe wie Leber, Herz, Zunge oder Thymusdrüse zuzubereiten, die zu den Lebensmitteln mit der höchsten Nährstoffdichte zählen. Leber liefert beispielsweise eine Menge Vitamin C, Vitamin B_{12}, Eisen, Vitamin A, Vitamin D, Coenzym Q10 und Fett. Wer Organe verzehrt, kommt den Ernährungsgewohnheiten des Urmenschen sehr nahe. Woher bezogen unsere frühen Vorfahren die lebenswichtigen Omega-3-Fettsäuren, wenn sie nicht in Meeresnähe lebten, wo sie Zugang zu Fischen und Muscheln hatten? Sie aßen das Gehirn der Landtiere. Und wie deckten sie ihren Jodbedarf, wo Jod doch nur im Ozean und in den dort lebenden Tieren und Pflanzen vorliegt? Sie aßen die Schilddrüse von Tieren. Menschen konnten ihren Nährstoffbedarf somit vielfach nur decken, indem sie tierische

Organe zu sich nahmen. Geben Sie sich einen Ruck, und probieren Sie eine zarte Leber.

Für den Anfang reicht vielleicht eine ungepökelte Leberwurst oder etwas Hühnerleber (die leicht zuzubereiten ist). Empfehlenswert ist auch eine selbst gekochte Brühe aus Knochen. Auch bei Organen sollte man natürlich auf die Herkunft achten. Bei einem Tier, das in stark belasteter Umwelt aufwächst, sind auch Fleisch und Organe mit Schadstoffen belastet, wobei sich in den Organen Schwermetalle wie Blei und Quecksilber stärker anreichern können. Untersuchungen zufolge sammeln sich Schwermetalle vorzugsweise in den Nieren an.[1]

Bestimmte getreidefreie Produkte haben so unerwünschte gesundheitliche Folgen, dass sie grundsätzlich nicht gegessen werden sollten. Wer unfreiwillig auf einer einsamen Insel strandet, kann mit pappigem Brot, frittierten Zwiebelringen und fettfreien Keksen natürlich eine Weile überleben. Solange man jedoch die Wahl hat, sollte man die nachfolgenden Nahrungsmittel keinesfalls zu sich nehmen:

Glutenfreie Produkte mit Reismehl, Maisstärke, Tapiokastärke oder Kartoffelmehl
Frittierte Speisen
Fastfood
Gehärtete Transfette (hydrogenisierte Fette)
Wurstwaren mit Natriumnitrit (viele Würste, Schinken und Salami)
Fettfreie oder fettreduzierte Salatsaucen und vergleichbare Fertigprodukte

Weitere Schritte zur gesunden Ernährung

Im Zeitalter der Massenproduktion kommerzieller Lebensmittel ist kein Verzicht so wichtig wie der auf Getreide, doch so wie man seiner Gesundheit mit dem Verzicht auf Zigaretten einen enormen Gefallen tut, den man allerdings mit zu viel Bourbon gleich wieder sabotieren kann, wollen wir das getreidefreie Leben nicht gleich mit anderen ungesunden Verhaltensweisen belasten.

Fleisch bitte ohne Zusatzstoffe und Nitritsalze. Wurst, Salami, gekochter Schinken und andere zubereitete Fleischspezialitäten enthalten häufig Natriumnitrit, das die Farbe erhalten soll. Beim Erhitzen reagiert Natriumnitrit mit Aminosäuren im Fleisch zu Nitrosaminen, die mit Krebserkrankungen des Verdauungstrakts in Verbindung zu stehen scheinen.[2] Die Fakten sind widersprüchlich, und die Ergebnisse wurden häufig fehlinterpretiert. Ähnliche Substanzen, Nitrate (NO_3), tauchen beispielsweise in grünem Blattgemüse auf und werden in Nitrite (NO_2) umgewandelt, die der Körper zu Stickoxiden weiterverarbeitet, was erwünscht ist, weil es den Blutdruck senkt und auch andere gesundheitliche Vorzüge hat. Deshalb halten viele die Frage der Nitrate und Nitrite für nebensächlich. Dabei wird jedoch übersehen, dass die Nitrite in Fleisch- und Wurstwaren direkt mit dem Fleisch reagieren, wodurch (insbesondere beim Erhitzen) große Mengen Nitrosamine entstehen, die in allen Tierversuchen Krebs im Verdauungstrakt verursachten und auch in epidemiologischen Studien am Menschen mit einer größeren Krebsanfälligkeit einhergingen.[3] Wählen Sie also bevorzugt natürlich verarbeitetes Fleisch ohne Natriumnitrit. (Nitrate reagieren im Fleisch nicht zu Nitrosaminen.) Weizen, Maisstärke oder anderes Getreide darf natürlich auch nicht im Produkt versteckt sein.

Biomilchprodukte. In der Milchindustrie werden selbst trächtige Kühe weiter in großem Stil gemolken, also nicht nur in dem begrenzten Zeitraum nach dem Kalben. Produkte aus solcher Milch enthalten mehr Östrogen, sodass man Milch, Sahne, Käse, Joghurt und Butter aus Bioproduktion den Vorzug geben sollte.[4] Damit entgeht man zugleich dem Konsum von Wachstumshormonen.

Vergorene Lebensmittel. Ob Kokosjoghurt oder Joghurt aus Milch, ob Kefir oder gegorene Gurken, Radieschen und Zwiebeln – gegorene Lebensmittel sind eine überaus gesunde Methode, den Speisezettel aufzupeppen, Gemüse die gewünschte Würze zu verleihen und erwünschte Bakterien aufzunehmen, die dem Darm guttun. »Fermentierung« ist dabei etwas anderes als reines Einlegen: Beim Gärungsprozess entstehen gesunde Bakterien, die wie Probiotika die Darmflora auffrischen, wohingegen Essiggurken keine besonderen gesundheitlichen Vorzüge haben. (Das Vergären ist überaus einfach.) Joghurt und Kefir schmecken besonders zum Frühstück, zum Dessert oder als Zwischenmahlzeit. Gegorene Lebensmittel kann man pur essen, zum Salat geben oder in Hummus oder Salsa tunken.

Keine Salzbeschränkung. Inzwischen dürfte niemanden mehr überraschen, dass die offiziellen Ratschläge nicht nur wenig hilfreich sind, sondern vielmehr gesundheitliche Probleme hervorrufen. Dies gilt auch für den Aufruf zu weniger Kochsalz. Dieser Rat wurde zurückgezogen, nachdem klinische Studien bei einer Salzzufuhr unter 1500 Milligramm (mg) pro Tag eine höhere Sterblichkeit verzeichneten.[5] Die durchschnittliche Salzzufuhr in den USA liegt bei 3400 mg, was vermutlich ein guter Wert ist, auch wenn von offizieller Seite maximal 2300 mg pro Tag empfohlen werden. Ungehemmter Salzkonsum wiederum kann tatsächlich problematisch sein, denn in einem Bereich von 6000 bis 10 000 Milligramm pro Tag kann es tatsächlich zu unerwünschten Wirkungen auf Herz und Kreislauf kommen. Manche Menschen, zum Beispiel Nierenkranke, reagieren empfindlich auf Salz und sollten ihren Konsum beschränken. In diesen Fällen legen Sie die zulässige Menge gemeinsam mit dem behandelnden Arzt fest. Für die Mehrheit derer, die sich getreidefrei ernähren, ist jedoch eine leichte bis mäßige Nutzung von mineralreichem Salz, zum Beispiel Meersalz, gesünder als strenge Beschränkungen, insbesondere wenn man zugleich gesunde, kaliumreiche Lebensmittel wie Gemüse, Avocados oder Kokosnüsse zu sich nimmt.

Süßungsmittel. Wer sich gründlich mit der *Weizenwampe* beschäftigt hat, weiß, dass wir mit bestimmten Süßungsmitteln problemlos süße Backwaren herstellen können. Im *Weizenwampe-Kochbuch* und im *Weizenwampe-30-Minuten-Kochbuch* finden Sie diverse getreidefreie Rezepte, in denen diese Mittel zum Einsatz kommen. Unbedenkliche Süßungsmittel sind reine Stevia (flüssig oder als Pulver), Stevia mit Inulin (aber ohne Maltodextrin), Mönchsfrucht (Lo Han Guo), Erythrit und Xylit. (Achtung, Xylit ist für Hunde giftig.) Im Einzelfall kann jemand durch solche Süßungsmittel an seine Vorliebe für Süßes erinnert werden und Heißhunger auf andere Süßigkeiten entwickeln, aber das ist eher selten.

Keine fruktosehaltigen Süßungsmittel. Zu meiden ist nicht nur der stark fruktoselastige Maissirup (Fruktose-Glukose-Sirup), sondern zu meiden sind auch andere Fruktosequellen. Saccharose

(Haushaltszucker) besteht zu 50 Prozent aus Fruktose und unterscheidet sich damit kaum von Maissirup. Und gewisse »naturgesunde« Süßungsmittel wie Agavensirup (mit 90 Prozent Fruktose der Spitzenreiter) oder Kokoszucker sind letztlich auch nur Fruchtzuckerquellen. Manche Menschen süßen gern mit Honig oder Ahornsirup, weil es sich dabei um natürliche Zuckerquellen handelt, doch auch sie enthalten viel Fruktose und sollten sparsam eingesetzt werden.

Gemüse und Obst aus Bioanbau. Wo immer möglich und bezahlbar sollten Sie Bioprodukte kaufen, ganz besonders bei Lebensmitteln wie Heidelbeeren oder Brokkoli, die ungeschält verzehrt werden. Wo die Schale nicht mitgegessen wird, also zum Beispiel bei Bananen oder Avocados, ist Bioanbau weniger wichtig. Allerdings können die Pestizide und Herbizide auch hier bis ins Innere vordringen. Wenn Bioqualität nicht verfügbar ist, sollten Sie Früchte und Gemüse vor dem Verzehr zumindest unter warmem Wasser abspülen. So lassen sich Rückstände, beispielsweise von Perchloraten, entfernen, welche die Schilddrüsenfunktion blockieren können.

Möglichst wenig Bisphenol A (BPA). Diese Substanz steckt in Polycarbonaten (durchsichtiger, harter Kunststoff mit Recycling-Code 7) sowie in der Kunststoffinnenbeschichtung von Dosen und steht im Verdacht, die Hormonsteuerung zu stören und damit zu Herzinsuffizienz, Diabetes, Schilddrüsenstörungen und Gewichtszunahme beizutragen.[6] Kokosmilch aus der Dose könnte eine solche Quelle sein, wobei bestimmte Hersteller ausdrücklich BPA-freie Dosen nutzen. Angesichts der anhaltenden Diskussion lohnt es sich, hier genau hinzusehen oder nachzufragen.

Softdrinks und kohlensäurehaltige Getränke. Die Kohlensäure in gesprudelten Getränken greift die Knochen an, denn zur

Neutralisierung nutzt der Körper Kalziumsalze aus den Knochen. Gesünder sind frisches Wasser mit einem Spritzer Zitronen- oder Limettensaft, ein Krug kaltes Wasser mit Gurken- oder Kiwischeiben, Pfefferminze oder Orangenschnitzen aus dem Kühlschrank, schwarzer, grüner oder weißer Tee, Kräuter- und Früchtetees, ungesüßte Mandelmilch, ungesüßte Kokosmilch (aus dem Tetrapack im Kühlregal oder aus BPA-freien Dosen), Kokoswasser, Hanfmilch und Kaffee.

Keine gehärteten Fette. Hydrogenisierte Fette (Transfette) aus Fertigprodukten tragen zu Herzerkrankungen, Bluthochdruck und Diabetes bei.[7] Dies gilt besonders für gehärtete pflanzliche Fette, die in Keksen oder Aufstrichen stecken können. Da viele dieser Produkte mit Getreide und Zucker daherkommen, essen wir sie allerdings ohnehin nicht.

Nicht bei zu hohen Temperaturen garen. Sobald die Zubereitungstemperatur 230 °C überschreitet, kommen Glykierungs- oder Lipoxidationsreaktionen in Gang, bei denen Kohlenhydrate oder Proteine mit Nahrungsfetten reagieren. Solche Produkte tragen zu Bluthochdruck, der Entstehung von grauem Star, Arthritis, Herzerkrankung und Krebs bei.[8] Sie entstehen beim Frittieren (nicht beim Schmoren, das bei eher niedrigen Temperaturen abläuft), Grillen und allen Zubereitungen, bei denen die Oberflächen von Speisen anbrennen oder gar verkohlen.

Insgesamt bedeutet das: Empfehlenswert sind frische Lebensmittel, die gar keine Inhaltsstoffangaben benötigen und wenig verarbeitet sind. Solche Produkte sind in der Regel das Gesündeste für die ganze Familie und enthalten auch keine offensichtlichen oder versteckten Samen von Gräsern.

Getreidefreier Alkoholgenuss

Das ein oder andere Glas Wein, Brandy oder auch ein Cocktail passen durchaus zur getreidefreien Lebensweise. Mit einer falschen Wahl kann jedoch eine Autoimmunerkrankung neu aufflackern oder das Blutzuckerkarussell in Gang kommen. Eine kluge Wahl hingegen garantiert einen beschwingten Abend im Freundeskreis. Behalten Sie nur im Hinterkopf, dass auch kleine Mengen Alkohol das Abnehmen zum Stocken bringen können.

Wein ist nahezu perfekt für die getreidefreie Ernährung, ob weiß oder rot und unabhängig von der Rebe. Rechnet man die gesundheitlichen Vorteile von moderatem Weinkonsum (maximal 250 Milliliter pro Tag) hinzu, die der kombinierten Wirkung aus Alkohol, Anthocyanen (die für die tiefrote Farbe von Rotwein verantwortlich sind) und möglicherweise Resveratrol hinzu, ist Weingenuss ebenso angenehm wie gesund.

Mitunter allerdings wird Gluten zum Klären eingesetzt. Nach dem Aufkommen von BSE (»Rinderwahn«) erschien Gelatine nicht mehr sicher, sodass einzelne Winzer in Gluten eine Alternative sahen. Noch seltener werden Weinfässer mit einer weizenmehlhaltigen Paste versiegelt. Doch selbst wenn Gluten zum Klären verwendet wird, reicht die Menge kaum aus, um eine Immunreaktion zu provozieren.[9] Weinmixgetränke hingegen enthalten häufig Gerstenmalz und natürlich mehr Kohlenhydrate und Zucker, weshalb sie nicht zu empfehlen sind.

Praktisch alle **Biersorten** werden aus Getreide zubereitet und sind damit tabu, weil stets messbare Mengen an Getreideproteinen zurückbleiben, im Durchschnitt zwei bis drei Gramm pro 500 Milliliter. Das ist nicht viel, reicht aber auch, um den Appetit anzuregen, Entzündungen zu provozieren und Autoimmunreaktionen auszulösen. Menschen mit Zöliakie oder besonders ausgeprägter Glutenempfindlichkeit sollten auf Bier völlig verzichten. Über glutenfreie Sorten kann man reden, wobei ich zu bedenken gebe, dass auch diese natürlich aus den Samen von Gräsern hergestellt werden. In einem glutenfreien Produkt sollen weder Gliadin noch Gluten vorliegen (die gesetzliche Grenze liegt bei maximal 20 ppm), aber dennoch besteht ein gewisses Potenzial für unerwünschte Reaktionen auf andere Getreideproteine. Wer nicht von Zöliakie oder Glutensensitivität betroffen ist, kommt mit Hirsebier oder Reisbier meist gut zurecht, wobei häufig auch Gerstenmalz enthalten ist – hier muss man vermutlich selbst ausloten, wo die Grenzen des eigenen Körpers liegen. Bier ist jedenfalls das kritischste alkoholische Getränk, und man sollte vorsichtig damit umgehen. Informieren Sie sich zu den glutenfreien Sorten in Zöliakie-Foren oder auf spezialisierten Internetseiten, und beachten Sie auch den jeweiligen Kohlenhydratgehalt. (Mehr zu informativen Internetseiten und Bezugsquellen finden Sie in Anhang D.)

Wodka aus Getreide (zum Beispiel Absolut, Grey Goose, Ketel One, SKYY und Stolichnaya) kann bei extremer Glutenempfindlichkeit oder Zöliakie die falsche Wahl sein. Zu den weizenfreien Sorten zählen Belvedere (Roggen), Finlandia (Gerste) sowie Smirnoff (Mais), die aber natürlich alle auf Getreide beruhen. Den meisten Menschen macht der geringe

Gehalt an Getreideproteinen (unter 20 ppm) in diesen Getränken nichts aus. Absolut getreidefrei sind Wodkas wie Chopin (aus Kartoffeln) oder Ciroc (aus Trauben). Aromatisierte Varianten sind häufig mit Zucker oder Fruktosesirup gesüßt und gehören daher nicht ins Glas. Normalerweise sind schlichte, nicht aromatisierte Wodkas das Sicherste.

Die meisten **Whiskeys** sind bei hochgradiger Sensitivität gegenüber Getreideproteinen nicht zu empfehlen, weil sie aus Roggen, Gerste, Weizen und Mais destilliert werden. Andererseits liegt der Glutengehalt fast immer unter 20 ppm, was aus Sicht des Gesetzgebers auch bei Zöliakie als unbedenklich gilt. Einzelne Menschen scheinen dennoch auf Whiskey aus Getreide zu reagieren, sodass der Konsum bekannter Marken wie Jack Daniel's (Gerste, Roggen und Mais), Jameson (Gerste) oder Bushmills (Gerste) eine Glutenreaktion nach sich ziehen könnte. Wer nicht extrem empfindlich reagiert, wird angesichts der sehr geringen Menge an Getreideproteinen jedoch keine Probleme haben.

Brandy und **Cognac** sind normalerweise gut verträglich, weil sie aus Wein hergestellt werden. Einen Grand Marnier, Courvoisier oder Rémy Martin dürfen Sie also getrost genießen. In Ausnahmefällen (zum Beispiel bei Martell) können Karamellfarbstoffe eine mögliche Getreidequelle darstellen.

Rum wird aus Zuckerrohr gewonnen und enthält keinerlei Getreiderückstände. Für aromatisierte oder gewürzte Rumvarianten gilt jedoch: Finger weg. Hier können sich getreidebasierte Zusätze, hoher Zucker oder Fruktosesirup verstecken.

Zu den unbedenklichen **Likören** zählen Kahlúa (mit Milchbestandteilen), Fruchtliköre wie Triple Sec oder Cherry Kijafa, Amaretto und Bailey's Irish Cream (mit Milchbestandteilen). Besonders glutenempfindliche Menschen sollten auf Whiskeyanteile achten, weil die Whiskeymarke meist nicht angegeben ist. Auch der Zuckergehalt ist bei Likören nicht zu vernachlässigen.

Zeitlich realistische Aussichten bei Getreidefreiheit

In Kapitel 6 habe ich erklärt, wie es dem Menschen ergeht, wenn er aufhört, Getreide zu essen. Die Umstellungsphase ist nicht so einfach. An dieser Stelle möchte ich noch einmal genauer darauf eingehen, was man wann erwarten darf, wenn man alles Getreide aus der Ernährung verbannt. Die Zeitangaben sind dabei nur Richtwerte, die je nach dem bisherigen Getreideanteil der Ernährung, Zustand der Darmflora und der Schilddrüse, Alter, Geschlecht, Art und Intensität der Entzündungsbereitschaft oder Autoimmunreaktion und anderen Faktoren schwanken können. Trotzdem kann man anhand dieses Fahrplans ungefähr abschätzen, was das Experiment Getreidefreiheit in welcher Reihenfolge mit sich bringt.

Woche 1: Für rund 40 Prozent der Umstellungswilligen ist das die härteste Phase. In diesem Zeitraum leiden sie unter dem Entzug der Getreideopiate und reagieren mit Müdigkeit, Übelkeit, Kopfschmerzen und Depressionen (typischen Opiatentzugserscheinungen). Deshalb steigt das Verlangen nach Getreideprodukten. Das bedeutet *nicht,* dass hier ein echtes Bedürfnis nach Getreidebestandteilen vorliegt, sondern ist lediglich Ausdruck des Opiatentzugs aus Gliadin und verwandten Proteinen. Da es auch zu Schwindelgefühlen und Muskelkrämpfen kommen kann, ist auf ausreichende Wasserzufuhr, gutes Kochsalz und ergänzende Magnesiumeinnahme zu achten.

Der Entzug ist hart, aber dafür kommt der Gewichtsverlust häufig zügig in Gang. Viele (aber keineswegs alle) Menschen bauen in der ersten Woche bis zu 450 Gramm pro Tag ab, wobei sowohl Wasser als auch Bauchfett schwinden. Gegen Ende dieser Woche profitiert auch die Schlafqualität: Der Schlaf wird tief und erholsam, und die Beine reagieren weniger unruhig.

Woche 2 bis 4: Die meisten Menschen erleben bereits in Woche 2 einen echten Umschwung in Bezug auf Gefühlslage, Energie und die Gesundheit von Haut und Gelenken. Saurer Reflux und Sodbrennen lassen nach, beim Reizdarmsyndrom auch der Stuhldrang, Schmerzen in Fingern und Gelenken gehen zurück, Depressionen bessern sich, der Appetit ist im Zaum zu halten, und bei Bulimie oder Fressattacken denkt man nicht mehr rund um die Uhr ans Essen. Auch häufige Hautprobleme wie Ekzem, Akne und Seborrhö bilden sich zurück.

Die Mehrheit nimmt weiter ab, wenn auch etwas langsamer. Viele verspüren jetzt einen Energieschub. Bei chronischer Migräne kommt es in zahlreichen Fällen zu einer teilweisen oder vollständigen Linderung. Frauen mit schmerzhaften Symptomen im Rahmen des prämenstruellen Syndroms verspüren ab Woche 2 eine

Besserung (je nachdem, an welchem Punkt in ihrem Zyklus die Umstellung stattgefunden hat).

Woche 5: Die frühe Phase des Opiatentzugs ist ausgestanden. Wenn der Stoffwechsel sich bisher aufgrund des Getreideverzehrs stark auf Kohlenhydrate gestützt hatte, müsste inzwischen wieder reichlich Energie vorhanden sein. Kohlenhydratentzug, besonders das Fehlen der Amylopektine, entzieht dem Körper zunächst Energie, bis er sich auf Fettverbrennung umgestellt hat. Ab diesem Zeitpunkt steigt der Energiepegel, und auch die Laune bessert sich.

In den ersten Wochen ohne Getreide merken viele Hobbysportler und Leistungssportler, dass ihre Zeiten und die Leistungsfähigkeit insgesamt beim Laufen, Schwimmen, Radfahren und anderen Aktivitäten schlechter werden. Ab der fünften Woche jedoch ist die Leistung fast immer *besser* als vor dem Getreideverzicht. Man braucht keinen Kohlenhydratschub mehr, und auch bei Ausdauersportarten ist der Kohlenhydratbedarf deutlich geringer als früher. Mittlere Belastungen wie acht Kilometer Joggen, 15 Kilometer Radfahren oder eine Stunde Aerobic erfordern weder Energydrinks noch Energieriegel oder sonstige Extras, denn der Körper arbeitet viel effizienter, wenn er auf die eigenen Fettreserven zugreift.

Bei Patienten mit chronischem Müdigkeitssyndrom oder Fibromyalgie tritt normalerweise zu diesem Zeitpunkt eine teilweise oder vollständige Besserung ein. Tatkraft und gute Laune kehren zurück, und Muskelschmerzen, Gelenkschmerzen und Steifheit erfahren Linderung. Auch Hormonstörungen in Form von schwieriger Menstruation (bei Frauen) oder vergrößerten Brustdrüsen (bei Männern) brauchen so lange, bis sie sich bessern. Die entsprechenden hormonellen Verschiebungen wie ein unangemessen hoher

Mit 17 hatte ich erstmals schreckliche Migräne. Ich weiß noch, dass ich zur Apotheke fahren und ein Schmerzmittel kaufen wollte, doch die Schmerzen waren so schlimm, dass ich nahezu fahruntüchtig war. Danach hatte ich 20 Jahre mit Kopfschmerzen zu kämpfen. Ich wurde gründlich durchgecheckt, probierte es mit verschiedenen Medikamenten, ging zur Beschäftigungstherapie, arbeitete mit einem »Kopfschmerzspezialisten« – nichts half. Vor zehn Jahren gesellte sich dann Sodbrennen hinzu, das so schlimm wurde, dass ich irgendwann mit Verdacht auf Herzinfarkt in der Notaufnahme saß. Man machte EKGs, Belastungstests und viele andere Untersuchungen und diagnostizierte schließlich Reflux. Also erhielt ich Säureblocker. Mit bis zu vier verschiedenen Pillen pro Tag versuchte ich, das Sodbrennen in den Griff zu bekommen.

Ich wusste, dass ich abnehmen musste. Ein Kardiologe sagte: »Sie brauchen einen Magenbypass, sonst werden Sie niemals abnehmen.« Ein anderer Arzt und die Ernährungsberaterin sagten, ich dürfte »nichts Weißes« essen, also keinen weißen Zucker, weißen Reis, Weißmehlprodukte und so weiter. Vollkorn bitte! Also aß ich brav Vollkornbrot, Vollkornnudeln und Vollkornflocken. Nach gut einem Jahr ging es mir noch schlechter, und ich hatte ein weiteres Kilo zugenommen. Meine Gedanken drehten sich nur noch ums Essen! Ich aß ein Sandwich, und schon eine Stunde später hatte ich nur noch das nächste Sandwich im Kopf. Ich war ständig gereizt, und meine Haut sah furchtbar aus. Meine Haut war nie

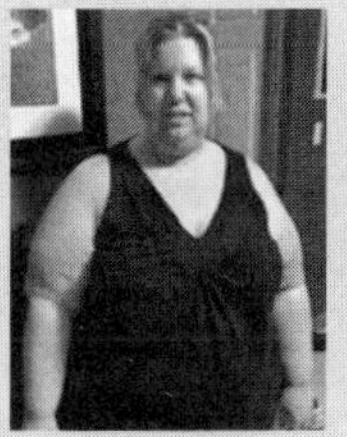
Vorher

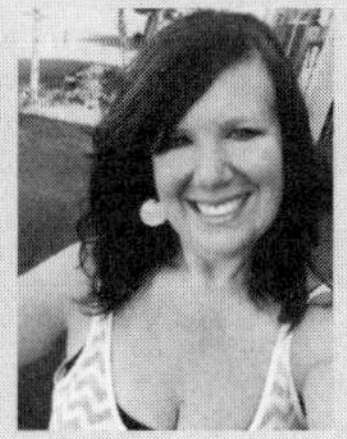
Nachher

besonders rein gewesen, aber in diesem Jahr wurde die Akne deutlich schlimmer. Ich weinte viel und konnte nicht richtig schlafen. Das war kein Leben, und es war unfair gegenüber meinen Töchtern, meinem Mann, der Familie und natürlich mir selbst.

Im Februar 2012 meldete ich mich im Fitnessstudio zu einer Ernährungs- und Sportberatung an und bekam von beiden Experten schon beim ersten Termin zu hören: »Sie müssen *Weizenwampe* lesen.«

Zwei Wochen später stieg ich dort wieder auf die Waage. Ich war 13 Kilo leichter! Die chronische Migräne: weg. Das chronische Sodbrennen: weg. Für beides konnte ich alle Medikamente absetzen. Bis heute, also fast zwei Jahre später, hatte ich keinen einzigen Migräneanfall und auch kein Sodbrennen mehr. Mittlerweile habe ich 90 Kilo abgenommen. Es geht mir unglaublich gut.

Mein Herz war vergrößert, doch in der letzten Untersuchung war die Größe wieder normal. Der Ruhepuls ist von 90 auf 60 zurückgegangen. Ich bin nicht mehr depressiv, kann mich gut konzentrieren und schlafe gut. Meine Energie hat derart zugenommen, dass ich ein neuer Mensch geworden bin. Natürlich habe ich Sport getrieben und auch noch mehr an der Ernährung gedreht. Doch der entscheidende Schalter für mein Leben und meine Gesundheit war die Beherzigung der weizen- und glutenfreien Ernährung gemäß der *Weizenwampe*-Vorgaben.

Ich bin so dankbar für mein neues Leben ganz ohne Magenoperation! Das hätte ich nie für möglich gehalten.

Amy, Chaska, Minnesota

Östrogenspiegel und Entzündungssymptome schwinden mit dem Bauchfett, das inzwischen deutlich weniger sein sollte.

Ab Woche 6: Komplexere Gesundheitsbeschwerden, die auf Autoimmunkrankheiten und Entzündungen beruhen, brauchen oft sechs oder mehr (!) Wochen, bis hier eine deutliche Linderung oder Heilung eintritt. Nach sechs Wochen sind bei Autoimmunerkrankungen wie rheumatoider Arthritis, Lupus erythematodes, Multipler Sklerose, Hashimoto-Thyreoiditis, Polymyositis, Polymyalgia rheumatica oder Psoriasis erste Fortschritte zu verzeichnen, die in den folgenden Monaten kontinuierlich weitergehen. (Wie man bei Autoimmunerkrankungen die Chancen auf vollständige Heilung erhöht, ist in Kapitel 13 erläutert.) Entzündliche Erkrankungen wie Osteoarthritis in Hüfte und Knien reagieren ebenfalls langsamer, bessern sich aber in den kommenden Monaten weiterhin. Der Umfang der Regeneration ist sehr unterschiedlich und hängt auch davon ab, wie sehr der Knochen bereits unwiderruflich geschädigt ist.

Auch neurologische Erkrankungen reagieren eher allmählich, denn das Nervensystem heilt nur langsam und in Grenzen. Multiple Sklerose, die Koordinationsstörungen bei zerebellärer Ataxie sowie Schmerzen und Prickeln bei peripherer Neuropathie reagieren mitunter erst nach Monaten oder gar Jahren, aber sie schreiten zumindest nicht weiter fort. Neurologische Schäden durch Getreidekonsum sollten genauso behandelt werden wie Autoimmunkrankheiten. Für möglichst gute, langfristige Heilungsaussichten berücksichtigen Sie auch die Strategien aus Kapitel 13.

Getreidefreie Ernährung ist erschwinglich

So mancher schreckt vor der getreidefreien Ernährung zurück, weil er bei den Stichworten »Bio«, frisches Obst, Gemüse und Fleisch horrende Lebensmittelkosten befürchtet, welche die Haushaltskasse sprengen. Wie soll man ohne all die schnellen, praktischen, billigen Produkte überleben?

Solche Bedenken sind absolut unbegründet. Es stimmt, Sie kaufen teurere Lebensmittel als früher. Aber unter dem Strich geben Sie genauso viel aus. Menschen, die Haushaltsbuch führen, bemerken teilweise sogar einen leichten Einspareffekt. Die Rechnung lautet nämlich so: Wenn alle Produkte wegfallen, die den Appetit anregen, braucht man pro Tag und Person 400 Kalorien weniger. In einer fünfköpfigen Familie sind das rund 2000 Kalorien pro Tag – das heißt 60 000 Kalorien im Monat –, die gar nicht erst gekauft werden. Nicht wenige Familien sparen ohne Getreide 3000 bis 4000 Kalorien *pro Tag* ein: keine Chips, keine Kekse, keine Tiefkühlpizza, keine Frühstücksflocken und kein Herumnaschen. Das ist, als würde ein unsichtbarer zusätzlicher Esser mit reichlich Appetit wegfallen. Im Laufe des Monats sind das rund 90 Mahlzeiten, die man gar nicht erst einkaufen und zubereiten muss.

Dennoch kann man die Kosten beim Einkaufen mit weiteren Strategien senken. Nicht jeder kann oder will alle Vorschläge beherzigen, doch schon wenige Maßnahmen tragen zu Einsparungen bei. Bedenken Sie dabei: Der Mensch hat sich in einer Welt entwickelt, in der die Nahrung kostenlos war, weil wir sie in der Umgebung selbst gesammelt und gejagt haben. Das sollten Sie immer im Hinterkopf behalten. Je mehr wir zu dieser Lebensweise zurückkehren, desto eher essen wir Nahrung, die nicht nur kostenlos, sondern auch gesünder ist.

Welche der folgenden Möglichkeiten können Sie umsetzen?

Eigenanbau. Wie wäre es mit grünen Bohnen, Tomaten, Gurken und Früchten aus dem eigenen Garten? Dazu reicht bereits ein Stückchen Land von zwei mal zwei Metern, das man mit Kaffeesatz und Kompost düngen kann. Anfänger beginnen mit Gemüsesorten wie Gurken, Zucchini und Kürbis, bei denen man nicht viel falsch machen kann. Wenn Sie von Anfang an kein Hybridsaatgut verwenden, sondern traditionelle Samen, können Sie ein paar Kerne für das Folgejahr aufbewahren und dann mit eigener Aussaat fortfahren.

Einfrieren oder Einkochen. Was nicht gleich verbraucht wird, lässt sich einfrieren, einkochen oder vergären, damit die Familie jederzeit etwas Gutes zu essen hat. (Zum Selbstvergären oder Fermentieren siehe auch Anhang A.)

Kräuter ziehen. Basilikum, Oregano, Zitronenmelisse und andere Kräuter wachsen auf der Fensterbank oder auf dem Balkon. Schneiden Sie lieber ein paar frische Blätter von der eigenen Pflanze, wo sie schnell nachwachsen, als wenige Stängel in einer Kunststoffbox zu kaufen.

Beeren aus dem Garten. Himbeeren, Brombeeren und Johannisbeeren aus dem eigenen Garten kann man Jahr für Jahr in der Erntezeit selbst pflücken. In der Gärtnerei oder im Gartencenter sind die Pflanzen günstig zu erstehen. Vielleicht hat auch der Nachbar Ableger, denn viele Pflanzen muss man ohnehin ständig zurückschneiden. Auch ein Weinstock liefert im Herbst wochenlang frische Trauben.

Ein Apfelbäumchen pflanzen. Ernten Sie Äpfel, Birnen oder Kirschen vom eigenen Baum. Das ist natürlich eine langfristige Strategie, weil ein Baum erst nach einigen Jahren Früchte trägt. Wenn es aber einmal so weit ist, wird man der Menge kaum Herr, zumal man bei der getreidefreien Lebensweise wegen des hohen Zuckergehalts der modernen Sorten ohnehin nicht viel Obst isst.

Bäume in der Nachbarschaft abernten. Viele Bäume werden von ihren Besitzern nicht mehr abgeerntet, sodass die reifen Früchte am Ende als Fallobst vergammeln. Erkundigen Sie sich, wem ein solcher Baum gehört und ob man solche Früchte ernten darf. Auch Wildpflanzen wie Brennnesseln oder Pilze dürfen vielerorts für den Eigenbedarf (eine Mahlzeit) gesammelt werden. Achten Sie dabei auf eine umweltfreundliche Entnahme, damit dort auch im Folgejahr wieder etwas wächst. Pilzfreunde sammeln nur die Sorten, die sie sicher kennen, und schneiden den Pilz sauber mit dem Messer ab.

Fettes und preisgünstiges Fleisch. Fett ist ein gesundes Lebensmittel, das angenehm satt macht. Gegen fette Fleischstücke von Weidetieren, beispielsweise ein schönes Schulterstück, ist also nichts einzuwenden. Natürlich wird das Fett mitgegart und mitgegessen. Lassen Sie sich beim Fleischer beraten. Zähe Stücke bearbeitet man vor der Zubereitung mit dem Fleischklopfer oder lässt sie bei niedrigen Temperaturen langsam garen.

Fett aufbewahren. Fleischfett kann man in einem sauberen Glas (kein Plastikgefäß) auffangen und abkühlen lassen. Solches Fett eignet sich später gut zum Garen und ist gesünder und billiger als mehrfach ungesättigte pflanzliche Öle aus der Flasche.

Knochen nutzen. Knochen kann man aufheben oder beim Metzger kaufen. (Manche geben Knochen auch kostenlos ab.) Sie verleihen der Suppe mehr Gehalt und lassen sich durch günstiges Suppenfleisch ergänzen. Drei Pfund Knochen und ein Stück preiswertes Fleisch mit Zwiebeln, Möhren, Sellerie und etwas Tomatenpaste ergeben eine köstliche Suppe, die mehrere Tage reicht. Eine Brühe aus Rinder- oder Hühnerknochen kann jedes Gemüsegericht oder andere pikante Gerichte aufpeppen und kostet letztlich kaum etwas.

Mehr Eier. Mit Gemüse, Öl, Oliven, Kräutern und anderen Zutaten kann man aus Eiern herrliche Omeletts und Quiches (mit Teig aus Nussmehl; Rezepte hierfür in den *Weizenwampe*-Kochbüchern) zubereiten. So erhält man für wenig Geld ein gutes Frühstück oder Abendessen. Eier können Sie palettenweise direkt beim Erzeuger oder auf dem Wochenmarkt erstehen, wo man sich persönlich davon überzeugen kann, dass diese Hühner frei auf der Wiese herumlaufen dürfen.

Getrocknete Lebensmittel. Ein Dörrautomat macht sich rasch bezahlt, denn damit kann man Fleischreste, Gemüse und Früchte haltbar machen und in gesunde Snacks verwandeln. Würzen Sie das Dörrgut vorher mit Kurkuma, Paprika, Meersalz und anderen Gewürzen.

Direkt beim Erzeuger kaufen. Kurze Handelsketten bedeuten, dass man gute Qualität zum fairen Preis bekommt, damit auch die Erzeuger davon leben können. Gemüse gibt es im Hofladen oder auf dem Wochenmarkt. Gärtnereien bieten Gemüsekisten an, die ins Haus geliefert werden. Größere Mengen wie einen Sack Äpfel oder Kartoffeln können Sie vielleicht mit den Nachbarn teilen.

Intermittierendes Fasten. Gelegentliches Fasten ist aus meiner Sicht zwar keine sinnvolle Sparmaßnahme, ist bei der weizenfreien Ernährung aber auch kein Problem und so wohltuend, dass es letztlich tatsächlich auch die Lebensmittelausgaben senkt. Wer alle zehn Tage 36 Stunden fastet, muss an 4,5 Tagen im Monat nicht einkaufen, kochen und essen. Gleichzeitig tut man dem Körper einen Gefallen, senkt den Blutzucker und das Herzrisiko und verbessert die Insulinempfindlichkeit. Hinzu kommt, dass man anschließend Konsistenz und Geschmack aller Speisen mehr zu schätzen weiß. Fasten bedeutet den Verzicht auf Nahrung, nicht auf reichlich Flüssigkeit. Wer nicht genügend trinkt, wird mit Benommenheit und Übelkeit zu kämpfen haben. (Mehr dazu in Kapitel 14.) Achtung: Diabetiker müssen eventuell ihre Medikation anpassen, damit es nicht zu einer gefährlichen Unterzuckerung kommt. Bitte sprechen Sie vorher mit Ihrem Arzt!

Am meisten Geld spart man natürlich mit einem großen Garten und einer Umgebung, wo man essbare Pflanzen und Pilze sammeln und auf die Jagd oder zum Angeln gehen kann. Wer seinen Jagd- oder Angelschein macht, kann so rasch die Tiefkühltruhe füllen. Viele scheuen vor einer solchen naturnahen Lebensweise zurück, doch ich glaube, dass es dem Menschen gut anstünde, wenn er begreift, dass wir ursprünglich in kleinen hungrigen Familienclans durch die Welt streiften.

Abgesehen von dem Geld, das sich durch die Umsetzung dieser Tipps sparen lässt, brauchen wir und unsere Angehörigen mit der neuen Ernährung weniger Säureblocker oder andere Mittel gegen Reflux, Blutdrucksenker, Cholesterinsenker, Schmerzmittel und Antidepressiva. Und wir müssen seltener zum Arzt oder ins Krankenhaus. Glauben Sie immer noch, dass Getreideverzicht teuer ist? In vielen Fällen dürfte die Rechnung Null auf Null aufgehen, oder Sie sparen dabei sogar etwas ein.

Teil III

Weizenfrei und nährstoff-optimiert

Rundum gesund mit Köpfchen

8. KAPITEL

Getreidebedingte Nährstoffmängel ausgleichen

»Populationen, deren Versorgung von den Grundnahrungsmitteln Getreide und Hülsenfrüchte abhängig ist, essen viel Phytinsäure. (…) Diese Substanz bindet wichtige Mineralstoffe wie Eisen und Zink in Form von Salzen, die weitgehend ausgeschieden werden. Dieses Phänomen kann Nährstoffe entziehen und Mangelzustände hervorrufen.«

Victor Raboy,
amerikanisches Landwirtschaftsministerium (USDA)

Seit fünf Tagen treiben Sie schiffbrüchig durch die Wellen und klammern sich an Ihr Stück Treibholz. Die Sonne brennt auf die ungeschützte Haut, der Körper ist dehydriert und am Verhungern, die Fische knabbern bereits an Ihnen herum, doch wie durch ein Wunder werden Sie gerettet. Körperlich sind Sie allerdings noch nicht über den Berg. Sie brauchen Nahrung, Wasser und medizinische Hilfe, während Sie sich selbst versprechen, nie wieder segeln zu gehen. Genauso ist es, wenn man sich mühsam vom »gesunden Vollkorn« losgestrampelt hat. Jetzt geht es darum, die Wunden zu heilen und Nährstoffmängel anzugehen.

Ja, es werden Nährstoffmängel vorliegen. Sie haben zu viele Kalorien, aber zu wenige Nährstoffe bekommen. Dass Getreide Nährstoffmängel hervorruft, widerspricht dem aktuellen Konsens. Die konventionell eingestellte Ernährungswissenschaft und Diätberatung hält Getreide für ein unverzichtbares Grundnahrungsmittel, ohne dass es zu Mangelernährung kommt – man wird angeblich krank. Es stimmt zwar, dass jemand, der Weißmehlprodukte durch Vollkornprodukte ersetzt, mehr B-Vitamine und Ballaststoffe zu sich nimmt, denn es ist immer gut, wenn man etwas Ungesundes durch etwas weniger Ungesundes ersetzt. Das bedeutet jedoch nicht, dass viel Vollkorn besser ist als gar kein Getreide. Getreideprodukte werden gezielt mit Nährstoffen angereichert, um ihre Wirkung als Nährstoffkiller auszugleichen.

Die spezielle Kombination aus verdauungsbehindernden Substanzen in den Samen von Gräsern bedeutet, dass wir uns einer Vielzahl an schwer verdaulichen, toxischen, allergen und irritierend wirkenden Stoffen aussetzen. Daran ändern auch zugesetzte Vitamine und Mineralstoffe nichts.

In Kapitel 4 habe ich im Detail erläutert, wie Getreide die Versorgung mit Nährstoffen behindert. In Kapitel 5 haben wir das Thema Nahrungsergänzungsmittel gestreift, soweit es den Entzugsprozess betrifft. Im aktuellen Kapitel geht es um Nährstoffe, an denen häufig ein Mangel besteht, der nach erfolgreichem Getreideentzug korrigiert werden sollte. Nach der Rettung folgt die Heilung, und dabei geht es um mehr als um den zugeworfenen Rettungsring.

Eiserne Energie

Getreidekonsum ist – nach Blutverlust – die zweithäufigste Ursache für Eisenmangel. Wie in Kapitel 4 dargelegt, ist dies eine Erklärung, weshalb in Kulturen mit einem hohen Getreideanteil in der Ernährung die Eisenmangelanämie so verbreitet ist, und zwar besonders bei Kindern im Wachstumsalter. Trotz der hohen Verfügbarkeit von Getreide, das teilweise sogar mit Eisen angereichert wird, ist Eisenmangel ein weltweites Problem, von dem rund zwei Milliarden Menschen betroffen sind.[1] Anthropologen kamen zu dem Schluss, dass die Erbkrankheit Hämochromatose eine Mutation darstellt, welche die schlechte Eisenaufnahme kompensierte, denn bereits die 50 Milligramm (mg) Phytat in einer normalen Getreideportion können die Eisenaufnahme um 80 bis 90 Prozent zurückgehen lassen. Sobald Darmentzündungen jeglicher Art hinzukommen, geht die Resorption noch weiter zurück.

Eisenmangel äußert sich durch Symptome wie Schlappheit, Benommenheit, ständiges Frösteln (das auch auf einer Schilddrüsenunterfunktion beruhen kann), Kurzatmigkeit und Konzentrationsstörungen. Sobald wir kein Getreide mehr essen, kann der Körper das Eisen problemlos aufnehmen, und Ergänzungsmittel sind nur erforderlich, wenn eine Eisenmangelanämie oder ein niedriger Spiegel des Eisenspeicherproteins Ferritin vorliegen. In solchen Fällen kann eine mehrmonatige Einnahme von frei verkäuflichen oder verschreibungspflichtigen Eisenpräparaten sinnvoll sein, damit man schneller wieder zu Kräften kommt.

Tierische Produkte enthalten viel Hämeisen, wobei das Eisen an Hämoglobin (aus den roten Blutkörperchen) oder Myoglobin (aus den Muskeln) gebunden ist, wohingegen Pflanzen Nicht-Hämeisen liefern. Von Hämeisen nehmen wir etwas 30 Prozent auf; von Nicht-Hämeisen etwa halb so viel.[2] Das bedeutet, dass Eier, Fleisch (Rind, Schwein, Geflügel), Organe (Leber) und Muscheln ausgezeichnete Eisenlieferanten sind. Die besten pflanzlichen Quellen sind Spinat, Mangold, Grünkohl, Rübensirup, Kürbiskerne, Limabohnen und Kidneybohnen. Die empfohlene Tageszufuhr (RDA) liegt für Eisen bei 8 mg pro Tag für erwachsene Männer und Frauen, 18 mg für Frauen während der Menstruation und 27 mg für Schwangere (jeweils bezogen auf elementares Eisen, also das reine Eisengewicht). Jugendliche im Wachstum benötigen 12 bis 16 mg pro Tag. Veganer und Vegetarier sollten den doppelten Eisenbedarf ansetzen, weil sie ihr Eisen ausschließlich in Form von Nicht-Hämeisen aufnehmen.

Eisenergänzungsmittel werden in Form von Eisenfumarat, Eisensulfat oder Eisengluconat eingenommen. (Es gibt noch weitere Eisenverbindungen, die jedoch vom Körper so schlecht aufgenommen werden, dass sie nicht zu empfehlen sind.) Eisenfumarat hat dabei die beste Resorptionsrate (33 Prozent), Eisengluconat die schlechteste (zwölf Prozent).[3] Die jeweilige Menge ist nach dem Gewicht des Eisenanteils zu dosieren, nicht nach dem Gesamtgewicht der Eisenverbindung. Wegen der unvollständigen Aufnahme werden bei Eisenmangel normalerweise 50 bis 60 mg elementares Eisen pro Tag in zwei bis drei Dosen (zur besseren Aufnahme) verordnet. Das Auffüllen der Eisenspeicher dauert zumeist nur einen bis zwei Monate, und derartige Mengen sollten nur auf ärztlichen Rat hin eingenommen werden. Es gibt auch Präparate, die Hämeisen liefern. Sie werden leichter aufgenommen und wirken sich nicht so negativ auf den Verdauungstrakt aus. Eisenpräparate dürfen nur bei nachweislichem Eisenmangel oder regelmäßigem Blutverlust (Menstruation oder Geburt) eingenommen werden. Die Wirkung muss ärztlich überwacht werden, denn eine zu hohe Eisenzufuhr kann giftig sein, besonders wenn viel Bauchfett vorliegt. Der Eisengehalt von Speisen steigt auch, wenn man in Eisentöpfen und -pfannen kocht. Selbst bei Edelstahl kann Eisen in die Nahrung übergehen, vor allem bei der Zubereitung säurehaltiger Gerichte mit Tomatensauce, Zitronensaft oder Essig. Bei neuem Kochgeschirr aus Gusseisen, langen Garzeiten oder häufigem Umrühren liegt die Menge pro Portion zwischen 1 und 6 mg Eisen.[4]

Aufgrund ihres entzündeten Dünndarms brauchen Menschen mit Zöliakie und Morbus Crohn mitunter länger Eisenpräparate, weil auch die schlechtere Aufnahme ausgeglichen werden muss. Im Leistungssport kann Eisenmangel, der sich lediglich in Form von niedrigen Ferritinspiegeln, nicht aber als Anämie zeigt, ein echter Hemmschuh sein. Daher sollten Sportler ihren Eisenstatus über Ferritin- und CBC-Messungen dokumentieren. Frauen und vegetarische Sportlerinnen können ein niedrig dosiertes Ergänzungsmittel in Erwägung ziehen, um Abweichungen auszugleichen oder einem Mangel vorzubeugen. (Der beratende Arzt sollte sich mit den Bedürfnissen von Sportlern auskennen und regelmäßig die Ferritinmenge bestimmen.) Auch Menschen mit zu wenig Magensäure (Hypochlorhydrie) aufgrund von langjährigem Getreidekonsum brauchen bei einem Eisenmangel vielleicht länger Eisenpräparate und profitieren möglicherweise von Maßnahmen für eine höhere Magensäureproduktion.

Zink, das wichtige Bindeglied

Phytate hemmen nicht nur die Eisenaufnahme, sondern auch die Aufnahme von Zink, weshalb Zinkmangel bei Getreidekonsum sehr verbreitet ist. Die Symptome sind weit gestreut und umfassen Hautausschläge, gestörte Geschmackswahrnehmung, unerklärliche Diarrhö und andere Magen-Darm-Störungen, Wachstums- und Entwicklungsverzögerungen bei getreideabhängigen Kindern, erhöhte Infektanfälligkeit, schlechte Wundheilung, eingeschränkte Lernfähigkeit und andere chronische Gesundheitsprobleme. Zudem enthält Getreide im Vergleich zu Fleisch, Geflügel, Muscheln oder Innereien nur wenig Zink.[5] Daher kann es bei Veganern und Vegetariern, die Getreide essen, zu starkem Zinkmangel kommen.

Wegen der begrenzten Verfügbarkeit von Fleisch und anderen tierischen Produkten und dem hohen Getreideanteil an der Kalorienzufuhr sind rund 25 Prozent der Weltbevölkerung von mehr oder weniger starkem Zinkmangel betroffen.[6] Die Zinkversorgung wird damit allmählich zu einem zentralen Thema für die Gesundheit der Weltbevölkerung.

Da der menschliche Körper pro Tag rund 15 mg Zink benötigt, um alle immunologischen und neurologischen Prozesse und Reparaturfunktionen durchzuführen, an denen Zink beteiligt ist, kann die ergänzende Zufuhr wichtig sein. Dies gilt besonders in den ersten Monaten ohne Getreide, wenn der Verdauungstrakt sich von den vorherigen Verwüstungen erholt. Die empfohlene Tageszufuhr für Erwachsene liegt bei 11 mg Zink pro Tag für Männer, 8 mg für Frauen, 11 mg für Schwangere und 12 mg für stillende Mütter. Normalerweise lässt sich der Zinkbedarf gut über die Nahrung decken. 180 Gramm Rinderbraten liefern 6 mg Zink, zwei Scheiben Schweinelende 5,8 mg, 125 Gramm Hühnerbrust 1 mg, 90 Gramm Königskrabbe 6,5 mg. Über Gemüse, Nüsse, Käse und andere Milchprodukte sowie andere Meeresfrüchte nehmen wir nur bescheidene Mengen von unter 1 mg pro Portion auf.

Bei Ergänzungsmitteln wie Zinkgluconat, Zinksulfat und Zinkacetat sollte man auf die Menge an elementarem Zink in der Verbindung achten, nicht auf das Gesamtgewicht. Da zusätzliche Zinkgaben die Mengen aus der Nahrung wirklich nur ergänzen sollen, ist eine mäßige Zufuhr von 10 bis 15 mg pro Tag völlig ausreichend. Veganer und Vegetarier, die keine zinkreichen tierischen Produkte verzehren, sondern sich zumeist auf Hülsenfrüchte stützen, deren Phytate die Zinkaufnahme leider hemmen, brauchen üblicherweise höhere Dosen von 15 bis 25 mg täglich. (Insgesamt sind 35 bis 40 mg nicht zu überschreiten, denn in zu hohen Mengen kann Zink auch giftig sein.) Wenn man Hülsenfrüchte vor dem Essen einige Stunden einweicht, geht der Phytatgehalt zurück. Das hilft Menschen mit Zinkmangel. Wer bis zur Umstellung auf getreidefreie Ernährung unter entzündlichen Darmkrankheiten zu leiden hatte, Nährstoffe aus anderen Gründen schlecht aufnehmen kann oder thiazidhaltige Diuretika einnimmt (zum Beispiel Hydrochlorothiazid, Chlortalidon oder Metolazon) hat vielleicht von vorneherein einen starken Zinkmangel und benötigt daher eine intensivere Supplementierung. Am sinnvollsten ist ein Bluttest: Liegt der Zinkwert unter dem empfohlenen Minimum oder an der unteren Grenze, so kann man von einem Zinkmangel ausgehen. In diesem Fall ist die ergänzende Einnahme von 10 bis 15 mg Zink pro Tag unschädlich und wirkungsvoll.

Magnesium: Der Mangel hat System

Magnesiummangel ist erschreckend verbreitet. Das liegt an dem modernen Trend, das Trinkwasser zu filtern und ihm so Mineralien zu entziehen, aber auch an dem geringeren Magnesiumgehalt moderner Feldfrüchte und dem verbreiteten Einsatz von Protonenpumpenhemmern (gegen Reflux und Magengeschwüre), die gleichzeitig die Magnesiumaufnahme herabsetzen.[7] Zudem mindert bereits der Phytatgehalt eines einzigen Brötchens oder Muffins die Magnesiumaufnahme um 60 Prozent.[8] Je mehr Getreide wir essen, desto mehr Magnesium ist blockiert. Insgesamt besehen ist Magnesiummangel somit eher die Regel als die Ausnahme. Eine Ernährung mit viel »gesundem Vollkorn« garantiert sozusagen den Mangel.

Der tägliche Bedarf an elementarem Magnesium beträgt für erwachsene Frauen 320 mg, für Männer 420 mg. Die meisten Menschen nehmen allerdings im Schnitt nur 245 mg pro Tag auf, also deutlich weniger als die empfohlene Menge. Dabei ist eine erschwerte Aufnahme infolge von Medikamenten oder Phytaten noch gar nicht berücksichtigt. Ich halte die Werte für die empfohlene Tageszufuhr für gerade eben ausreichend und keineswegs ideal. Die meisten erreichen bei Magnesium also keine idealen Mengen. Da Magnesium jedoch zur strukturellen Integrität des Knochengewebes beiträgt, fördert Magnesiummangel die Osteoporose.[9] Darüber hinaus ist Magnesiummangel mit Bluthochdruck, hohem Blutzucker, Muskelkrämpfen, einem niedrigen Geburtsgewicht bei Säuglingen, Migräne und Herzrhythmusstörungen wie Extrasystolen, Vorhofflimmern, aber auch plötzlichem

Herztod verknüpft.[10] (Jeder, der im Krankenhaus in der Kardiologie gearbeitet hat, weiß, wie wundersam Magnesiumgaben lebensgefährliche Herzrhythmusstörungen normalisieren können.) Magnesiummangel kann während des Entzugs von Getreideopiaten besonders auffällig in Erscheinung treten. Meist kommt es in den ersten Tagen zu Beinkrämpfen und Schlafstörungen.

Magnesiumgaben sind dann ausgesprochen hilfreich. Frauen, die ein Jahr lang zusätzlich Magnesium einnahmen, konnten 1,8 Prozent mehr Knochendichte vorweisen, wohingegen die Knochendichte in der Kontrollgruppe ohne Magnesiumgaben weiter abnahm.[11] In einer Studie mit kombinierten Nährstoffgaben verbesserten 25 mg elementares Magnesium zusammen mit anderen Nährstoffen die Knochendichte innerhalb von einem Jahr um vier Prozent. Das war mehr, als durch den Wirkstoff Alendronat zu erreichen war.[12] Außerdem senkt zusätzliches Magnesium den Blutdruck: In einer Studie ging der systolische Blutdruck bei ergänzender Einnahme von 410 mg elementarem Magnesium pro Tag um 3 bis 4 mm Hg und der diastolische Druck um 2 bis 3 mm Hg zurück.[13]

Natürlich können Sie auch einfach mehr magnesiumreiche Lebensmittel essen: Nur 30 Gramm Mandeln und andere Nüsse liefern 80 mg Magnesium, die gleiche Menge trocken geröstete Erdnüsse 50 mg; Erdnussbutter liefert 50 mg für zwei Esslöffel und 225 Gramm gekochter Spinat (eine große Kelle) sogar 156 mg. Unübertroffen ist der Magnesiumgehalt von Samen und Kernen: 55 Gramm Kürbiskerne enthalten 191 mg, die gleiche Menge Sesamsamen 126 mg und Sonnenblumenkerne immer noch 114 mg. Bestreuen Sie also einfach den Spinat mit gerösteten Kürbiskernen, und schon ist die Magnesiumversorgung gesichert. (Mehr zu Magnesium als Ergänzungsmittel siehe Kapitel 2.6.)

Vitamin D: Freikörperkultur oder Ergänzungsmittel?

Ursprünglich streifte der Mensch am helllichten Tag über die Savanne, wo die bloße Haut viel Sonnenlicht ausgesetzt war (welches die Vitamin-D-Synthese aktivierte). Gleichzeitig aß er häufig Innereien (ebenfalls reich an Vitamin D). Als die Menschheit in kältere Klimazonen auszog, lernten wir, Kleider zu tragen, die notwendigerweise einen Großteil der unbehaarten Körperoberfläche verdeckten. Parallel dazu wurde die Haut heller, um die Vitamin-D-Aktivierung sicherzustellen, und natürlich aßen wir weiterhin Innereien. Doch die moderne Lebensweise, bei der wir die meiste Zeit in geschlossenen Räumen verbringen, macht auch diese Anpassung zunichte, zumal wir auch immer seltener Organe oder fetten Fisch zu uns nehmen. Hinzu kommen die negativen Einflüsse des Getreides und die ab 40 von Natur aus rückläufige Fähigkeit, über die Haut selbst Vitamin D herzustellen. All dies führt am Ende zu einem verbreiteten Vitamin-D-Mangel mit erheblichen Auswirkungen auf die Gesundheit.[14] Die Gewährleistung einer ausreichenden Vitamin-D-Versorgung ist in meinen Augen nach dem Getreideverzicht die wichtigste Maßnahme zur Wiederherstellung der Gesundheit.

Bei Vitamin-D-Mangel kann eine ganze Reihe gesundheitlicher Probleme aufkommen.[15]

- Verstärkte Entzündungsneigung (erkennbar am erhöhten CRP-Spiegel, Tumornekrosefaktor und anderen Werten)
- Höherer Blutzucker und verstärkte Insulinresistenz (die Faktoren, die zu Diabetes führen)
- Schäden an den insulinproduzierenden Betazellen in der Bauchspeicheldrüse
- Gewichtszunahme
- Höheres Osteoporose- und Knochenbruchrisiko
- Parodontitis (Entzündung am Zahnhalteapparat)
- Höheres Krebsrisiko (besonders Brustkrebs, Prostatakrebs, Darmkrebs, Eierstockkrebs und Melanom)
- Höheres Risiko für Herzinfarkt, Herzschwäche und Herzkreislaufmortalität
- Präeklampsie und Eklampsie in der Schwangerschaft
- Depression und SAD (»Winterdepression«)
- Autoimmunerkrankungen

In vielen Fällen besteht ein deutlicher Zusammenhang zwischen einem niedrigen Vitamin-D-Spiegel und der Erkrankung. Zum Beispiel ist das Diabetesrisiko bei Vitamin-D-Mangel um 50 Prozent erhöht.[16] Das bedeutet, dass alle oben genannten Phänomene von einer Normalisierung des Vitamin-D-Spiegels profitieren, sogar der Gewichtsabbau.[17] Anzustreben ist allerdings stets der Idealwert, der weder zu niedrig noch zu hoch sein sollte. Welcher Wert – gemessen in Form von Hydroxy-Vitamin-D – als ideal gilt, ist allerdings umstritten. Berücksichtigt man die oben genannten epidemiologischen Beobachtungen zur Krankheitshäufigkeit in Kombination mit Studien, die zeigen, dass Vitamin D ungesunde

Mengen des parathyroiden Hormons senkt, unter denen die Knochen leiden, so kann man davon ausgehen, dass 60 bis 70 Nanogramm pro Milliliter (ng/ml) den Idealwert darstellen.[18] Zu viel Vitamin D hingegen ist auch keine gute Idee. Ein Vitamin-D-Spiegel über 100 mg/dl (1 000 000 ng/dl) begünstigt nicht nur anomale Kalziumeinlagerungen im Gewebe, sondern erhöht auch das Risiko für Vorhofflimmern.[19] Der Zielwert von 60 bis 70 ng/ml lässt sich normalerweise mit 4000 bis 8000 internationalen Einheiten (IU) Vitamin D in Form von Ölkapseln erreichen. Dabei solle man Cholecalciferol (Vitamin D_3) einnehmen, weil Vitamin D in dieser Form im Körper auftritt. Ergocalciferol (Vitamin D_2) wird aus Pilzen gewonnen und heute nur noch selten verwendet. Ein bis zwei Mal pro Jahr sollte der Vitamin-D-Spiegel überprüft werden, um das gewünschte Niveau zu erhalten, weil der Bedarf sich auch ändern kann.

Menschen mit Morbus Crohn, Malabsorptionsstörungen oder Zöliakie können Vitamin D unter Umständen schlecht aufnehmen. Bei ihnen ist der Mangel am Anfang stärker ausgeprägt, und die üblichen Dosen reichen eventuell nicht, besonders wenn der Darm zu Beginn der getreidefreien Ernährung noch nicht abgeheilt ist.[20] In diesen Fällen können höhere Dosierungen angemessen sein; allerdings sollte der Arzt den 25-Hydroxy-Vitamin-D-Wert regelmäßig kontrollieren. (Es ist wirklich vorteilhaft, wenn der Arzt sich mit dem Einsatz von Vitamin D auskennt, weil bei schlechter Aufnahme mitunter sehr hohe Dosen erforderlich sind.) Vorübergehende Vitamin-D-Injektionen wegen extrem schlechter Absorption werden nur selten benötigt, und auch nur bis der Darm verheilt ist.

Omega-3-Fettsäuren: Gesundheit aus dem Meer

Der moderne Mensch, der nur hin und wieder Fisch und Meeresfrüchte verzehrt, kein Gehirn von Landtieren zu sich nimmt und zusätzlich zu hohe Mengen Omega-6-Fette bekommt, weist oft einen Omega-3-Mangel auf. Die Samen von Gräsern mit ihren diversen blockierenden und entzündlichen Wirkungen fördern diesen Zustand noch. Sobald sie wegfallen, kann die Omega-3-Aufnahme sich verbessern, aber die Zufuhr bleibt dennoch begrenzt.

Es gibt viele Gründe, die für eine ergänzende Einnahme von Omega-3-Fettsäuren sprechen. Wir haben beispielsweise eine Vielzahl an klinischen Studien, die belegen, dass Omega-3-Fettsäuren – wie Eicosapentaensäure (EPA) und Docosahexaensäure (DHA) aus Fischöl – in gewissem Ausmaß dem plötzlichen Herztod, Herzinfarkt, Herzrhythmusstörungen (zum Beispiel Vorhofflimmern), entzündlichen Autoimmunerkrankungen (wie rheumatoide Arthritis und Lupus erythematodes) und diversen Krebsarten vorbeugen können.[21] Diese gesundheitlichen Vorzüge gelten nur für EPA und DHA aus Fischöl, nicht für die Linolensäure aus Leinsamen, Chiasamen, Walnüssen und anderen Quellen. Linolensäure ist chemisch betrachtet zwar eine Omega-3-Fettsäure und aus anderen Gründen ein wirklich gesundes Öl, geht jedoch nicht mit denselben Vorteilen einher wie EPA und DHA. In letzter Zeit gab es negative Berichte, die unter Omega-3-Fettsäuren einen Anstieg beim Prostatakrebsrisiko vermeldeten (was auf einer fehlerhaften Datenanalyse beruhte) oder die Auswirkungen auf das Herzkreislaufsystem hinterfragten, doch die breite Masse der Studien deutete in die gegenteilige Richtung. Omega-3-Fettsäuren sind essenzielle Fettsäuren, bei deren Fehlen klare Mangelsymptome auftreten. Dass wir diese Öle brauchen, lässt sich auch aus evolutionärer Sicht belegen, denn wir benötigen sie für die Hirnentwicklung, die zelluläre Signalübermittlung und eine Vielzahl anderer körperlicher Funktionen.

Omega-3-Fettsäuren sind für die getreidefreie Ernährungsweise besonders relevant. Sobald wir kein Getreide mehr essen, beginnt bei den meisten Menschen ein rasanter Gewichtsabbau, der viele Fettsäuren ins Blut spült. Dieser natürliche Prozess ist der Grund, warum man während des Abnehmens und vier Wochen nach Eintreten einer Plateauphase am besten keine Cholesterinwerte und andere Laborwerte bestimmen lässt. Während der aktiven Phase des Gewichtsabbaus können nämlich die Triglyzeride zunehmen, das HDL-Cholesterin geht zurück, und der Blutzucker kann sogar steigen. All dies sind Übergangserscheinungen, die sich von selbst neu regulieren, wenn die Fettsäureflut zum Erliegen kommt, und dieser Vorgang wird durch die Fähigkeit der Omega-3-Fette, das Enzym Lipoproteinlipase zu aktivieren, beschleunigt. Solche Laborergebnisse zur Unzeit werden von Ärzten, die selten einen derartigen Gewichtsverlust begleiten, gern fehlinterpretiert, und es heißt: »Ich habe es Ihnen doch gesagt, diese *Weizenwampe*-Diät bringt Sie noch um!«

Fischöl ist die einzige zuverlässige und ausreichend konzentrierte Quelle für EPA und DHA. Krillöl ist zwar wegen seines Astaxanthingehalts interessant (ein Karotinoid, das Betakarotin ähnelt), liefert aber keine relevanten Mengen EPA und DHA. Angeblich enthält Krillöl eine leichter absorbierbare Phospholipidversion der Omega-3-Öle (was auch stimmt), aber diese Menge ist so gering, dass man jeden Tag eine ganze Flasche trinken müsste, um genügend EPA und DHA aufzunehmen. Ich plädiere für eine Tagesmenge zwischen 3000 und 3600 mg pro Tag (die Dosis für kombinierte Omega-3-Fettsäuren, nicht die Menge an Fischöl), in zwei Portionen, die vor dem Frühstück und vor dem Abendessen eingenommen werden. Diese Menge hebt den Anteil an Omega-3-Fettsäuren im Blut auf mindestens zehn Prozent, das heißt, zehn Prozent aller Fettsäuren in den roten Blutkörperchen bestehen aus EPA und DHA. Das ist der optimale Anteil zum Schutz vor Herzkreislauferkrankungen und zur allgemeinen Entzündungshemmung. Die besten Fischöle liegen als flüssige Triglyzeride vor, weil so insbesondere die DHA besser aufgenommen wird und die natürliche Omega-3-Variante der im Fisch entspricht. Flüssige Fischöle haben keinen Fischgeruch und müssen gut verschlossen im Kühlschrank gelagert werden. Fischöle in Kapselform enthalten die weniger leicht resorbierbare Ethylester-Form. Kapseln sind durchaus geeignet, nur wird das Öl nicht so vollständig aufgenommen wie in der Triglyzerid-Darreichung.

Neuere Studien merken an, dass der verbreitete Einsatz von Statinen zur Cholesterinsenkung die Wirkung von Omega-3-Fettsäuren behindern könnte, da Statine den Fettstoffwechsel dazu animieren, mehr Omega-6-Fettsäuren zu erzeugen.[22] Omega-6-Fettsäuren wie Linolsäure (nicht zu verwechseln mit Linolensäure) zählen zwar zu den essenziellen Fettsäuren, doch die meisten Menschen bekommen heute zu viel davon, weil wir sehr viel Maiskeimöl, gemischte Pflanzenöle, Rapsöl und andere Öle verbrauchen (was die Entzündungsneigung eher fördert). Wo immer möglich sollte man meiner Ansicht nach Statine vermeiden und die natürlichen Einflüsse der Omega-3-Fettsäuren auf die Gesundheit nutzen.

Jod: Nichts ist überflüssiger als ein Kropf!

Wir können Getreide zwar nicht die schlechte Jodversorgung anlasten, aber Jodmangel ist bei beginnendem Getreideverzicht ein so häufiger Stolperstein, dass man wissen sollte, wie und wann ein Jodmangel aus gesundheitlichen Gründen korrigiert werden kann. Dass große Kröpfe (Schilddrüsenvergrößerungen aufgrund von Jodmangel) bis Mitte des 20. Jahrhunderts 20 Prozent der Bevölkerung verunstalteten, weiß heute kaum noch jemand. Besonders im Landesinneren, wo es wenig Seefisch gab, war das ein echtes Problem (zumindest wenn die Menschen auch nicht die jodreichen Schilddrüsen der Landtiere aßen). Etwa 1920 erkannte man den Zusammenhang zwischen Kropfbildung und Jodmangel, woraufhin in Amerika Jodsalz eingeführt und die Bevölkerung in Kampagnen zu erhöhtem Salzverzehr aufgefordert wurde. Die Firma Morton bewarb ihr Jodsalz mit dem Slogan: »Schützen Sie Ihre Familie vor einem Kropf!« Das half tatsächlich. Als alle Welt begeistert zu Jodsalz griff, gab es praktisch keine Kröpfe mehr. Noch heute gilt Jodsalz als großer Erfolg für die Gesundheit der Bevölkerung, und die meisten Menschen unter 50 haben noch nie einen Kropf zu Gesicht bekommen. Leider führte der hohe Salzkonsum bei empfindlichen Menschen zu anderen Gesundheitsproblemen, was den neuen Rat nach sich zog: Kochsalz- und Natriumzufuhr einschränken. Heute erklären gesundheitsbewusste Menschen wieder stolz, dass sie kein jodiertes Tafelsalz verwenden. Andere haben sich alternativen Salzen wie Meersalz (sehr geringer Jodgehalt), koscherem Salz (jodfrei) oder Salzersatz auf Kaliumchloridbasis (jodfrei) zugewandt. Deshalb feiern Jodmangel und Kropf gerade ihr Comeback.

Jod ist ein wichtiges Spurenelement für unsere Gesundheit. So wie bei Vitamin-C-Mangel die Zähne ausfallen, Wunden nicht verheilen und sich die Gelenke entzünden, führt auch Jodmangel zu ernsten Problemen. Die empfohlene Tageszufuhr von 150 Mikrogramm (µ) pro Tag reicht bei den meisten Menschen aus, um die Kropfbildung zu verhindern und eine normale Produktion von Schilddrüsenhormonen aufrechtzuerhalten. Ohne ausreichend Jod kann die Schilddrüse ihre Hormone T3 und T4 nicht richtig erzeugen (die 3 und die 4 beziehen sich auf die Anzahl der Jodatome pro Molekül dieser Atome) und schränkt ihre Aktivität ein (Schilddrüsenunterfunktion). Mit der Zeit führt der Jodmangel dann zu einer Schilddrüsenvergrößerung, dem Kropf. Eine Unterfunktion kann aber auch ohne Kropf vorliegen.

Jodmangel bremst den Stoffwechsel aus und ist daher häufig die Ursache, wenn jemand einfach nicht abnehmen kann. Sportler und Menschen, die körperlich schwer arbeiten, tragen ein höheres Risiko für Jodmangel, weil Jod auch durchs Schwitzen verloren geht.[23] Vegetarier, die auf Fisch, Muscheln und Jodsalz verzichten, sind gefährdeter als »Allesesser«.[24] Auch für die weibliche Brust scheint Jod gesund zu sein, denn bei Jodmangel kommt es häufiger zu Bindegewebszysten, die einer Brustkrebserkrankung vorausgehen können. (Diese Tendenz geht bei ausreichender Jodgabe glücklicherweise zurück.[25]) Die Jodkonzentration im Speichel schützt den Mund vor unerwünschten Mikroorganismen. Wie viel Jod wir tatsächlich brauchen, um rundum gesund zu sein, ist unklar. Funktioniert die Schilddrüse automatisch optimal, wenn wir die Kropfbildung verhindern? Noch komplizierter ist die Frage, wie viel Jod wir brauchen, wenn die Schilddrüsenfunktion und das Jod durch Umweltfaktoren eingeschränkt sind. Viele chemische Substanzen können die Schilddrüsenfunktion stören. Mit ausreichend Jod kann das Eindringen von Schadstoffen ins Schilddrüsengewebe teilweise verhindert werden,[26] aber beziehen wir diesen Faktor bei der Bestimmung der Jodmenge mit ein?

Solche Fragen sind noch nicht ausreichend geklärt. Für die meisten Menschen reicht es vermutlich aus, wenn sie sich einfach an die empfohlene Tageszufuhr von etwa 150 µ halten, die mit vielen Multivitamin- und Multimineralpräparaten abgedeckt wird. Der Griff zum Jodsalz kann hingegen nach hinten losgehen, wenn man zu der Minderheit gehört, bei denen Kochsalz den Blutdruck steigen lässt und Wassereinlagerungen sowie Osteoporose begünstigt. Zudem ist die Jodmenge schwer abzuschätzen, wenn man einfach fröhlich drauflossalzt, und der Jodanteil ist flüchtig: Vier Wochen nach dem Öffnen der Packung kann er weitgehend verflogen sein.[27] (Die Packung Jodsalz im Küchenschrank enthält nach einem halben Jahr somit kaum noch Jod.) Bei Hinweisen auf eine Schilddrüsenunterfunktion wie ständig kalte Hände und Füße, Abgeschlagenheit, Verstopfung oder dünner werdende Haare, spätestens aber bei einer Schilddrüsenvergrößerung kann eine Erhöhung der Jodzufuhr auf 500 bis 1000 µ pro Tag die Schilddrüsenhormonproduktion wieder ankurbeln, *wenn* sie auf Jodmangel beruht. Aus Ergänzungsmitteln wie Kaliumjodidtropfen, Kapseln oder Kelp-Tabletten (getrocknete Algen, die auf natürliche Weise Jod aus dem Meer liefern) wird Jod bereitwillig aufgenommen.

Die Ermittlung der Schilddrüsenhormone gibt einen Hinweis auf Jodmangel, wenn das freie T4 am unteren Rand oder unterhalb des Referenzbereichs liegt und gleichzeitig das TSA etwas oder deutlich über dem optimalen Wert von 1,5 mIU/L. Diese Laborwerte normalisieren sich bei ausreichender Jodzufuhr üblicherweise innerhalb von drei bis sechs Monaten, sofern die Ursache Jodmangel war und besonders wenn eine Schilddrüsenvergrößerung vorliegt. Mitunter kommt es bei einer Schilddrüsenunterfunktion oder einem Kropf aber auch zu einer ungewöhnlichen überschießenden Reaktion auf Jodgaben. Der Grund dafür ist, dass die Schilddrüsenfunktion bisher aufgrund des Jodmangels ausgebremst war. Wenn nun plötzlich mehr Jod vorhanden ist, kann die Situation vorübergehend einer Überfunktion gleichen und Symptome wie Herzrasen, Schlaflosigkeit und Angst hervorrufen. Bei ergänzender Einnahme von Jod sollten daher die Schilddrüse und ihre Funktionen überwacht werden, auch durch bildgebende Verfahren. Wenn kritische Punkte (zum Beispiel ungewöhnliche Knotenbildung) abgeklärt sind, können viele Menschen ihre Jodzufuhr allmählich steigern. Sie beginnen bei den üblichen 150 µ pro Tag und erhöhen diese Menge im Laufe eines halben Jahres schrittweise um jeweils 50 bis 100 µ, bis die gewünschte Dosis von 500 µ pro Tag erreicht ist.

Beachten Sie bitte, dass neben Jodmangel durch langjährigen Getreidekonsum eine autoimmunbedingte Schilddrüsenentzündung ausgelöst werden kann: Hashimoto-Thyreoiditis oder aber Morbus Basedow. Dadurch kann die Schilddrüse so geschädigt werden, dass sie nicht mehr ausreichend Schilddrüsenhormone erzeugt (Schilddrüsenunterfunktion), was durch Jodgaben jedoch nicht zu beheben ist. Alle Patienten mit Hashimoto-Thyreoiditis, Morbus Basedow, Schilddrüsenkrebs oder Schilddrüsenknoten sollten ihre Jodzufuhr mit einem erfahrenen Arzt abstimmen.

Weitere Informationen zur Schilddrüse und einer Schilddrüsenhormontherapie finden Sie in Kapitel 11.

Vitamin B_{12}: Äußerst störanfällig

Ich vergleiche die Aufnahme von Vitamin B_{12} gern mit einer komplizierten Schrittfolge in Salsa oder Rumba: Phantastisch, wenn alles klappt, aber an etlichen Stellen kann ein Fehler alles vermasseln. Wegen der vielen Teilschritte gerät die B_{12}-Aufnahme leicht ins Stocken, was auch nach Getreideverzicht noch zu monatelangen oder gar lebenslangen Mangelerscheinungen führen kann. Dies gilt besonders bei zu wenig Magensäure.

Ein leichter bis mäßiger Vitamin-B_{12}-Mangel bleibt zumeist symptomfrei und fällt allenfalls durch makrozytische Anämie auf: Die roten Blutkörperchen sind größer, aber auch weniger als normal. (Eine solche Anämie kann nur über Labortests vom Arzt diagnostiziert werden, und bei der Ursachenforschung sind andere Ursachen – wie zum Beispiel Eisenmangel infolge von Darmkrebs – auszuschließen.)

Noch geringere Ausprägungen des Vitamin-B_{12}-Mangels, die einer Anämie vorausgehen, können über die Bestimmung des Vitamin-B_{12}-Spiegels im Blut (Cobalamin oder Holocobalamin) ermittelt werden. Der ideale Wert liegt in der oberen Hälfte des Referenzbereichs, denn am unteren Ende des Normalbereichs beginnen bereits Mangelerscheinungen wie periphere Neuropathie, Gleichgewichtsstörungen und ein nachlassendes Erinnerungsvermögen.[28] Neben dem Vitamin-B_{12}-Status lässt man am besten über einen Urintest auch die Methylmalonsäure (MMA)ermitteln. Dieser Hilfswert gestattet das Erkennen eines frühen oder schwachen Vitamin-B_{12}-Mangels.[29]

Mit der durchschnittlichen, nicht vegetarischen Mischkost nimmt man normalerweise 4 bis 10 µ Vitamin B_{12} pro Tag auf, von denen etwa die Hälfte vom Körper verwertet wird. Diese Zufuhr reicht für die vollständige Erhaltung eines normalen Vitamin-B_{12}-Niveaus nicht aus.[30] Deshalb ist eine ergänzende Grundzufuhr von Vitamin B_{12} (oder regelmäßiger Verzehr von Innereien und Muscheln) empfehlenswert. Mit der Einnahme von 50 µ pro Tag können die meisten Menschen ihren Bedarf ausreichend decken. Vergiftungserscheinungen durch Vitamin B_{12} sind nicht bekannt, sodass manch einer sicherheitshalber ständig Vitamin B_{12} einnimmt, was zumindest nicht schaden kann.

Bei eingeschränkter Resorptionsfähigkeit (zum Beispiel bei perniziöser Anämie, entzündlichen Darmerkrankungen oder Hypochlorhydrie, also der verminderten Salzsäureabsonderung des Magens) wird Vitamin B_{12} aus der Nahrung nur schlecht aufgenommen, sodass eine langfristige Nahrungsergänzung erforderlich ist. Mitunter erfolgt dies durch Injektionen, um die eingeschränkte Aufnahmefähigkeit zu umgehen. Besonders bei Personen ab 65 kann die Vitamin-B_{12}-Aufnahme in den frühen Phasen des Getreideverzichts eingeschränkt sein. Am einfachsten ist es dann, wenn man höhere Dosen einnimmt; 500 bis 1000 µ sind bei den meisten Menschen zielführend.[31] Hier sollten jedoch gelegentlich Vitamin-B_{12}-Status oder MMA bestimmt werden, um festzustellen, ob der Mangel behoben ist. Zwischen oraler und sublingualer Verabreichung besteht offenbar kein Unterschied,[32] doch man sollte lieber die natürliche (und kostspieligere) Form Methylcobalamin wählen als die synthetische Form Cyanocobalamin.[33] Mit der Methylform ist man zudem eher auf der sicheren Seite, denn das Cyanidmolekül in der Cyanocobalaminform kann sich bei Rauchern oder bei eingeschränkter Nierenfunktion theoretisch akkumulieren, also ansammeln. (Ich betone *theoretisch,* denn bisher wurde eine entsprechende Giftwirkung bei Cyanocobalamin-Supplementierung nie dokumentiert).

Reich an Vitamin B_{12} sind Hühnerleber (17 µ pro 100 Gramm), Kalbsleber (85 µ pro 100 Gramm), Lammleber (130 µ pro 180 Gramm), Rindfleisch (6 bis 8 µ pro 250 Gramm), Königskrabben (15 µ pro Bein), gekochter Hering (14 µ pro 150 Gramm Filet), gesalzene Makrele (16 µ pro 225 Gramm), Sardinen aus der Dose mit Knochen (13 µ pro 225 Gramm) sowie Thunfisch (18 µ pro 180 Gramm). Grundsätzlich enthalten Innereien (Leber, Niere, Pankreas, Herz und Hirn) erheblich größere Mengen Vitamin B_{12} als Muskelfleisch. Auch Muscheln sind empfehlenswert. Der Gehalt kann je nach Sorte sehr unterschiedlich sein, doch sie haben im Vergleich zu Fisch grundsätzlich mehr Vitamin B_{12}.[34] Gemüse, Nüsse, Samen, Kokosnüsse oder Pilze enthalten keinerlei Vitamin B_{12}. Das erklärt, weshalb

Vegetarier und Veganer diesbezüglich besondere Strategien entwickeln müssen.

Die Faustregel sollte lauten: Essen Sie kein Getreide, und greifen Sie auf Leber, Fleisch, Fisch und Meeresfrüchte zurück, um Ihre Vitamin-B_{12}-Speicher aufzufüllen.

Folat: In allen Lebenslagen gefragt

Seit vielen Getreideprodukten Folsäure oder Folat zugesetzt wird, sind Mangelerscheinungen seltener geworden. Einerseits sind angeborene Missbildungen wie Spina bifida (»offener Rücken«) dadurch zurückgegangen; doch andererseits kommt es auch zu unerwünschten Wirkungen wie einem erhöhten Krebsrisiko. Ohne Getreide fallen sowohl die Vorteile durch die Anreicherung als auch die Risiken weg.

Der Folatstatus lässt sich gut anhand der Folatkonzentration in den roten Blutkörperchen (RBC) ermitteln. Dieser Wert entspricht eher dem Status im Gewebe als der freien Folatmenge im Blut.[35] Die empfohlene Tageszufuhr für Folat beträgt für erwachsene Männer und Frauen 400 µ pro Tag, für Schwangere 600 µ und für Stillende 500 µ.[36] Bei getreidefreier Ernährung nehmen wir die erforderlichen Mengen leicht auf, indem wir gesunde Lebensmittel wählen. Gute natürliche Folatquellen sind Rinderleber (430 µ pro 180 Gramm), Spinat (262 µ pro gekochte Portion von 225 Gramm), Spargel (178 µ in acht Stangen), Rosenkohl (156 µ pro gekochte Portion von 225 Gramm), Blattsalat (zwei Handvoll haben 64 µ) und Eier (22 µ pro Ei).[37] Grünes Blattgemüse (*folium* ist das lateinische Wort für »Blatt«), aber auch Nüsse, Samen, Fleisch, Fisch, Hülsenfrüchte und Eier tragen zur gesunden Folatversorgung bei. Wer nicht unter Zöliakie, Glutensensitivität oder entzündlichen Darmerkrankungen leidet, kann durch das Essen frischer, gesunder Lebensmittel normalerweise ausreichende Mengen aufnehmen. Patienten mit den vorgenannten Erkrankungen, aber auch Frauen im gebärfähigen Alter oder Schwangere brauchen möglicherweise Ergänzungsmittel.

Folat lässt sich leicht und kostengünstig in Form von synthetisch erzeugter Folsäure zuführen. Frauen mit Kinderwunsch wird gern zu 400 µ Folsäure pro Tag geraten, um das Missbildungsrisiko zu senken. Man sollte es aber auch nicht übertreiben, denn bei Folat kommt es auf die passende Menge an: Zu viel kann ebenso schlecht sein wie zu wenig. Studien zufolge kann ab einer Folsäuredosis von 800 µ oder mehr pro Tag das Krebsrisiko ansteigen. Seit der Anreicherung von Getreideprodukten mit Folsäure kommt es bei Neugeborenen zwar seltener zu Neuralrohrdefekten, aber eine erhöhte Folsäurezufuhr scheint das Risiko für Darmkrebs und Prostatakrebs zu erhöhen.[38]

Aus diesem Grund – und wegen der unterschiedlichen Verwertung von Folat aus der Nahrung und synthetischer Folsäure im Stoffwechsel – empfiehlt sich die Ergänzung mit 5-Methylfolat. Hier kommt es zumindest nicht zu anomal hohen Mengen nichtmetabolisierter Folsäure im Blut.[39] Zudem hat 5-Methylfolat sich auch bei der Behandlung von Depressionen als wirksam erwiesen. Mehrere klinische Studien konnten mit und ohne konventionelle Antidepressiva dramatische Verbesserungen verzeichnen.[40] Doch auch mit dieser Substanz sollte man vorsichtig umgehen, denn bisher ist nicht geklärt, ob sie in höheren Dosen das Krebsrisiko erhöhen könnte. Wer im Zusammenhang mit der getreidefreien Ernährung Angst um seine Folatversorgung hat, ist mit 400 µ 5-Methylfolat vermutlich auf der sicheren Seite. Das reicht, um eine denkbare Mangelversorgung über die Ernährung auszugleichen, ohne sich wegen des eventuellen Krebsrisikos sorgen zu müssen.

Ballaststoffe: Den Darm entlasten

Die Ballaststoffversorgung ist ein häufiges Argument für mehr Getreidekonsum. Schließlich geht eine erhöhte Fasermenge mit weniger Herzproblemen, Diabetes, Übergewicht und Darmkrebs einher. Getreide enthält tatsächlich viele Fasern, die größtenteils genauso unverdaulich sind wie diverse andere Getreidekomponenten. Der landläufigen Meinung zufolge sind mehr Ballaststoffe gut für die regelmäßige Darmtätigkeit.

Unsere frühen Vorfahren, die weitaus mehr Ballaststoffe und präbiotische Fasern (mehr dazu in Kapitel 9) zu sich nahmen als der moderne Mensch, erhielten diese über Hülsenfrüchte, Knollen, Gemüse, Früchte, Nüsse und Samen, aber nicht über Getreide. Die Vorstellung, dass Getreide unseren Ballaststoffbedarf decken sollte, ist relativ neu und widerspricht den menschlichen Ernährungserfahrungen der letzten 2,5 Millionen Jahre. Auch ohne Getreide können wir problemlos angemessene Fasermengen über die Nahrung aufnehmen.

Getreidefasern bestehen weitgehend aus unverdaulicher Zellulose – dasselbe Polysaccharid wie in Holz. Zellulose und mit ihr verwandte Fasern sind für den Menschen und die Darmflora unverdaulich und passieren den Darm als scheinbar gesunde Ballaststoffe. Ohne Getreide bekommen wir die nötigen 30 Gramm pro Tag, zu denen die Ernährungswissenschaft rät, zum Beispiel über Nüsse und Samen. Der Ballaststoffgehalt von einer Handvoll (125 Gramm) beträgt bei Mandeln, Sonnenblumenkernen oder Erdnüssen sechs Gramm, bei Paranüssen oder Pekannüssen fünf Gramm, bei Sesamsamen 13 Gramm und bei Walnüssen immerhin noch drei Gramm. (Erdnüsse sind zwar Hülsenfrüchte, werden aber wie Nüsse geknabbert, weshalb sie hier mit aufgeführt sind.)[41] Also keine Sorge: Das Holz wird Ihnen nicht so schnell ausgehen.

Weitere wichtige Quellen für verdauliche und unverdauliche Fasern sind Gemüse, Pilze und Obst. Eine große Kelle gekochter Spinat (250 Gramm) liefert vier Gramm, zehn Stangen Spargel drei Gramm, vier Esslöffel Kokosmehl oder eine Avocado jeweils neun Gramm und fünf große Erdbeeren fünf Gramm. Wenn der ideale Faserverzehr bei 25 bis 40 Gramm (oder mehr) pro Tag liegt, dürfte diese Menge mit ein paar Nüssen und Samen, präbiotischen Fasern (am besten mindestens zehn Gramm pro Tag, siehe Kapitel 9) sowie Obst und Gemüse gut zu erreichen sein. Wer noch mehr tun will, ergänzt gemahlenen goldenen Leinsamen oder Chiasamen: Acht Esslöffel gemahlener Leinsamen liefern 23 Gramm Fasern, vier Esslöffel Chiasamen volle 15 Gramm.

Lassen Sie einfach Zuckerzeug, Kaugummi und Softdrinks weg, und greifen Sie stattdessen zu Nüssen, Samen, Gemüse, Pilzen und Obst sowie präbiotischen Fasern. Damit ist der Darm gut versorgt und funktioniert wie geschmiert.

Das Getreidemangelsyndrom

Das Einzige, was bei Getreideverzicht *nicht* notwendig ist, ist der Ausgleich von Defiziten, nur weil wir kein Getreide mehr essen. Es gibt kein Getreidemangelsyndrom (abgesehen von Folatmangel in der Schwangerschaft, der allerdings durch das Getreide selbst auch nicht auszugleichen wäre). Weder haben wir zu wenig B-Vitamin Riboflavin, Niacin oder Thiamin, zu wenig Vitamin A, C und E oder aber zu wenig Proteine, Fette und Fasern, ganz im Gegenteil: Ohne die Dauerblockade durch unverdauliche Samen von Gräsern *verbessert* sich die Nährstoffversorgung.

Kritisch wird es nur, wenn man die fehlenden Getreidekalorien durch Chips, Limonaden oder Pommes frites ersetzt. Dann können tatsächlich Mangelerscheinungen auftreten. Isst man jedoch gesunde Lebensmittel (Gemüse, Fleisch, Fisch und Nüsse), so bekommt man genau die Nährstoffe, mit denen der Mensch die ersten 99,6 Prozent seiner irdischen Existenz bewältigt hat.

9. KAPITEL

Die vollständige Genesung vom posttraumatischen Getreidedarmsyndrom

> Ich höre nicht auf zu essen, wenn ich satt bin. Ich esse immer weiter. Ich höre erst auf zu essen, wenn ich mich selber hasse.
>
> *Louis C. K.*

Der Verdauungstrakt ist der zentrale Problembereich. Wie umfassend Getreide hier die Gesundheit angreift, aber auch wie die Heilungsphase abläuft, haben wir bereits gesehen. In Kapitel 9 beschäftigen wir uns mit der Frage, wie man nach erfolgtem Getreideverzicht die Magen-Darm-Gesundheit wiederherstellt.

Es ist eine menschliche Erfahrung, dass eine Magen-Darm-Funktion, die eigentlich auf ein omnivores Leben (»Allesfresser«) eingestellt ist, derart aus dem Ruder laufen kann. Ein Wolf, der praktisch ausschließlich Fleisch und keine Pflanzenfasern frisst, hätte deshalb nicht mit Verstopfung oder Hämorrhoiden zu kämpfen. Und eine Gans, die unter abruptem Durchfall leidet oder wegen Verdauungsstörungen aus ihrer Flugformation ausscheren muss, wird man lange suchen. Der Mensch hingegen leidet unter erstaunlich vielen Magen-Darm-Störungen, die teils lästig, teils lebensgefährlich sind.

Wie kommt das? Sind wir so wenig dafür gerüstet, uns von dem zu ernähren, was wir auf dieser Erde finden, und unseren Körpern die nötigen Nährstoffe zuzuführen, dass jederzeit einer von drei Menschen ein Magen-Darm-Problem hat, das mitunter Jahre, Jahrzehnte oder das ganze Leben andauert? Sind wir eine solche Fehlentwicklung der Evolution, dass wir tatsächlich Medikamente gegen zu viel Magensäure brauchen oder einen künstlichen Darmausgang, nur damit wir endlich ohne Schmerzen verdauen können? Oder gibt es vielleicht Dinge, die unsere Anpassungsfähigkeit einschränken, unsere Beziehung zur Nahrung vergiften und den üblichen, unbewussten und schmerzfreien Prozess der Umwandlung von Nährstoffen in körpereigenes Gewebe unterbinden?

Die Antwort ist natürlich, dass die Hinwendung zu Grassamen als Nahrungsquelle ein Fehler von enormer Tragweite war, da wir Gräser und ihre Samen nun einmal nicht verdauen können. Zu den unverdaulichen oder nur teilweise verdaulichen Substanzen gehören Weizenkeimagglutinin (WGA), das den Körper völlig unverändert passiert, und Gliadin, das die Darmdurchlässigkeit erhöht und Autoimmunprozesse anstößt. Auch die verschiedenen Getreideproteine werden vom Körper nur unzureichend verdaut. Gräser enthalten, wie wir bereits gesehen haben, eine breite Palette an Inhaltsstoffen, die den Verdauungstrakt angreifen.

Zusammen mit all den anderen negativen Einflüssen von Getreidekomponenten führt dies dazu, dass Speiseröhre, Magen und Darm einem atomaren Testgelände in der Wüste von Nevada gleichen. Wenn die Explosion vorüber ist, folgt der »Fallout« – natürlich nicht in Form von Radioaktivität, aber es bleibt eine verwüstete Verdauung mit unterbrochener Nährstoffversorgung, verzerrten

Hormonsignalen, gestörter Regulierung der Verdauung und einer Mikroflora, die sich in dieser neuen Welt nur schwer zurechtfindet.

Deshalb bessern sich saurer Reflux, Sodbrennen und Stuhldrang nach dem Getreideverzicht meist sehr zügig, doch Blähungen und Verstopfung reagieren kaum auf die üblichen Maßnahmen wie mehr Ballaststoffe. Da wir uns gleichzeitig bemühen, mit weniger Kohlenhydraten die Insulinresistenz auszubremsen, die bei Prädiabetes und Diabetes so vielen Menschen zu schaffen macht, kann die Darmflora auf unerwünschte Weise reagieren, sodass ein spezielles Vorgehen notwendig wird. Nur mit zusätzlicher Faserzufuhr kann der Darm sich vollständig regenerieren, bis endlich ein normales, gesundes Verdauungssystem mit einer ebenso gesunden Keimverteilung vorliegt.

Aber wie erreicht man diesen Zustand, wenn unser Innenleben trotz Getreideverzicht zunächst einer Mondlandschaft gleicht?

Wiederbesiedelung mit erwünschten Bakterien

Nach jahrelangem Getreidekonsum ist die Darmflora normalerweise gestört. Ohne den negativen Einfluss des Getreides kehrt sie wieder zu einem gesünderen Profil zurück, aber das dauert seine Zeit. Das Umschwenken kann Monate in Anspruch nehmen, und selbst dann fehlen dem Körper vielleicht bestimmte Spezies. In einem Haufen Lumpen nisten sich auch nicht sofort Ratten ein, und Dreck bringt nicht automatisch Flöhe hervor. Manchmal verhindern Restprobleme wie zu wenig Magensäure die Ansiedlung einer ausgewogenen Darmflora. Zudem müssen die Bakterien zurückgedrängt werden, die sich häufig aus dem Dickdarm in den normalerweise kaum besiedelten Dünndarm und bis in den Zwölffingerdarm ausgebreitet haben. Unter normalen Umständen ist der Dickdarm sehr dicht mit Bakterien besiedelt, doch weiter oben im Verdauungstrakt leben weniger, und in Zwölffingerdarm und Magen finden sich unter 1000 Bakterien pro Milliliter.[1] In einem gestörten Verdauungssystem vermehren sich unerwünschte Bakterienarten, die sich nicht selten durch den ganzen Dünndarm bis in den Magen hinaufarbeiten. Sie können eine Ursache dafür sein, wenn trotz Getreideverzicht weiterhin Magen-Darm-Symptome vorliegen.

Eine Dysbiose (SIBO), also eine Gleichgewichtsstörung der Darmflora, oder eine gestörte Zusammensetzung der Darmflora findet sich bei bis zu 35 Prozent der Menschen ohne sonstige Magen-Darm-Krankheiten oder andere Symptome. Ärzte halten das Reizdarmsyndrom zwar meist für ungefährlich, doch 30 bis 85 Prozent der Betroffenen haben zum Zeitpunkt der Diagnose unterschiedliche Grade an Dysbiose, und das ist keineswegs harmlos.[2] Die Ausbreitung ungesunder Bakterien betrifft häufig Menschen mit wenig Magensäure aufgrund von Säureblockern (Protonenpumpenhemmer) oder wegen vorherigen Getreidekonsums, aber auch Leute, die wiederholt oder dauerhaft Antibiotika bekommen haben, Diabetiker, Menschen, die Narkotika einnehmen, welche die Darmtätigkeit verlangsamen, Menschen mit chronischer Verstopfung oder Patienten mit Fibromyalgie, Morbus Crohn, Colitis ulcerosa, Zöliakie und Autoimmunkrankheiten. Selbst Rosacea und unruhige Beine (Restless-Legs-Syndrom) werden mit Dysbiose in Verbindung gebracht.[3] Letztlich bedeutet das, dass jeder normale, moderne Mensch eine gewisse Dysbiose aufweisen dürfte.

Woran eine gestörte Darmflora zu erkennen ist, ist Gegenstand der Diskussion. Die sicherste Diagnose bietet eine endoskopische Darmbiopsie aus dem oberen Teil des Dünndarms. Dieses Verfahren ist jedoch sowohl invasiv als auch teuer. Andere Ansätze umfassen Atemtests, in denen nach Stoffwechselauffälligkeiten durch ungewöhnliche Bakterien gefahndet wird, und diverse unterschiedliche Stuhluntersuchungen. Zum Glück ist eine so eingängige Diagnose normalerweise nicht erforderlich, weil die meisten Menschen mit den hier dargestellten Methoden wieder eine intakte Darmflora aufbauen.

Es ist somit an der Zeit, den Magen-Darm-Trakt mit gesunden Spezies wie *Lactobacillus* und *Bifidobacterium* zu besiedeln. Teilweise reicht dazu die schlichte Erhöhung ihrer Anzahl, wobei manche gesunden Arten kleine Proteine (Bakteriozine) erzeugen, die gegen ungesunde Bakterien wie natürliche Antibiotika helfen.[4] Probiotika sollten daher am besten die Arten liefern, die wirkungsvolle Bakteriozine produzieren. Wenn nun die störenden Einflüsse des Getreides ausbleiben *und* gesunde Bakterien in großer Zahl auftauchen, gut gedeihen und sich vermehren, verlieren die unerwünschten Bakterien den Kampf um die Nährstoffe, und ihre Zahl geht zurück. Davon profitiert die Gesundheit insgesamt und die des Darms im Speziellen.

Probiotika: Verstärkung im Anmarsch

Die natürliche Wiederbesiedelung des Darms mit gesünderen Bakterien würde nach Getreideverzicht im Laufe der Monate und Jahre ohnehin über den Kontakt mit den Bakterien anderer Menschen, verunreinigten Lebensmitteln, Türklinken und weiteren Quellen erfolgen. Mit dem gezielten Einsatz von Probiotika können wir diesen Prozess verkürzen. Zugleich erhöht sich die Chance auf weitere wünschenswerte Bakterienstämme, denn die »Impfung« des Darms mit einer breiten Anzahl gesunder Bakterien zieht günstige Synergieeffekte nach sich. Am besten nimmt man also hochwirksame Probiotika mit diversen Bakterienstämmen ein, die vermutlich zu einer gesunden Darmflora gehören. (Die volle Bandbreite der gesunden Spezies ist relativ unbekannt, weil wir trotz der hilfreichen Erkenntnisse aus der Analyse von Kotsteinen nur sehr wenig darüber wissen, welche Bakterien den menschlichen Darm vor dem Getreidezeitalter besiedelten. Die Zusammensetzung der Probiotikapräparate entspricht somit der Hypothese, dass wir damit das Nötige zur Wiederherstellung einer gesunden Darmflora leisten.) Probiotika versorgen uns mit hilfreichen Bakterien, die unerwünschten Spezies den Nährboden entziehen, Bakteriozine absondern, die normale Schleimschicht im Darm wiederherstellen, größere Mengen Buttersäure erzeugen, die das Milieu für Krankheitserreger ungünstig beeinflusst, und eine normale Immunreaktion fördern.[5]

Die verwendeten Präparate sollten hoch potenziert sein und Keime im Multimilliardenbereich liefern (niedrig dosierte Zubereitungen enthalten nur Millionen oder zweistellige Millionen an Bakterien). 30 Milliarden oder mehr Keime klingen furchtbar viel, sind aber immer noch nur ein Bruchteil der Keime, die den Darm besiedeln. Probiotika enthalten in der Regel vor allem Unterarten von *Lactobacillus* und *Bifidobacterium,* den Hauptgruppen, die als gesundheitsfördernd gelten. Zu diesen Arten zählen *L. plantarum, L. brevis, L. acidophilus, L. casei, L. paracasei, L. rhamnosus, L. salivarius, B. bifidum, B. lactis, B. subtilis, B. breve und B. longum.* Es geht sowohl um möglichst hohe Mengen als auch um diverse Spezies, meist ein Dutzend oder mehr. Manche Probiotika enthalten auch einen Hefepilz, *Saccharomyces boulardii,* entweder als Teil der Bakterienauswahl oder allein. Klinischen Studien zufolge trägt er zum Schutz vor Infektionen mit *Clostridium difficile* bei, einem gefährlichen Keim, der sich nach Antibiotikaeinsatz ausbreiten kann.[6]

Mitunter ist die Dysbiose oder die bakterielle Überbesiedelung des Darms (SIBO) zu Beginn der getreidefreien Ernährung derart ausgeprägt, dass ein Probiotikum nicht ausreicht und zunächst Antibiotika *und* Probiotika erforderlich sind. Das beschleunigt die Ausscheidung der tatsächlich pathogenen Keime wie *Escherichia coli, Klebsiella pneumoniae,* Enterokokken und bestimmter Clostridien, die vielleicht zu übermächtig geworden sind. Zumeist handelt es sich bei den Betroffenen um Patienten mit Morbus Crohn, Colitis ulcerosa, Zöliakie und Malabsorbtionssyndromen oder aber um Menschen, die wegen anderer Infekte wiederholt Antibiotika einnehmen mussten. Ein solcher zweigleisiger Ansatz sollte nur unter Aufsicht eines Therapeuten oder Arztes stattfinden, der sich mit der SIBO-Problematik gut auskennt. Häufig sind dies nicht die Gastroenterologen, die am liebsten mit dem Endoskop arbeiten, sondern eher Spezialisten in funktioneller Medizin oder Naturheilkunde.

Präbiotika: Die Resteverwerter

Wie bereits erwähnt ist der menschliche Darm von Unmengen an Bakterien besiedelt, mehreren Pfund wimmelnden Lebens, das sich hungrig auf alles stürzt, was wir in den Mund nehmen und herunterschlucken. Diese Koexistenz sollte zum beiderseitigen Vorteil sein, auch wenn die Bakterien ein Leben zweiter Klasse akzeptieren müssen: Sie bekommen nur die Reste. Wenn wir das Frühstück kauen, bis die Bissen so klein sind, dass sie im Verlauf der Verdauung in Aminosäuren, Fettsäuren und Glukose zerlegt und so aufgenommen werden können, ist für unsere Mitbewohner im Dickdarm am Ende nicht mehr viel übrig. Ein Teil davon sind unverdauliche Fasern, weshalb die Spezies, die solche Fasern zersetzen können, hier ihre Nische gefunden haben und gedeihen – sofern wir ausreichend unverdauliche Polysaccharide zu uns nehmen. Im Gegenzug wandeln die Bakterien diese Polysaccharide in die Fettsäuren Acetoacetat, Propionat und Butyrat um, die wiederum die Zellen der Darmwand nähren. Butyrat ist besonders interessant, da es zugleich eine wichtige Energiequelle für die Darmschleimhaut darstellt und für deren Gesundheit unverzichtbar ist. Weil solche unverdaulichen Fasern die Darmflora unterstützen, werden sie gern als *Präbiotika* oder auch *resistente Stärke* bezeichnet. Allerdings widersetzen diese Stoffe sich nur der direkten Verdauung durch den Menschen. Präbiotika sind von größter Bedeutung für die Wiederherstellung eines gesunden Darms und der gesunden Darmflora. Besonders die laktosevergärenden Familien *Lactobacillus* und *Bifidobakterium,* die den menschlichen Darm seit Jahrmillionen besiedeln, profitieren von präbiotischen Fasern.

Präbiotika werden oft als »Fasern« bezeichnet, obwohl sie anders aussehen und sich auch anders verhalten als das, was wir normalerweise darunter verstehen (zum Beispiel Weizenkleie). Sie sind jedoch durchaus Fasern, und zwar polymere Polysacchariden.

Manchmal laufen sie auch unter dem Begriff *lösliche Fasern,* weil sie in Wasser schleimig werden und sich lösen. Seit immer mehr Faservarianten entdeckt werden, verlieren solche Benennungen jedoch an Bedeutung. Andererseits unterscheiden sich präbiotische Fasern deutlich von den Zellulosefasern aus Gräsern und Getreide. Zellulose ist für den Menschen praktisch unverdaulich. Auch Wiederkäuern fehlen die dafür erforderlichen Enzyme, doch in ihrem Verdauungstrakt mit dem vierteiligen Magen und dem spiralförmigen Darm leben Bakterien, die dazu in der Lage sind.

Da präbiotische Fasern eine bevorzugte Energiequelle von Bakterien für die Gärung sind, fördert die Anreicherung unserer Nahrung mit diesen Fasern das Wachstums von *Lactobacillus-* und *Bifidusstämmen,* die wiederum größere Mengen Butyrat für einen gesunden Darm erzeugen. Daher ergaben klinische Studien, dass Präbiotika mit einem geringen Darmkrebsrisiko einhergehen.[7] Sie tragen aber auch zur Blutzuckersenkung bei und verbessern die Insulinsensitivität, lassen den Blutdruck sinken und haben noch weitere positive Auswirkungen auf Stoffwechselmarker. Hinzu kommt, dass eine gute Versorgung der Darmflora mit Präbiotika den Darm bei der Wiederaufnahme von Gallensäuren unterstützt, was wiederum dazu beiträgt, die Cholesterinproduktion in der Leber zu senken und uns so zur Senkung von LDL und Gesamtcholesterin verhilft.[8]

Die frühen Menschen nutzten Stöcke, Knochen und Steine, um damit die besonders energiereichen Pflanzenteile auszugraben, Knollen und Wurzeln, in denen viele unverdauliche Polysaccharide vorliegen. Diese Praxis wurde Anthropologen zufolge bereits vom Vorgänger des *Homo sapiens,* dem *Australopithecus,* ausgeübt und ist somit tief in unserer Entwicklungsgeschichte verankert.[9] Heute wären die meisten dieser Pflanzenteile für uns vermutlich nicht mehr essbar, denn sie waren hart, zäh, faserreich und nicht besonders schmackhaft. Bei unseren modernen Knollenfrüchten wie Kartoffeln und Süßkartoffeln handelt es sich dummerweise meist um Hybridformen, die sich durch hohen Stärkegehalt auszeichnen. Zudem verzehren wir sie nicht roh, sondern gekocht, sodass die faserhaltige Stärke aus einem unverdaulichen Polysaccharid in leicht verwertbaren Zucker umgewandelt wird, der unseren Blutzucker hochtreibt – der glykämische Index einer gebackenen Kartoffel liegt mit 70 bis 111 im astronomischen Bereich.

Getreide enthält zwar präbiotische Fasern (einer seiner wenigen Vorzüge), nur kommen sie hier mit zu viel ungesundem Gepäck daher. Man kann stattdessen zu Gemüse greifen (besonders Rosenkohl, Weißkohl, Knoblauch und Zwiebeln), aber auch zu Früchten und Nüssen. Die Superstars unter den Lieferanten präbiotischer Fasern sind jedoch stärkereiche Hülsenfrüchte und Knollen wie Bohnen und Kartoffeln. Hülsenfrüchte (Kidneybohnen, schwarze Bohnen, weiße Bohnen und Linsen) können in kleinen Mengen (vier bis acht Esslöffel pro Portion oder maximal 15 Gramm Nettokohlenhydrate) eine gute Präbiotikaquelle darstellen. *Rohe* Kartoffeln ohne grüne Stellen sind durchaus eine gute Quelle, ebenso grüne, unreife Bananen, deren Fasern unverdaulich sind und deren glykämisches Potenzial noch nicht voll ausgeprägt ist. Empfehlenswert sind auch die Inulinfasern aus der Zichorienwurzel oder Topinambur.

Den höchsten Gehalt an präbiotischen Fasern liefern:[10]

Eine halbe rohe Kartoffel (geschält): 10 bis 12 Gramm
Vier Esslöffel Hummus oder geröstete Kichererbsen:
15 Gramm (und 10 Gramm Nettokohlenhydrate)
Acht Esslöffel Linsen: 2,5 Gramm
(11 Gramm Nettokohlenhydrate)
Acht Esslöffel Bohnenkerne: 3,7 Gramm
(22 Gramm Nettokohlenhydrate)
Eine grüne Banane oder Kochbanane: 27 bis 30 Gramm
Ein Teelöffel Inulin: 5 Gramm

Wie bei den Probiotika ist auch bei den Präbiotika die Mischung entscheidend. Ich gebe gern dünne Scheiben oder kleine Würfel rohe Kartoffel in den Salat oder püriere eine rohe Kartoffel oder grüne Banane im Smoothie. Man kann auch Gemüse oder getreidefreie Cracker in Hummus dippen. (Siehe Rezepte in Anhang A.) Inulin kann man als Pulver kaufen, und es ist Bestandteil von bestimmten Süßstoffen. Mit pulverisiertem Inulin kann man Lebensmittel leicht süßen und Eiszubereitungen oder gefrorener Kokosmilch mehr Cremigkeit verleihen. Als Pulver oder Ergänzungsmittel kann man Inulin Speisen wie gegorenem Kokosjoghurt oder Kefir zugeben. Derartige Fasern sollten immer ungegart verzehrt werden, weil sie bei Hitze schnell zu Zucker zerfallen.

Normalerweise nehmen wir pro Tag mit der Ernährung etwa fünf Gramm probiotische Fasern auf, doch sobald wir auf Getreide verzichten, erreichen wir eventuell selbst diese Menge nicht mehr. Für die ideale Aufnahme präbiotischer Fasern pro Tag gibt es keine Vorgaben. Ab acht bis neun Gramm pro Tag steigt die Butyratproduktion messbar an, doch vermutlich sind zehn bis 20 Gramm (oder mehr) pro Tag ideal, wie man aus vielen Beobachtungen der Produktion kurzkettiger Fettsäuren und den entsprechenden Folgen für den Stoffwechsel wie einem Rückgang des Blutzuckers weiß. (In ursprünglichen Kulturen betrug die Präbiotikazufuhr interessanterweise vermutlich um die 135 Gramm pro Tag.)[11]

Wenn aufgrund einer unzureichenden Zufuhr präbiotischer Fasern Symptome wie Aufstoßen oder wiederholter lockerer Stuhlgang vorliegen, tritt eine Besserung erst nach mehrwöchiger Einnahme von Ergänzungsmitteln ein. Der Grund dafür ist vermutlich eine leichte Darmentzündung, die erst langsam abheilt, wenn man die Bakterien mehrere Wochen mit den von ihnen bevorzugten Fasern »füttert«. Anfangs kann es dabei zu erheblichen Blähungen kommen, aber dieses Symptom lässt mit der Zeit nach. Manche Menschen beginnen lieber mit einer geringeren Menge von fünf Gramm pro Tag, die sie allmählich bis auf die gewünschte Zufuhr steigern. Ein gesunder Darm gleicht einem blühenden Garten, der ständiger Pflege und Düngung bedarf. Deshalb sollte man der Darmflora solche bakterienfreundlichen Fasern sein Leben lang gönnen.

Gärprozesse

Nicht nur Ideen, auch Lebensmittel werden verdaulicher, wenn sie wirklich ausgegoren sind. Gärprozesse sind so alt wie die Menschheit, denn die Fäulnis setzt ganz von selbst ein, wenn Nahrung länger als ein paar Stunden der Luft ausgesetzt ist. Die Menschen fanden schon früh heraus, dass die Nahrung unterhalb der verfaulten Schicht, die nicht direkt der Luft ausgesetzt war und sich somit in einer anaeroben Umgebung befand, nicht nur gut verdaulich war, sondern auch gut schmeckt. Heute wissen wir, dass sie auch gesund ist.

Vor der Kühlschrankära diente das Vergären einer längeren Haltbarkeit: Wenn die gesammelten Blätter oder das Stück Wildschwein laktosefermentierenden Bakterien ausgesetzt wurden, entstand unter anaeroben Bedingungen, also ohne Sauerstoffeinfluss, als Nebenprodukt der Gärung Milchsäure. Diese Milchsäure senkt den pH-Wert und tötet Krankheitserreger ab. (Die alkoholische Gärung zur Herstellung von Bier und Wein beruht auf anderen Reaktionen.)

Daher sind vergorene Lebensmittel reich an gesunden Bakterien wie *Lactobacillus* und *Bifidobacterium.* Die Anzahl der Bakterien hängt von der Art der vergorenen Lebensmittel, der Dauer des Gärprozesses, der Umgebungstemperatur, der Verfügbarkeit anderer Nährstoffe wie Aminosäuren und Fettsäuren und weiteren Faktoren ab. Manche Mengen – wie in handelsüblichem Joghurt und Kefir – sind zu vernachlässigen, andere – wie bei natürlich vergorenen Milchprodukten, Kimchi (ein koreanisches Kohlrezept), Sauerkraut (frisch und ungekocht, nicht einfach in Essig eingelegt) und andere fermentierten Gemüsesorten – sind ganz erheblich. Käse und Hüttenkäse enthalten *keine* größeren Mengen probiotischer Bakterien, weil die meisten Bakterien in der Molke stecken, die im Zuge der Fermentierung entzogen wird. Zur Fermentierung eignen sich fast alle Früchte und Gemüsesorten. Damit lässt sich Kombucha (fermentierter Tee) herstellen, Takuan (fermentierter Daikon-Rettich), Natto (fermentierte Sojabohnen mit einem besonders hohen Vitamin-K_2-Anteil) oder Garum (fermentierte Fischsauce). Der Bakteriengehalt lässt sich auch anpassen, indem man fermentierte Produkte nach Abschluss des Gärprozesses mit probiotischen Bakterien anreichert, wie man es bei manchen Joghurts macht.

Interessanterweise besteht eine Querverbindung zwischen Milchsäuregärung und der menschlichen Gesundheit, denn die Bakterien in fermentierten Lebensmitteln zählen auch zu den Spezies, die für uns die größten gesundheitlichen Vorteile mit sich bringen, zum Beispiel in Form von sinkendem LDL-Cholesterin, einem gesünderen Darm und besserer Gewichtskontrolle.[12] Der Nachteil daran ist, dass häufig ein bis zwei Stämme von *Lactobacillus* oder *Bifidobakterien* vorherrschen; selten sind es mehr als vier. (Im Gegensatz zu probiotischen Ergänzungsmitteln, die uns mit einer breiteren Vielfalt bessere Ausgangschancen verschaffen.) Zudem enthält eine Portion solcher Nahrung meist nur kulturbildende Organismen im Millionenbereich, selten im Millardenbereich.[13] Handelsübliche Joghurt- und Kefirprodukte sind leider häufig mit zu viel Zucker, fruktosereichem Maissirup und anderen unerwünschten Zutaten versetzt. Deshalb empfiehlt sich für Joghurt und Kefir die Eigenproduktion. Auch Kohl, Gurken und anderes Gemüse können Sie selbst fermentieren (siehe Anhang A).

Die relativ niedrigen Kulturzahlen und der begrenzte Anteil der Stämme in fermentierten Lebensmitteln eignen sich daher am besten zur *Erhaltung* einer gesunden Darmflora, aber nicht unbedingt zur raschen Wiederherstellung zu Beginn der Umstellung auf getreidefreie Ernährung, nach einer Antibiotikabehandlung oder während der Genesung von Zöliakie oder Colitis ulcerosa.

In solchen Situationen ist es erwiesenermaßen hilfreich, eine breite Vielfalt an Probiotika in größeren Mengen einzunehmen und sich nicht allein auf die begrenzte Zufuhr über entsprechende Nahrungsmittel zu stützen.

Wer den Aufwand der eigenen Herstellung scheut (es geht wirklich einfach und schmeckt!), kann sich im Kühlregal von Biomärkten und Supermärkten nach passenden Lebensmitteln umsehen, die ausdrücklich »mit lebenden Kulturen« ausgewiesen sind. Produkte aus der Dose oder in Flaschen sollten Sie nicht wählen, weil die Bakterien beim Abfüllprozess umkommen.

Sie wollen Ihre Darmflora noch besser unterstützen? Dann verzichten Sie bitte auf gezuckerte Speisen und laktosehaltige Milchprodukte. Besonders kritisch sind hier Milch, Hüttenkäse und Joghurt. Butter, Butterreinfett und ausgereifter Käse sind in dieser Hinsicht weniger nachteilig.

Bessere Heilungschancen bei Morbus Crohn, Colitis ulcerosa und Zöliakie

Die innere Verwüstung, die Menschen mit diesen chronisch entzündlichen Darmkrankheiten davontragen, kann die Verdauung auf vielerlei Weise beeinträchtigen. Getreideverzicht ist ein großer Schritt zur Genesung, aber häufig unzureichend – selbst bei Zöliakie, die gern auf den Aspekt der Glutenintoleranz reduziert wird. Fast immer sind weitere Maßnahmen erforderlich, um die anhaltenden Verdauungsstörungen zu beseitigen.

Zum Beispiel kommt es sogar noch häufiger als bei Menschen

ohne diese Erkrankungen zu Eisen-, Zink- und Vitamin-B_{12}-Mangel. Die bakterielle Fehlbesiedelung des Darms (Dysbiose) ist ebenfalls schlimmer. Deshalb ist es in solchen Fällen noch wichtiger, wirklich auf *alles* Getreide zu verzichten, ob mit oder ohne Gluten. Streichen Sie alle Getreidesorten mit Prolaminproteinen (Weizen, Roggen, Gerste, Dinkel, Bulgur und Mais). Streichen Sie alle Getreidesorten mit Weizenkeim-Agglutinin und dessen Äquivalenten (dieselben Arten wie oben, aber auch Reis). Streichen Sie alle phytathaltigen Getreidesorten. Also: *sämtliches* Getreide. Teff und Amarant sind noch die verträglichsten Getreideformen, beeinflussen aber den Blutzucker und auch die Darmflora ebenfalls negativ. Deshalb sollten auch sie nur in kleinsten Mengen oder gar nicht verzehrt werden.

Die Rückkehr zu einem gesunden Verdauungssystem kann einige oder alle der folgenden Schritte umfassen:

- **Darmflora wiederherstellen.** Zu Beginn nimmt man am besten Breitspektrumprobiotika mit besonders hoher Keimzahl. Bei ausgeprägten Entzündungen dauert die Heilung längere Zeit, sodass die Probiotikaeinnahme unter Umständen über Jahre erforderlich ist. Bitte lassen Sie sich beim Heilungsprozess von einem entsprechend geschulten Arzt begleiten. Nur er kann abschätzen, ob die Dysbiose so stark ist, dass eventuell eine gezielte Antibiotikabehandlung und anschließend eine längerfristige hoch dosierte Probiotikabehandlung sinnvoll wären. Auf diese Weise kann die Darmflora sich von Grund auf neu etablieren. Außerdem sollten Sie jedweden Zucker und möglichst auch Milchzucker (Laktose) meiden, damit sich in erster Linie die erwünschten Bakterienstämme vermehren.

- **Mit präbiotischen Fasern eine gesunde Darmflora stützen und Entzündungen eindämmen.** Mit präbiotischen Fasern, die nicht aus Getreide stammen, lassen sich erhebliche Fortschritte erzielen, denn sie können über ganz spezielle Prozesse zur Eindämmung von Entzündungen beitragen (siehe oben).
- **Nährstoffmängel beheben.** Bei Entzündungen im Verdauungstrakt und ständiger Zufuhr von Phytaten aus Getreide, welche die Nährstoffaufnahme hemmen, fehlen in der Regel Eisen, Zink und Vitamin B_{12}.
- **Vitamin-D-Mangel beheben.** Die Wiederherstellung des Vitamin-D-Spiegels lohnt sich bei Menschen mit entzündlichen Darmerkrankungen ganz besonders.[14] Die Datenlage ist derart eindeutig, dass es aus meiner Sicht einen Kunstfehler darstellt, beim Vorliegen dieser Krankheiten nicht den Vitamin-D-Spiegel zu prüfen und zu heben. Die entsprechenden Blut- und Urintests sind überall durchführbar (siehe Anhang D). Wenn der Darm entzündet ist, können nicht einmal die bescheidenen Mengen Vitamin D aus der Nahrung ausreichend aufgenommen werden. Deshalb tragen Vitamin-D-Gaben zur Heilung der gestörten Autoimmunreaktionen und der Entzündungsneigung bei. Ich empfehle einen Zielwert von 60 bis 70 ng/ml 25-Hydroxy-Vitamin-D. Bei Morbus Crohn oder Zöliakie ist dieser Wert unter Umständen nur mit hohen Vitamin-D-Gaben zu erreichen, weil der Dünndarm so stark geschädigt ist. Die meisten Menschen kommen mit 6000 Internationalen Einheiten (IU) gut zurecht, doch bei entzündlichen Darmerkrankungen und Zöliakie kann mehr erforderlich sein. (Mehr zur Behebung des Mangels und zur Blutwertkontrolle siehe Seite 273.)

- **Gute Fettversorgung.** Ein Übermaß an Omega-6-Fettsäuren zusammen mit unzureichender Omega-3-Versorgung erhöht die Entzündungsneigung im Darm. Wenn dieses Ungleichgewicht korrigiert wird, gehen auch die Entzündungen zurück.[15] Das bedeutet, man sollte weniger Omega-6-reiche Öle (Maisöl, nicht näher definiertes Pflanzenöl, Distelöl, Sonnenblumenöl und Traubenkernöl) zu sich nehmen und täglich 3000 bis 3600 Milligramm (mg) EPA und DHA einnehmen, aufgeteilt in zwei Dosen. Optimal ist dafür flüssiges Fischöl, weil der Körper es leichter aufnehmen kann. Omega-6-Fettsäuren, besonders die essenzielle Fettsäure Linolensäure, sind keineswegs überflüssig, aber über den Verzehr von Fleisch, Nüssen und Samen sind die meisten Menschen hier bereits ausreichend versorgt.
- **Anhaltenden Beschwerden auf den Grund gehen.** Eine unvollständige Fett- und Proteinverdauung aufgrund einer gestörten Bauchspeicheldrüsenfunktion kann die vollständige Heilung verhindern und einer Dysbiose Vorschub leisten. Bei hartnäckiger Symptomatik trotz Getreideverzicht und umfassendem Einsatz von Probiotika und Präbiotika sollte die Bauchspeicheldrüse daher überprüft werden.
- **Glutamin einnehmen.** Glutamin gilt zwar nicht als essenzielle Aminosäure, aber die Zellen in der Darmschleimhaut (Enterozyten) greifen am liebsten auf Glutamin zu, wenn sie es bekommen können. Glutamin trägt zum Schutz der Enterozyten bei und kann – in Dosen von 25 bis 50 Gramm pro Tag – bei vorhandenen Schäden die Heilung etwas beschleunigen.[16]
- **Andere Entzündungsfaktoren für den Darm beseitigen.** Ganz oben auf der Liste steht das Rauchen, danach folgen nicht-

steroidale Entzündungshemmer wie Naproxen, Ibuprofen und Acetylsalicylsäure (ASS). Außerdem sollte man möglichst selten Antibiotika einnehmen. Frauen sollten unter Umständen nicht mit der Pille verhüten, weil ihr Einsatz das Risiko einer Darmentzündung erhöht.[17] Auch Stress spielt eine Rolle, also beschäftigen Sie sich am besten mit Strategien zum Erkennen und Vermeiden von Stressfaktoren und zum gesunden Stressabbau.

- **Die richtigen Ballaststoffe essen.** Das Letzte, was jemand mit Zöliakie, Morbus Crohn oder Colitis ulcerosa braucht, sind noch mehr Zellulosefasern wie in Getreide. Unlösliche Zellulosefasern sind *kein* Schutz und können den Darm im Gegenteil noch mehr reizen. Führen Sie Fasern lieber in Form von Obst und Gemüse zu, welche die Darmflora nähren und die Entzündungsneigung zurückgehen lassen. Auch die bereits erwähnten präbiotischen Fasern gehen mit entzündungshemmenden Faktoren einher.[18]
- **Entzündungshemmende Ergänzungsmittel.** 100 Milliliter Aloe-vera-Gel, verteilt auf zwei Portionen pro Tag, können die Symptome lindern und Gewebeschäden besser abheilen lassen.[19] Curcumin, ein Bestandteil des Gewürzes Kurkuma, scheint bei entzündlichen Darmerkrankungen ebenfalls vorteilhaft zu sein, und zwar besonders bei Colitis ulcerosa. Mit einem Gramm Curcumin pro Tag werden Rückfälle seltener.[20] Auch die Einnahme von 900 mg Boswellia (ein Weihrauchbestandteil) trägt zur Remission von Colitis ulcerosa und Morbus Crohn bei.[21]
- **Weitere Nahrungsmittelintoleranzen in Erwägung ziehen.** Lebensmittelunverträglichkeiten sind sehr verbreitet, können Entzündungen am Leben erhalten und eine Dysbiose fördern. Auch

Fruktoseintoleranz und Allergien können eine Rolle spielen. Die entsprechenden Tests und eine gezielte Auslassdiät sollten am besten unter Anleitung eines erfahrenen Arztes erfolgen.

Zu viele Menschen mit Zöliakie werden mit dem Rat »kein Gluten« abgespeist, ohne dass weitere Anstrengungen unternommen werden, dem Darm zur umfassenden Heilung zu verhelfen. Ich habe auch viele Patienten mit Morbus Crohn oder Colitis ulcerosa gesehen, die Medikamente und Operationen benötigten und dennoch weiterhin an Schmerzen, Diarrhö und eingeschränkter Nährstoffaufnahme litten. Obwohl in diesen Fällen auch das Risiko für Krebs und Autoimmunkrankheiten erhöht ist, wurden die oben genannten Punkte nicht angegangen. Dabei ist es gar nicht so schwer: Erhöhen Sie Ihre Chancen auf vollständige Genesung, indem Sie nach erfolgreichem Getreideverzicht diese wichtigen Schritte angehen.

Ärger im Paradies: Hartnäckige Symptome nach Getreideverzicht

Die verheerenden Wirkungen des Getreides setzen manchen Körperbereichen derart zu, dass für die Heilung zusätzliche Maßnahmen erforderlich sind. Anfangs gehen die Verdauungsbeschwerden zwar zurück, aber manchmal bleiben trotzdem hartnäckige Symptome zurück. Diesen Betroffenen geht es zwar besser, aber keineswegs richtig gut. Je nach Symptomatik können unterschiedliche Ursachen vorliegen, die mit unterschiedlichen Strategien anzugehen sind.

Saurer Reflux, Übelkeit und Sodbrennen

Mit dem Getreide entsorgen wir einen Störfaktor für die Magensäureproduktion, Gallenblasenfunktion und Bauchspeicheldrüsenfunktion. Dank zusätzlicher Probiotika und Präbiotika wird der Darm bei den meisten Menschen rasch gesund. Wenn aber ausgerechnet bei Ihnen trotzdem Reflux und Sodbrennen, Übelkeit und Magenschmerzen anhalten? Dann sollte man überlegen, ob das Getreide dem Verdauungssystem derart zugesetzt hat, dass bleibende Schäden entstanden sind. Stellen Sie sich vor, Sie hätten ein verkürztes Bein. Jahrelang haben Sie Ihre Gehweise entsprechend angepasst, was zu Wirbelsäulenveränderungen, Entzündungen und Arthritis geführt hat. Wenn nun die Verkürzung ausgeglichen wird, bleiben die Entzündungen an der Wirbelsäule bestehen. Die Ursache ist behoben, aber die Folgen bleiben und bedürfen einer gezielten Behandlung. Genauso ist es mit der getreidefreien Ernährung. Wenn nach der Umstellung saurer Reflux, Sodbrennen und Verdauungsbeschwerden nicht verschwinden, kommen die folgenden Ursachen in Frage:

- **Hartnäckige Dysbiose.** Eine ärztliche Untersuchung (Atemtest oder Untersuchung der Stuhlzusammensetzung) kann hier weiterhelfen. Eventuell müssen ungesunde Organismen mit Antibiotika ausgemerzt werden, ehe man mit der gezielten Neubesiedelung beginnt. Auf jeden Fall braucht der Körper längere Zeit Probiotika und dauerhaft Präbiotika und fermentierte Speisen.
- **Zu wenig Magensäure.** Lange anhaltender Getreidekonsum bringt die Magenfunktionen durcheinander und hemmt die Freisetzung von Magensäure zur Zersetzung der Nahrung. Dum-

merweise kommt die normale Magensäureproduktion auch nach dem Getreideverzicht nicht immer richtig in Gang, und es kommt zur Hypochlorhydrie, einer verminderten Salzsäureausschüttung. Betroffen sind auch Menschen, die nicht-steroidale Entzündungshemmer einnehmen. *Wenig* Magensäure äußert sich praktisch genauso wie *zu viel* Magensäure. Man könnte einen Behandlungsversuch mit säurelockenden Ergänzungsmitteln wagen, zum Beispiel einen oder zwei Teelöffel Apfelessig oder eine oder mehrere Tabletten mit 500 mg Betain-Hydrochlorid unmittelbar vor einer Mahlzeit einnehmen.[22] Sicherer ist die ärztliche Abklärung zur Feststellung der Hypochlorhydrie, bei der auch bestimmt werden kann, wie viel zusätzliche Säure zur Normalisierung der Verdauung zugeführt werden sollte. Wenn nämlich *zu viel* Magensäure vorliegt, kann die Einnahme zusätzlicher Säure die Situation noch verschlimmern.

- **Verzögerte Wiederherstellung des CKK-Signalwegs.** Getreidelektine können die Rezeptoren für das Hormon Cholecystokinin (CKK) in der Bauchspeicheldrüse und in der Gallenblase so nachhaltig stören, dass diese Organe ihre Funktion nicht prompt wieder aufnehmen. Die Heilung kann Monate bis Jahre in Anspruch nehmen. In der Zwischenzeit kann man die Verdauung mit Ergänzungsmitteln in Schwung bringen: Bauchspeicheldrüsenenzyme unterstützen die Zersetzung der Lebensmittel, Gallensäuren verwandeln Fette in Emulsionen, Curcumin (aus Kurkuma) fördert die Freisetzung von Galle aus der Gallenblase.[23] Am besten lassen Sie sich bei entsprechenden Maßnahmen von einem geschulten Arzt oder Heilpraktiker beraten und begleiten.

- **Weitere Lebensmittelintoleranzen, insbesondere gegen Kuhmilch, Fruktose, Eier, Nüsse und Soja.** Unter Umständen sind gezielte Tests sinnvoll, für die diverse Verfahren bereitstehen. So erfahren Sie, ob eines oder mehrere Nahrungsmittel dazu beitragen, dass eine Entzündung nicht zur Ruhe kommt oder die Darmflora sich nicht normalisiert.
- **Andere Faktoren, welche die Entzündungsneigung des Darms oder die Darmdurchlässigkeit fördern.** Hierzu zählen Rauchen, nicht-steroidale Entzündungshemmer (Naproxen, Ibuprofen, ASS und andere), aber auch die Pille. Stress kann ebenfalls zu Verdauungsstörungen beitragen. Diese Verbindung sollten Sie sich vor Augen führen und überlegen, wie Sie Stress vermeiden oder besser damit umgehen könnten.

Verstopfung

Für Verstopfung kann es unterschiedliche Gründe geben, die allein oder in Kombination vorliegen können. Dabei geht es nicht um Darmträgheit, ebenso wie viele Gesundheitsprobleme von Getreideessern nicht auf Gefräßigkeit und Bequemlichkeit zurückzuführen sind. Unregelmäßiger oder verhaltener Stuhlgang ist vielmehr ein Zeichen, dass die normale Passage unverdauter Essensreste gestört ist. Und dieses Problem ist nicht mit Abführmitteln zu beheben, die nur als letzte Rettung anzusehen sind.

Zu den häufigsten Ursachen einer Verstopfung zählt eine unzureichende Wasserversorgung. Dann nimmt der Dickdarm auch noch das letzte bisschen Wasser auf, sodass der Stuhl trocken und hart wird und sich kaum ausscheiden lässt. Die Lösung ist einfach, immer wieder bewusst zu trinken. Und zwar Wasser, keine zerstörerischen zuckerhaltigen Nektare, Molkedrinks oder aromatisiertes Wasser. Der Mensch braucht schlicht und einfach Trinkwasser.

Trockener, harter Stuhl kann aber auch auf einer zu geringen Schleimproduktion beruhen, die zumeist auf eine gestörte Darmflora zurückgeht. Dann sind Probiotika, präbiotische Fasern und fermentierte Lebensmittel der richtige Behandlungsansatz.

Verstopfung ist ein weiterer guter Grund für Magnesiumgaben. Wer mit Magnesium lediglich einen Magnesiummangel beheben oder einem solchen vorbeugen will, nimmt am besten gut resorbierbares Magnesiummalat oder Magnesiumglycinat. Wenn Sie aber auch die Darmtätigkeit fördern möchten, helfen 400 mg Magnesiumcitrat, zwei bis drei Mal täglich. Bei starker Verstopfung nehmen Sie 800 bis 1200 mg Magnesiumcitrat auf einmal (alternativ eignen sich auch 250 bis 500 mg Magnesiumoxid). Diese Magnesiumverbindungen wirken osmotisch; das heißt, sie ziehen Wasser in den Darm, damit der Darminhalt leichter ausgeschieden werden kann. Das ist eine andere Wirkweise als bei den Abführmitteln Phenolphthalein oder Senna, die den Darm reizen und bei denen bei wiederholter Anwendung eine Gewöhnung eintreten kann.

Eine ergänzende Einnahme von Fasern ist selten erforderlich, weil sich der Darm bei getreidefreier Ernährung normalerweise von selbst reguliert. Falls Sie doch mehr Fasern benötigen, als Sie über Gemüse, Früchte, Nüsse und Samen aufnehmen, kommen Flohsamen (Psyllium), gemahlene Leinsamen oder Chiasamen in Frage. In diesem Fall müssen Sie aber doppelt darauf achten, ausreichend Wasser zu trinken; sonst wird die Verstopfung nicht besser, sondern schlimmer.

Bauchschmerzen

Trotz Getreideverzicht haben Sie Bauchschmerzen? Dann sehen Sie sich zunächst die möglichen Ursachen für sauren Reflux und Sodbrennen an (siehe oben). Bitte denken Sie jedoch daran, dass auch andere Faktoren in Frage kommen können, die ärztlich abgeklärt und behandelt werden müssen. Bei anhaltenden oder zunehmenden Bauchschmerzen können beispielsweise Gallenkoliken, Blinddarmentzündung, Magengeschwüre, Pankreaszysten oder eine Divertikulitis, eine entzündliche Erkrankung des Dickdarms, vorliegen.

Diarrhö

Wenn eine Diarrhöneigung nach der Umstellung auf getreidefreie Ernährung bestehen bleibt oder gar jetzt erst auftritt, besteht häufig eine Dysbiose. Mit Probiotika und guter Präbiotikaversorgung (über Ergänzungsmittel) zur schnelleren Normalisierung der Darmflora macht man hier ganz sicher nichts verkehrt. Bei Erfolg ist die Richtung klar: Mindestens noch einige Wochen, vielleicht auch Monate oder Jahre Probiotika einnehmen, damit der Darm vollständig gesund wird. Präbiotika und fermentierte Lebensmittel dürfen Sie gern die nächsten 50 bis 60 Jahre essen.

Spricht eine Diarrhö auf die eigenen Maßnahmen zur Wiederherstellung und Erhaltung einer gesunden Darmflora nicht an, so sollte eine gründliche Untersuchung stattfinden. Manche Ursachen sind ohne ärztliche Hilfe einfach nicht zu ermitteln und bedürfen einer eingehenden Stuhluntersuchung, bei der das Augenmerk auf das Vorliegen von unverdauten Nahrungsbestandteilen, Fetten oder Parasiten gerichtet wird. Eine gefährliche Darminfektion durch *Clostridium difficile* muss beispielsweise zwingend medizinisch behandelt werden.

Mit dem Darm fängt die Gesundheit an

Finden Sie die Vorstellung immer noch abwegig, dass ein gesundes Verdauungssystem mitsamt funktionierenden Organen und den entsprechenden Bakterien die Gesundheit insgesamt beeinflussen kann? Die Erfahrungsberichte von Tausenden, die dank einer einfachen Ernährungsumstellung von chronischen, im Einzelfall stark einschränkenden Verdauungsbeschwerden erlöst wurden, sind zumindest beeindruckend.

Das menschliche Verdauungssystem hat sich im Laufe von Jahrmillionen entwickelt und ein erstaunliches Zusammenspiel an Organen zur maximalen Nährstoffnutzung hervorgebracht, die wie ein Uhrwerk ineinandergreifen müssen. Dieses fein abgestimmte Gleichgewicht boykottieren wir mit »Pseudonahrung« (Samen von Gräsern), auf die der Mensch nie vorbereitet war und die durch die Ambitionen der Agrarwirtschaft noch verschlimmbessert wurde. Damit steht das Verdauungssystem unter Dauerbeschuss. Wer sich diese grundsätzliche Tatsache eingesteht, ist für die Wiedererlangung einer rundum gesunden Verdauung bestens gewappnet.

10. KAPITEL

Stoffwechsel im Gleichgewicht: Blutzucker, Cholesterin, Knochen und Entzündungsneigung

Diesen Preis habe ich nicht verdient, aber ich habe Arthritis, und die habe ich auch nicht verdient.

Jack Benny

Spätestens mit den Maßnahmen aus Kapitel 9 müssten Ihre möglicherweise chronischen Gesundheitsbeschwerden durch Getreidekonsum der Vergangenheit angehören. Aber normalisiert sich nun auch der Stoffwechsel?

Das ist möglich, kann aber auch ausbleiben. Getreideverzicht ist zwar ein guter Ansatz, behebt jedoch nicht automatisch alle ungesunden Stoffwechselphänomene infolge von jahrelangem Getreidekonsum. Alkoholabstinenz behebt ja auch nicht die Nährstoffmängel und die Zirrhose, die ein Alkoholiker während der Zeit seiner Abhängigkeit entwickelt hat. Wenn jemand also bisher Typ-2-Diabetiker war und den Blutzucker mit Insulin und Tabletten in Schach halten musste, werden Blutzuckerspiegel und damit auch Medikamentenbedarf deutlich zurückgehen. Allerdings nicht immer in den Normalbereich. Wie bewahrt man sich nun vor einer eventuellen Unterzuckerung? Über welche Schritte kann man vielleicht doch wieder zum Nichtdiabetiker werden – im Sinne eines normalen Blutzucker- und HbA1c-Werts ohne medikamentöse Unterstützung? Was macht ein Bluthochdruckpatient, der drei verschiedene Blutdrucksenker einnimmt, wenn mit der Ernährungsumstellung sowohl das Bauchfett als auch der Blutdruck zurückgehen? Wie kann man die Dosis gefahrlos senken, und was kann man tun, um am besten keinerlei Medikamente mehr zu benötigen?

In diesem Kapitel werden solche und andere Fragen zum gesunden Stoffwechsel angesprochen, die im Verlauf der getreidefreien Ernährung aufkommen können.

Das Spiel mit dem Feuer

Der Stoffwechsel ist ein großes Thema, das alle chemischen Prozesse umfasst, über die der Körper Nahrung, Wasser und Nährstoffe zum Wachsen, Heilen und zur Energiegewinnung nutzt. Dieses lodernde Feuer benötigt für seine Aufgaben den passenden Brennstoff – und manchmal muss man es ein wenig anfachen.

Die zahllosen Abläufe in der Stoffwechselaktivität lassen sich mithilfe bestimmter Parameter beobachten, an denen man ablesen kann, ob alles im Lot ist oder ob der Körper ins Schlingern geraten ist und nun auf ein Desaster wie Diabetes, Demenz, Osteoporose, Herzerkrankung, Krebs oder Übergewicht zusteuert. Viele, wenn nicht gar die meisten chronischen Gesundheitsprobleme beruhen mehr oder minder auf Stoffwechselstörungen.

Nehmen wir einmal an, Sie sind bereits auf dem Weg und haben angefangen, all die Stoffwechselkatastrophen zu beheben, die der

Getreidekonsum hervorruft. Der Entzug ist durchgestanden und abgeschlossen. Auch die Veränderungen, die zu Gewichtsabbau, weniger Entzündungen, mehr Tatkraft, Eindämmung von Autoimmunprozessen und anderen günstigen Entwicklungen führen, sind bereits in vollem Gang. In diesem Kapitel erfahren Sie, woran Sie erkennen, ob Ihr Stoffwechsel sich bereits vollständig normalisiert hat und mit welchen Maßnahmen Sie ihm weiter auf die Sprünge helfen können. Dabei beschränkt sich die Thematik auf die häufigsten Probleme, mit denen Betroffene in diesem Stadium noch zu kämpfen haben: Diabetes und Blutzucker, Bluthochdruck, Cholesterinspiegel und Osteoporose. Im Verlauf des Kapitels schälen sich die Zusammenhänge zwischen diesen Themen heraus, die erklären, warum ein Typ-2-Diabetiker mit der Zeit auch von Bluthochdruck, Herzkrankheit, Osteoporose und Demenz bedroht ist. Die Grundprinzipien, die hier besprochen und auf die häufigsten Stoffwechselstörungen angewendet werden, gelten somit auch für viele andere Gesundheitsprobleme, die nicht näher behandelt werden. Selbst wenn Sie glauben, Ihr Stoffwechsel sei inzwischen rundum gesund: Bitte lesen Sie trotzdem weiter. Zum Lohn winkt ein tieferes Verständnis für den idealen Stoffwechselstatus, aber auch das Wissen, wie man ihn erreichen und erhalten kann.

Blutzucker, HbA1c, Diabetes und Blutdruck: Keine Ausreißer nach oben, bitte!

Diabetes gilt inzwischen als Preis der Zivilisation. Befreien wir uns von der Versklavung durch das Joch der Fehlernährung!

Ein hoher Blutzucker zeigt normalerweise an, dass jemand Getreide isst. Diese Aussage ist nachvollziehbar, wenn man sich klarmacht, dass Amylopektin A, die Kohlenhydrate, die den Blutzucker noch höher treiben als normaler Zucker, der einzige verdauliche Anteil am Getreide sind. Diese Aussage gilt für alle Getreidearten, selbst für die weniger schädlichen wie Hirse, Teff und Amarant. Alle Getreidearten enthalten viel Amylopektin A, und sie alle treiben den Blutzucker in die Höhe. Je mehr und je häufiger jemand Getreide isst, desto häufiger kommt es zu Blutzuckerspitzen (so hoch wie nach dem Genuss von Süßigkeiten oder Softdrinks oder sogar noch höher). Und diese wiederum lösen eine hohe Insulinfreisetzung aus, wodurch langfristig die Insulinresistenz in Gang kommt: höherer Blutzucker, mehr Insulin, noch höherer Blutzucker und so weiter. Irgendwann kapituliert die Bauchspeicheldrüse, die das Insulin erzeugt. An diesem Punkt steigt der Blutzucker noch höher, bis schließlich die Diagnose Diabetes fällt, die mit einem erhöhten Risiko für Herzprobleme, Krebs, Demenz, Bluthochdruck, grauem Star, Nierenversagen, Nervenschäden, Knochenbrüchen und Amputationen einhergeht.

Da uns das diabeteserzeugende Potenzial von Getreide inzwischen bewusst ist, können wir das Getreide samt seinen schädlichen Auswirkungen auf Blutzucker und Insulin vom Tisch verbannen. Doch die gesundheitlichen Folgen von Insulinresistenz und hohem Blutzucker gehören näher beleuchtet.

Diabetes: Der Preis der Zivilisation und das Credo der Ernährungswissenschaft

Wenn ein Volk von seiner ursprünglichen Ernährungsweise auf moderne Kost umschwenkt, ist Diabetes die unausweichliche Folge. Das ließ sich an den Pima-Indianern ebenso beobachten wie an den australischen Aborigines oder an indigenen Völkern aus dem Regenwald des Amazonasgebiets. Bei ihnen allen waren starkes Übergewicht oder Diabetes zuvor unbekannt, doch schon wenige Jahre nach der Bekanntschaft mit modernen Lebensmitteln schnellten die Erkrankungszahlen massiv in die Höhe.

Institutionen wie die Amerikanische Diabetesgesellschaft (ADA) empfehlen ebenfalls eine moderne Ernährung – mit weniger Fett (insbesondere gesättigten Fetten) und bis zu 300 Gramm (g) Kohlenhydraten pro Tag, die vor allem aus Getreide stammen sollten (wohingegen die aktuelle deutsche nationale Versorgungsleitlinie für Typ-2-Diabetes keine konkreten Vorgaben zu Kohlenhydraten macht).[1] Ich habe es viele Hundert Mal aus erster Hand erlebt: Man rät den Menschen zu einer vollkornreichen, fettarmen Ernährung nach ADA-Richtlinien, und schon steigen Blutzucker und HbA1c-Wert, der Bedarf an Insulin und anderen oralen Antidiabetika schießt in die Höhe, und das Gewicht klettert um fünf, zehn oder 15 Kilo. Ab dem Übergang zu Insulinspritzen wird es noch schlimmer: Wie das Insulin aus der Bauchspeicheldrüse fördert auch das gespritzte Insulin die Fetteinlagerung, mehrt das Bauchfett und verschlimmert Entzündungsneigung und Insulinresistenz.

Mehr Getreide, mehr Amylopektin A, mehr Diabetes. Setzen Sie sich zur Wehr, indem Sie *mehr* Fett, aber *kein* »gesundes Vollkorn« essen, und schon gehen die Diabetessymptome kräftig zurück. Der Nüchternblutzucker sinkt ebenso wie die Insulinmenge im Blut, die Insulinresistenz nimmt ab, der HbA1c geht steil bergab, Körpergewicht und Taillenumfang schrumpfen, der Appetit ist bezähmbar, die Entzündungen legen sich, und irgendwann braucht man kaum noch Medikamente zur Blutzuckerkontrolle (oder gar keine mehr).[2]

Mit zusätzlichen Maßnahmen wie der Korrektur eines eventuellen Vitamin-D- oder Magnesiummangels und der Darmflora (siehe unten), haben Sie beste Aussichten auf einen normalen Stoffwechsel und eine minimale Diabetesaktivität.

Wie konnten große Gesundheitsinstitutionen wie die ADA einen solchen Irrweg beschreiten? Unwissenheit? Feigheit? Gier? Schieben wir einmal die Zuwendungen der Ernährungs- und Pharmaindustrie beiseite, die solchen Ratschlägen den roten Teppich ausrollen. (Ein wichtiger Sponsor der ADA war über Jahre Cadbury Schweppes, der größte Süßwarenhersteller der Welt, ebenso die Pharmaunternehmen Novo Nordisk, Sanofi-Aventis, Merck und Eli Lilly, lauter Hersteller von Diabetesmedikamenten, die der ADA jedes Jahr Dollars in Millionenhöhe zur Verfügung stellen.) Das Argument, dass die Diabeteshäufigkeit sinkt, wenn Weißmehlprodukte durch Vollkornprodukte ersetzt werden, kennt jeder. Natürlich steckt ein Körnchen Wahrheit darin, weshalb die ADA den Köder sofort geschluckt hat. Über den nächsten Schritt – Getreide mit seinem außergewöhnlich hohen glykämischen Potenzial zu verbannen – spricht keiner mehr. Aber erst hier zeigt sich die wahre Macht der Ernährung. Inzwischen wäre es ein überaus mutiger Schritt von großer juristischer Tragweite, wenn eine solche Organisation ihre Dauerbotschaft zurücknehmen würde. Aber wir sollten lieber nicht darauf warten.

Denn es geht *nicht* nur um weniger Kohlenhydrate. Ein wichtiger Faktor beim Getreideverzicht ist auch das Wegfallen der Prolaminproteine, die zu appetitanregenden Opiaten umgebaut werden. Ein weiterer ist das Ausbleiben der Lektine, die Entzündungen Vorschub leisten. Ein dritter ist die nun ausbleibende Blockade des Sättigungshormons Leptin. Da Getreide unsere Ernährung dominiert und die modernen Sorten ein so hohes glykämisches Potenzial haben, profitieren Blutzucker, Insulinspiegel und Entzündungsneigung überraschend stark vom Getreideverzicht.

Dieser Punkt ist so wichtig, dass man ihn wiederholen sollte: Hoher Blutzucker und Diabetes gehen bei Getreideverzicht nicht nur deshalb zurück, weil Getreide einen so hohen glykämischen Index hat, sondern die erstaunlichen Auswirkungen auf Diabetes beruhen auf der Kombination verschiedener Wirkmechanismen.

Mit der Zeit treten weitere Verbesserungen infolge des Gewichtsabbaus und des weniger entzündungsfördernde Bauchfetts hinzu. An diesem Punkt haben die meisten Prädiabetiker wieder einen normalen Blutzucker, und viele, wenn nicht fast alle Diabetiker werden zu Nichtdiabetikern. Zumindest jedoch verbessert sich ihr Blutzucker deutlich, und sie brauchen weniger Insulin und andere Medikamente. Eine vollständige Heilung ist leider nicht immer möglich. Wenn Prädiabetes und Diabetes die Betazellen in der Bauchspeicheldrüse bereits geschädigt haben, kann der Diabetes bestehen bleiben. Wer seinen Blutzucker beispielsweise nur mit Insulin und zwei oralen Antidiabetika im Zaum halten konnte und schon 50 Prozent der Betazellfunktion eingebüßt hat, wird seinen Blutzucker möglicherweise auch nach Getreideverzicht und Gewichtsabbau nicht ausreichend stabilisieren können. Trotzdem wird es *leichter*, den Blutzucker und den HbA1c zu kontrollieren, man braucht weniger Medikamente, und die Gefahr von diabetesbedingten Komplikationen geht zurück.

Bei bis zu zehn Prozent der Erwachsenen und einer steigenden Anzahl Kinder und Jugendlicher liegt bei einem scheinbaren Typ-2-Diabetes die Sonderform des LADA-Diabetes vor. Dabei handelt es sich um einen spät einsetzenden Typ-1-Diabetes, also eine Zerstörung der Betazellen infolge von Autoimmunprozessen. Auch diese Betroffenen profitieren ohne Getreide von einem stabileren Blutzucker und HbA1c-Wert, Gewichtsabbau (sofern erforderlich), geringerem Medikationsbedarf und einem geringeren Risiko für diabetische Komplikationen. Allerdings werden diese Menschen weiterhin Insulin benötigen, weil ihre Bauchspeicheldrüse nicht genug Insulin erzeugt – im Gegensatz zu den hohen Insulinmengen in den frühen Stadien des Typ-2-Diabetes. Bei ihnen besteht durch das fehlende Insulin zudem die Gefahr einer diabetischen Ketoazidose, die einen gefährlichen Notfall darstellt. Deshalb sollten diese Patienten ihre Ernährung nur unter Anleitung eines erfahrenen Arztes umstellen. Wenn der Blutzucker trotz Getreideverzicht, einem Schnitt bei anderen Kohlenhydraten und Gewichtsabbau nicht sinken will, ist dies ein Alarmsignal, das auf unzureichende Insulinproduktion hinweist.

Bei den meisten Menschen kommt es mit der Zeit aber zu positiven Schneeballeffekten. In den ersten Wochen bis Monaten gehen Übergewicht und Bauchfett zurück, wobei Fettsäuren und Triglyzeride ins Blut übergehen. Das ist eine natürliche und zu erwartende Begleiterscheinung beim Abnehmen. (Im Blutbild steigen dabei vorübergehend die Triglyzeride an, und das HDL geht zurück.) Die Flut der Fettsäuren und Triglyzeride behindert die Insulinfunktion mitunter so, dass Blutzucker und HbA1c anfangs sogar steigen können oder zumindest auf dem Ausgangsniveau verharren. Sobald das Abnehmen jedoch weitergeht, fallen auch diese Werte. Der Zeitfaktor spielt also eine Rolle. In der Regel kommen die Prozesse, die den Diabetes rückgängig machen, erst nach einigen Monaten voll zur Geltung. Wie stark der Gewichtsabbau das Insulin blockiert, hängt auch von der Höhe des Übergewichts ab. Bei nur zwölf Kilo Übergewicht ist das Ziel vielleicht schon nach sechs Wochen erreicht, wohingegen es bei 65 Kilo ein ganzes Jahr oder länger dauern kann. Einen Diabetiker, der viele Jahre mit Getreide gemästet wurde, sollte es nicht überraschen, wenn dieser Prozess nicht im Handumdrehen rückgängig zu machen ist.

Ein wirklich wichtiges Thema für Diabetiker, die ihren Blutzucker mit Tabletten oder Insulin senken müssen, ist die sehr reale Gefahr einer Unterzuckerung (Hypoglykämie) bei Getreideverzicht. Wenn der Appetit sich normalisiert und weniger Lebensmittel verzehrt werden, die den Blutzucker heben, reagieren die Zellen wieder besser auf das Insulin. Man baut Fett ab, Entzündungen gehen zurück, und der Stoffwechsel normalisiert sich allmählich. Deshalb muss auch die Medikation angepasst werden, und es kann zur Unterzuckerung kommen – so als würde ein gesunder Mensch sich Insulin spritzen. Bitte beachten Sie unbedingt die nötigen Vorsichtsmaßnahmen, denn *Unterzucker darf nicht sein* (siehe Kasten: *Vorsicht bitte: Unterzucker ist lebensgefährlich!*).

Vorsicht bitte: Unterzucker ist lebensgefährlich!

Trotz aller Beteuerungen der Amerikanischen Diabetesgesellschaft ADA, man wolle Diabetes heilen, findet man genau zu diesem Thema nicht einen Literatur- oder Online-Beitrag ihrer Experten, in dem erklärt wird, wie Typ-2-Diabetes geheilt werden kann. Weder die ADA noch die Endokrinologen, also die auf Hormone und Hormondrüsen spezialisierten Ärzte, aus deren Feder die absurden Diätvorgaben der ADA letztlich stammen, noch die meisten behandelnden Ärzte bringen uns bei, wie man gefahrlos vom Diabetiker zum Nichtdiabetiker wird. Deshalb müssen wir selbst nachdenken.

Wenn wir Dinge essen, die den Blutzucker heben, steigt der Bedarf an blutzuckersenkenden Medikamenten. Wenn wir weniger oder nichts von den Dingen essen, die den Blutzucker heben, brauchen wir weniger Diabetesmedikamente. Das ist eine ganz einfache Gleichung.

Diabetiker müssen je nach Medikation allerdings Vorsicht walten lassen. Ihnen droht eine Unterzuckerung (Blutzucker unter 70 mg/dl) oder aber eine diabetische Ketoazidose (bei unzureichender Insulinproduktion). Viele Ärzte warnen reflexartig vor einer Reduzierung der Medikamente, weil sie Diabetes als unheilbare, irreversible, lebenslange Diagnose einstufen.

Wer jedoch Insulin spritzt, muss bei getreidefreier Ernährung die Dosierung herabsetzen, damit keine Unterzuckerung eintritt, und zwar zu Beginn meist *um die Hälfte.* Dies sollte in enger Abstimmung mit einem Arzt oder einer Klinik erfolgen, die Erfahrung damit hat, Diabetiker auf dem Weg zur Gesundung (oder Besserung) zu begleiten. Dafür kann ein Arztwechsel erforderlich sein, denn der bisherige Arzt – der das Insulin verordnet hat – ist in der Regel ein Anhänger der »Diabetes ist unheilbar und irreversibel«-Fraktion. Ich kann jedoch nicht genug betonen, dass eine Unterzuckerung unbedingt zu vermeiden ist, selbst auf die Gefahr hin, dass zwischendurch der Blutzucker ansteigt (wobei er möglichst unter 200 mg/dl bleiben sollte). Andere Medikamente, besonders bestimmte orale Antidiabetika, können zu Unterzuckerung führen, wenn man sie unter Getreideverzicht weiterhin einnimmt. Deshalb verzichten viele Menschen auf solche Mittel oder setzen die Dosis herab, selbst wenn der Blutzucker dadurch vorübergehend steigt. Besprechen Sie Ihr Vorgehen mit Ihrem Arzt!

Unabhängig von der Medikation muss der Blutzucker gerade im Übergangszeitraum häufig bestimmt werden. Ich sage meinen Patienten, dass es in dieser Phase akzeptabel ist, wenn der Blutzucker höher steigt (solange er unter 200 mg/dl liegt), zumindest ist das besser als ein niedriger Blutzucker (unter 100 mg/dl). Sobald der Blutzucker sinkt, können auch die Medikamente weiter reduziert werden. Beispielsweise ist es bei einem Nüchternblutzucker von 100 mg/dl oder weniger an der Zeit, ein Medikament abzusetzen oder weniger davon zu nehmen, beispielsweise die Dosis vor dem Schlafengehen.

Typ-1-Diabetiker, Menschen mit spät einsetzendem, autoimmunbedingtem Diabetes (LADA) und solche mit stark eingeschränkter Betazellfunktion brauchen lebenslang Insulin. Die Dosis und der Bedarf an oralen Antidiabetika sowie der

Bedarf an blutdrucksenkenden oder entzündungshemmenden Mitteln können deutlich sinken, aber trotzdem werden sie immer insulinpflichtig bleiben. Zugleich profitieren sie in Form eines geringeren Komplikationsrisikos. Wer blutzuckersenkende Medikamente einnimmt, sollte radikale Ernährungsumstellungen und die Anpassung der Insulinmenge und anderer Medikamente nur in Absprache mit einem Arzt vornehmen, der dieses Vorgehen befürwortet und aufmerksam begleitet.

Ihre Joker gegen Diabetes

Wer in Las Vegas gegen die Bank spielt, hat meist schon verloren. Wer mit Diabetes oder Prädiabetes auf »gesundes Vollkorn« setzt, kann auch gleich die Segel streichen: Das Ergebnis steht fest.

Sobald jedoch das Getreide entfällt, kann man die Ernährung weiter umstellen und damit den Diabetes noch besser in Schach halten. Die folgenden Schritte können mitunter das Zünglein an der Waage sein und gemeinsam das Full House darstellen.

Zu den wichtigsten gehören:

Vitamin D nehmen. Ein Vitamin-D-Mangel sollte behoben werden, denn danach reagiert der Körper wieder besser auf Insulin, was wiederum den Blutzucker senkt. Vitamin-D-Gaben können sogar die Funktion der insulinerzeugenden Betazellen erhalten oder teilweise wiederherstellen – diese Wirkung ist nahezu einzigartig.[3] Zudem wirkt Vitamin D Entzündungen entgegen, was dem Insulin ebenfalls seine Arbeit erleichtert. (Zum Zielwert für Vitamin D siehe Kapitel 3.9.)

Magnesium ergänzen. Magnesiummangel ist bei Diabetikern besonders häufig und trägt zu hohem oder schwankendem Blutzucker bei.[4] Werte im oberen Bereich des Referenzrahmens sind nachweislich hilfreich, um Mangelsymptome wie Blutzuckerschwankungen, Bluthochdruck, Muskelkrämpfe in Fingern und Waden sowie Herzrhythmusstörungen zu lindern. (Zur Wahl des Präparats und der passenden Dosis siehe Kapitel 2.6.)

Ausreichend Kalium zuführen. Am leichtesten geht das auf dem natürlichen Weg: Essen Sie einfach viel grünes Blattgemüse, Kokosnüsse, Avocados, Fisch und unreife Bananen. Diese Lebensmittel sind in vielerlei Hinsicht gesund, auch zur Blutdrucksenkung. Nicht wenige Menschen entscheiden sich auch für ein Ergänzungsmittel wie Kaliumcitrat. Für eine adäquate Blutdrucksenkung benötigt man drei bis vier Kapseln zu 99 mg pro Tag (die übliche Dosis in fertigen Kaliumpräparaten). Kaliumcitrat konnte den systolischen Blutdruck innerhalb von drei Monaten um 7,9 mmHg senken und den diastolischen um 6,4 mmHg.[5]

Die Darmflora beglücken. Neue Erkenntnisse zum Nutzen von Präbiotika – Fasern, die für den Menschen unverdaulich sind, nicht aber für die Darmbakterien – ermöglichen eine spannende Strategie zur Senkung des Blutzuckers und zur Verbesserung der Insulinreaktion.[6] Das ist jedoch eine Langzeitstrategie, die nicht gleich nach dem ersten Tag Ergebnisse zeigt. Veränderungen der Darmflora und ihrer Abbauprodukte, die nachfolgenden Veränderungen der Darmzellen und körperliche Reaktionen auf neue

Ich habe mich aus gesundheitlichen Gründen für diesen Weg entschieden

Anfangs wollte ich einfach nur schwanger werden. Ich hatte mehrere Fehlgeburten und vergebliche künstliche Befruchtungen hinter mir und litt an polyzystischen Ovarien (PCOS), Typ-2-Diabetes, Bluthochdruck und hohen Cholesterinwerten. Was ich dann tat, reichte aus, um meine süße Tochter zu bekommen, doch nach ihrer Geburt fiel ich wieder in alte Verhaltensweisen zurück.

Vor knapp drei Jahren entschied ich mich erneut für meine Gesundheit und verzichtete auf Weizen. Zu diesem Zeitpunkt wog ich 130 Kilogramm. Inzwischen habe ich 85 kg abgenommen und brauche keine verschreibungspflichtigen Medikamente mehr. Dank meiner neuen Ernährungs- und Lebensweise bin ich von Diabetes, Bluthochdruck und hohem Cholesterin geheilt, und das PCOS hat sich ewig nicht mehr gemeldet (keine Schmerzen, keine chaotischen Perioden). Erstaunlicherweise verschwanden nebenbei auch Reizdarmsyndrom und Schilddrüsenprobleme – meine Werte haben sich normalisiert! Ich hatte auch geschwollene Lymphknoten, aus denen schon etliche Biopsien genommen wurden. Sechs Monate nach der Umstellung auf weizenfreie Ernährung war dieser Spuk vorbei. Alle Schmerzen waren verflogen, und seit über zwei Jahren bin ich sogar migränefrei. Früher brauchte ich zehn bis elf Stunden Schlaf, heute bin ich nach sechs bis sieben Stunden topfit. Ohne meine gesundheitlichen Beschwerden hätte ich diesen Weg bestimmt nicht eingeschlagen. Ich bereue nur, dass ich diesen Schritt nicht früher gewagt habe!

Ich bin fest davon überzeugt, dass die *Weizenwampe* mich gerettet hat. Ich hätte beinahe aufgegeben, aber dann habe ich es doch geschafft. Ihrem wunderbaren Werk und Ihrer Forschungsarbeit verdanke ich buchstäblich mein Leben. Danke!

Melissa Ann, Louisburg, North Carolina

Darmhormone, die den Blutzucker und den Insulinspiegel beeinflussen – all diese Faktoren müssen zusammenkommen, bis die diabetische Stoffwechsellage reagiert. Deshalb ist langfristiges Durchhalten wichtig: wirklich jeden Tag präbiotische Fasern essen, zum Beispiel aus Hülsenfrüchten, Knollen und anderen Gemüsesorten. (Mehr dazu in Kapitel 3.9.)

Auch diverse andere Ergänzungsmittel, darunter Chrom, Amerikanischer Ginseng und Pinienrindenextrakt, sollen zur Reduzierung des Blutzuckers beitragen. Meiner Erfahrung nach sind solche Zusatzstrategien selten erforderlich und auch wenig hilfreich. Entweder ist ihre Wirkung nicht ausgeprägt genug (wie bei Chrom), oder sie haben unerwünschte Nebenwirkungen (zum Beispiel kann Amerikanischer Ginseng die Insulinfreisetzung anregen; das bedeutet Überstunden für die Bauchspeicheldrüse). Eine Ausnahme bildet Zimt, der ohnehin Teil der Ernährung ist. Ceylon-Zimt hat tatsächlich eine gewisse blutzuckersenkende Wirkung. Erwarten Sie aber keine Wunder, denn die Berichte sind zwar positiv, aber die Wirkung ist insgesamt eher enttäuschend.[7]

Runter mit dem Blutdruck

Bei den meisten Menschen steigt der Blutdruck parallel zum Blutzucker. Die geschilderten Maßnahmen zur Blutzuckersenkung reduzieren langfristig daher auch den Blutdruck. Nehmen Sie also bitte Vitamin D und Magnesium und pflegen Sie Ihre Darmflora. Darüber hinaus können Sie den Blutdruck mit 3000 bis 3600 mg ergänzenden Omega-3-Fettsäuren pro Tag (in zwei Portionen) in die richtige Richtung bewegen.

Zum Thema Blutdruck sind die folgenden Punkte zu beachten:

- Während des aktiven Abnehmens kann die Flut an frei werdenden Fettsäuren und Triglyzeriden die Blutdrucksenkung verzögern. Verlieren Sie also bitte nicht den Mut, wenn Gewicht und Bauchfett zurückgehen, der Blutdruck aber einfach nicht reagieren will. Wenn Ihr neues Gewicht sich einige Wochen eingependelt hat, werden weniger Fettsäuren freigesetzt. Dann sinkt normalerweise auch der Blutdruck.
- Manche Blutdruckmedikamente dürfen nicht abrupt abgesetzt werden, sondern müssen langsam ausschleichen. Das gilt besonders für Betablocker und Clonidin. Bitte besprechen Sie die individuelle Vorgehensweise bei der Reduzierung der Dosis mit Ihrem Arzt. (Bei Grunderkrankungen wie koronarer Herzkrankheit, Angina pectoris, Herzrhythmusstörungen oder Migräne muss die schrittweise Reduzierung vielleicht anders verlaufen.) Sobald Sie die Betablocker und Entwässerungsmittel (wie Hydrochlorothiazid und Chlortalidon) los sind, kann der Blutzucker sinken, die HDL-Werte steigen, Triglyzeride und LDL-Partikel gehen zurück, und das langfristige Diabetesrisiko sinkt

um volle 30 Prozent. Da Betablocker auch das Abnehmen blockieren, profitieren Sie vom Absetzen gleich doppelt.

- Wer sein Idealgewicht erreicht, hat beste Chancen auf einen normalen Blutdruck und ein medikamentenfreies Leben. Bei manchen Menschen reicht schon wenig Übergewicht für hartnäckigen Bluthochdruck, besonders wenn sich die Pfunde um die Körpermitte ballen. Von einem geringen Gewichtsverlust kann der Blutdruck in solchen Fällen überraschend profitieren.

Der eine oder andere wird mit hohem Blutdruck zu kämpfen haben, obwohl er alles richtig macht. Dann liegen normalerweise spezielle Gene vor, und es kann sinnvoll sein, den Blutdruck medikamentös zu senken, bis wir herausfinden, wie man solche genetischen Varianten auf natürliche Weise besser regulieren kann.

Ein niedriger Blutdruck (Hypotonie) ist ebenso inakzeptabel wie ein niedriger Blutzucker. Er ist zwar nicht so gefährlich wie eine Unterzuckerung, kann aber im Extremfall zu einer Ohnmacht führen, bei der man sich natürlich verletzen kann. Ich bitte meine Patienten, mir Schwindel oder Bewusstseinstrübungen mitzuteilen und täglich den Blutdruck zu messen. Bei Benommenheit oder einem systolischen Blutdruck (höherer Wert) von 100 mmHg oder weniger müssen blutdrucksenkende Mittel sofort reduziert oder ganz abgesetzt werden. (Bitte beachten Sie hierbei jedoch die oben genannten Hinweise zu Ausnahmen bei bestimmten Medikamenten und Grunderkrankungen.) Auch die Flüssigkeits- und Salzzufuhr sollte man im Auge behalten. Getreide führt dazu, dass wir Wasser und Salz einlagern. Wenn dieser Effekt wegfällt, müssen die meisten Menschen sowohl viel trinken als auch angemessen salzen, also das *Gegenteil* von dem, was für Getreideesser gilt.

Die Mehrheit derer, die eines oder mehrere blutdrucksenkende Medikamente einnehmen, behandelt damit lediglich eine weitere Manifestation der getreidehaltigen Ernährung. Sobald man getreidefrei lebt und die üblichen Nährstoffmängel abgestellt sind, erfreuen sich viele wieder eines normalen Blutdrucks von maximal 120/80.

Kobolde, Nymphen, Cholesterin und andere abergläubische Vorstellungen

Zu Beginn der getreidefreien Ernährung bestehen oft Bedenken wegen der angeblichen gesunden Eigenschaften des Getreides und des erhöhten Fettanteils, besonders hinsichtlich der gesättigten Fette. Steigt dann nicht der Cholesterinspiegel und mit ihm das Herzrisiko?

Eines sollten wir klarstellen: Nahrungscholesterin schadet dem Herzen ebenso wenig, wie Fett, gesättigte Fette oder die nadelgespickte Voodoopuppe Ihres schlimmsten Feindes das Herz krank machen können. Dass unser Blut und auch die Plaques in den Blutgefäßen Cholesterinpartikel enthalten, bedeutet im Umkehrschluss nicht unbedingt, dass das eine das andere verursacht. Immerhin bestehen 25 Prozent des Fettgehalts *aller* Körperzellen aus Cholesterin. Das Cholesterin im Blut ist keine Ursache einer Herzkrankheit, sondern lediglich eine praktische Methode zur Risikoeinschätzung. Sie würden ja auch dem Ölstandmesser im Auto nicht die Schuld dafür geben, dass der Motor nicht anspringt. Ebenso wenig ist die Anzahl der Cholesterinpartikel für Herzerkrankungen verantwortlich. Aber warum konzentrieren sich dann alle Bestrebungen auf etwas so Unschuldiges wie das Cholesterin? Warum fordern milliardenschwere Marketingkampagnen uns dazu auf, weniger Cholesterin zu essen, warum bringen ganze Armeen von Pharmavertretern und Ärzten Cholesterinsenker unters Volk, und warum warnen uns die Medien unablässig vor seinen Gefahren?

Um dies nachzuvollziehen, muss man sich die Vorgeschichte ansehen und sich bewusst machen, was *wirklich* im Körper abläuft, wenn das Herzrisiko steigt. Diese Materie ist nicht ganz einfach, aber sobald Sie das Grundkonzept verstanden haben, dürfte es Ihnen wie Schuppen von den Augen fallen.

Ein kleiner Ausflug in die Geschichte der Cholesterinmessung: Anfang der 1960er Jahre führten Dr. William Friedewald und andere Wissenschaftler der amerikanischen Gesundheitsbehörde NIH eingehende Studien zu verschiedenen Blutbestandteilen durch. Dabei erkannten sie, dass die fetttransportierenden Proteine im Blut (Lipoproteine oder »Blutfette«) sich offenbar Zugang zu den Wänden der Arterien verschaffen konnten, auch denen des Herzens, worauf es zu den typischen Ablagerungen in den Gefäßen und schließlich zum Herzinfarkt kam. Daraus folgerten sie, dass die Bestimmung der Lipoproteinmenge im Blut vermutlich eine gute Methode wäre, das langfristige Risiko für Ablagerungen in den Herzkranzgefäßen abzuschätzen. Das NIH-Team wusste auch, dass die Lipoproteine beim schnellen Schleudern (Zentrifugieren) des Bluts in verschiedene Anteile zerfallen: Der Anteil mit hoher Dichte setzt sich dabei am Boden ab, die Anteile mit geringer und sehr geringer Dichte liegen im oberen Bereich. Am meisten Cholesterin schien in den Partikeln mit geringer Dichte zu stecken, und Cholesterin wiederum war einer der Bestandteile, die man in den atherosklerotischen Plaques von Arterien entdeckt hatte.

Jede Lipoproteinverbindung hat – unabhängig von der Dichte – viele Anteile gemeinsam, darunter Phospholipide, Proteine, Triglyzeride und Cholesterin. Dr. Friedewald und seine Kollegen kamen nun auf die Idee, dass die Messung einer Komponente einen Vergleich dieses Merkmals bei verschiedenen Personen gestatten würde. Anhand der Messung derselben Komponente in verschiedenen Dichteanteilen könnte man also *indirekt die Menge der Lipoproteine in jedem Dichteanteil bestimmen*: Ein höherer Wert einer Komponente in dem einen Anteil würde demnach gewisse Rückschlüsse darauf erlauben, wie hoch der Anteil dieser Lipoproteine jeweils ist – sozusagen ein Ölstandmesser für die Blutfette. Als Indikator für diesen indirekten Nachweis wählte man das Cholesterin, das ein wichtiger Bestandteil der Gefäßablagerungen war, in allen drei Dichteanteilen vorkam und mit der damaligen Technik leicht zu bestimmen war. Bestimmt wurden also die Cholesterinmenge im nicht zentrifugierten Blut (Gesamtcholesterin) und danach in jedem Dichteanteil: sehr dichte Lipoproteine (HDL), weniger dichte Verbindungen (LDL) und solche mit sehr geringer Dichte (VLDL). Anhand der Menge der verschiedenen Cholesterinarten konnte man nun Vergleiche zwischen verschiedenen Personen wagen und damit indirekt auch deren Blutfette vergleichen.

Cholesterin ist also ein Blutwert, der sich zum Messen gut anbot. Man hätte auch Phospholipide, Triglyzeride oder andere Verbindungen wählen können, entschied sich aber für das Cholesterin. Es wurde nicht etwa gemessen, weil es Gefäßablagerungen *hervorruft*, sondern es handelt sich lediglich um einen Bestandteil dieser Plaques, der auch im Blut vorkommt. Dr. Friedewald und seine Kollegen gingen aber noch einen Schritt weiter. Weil die Messung der LDL-Partikel so umständlich war, entwickelten sie eine simple Gleichung, mit deren Hilfe die Labors aus den Werten für Gesamtcholesterin, HDL-Cholesterin und VLDL-Cholesterin das LDL-Cholesterin ableiten konnten, und dieser errechnete Wert kam dem Messwert sehr nahe. Für diese Berechnung ging man allerdings von bestimmten Ausgangsvoraussetzungen aus, unter anderem der Annahme, dass die Leute sich vergleichbar ernähren.

Trotz gewisser Defizite war dies die Geburtsstunde der üblichen dreigeteilten Ermittlung der Blutfettwerte mit Gesamtcholesterin, HDL-Cholesterin und VLDL-Cholesterin (dessen Menge heute anhand der Triglyzeride geschätzt wird). Daraus errechnete sich das LDL-Cholesterin:

> LDL-Cholesterin = Gesamtcholesterin minus HDL-Cholesterin minus Triglyzeride durch 5 geteilt
> (Triglyzeride durch 5 gestattet die Schätzung des VLDL-Cholesterins)

Ungeachtet der Unzulänglichkeiten dieser einfachen Methode, die Dr. Friedewald und sein Team durchaus einräumten, wurden diese Werte weithin akzeptiert, um das Risiko für Herzkranzgefäße und Herzinfarkt einschätzen zu können. Ungenau wird dieser Ansatz, wenn HDL- und VLDL-Werte deutlich vom Standardbereich abweichen. Als die Blutfettwertbestimmung einschließlich der LDL-Werte, die man über die »Friedewald-Gleichung« errechnete, zunehmend zum Standardverfahren wurde, kamen viele Einwände, solche Tests seien ungenau, zu grob und veraltet.[8]

Sieht man einmal davon ab, dass solche indirekten Werte von falschen Voraussetzungen ausgehen können, hat diese Methode jedoch noch weitere Nachteile. Da man in erster Linie daraufsetzt, die verschiedenen Cholesterindichten im Blut zu messen oder zu errechnen, werden keine näheren Untersuchungen zur tatsächlichen Gestalt, Zusammensetzung, Dichte, Oberflächenbeschaffenheit, Dauer des Auftretens oder andere wichtige Aspekte der Lipoproteine durchgeführt. Man geht einfach davon aus, alle Lipoproteine einer Kategorie (zum Beispiel LDL-Cholesterin) seien bei jedem Menschen gleich, unabhängig von Alter, Geschlecht, Ernährung, Gewicht, Insulinstatus und Blutzucker, einem eventuellen Diabetes und so weiter, denn der Cholesteringehalt gilt hier als Leitwert.

In den 1980er und 1990er Jahren entsprang dieser weithin akzeptierten, wenn auch fehlerbehafteten Messmethode ein geniales Geschäftsmodell: Es wurden Statine entwickelt, welche das Enzym HMG-CoA-Reduktase blockieren und damit die Synthese der Lipoproteine in der Leber hemmen. Diese Medikamente kamen als »Cholesterinsenker« auf den Markt, denn wenn die Leber weniger Cholesterin erzeugt, werden auch weniger Lipoproteine gebildet.

Verglichen mit der körpereigenen Fähigkeit zur Cholesterinsynthese ist der Beitrag von Nahrungscholesterin (zum Beispiel aus Eiern oder tierischen Fetten) zur Cholesterinsynthese zwar gering oder vernachlässigbar, aber dennoch galten solche Lebensmittel plötzlich als ungesund, wohingegen cholesterinarme Produkte (Getreide, Gemüse und Zucker) nun als gesund angesehen wurden. Der Beitrag der Kohlenhydrate zur erhöhten Cholesterinproduktion in der Leber wurde dabei lange ignoriert.[9] Schlimmer noch: Dass Kohlenhydrate die Bildung erheblicher Mengen VLDL-Cholesterin provozieren, die dramatische Verschiebungen bei der Größe, Dichte und Zusammensetzung anderer Partikel bewirken (zum Beispiel werden die LDL-Partikel dabei kleiner), wurde nie anerkannt, weil dieses Phänomen sich aus den üblichen Cholesterinwerten nicht ablesen lässt.

Die Konzentration auf die Anhaltspunkte aus den Cholesterinbestimmungen, insbesondere der errechnete LDL-Wert, führte zudem zur landesweiten Empfehlung, weniger Fett, gesättigte Fette und Cholesterin zu sich zu nehmen – auch wenn dadurch weder die Gesamtfettwerte noch die LDL-Cholesterinwerte in den Vereinigten Staaten zurückgingen.[10] Rückläufige Werte lassen sich nur dem Medikamenteneinsatz zuschreiben, nicht der Ernährung. (Ja: Man rät Menschen zur falschen Ernährung und kommt ihnen dann mit Arzneimitteln »zu Hilfe«.) Wir konzentrieren uns damit nur auf einen Bestandteil der Lipoproteine, das Cholesterin, ignorieren die vielfältigen Verhaltensweisen der Lipoproteine und setzen dann das Cholesterin in den Lipoproteinen mit dem Cholesterin in den Plaques gleich. Damit sind wir im frühen 21. Jahrhundert angelangt, in dem weltweit Millionen und Abermillionen wegen »hohem Cholesterinspiegel« behandelt werden.

Warum die Lipoproteine nicht gemessen werden

Das ganze Missverständnis ist nicht Menschen wie Dr. Friedewald anzulasten. Ihm ging es vor 50 Jahren lediglich um eine einfache, überall verfügbare Möglichkeit zur Einstufung der Lipoproteine. Wenige Jahre nach Abschluss dieser Forschungen kamen neue Methoden auf, mit denen die Lipoproteine aller Blutbestandteile direkt, schnell und leicht bestimmbar wurden. Letztlich war der Ansatz von Dr. Friedewald und seinen Kollegen damit überflüssig und überholt, vergleichbar mit Telex und Matrizentechnik. Ultrazentrifugierung, Elektrophorese und Kernspinresonanzverfahren ermöglichten die *direkte* Analyse von Anzahl und Größe der verschiedenen Lipoproteine, also nicht des Cholesterinanteils, sondern der Lipoproteine selbst – einschließlich Oberflächenladung, Dichte, Triglyzeridgehalt und anderer Merkmale. Diese Verfahren sind seit über 20 Jahren problemlos verfügbar, werden aber vielfach nicht genutzt. (Ich selbst nutze sie schon fast so lange.) Da es in der Medizin 20 Jahre oder länger dauert, bis sich eine neue Herangehensweise gegenüber der herrschenden Lehrmeinung durchsetzt, nutzen viele die überholte, ungenaue Bestimmung der Blutfettwerte über die Cholesterinmessung bis heute. Dieser Status quo wird durch die enormen Marketingmaßnahmen der Pharmaindustrie zementiert, die mit den acht verfügbaren Statinen aktuell über 20 Milliarden Dollar Umsatz im Jahr erzielt. Damit gehören Statine zu den finanziell erfolgreichsten Medikamenten der Geschichte.

Dabei besteht kein Zweifel mehr daran, dass Lipoproteinanalysen den Cholesterinbestimmungen deutlich überlegen sind. Sie sind auch ein besserer Indikator für die Menge der atherosklerotischen Ablagerungen, für das Herzinfarktrisiko und für die Sterblichkeit an Herzgefäßkrankheiten.[11] Viele Analysen belegen, dass Gesamtcholesterin und LDL-Cholesterin für das Herzrisiko zu den Werten mit der geringsten Aussagekraft zählen. So kommt es, dass Menschen mit geringem oder gar keinem Risiko Statine erhalten, wohingegen stark gefährdete Menschen unbehandelt, zu wenig oder falsch behandelt werden. Die einzige Gewinnerin in diesem Spiel ist die Pharmaindustrie.

Bezüglich des Herzrisikos lautet die richtige Frage: »Welche Anteile der Lipoproteine scheinen mit einem erhöhten Risiko für koronare Herzkrankheit einherzugehen, und was kann man tun, um diese Faktoren zu beeinflussen?« Bei dieser Fragestellung schälen sich sogleich verschiedene Lipoproteine heraus. Ein erhöhtes Risiko besteht zum Beispiel, wenn eine erhöhte Anzahl VLDL-Partikel und weniger große HDL-Partikel (HDL2b) vorliegen. Wenn Anzahl und prozentualer Anteil der kleinen LDL-Partikel ansteigen, gilt dies als der deutlichste Hinweis auf ein erhöhtes Risiko.

Kleine LDL-Partikel neigen verstärkt zu Oxidation und Glykierung (strukturelle Veränderungen durch Zuckereinlagerungen), schwimmen viele Tage länger im Blutstrom mit als große LDL-Partikel, werden von der Leber schlecht abgebaut und setzen sich leichter am Arteriengewebe und in atherosklerotischen Plaques fest. Außerdem lösen sie verstärkt entzündliche Reaktionen in den Blutgefäßen aus.[12] Die lange vorliegenden *glykoxidierten* kleinen LDL-Partikel (die oxidiert und »verzuckert« sind) sollten als höchstes Herzrisiko eingestuft werden.

Was sind die Auslöser für die Entstehung kleiner LDL-Partikel? Drei Dinge: Getreide, Zucker und gekochtes, stärkereiches Gemüse (in dieser Reihenfolge, von der Hauptursache zur weniger schlimmen). Hinzu kommt die individuelle genetische Veranlagung, denn der Konsum einer Standardmenge Amylopektin kann beim einen 1500 nmol/l kleine LDL-Partikel hervorbringen, beim anderen hingegen nur 700 nmol/l. Dennoch steht fest, dass diese kleinen LDL-Partikel durch den Konsum dieser drei Nahrungsmittelgruppen entstehen.

Das Fett spielt eine sekundäre Rolle: Es sorgt dafür, dass beim Verzehr von Getreide, Zucker oder gekochtem, stärkereichem Gemüse mehr kleine LDL-Partikel entstehen. Wenn diese drei Kohlenhydratquellen ausbleiben, provoziert Fett nur selten die Bildung kleiner LDL-Partikel. (Natürlich gibt es genetisch bedingte Ausnahmen von dieser Regel.)

Damit dürfte klar sein, dass die übliche Frage: »Steigt bei getreidefreier Ernährung nicht der Cholesterinspiegel?«, eine zu starke Vereinfachung darstellt. Die Frage sollte vielmehr lauten: »Welche Auswirkungen hat diese Ernährungsform auf die Lipoproteine?« Zu den positiven Veränderungen bei getreidefreier Ernährung zählen:

- **Weniger VLDL-Partikel.** Der krasse Rückgang bei den VLDL-Partikeln spiegelt die geringere Umwandlung von Amylopektinstärke in Triglyzeride über eine verringerte De-novo-Lipogenese in der Leber (Umwandlung von Kohlenhydraten in Triglyzeride), aber auch einen merklichen Rückgang der Lipoproteine nach dem Essen (postprandial), die sich bisher aus der Verdauung von Getreideamylopektin entwickelten.[13] Weniger VLDL-

Partikel sind die entscheidende Voraussetzung für einen Rückgang der kleinen LDL- und HDL-Partikel, aber auch für die Senkung des Blutzuckers und die Normalisierung der Insulinsensitivität, denn die VLDL-Bildung ist der erste Schritt zu all diesen Phänomenen.[14]

- **Weniger kleine LDL-Partikel.** Ein typischer Erfolg wäre (in einer üblichen NMR-Analyse) ein Rückgang von 1800 nmol/l zu Beginn auf 200 nmol/l oder gar null nach Getreideverzicht. Weniger kleine LDL-Partikel bedeuten, dass die oxidations- und glykierungsanfälligen LDL-Partikel, die lange im Blut mitschwimmen, nicht länger oder deutlich seltener vorhanden sind. Sobald weniger VLDL-Partikel vorliegen, werden auch weniger kleine LDL-Partikel gebildet. Ohne Getreide geht die De-novo-Lipogenese in der Leber zurück: Es entstehen weniger VLDL-Partikel, dementsprechend weniger bis gar keine kleine LDL-Partikel mehr, und damit sinkt auch das Herzrisiko.
- **Mehr HDL-Partikel insgesamt mit einem höheren Anteil großer HDL-Partikel (HDL2b) und einem geringeren Anteil kleiner HDL-Partikel (HDL2a).** Sobald die VLDL-Partikel zurückgehen, steigt der Anteil der stärker schützenden, großen HDL-Partikel, wohingegen der Anteil der nicht so gut schützenden, kleineren HDL-Partikel sinkt.

Betrachtet man die Wirkungen der VLDL-Partikel und der kleinen LDL-Partikel, so ergibt sich eine wichtige Lektion: Fettsparen beeinflusst die Lipoproteine kaum, wohingegen hemmungsloser Kohlenhydrat- und Getreidekonsum die Gesundheit massiv beeinträchtigt (über den erheblichen Anstieg an VLDL- und LDL-Cholesterin).

Trotz der Grenzen der üblichen Cholesterinangaben gestatten sie durchaus eine Beobachtung von zu erwartenden Veränderungen, die für den kundigen Beobachter sehr aussagekräftig sind (auch wenn sie die tatsächlichen Veränderungen bei der Zusammensetzung der Lipoproteine nur unzureichend widerspiegeln). Hierzu zählen:

- **Weniger Triglyzeride.** Hier kann ein dramatischer Effekt auftreten, beispielsweise von 600 mg/dl auf 60 mg/dl. Die Ursache ist die Ausschaltung von Getreideamylopektin und anderen Zuckerquellen (wie Süßigkeiten, Softdrinks und süßen Desserts) – ohne diese Kohlenhydrate bildet die Leber kaum noch Triglyzeride. Weniger Triglyzeride wiederum gestatten einen HDL-Anstieg, lassen den Blutzucker sinken und verbessern die Reaktion der Zellen auf Insulin.
- **Mehr HDL-Cholesterin.** Wenn zu viele Triglyzeride vorliegen, wird HDL-Cholesterin abgebaut. Umgekehrt steigt die Menge des HDL-Cholesterins mit dem Rückgang der Triglyzeride. Dieser Anstieg kann spektakulär sein; eine Verdoppelung von 39 mg/dl auf 80 mg/dl wäre keineswegs ungewöhnlich. (Mein persönlicher HDL-Wert stieg um über 300 Prozent: von 27 mg/dl auf 97 mg/dl.)
- **Fragwürdige LDL-Werte.** Erinnern Sie sich? Die Berechnung des LDL-Cholesterinwerts nach Friedewald geht davon aus, dass wir alle dieselbe kohlenhydratreiche und getreidelastige Ernährung zu uns nehmen und sich somit die Triglyzerid- und HDL-Werte in einem engen Rahmen bewegen. Mit dem Umstieg auf eine getreidefreie Ernährung mit deutlich weniger Kohlen-

hydraten sind die Grundannahmen für diese Gleichung hinfällig. Ohne Getreideamylopektin, das die Triglyzeride hochtreibt, ändert sich die Triglyzeridzusammensetzung von VLDL-Cholesterin und anderen Lipoproteinen erheblich. Der errechnete LDL-Cholesterinwert war von vorneherein nur ein Anhaltspunkt. Nach dieser Ernährungsumstellung ist er praktisch wertlos. Deshalb kann das errechnete LDL-Cholesterin bei getreidefreier Ernährung steigen, sinken oder stabil bleiben, ist jedoch im Grunde genommen bedeutungslos.

- **Veränderter Gesamtcholesterinwert.** Der Gesamtwert kann in beide Richtungen ausschlagen. Da der Gesamtwert das HDL-Cholesterin umfasst (das nach oben geht), die Triglyzeride (die zurückgehen) und das LDL-Cholesterin (das alles Mögliche anstellen kann), ist nicht vorhersehbar, in welche Richtung die Werte sich entwickeln. Ein Gesamtwert so unterschiedlicher Faktoren ist wertlos und hat bei den Lipidwerten eigentlich nichts mehr verloren.

Die Bestimmung des Cholesterins ist somit sehr ungenau und von sehr begrenzter Aussagekraft. Mangelndes Verständnis führt zu Trugschlüssen wie: »Wenn man weniger gesättigte Fette isst, sinkt das Cholesterin.« Obwohl Triglyzeride und HDL-Cholesterin sich bei der klassischen Cholesterinbestimmung unter getreidefreier Ernährung üblicherweise deutlich verbessern, schenken die meisten Ärzte diesen Werten zu wenig Beachtung und konzentrieren sich lieber auf den höchst ungenauen, aber pharmazeutisch am intensivsten behandelten, errechneten LDL-Wert.

Lösbar ist dieses Problem, indem Sie auf einer differenzierten

Lipoproteinanalyse bestehen, wenn es Ihnen wichtig ist, das tatsächliche Herzrisiko abschätzen zu können. (Diese Analysen sind heute kein Problem mehr, können bei entsprechender Begründung auch über die Krankenkasse abgerechnet werden, sind jedoch deutlich kostspieliger als das klassische, grobe Cholesterinpanel mit HDL-Cholesterin, Triglyzeriden und LDL-Cholesterin.) Möglicherweise müssen Sie hier selbst in die Tasche greifen oder einen Arzt oder Heilpraktiker mit anderem Behandlungsansatz aufsuchen, der eine entsprechende Weiterbildung hat und Ihnen hilft, die Ergebnisse richtig zu interpretieren

Ergänzende Strategien zur Verbesserung der Blutfettwerte

Abgesehen von Getreideverzicht kann man die Werte der Lipid- und Lipoproteintests noch auf andere Weise verbessern. Es überrascht wenig, dass die bisher schon wiederholt genannten Ergänzungsmittel und Veränderungen der Lebensweise auch in dieser Hinsicht hilfreich sind.

- **Vitamin-D-Spiegel normalisieren.** Neben vielen anderen Vorteilen eines günstigen Spiegels von 25-Hydroxy-Vitamin-D profitieren langfristig (im Verlauf von Monaten!) auch die Blutfettwerte: Die Triglyzeride und kleinen LDL-Partikel gehen zurück, das HDL-Cholesterin steigt.[15]
- **Omega-3-Fettsäuren einnehmen.** EPA und DHA aus Fischöl (*nicht* aus Krill oder Linolensäure wie Leinöl oder Chiasamen)

lassen VLDL und Triglyzeride sowohl bei der Nüchternmessung als auch nach dem Essen zurückgehen. Besonders bei Dosen von 3000 bis 3600 mg EPA und DHA pro Tag ist dieser Effekt sehr auffällig. (Bei diesen Mengenangaben handelt es sich nicht um die Menge an Fischöl, sondern um den ausgewiesenen EPA- und DHA-Anteil.)[16]

- **Schilddrüsenfunktion normalisieren.** Der Schilddrüsenstatus, der so viele wichtige Gesundheitsparameter beeinflusst, kann auch merklich auf die Blutfettwerte einwirken. Bei *idealer* Schilddrüsenfunktion gehen die LDL-Werte zurück, HDL steigt an, und die Triglyzeride sinken. Wenn die bessere Schilddrüsenfunktion auch den Gewichtsabbau erleichtert (was häufig der Fall ist), sind die Auswirkungen noch deutlicher.[17]
- **Darmflora unterstützen.** Gesunde Darmkeime, besonders *Lactobacillus* und *Bifidobakterien* können den LDL-Spiegel stark positiv beeinflussen, weil diese Organismen am Gallensäurestoffwechsel beteiligt sind. Die Gallenblase trägt mit der Freisetzung von Galle zur Emulgierung und Verdauung von Fetten bei. Im Darm werden die Gallensäuren wieder aufgenommen und ermöglichen die Cholesterinbildung in der Leber. *Lactobacillus* und *Bifidobakterienstämme* führen im Darm die sogenannte *Dekonjugierung* durch, die eine Reabsorbierung der Gallensäure verhindert und auf diesem Wege zu niedrigeren LDL-Werten, weniger Triglyzeriden und mehr HDL-Cholesterin führt.[18] Alle bisher und in Kapitel 9 diskutierten Strategien für eine bessere Darmflora, einschließlich einer anfänglichen Probiotikaergänzung und langfristiger Versorgung mit präbiotischen Fasern

und fermentierten Speisen, erleichtern die Entwicklung besserer Lipoproteinwerte.

- **Übergewicht abbauen.** Das Idealgewicht ist das eigentliche Ziel, das man mit Ernährungsumstellungen, einer besseren Darmflora, ausreichender Vitamin-D-Versorgung und einer gesunden Schilddrüse erreichen kann. Da unser Bauchfett unablässig Fettsäuren ins Blut abgibt, was die Triglyzeride hebt, das HDL-Cholesterin senkt und Blutzucker, Insulin und Entzündungsbereitschaft steigen lässt, gehen all diese Auswirkungen zurück, wenn der Bauchspeck schrumpft.[19]

Während die Lehrmeinung weiterhin auf Statine und unpassende Ernährungsratschläge setzt, drehen wir den Spieß einfach um: Wir fangen mit sinnvollen Ernährungsinformationen an, nämlich der Verbannung des Getreides. Dann gehen wir zur Normalisierung diverser Stoffwechselprobleme über natürliche Verfahren über (siehe oben). Erst wenn diese Strategien ausgereizt sind, stellen wir uns die Frage, ob Statine möglicherweise angebracht sind. Meiner Erfahrung nach erzielen die meisten Menschen mit den oben genannten Maßnahmen *bessere* Ergebnisse und senken ihr Herzkreislaufrisiko deutlicher als allein durch Medikamente.

Alarmstufe Rot: Entzündungen

Der Begriff *Entzündung* beschreibt Hunderte von Reaktionen, mit denen sich der Körper vor Bakterien, Viren und sonstigen Eindringlingen, aber auch vor entarteten Zellen schützt, aus denen

Krebs entstehen könnte. Der Begriff steht außerdem für Situationen, wo besonders viele weiße Blutkörperchen aktiv werden; für geschwollene, gerötete und schmerzende Knie und Hände; für gerötete, juckende Haut oder für eine »Überwachung« von Krebszellen, ehe diese die Chance haben, sich zu vermehren und zu streuen. Entzündungen sind also durchaus *normal* – außer wenn daraus neue Krankheitsbilder entstehen.

Die meisten Menschen heutzutage gleichen einem brodelnden Kessel voller chaotischer, irregulärer Entzündungsreaktionen, die vielfach auf eine Lebensmittelauswahl zurückgehen, die den menschlichen Bedürfnissen nur unzureichend entspricht. Wer mit solchen Menschen in geschlossenen Räumen zusammensitzt, kann buchstäblich fühlen, wie die Atmosphäre sich aufheizt. (Ich habe zahllose Konsultationen dieser Art hinter mir.)

Zu den Merkmalen einer übermäßigen Entzündungsbereitschaft gehören:

- Erhöhte CRP-Werte (C-reaktives Protein): Werte über 1,0 mg/dl signalisieren eine verstärkte Entzündungsneigung.
- Erhöhte Anzahl weißer Blutkörperchen (WBC): Auch Werte im hohen Normalbereich deuten auf unterschwellige Entzündungsprozesse hin.
- Ungewöhnlich starkes Schwitzen.
- Erhöhte Insulin- oder Blutzuckerwerte: Entzündungen blockieren das Insulin und lassen so den Blutzucker steigen.
- Erhöhter Blutdruck: Entzündungsproteine bewirken eine Engerstellung der Arterien und lassen den Blutdruck auch über andere Umwege ansteigen.

- Schwellungen, Schmerzen oder Rötungen von Haut, Muskeln, Gelenken oder im Bereich der Atemwege und des Verdauungstrakts.
- Jegliche Autoimmunprozesse.

Hiermit verbunden ist auch ein komplexes Netz aus Entzündungsproteinen wie dem Tumornekrosefaktor, verschiedenen Interleukinen und Dutzenden, wenn nicht gar Hunderten anderer Faktoren. Unser gegenwärtiger Wissensstand gestattet keine Messung und Beeinflussung jedes einzelnen Elements.

Das Interessante daran: Wenn ein Marker in diesem verschachtelten Prozess ungewöhnlich aktiv ist, sind viele andere dies auch. Ein erhöhter Wert bei Interleukin-6 spiegelt sich beispielsweise in einer Erhöhung von CRP und anderen Interleukinen, Tumornekrosefaktor, mitogen-aktivierter Proteinkinase, Nuklearfaktor-kappa-B und verschiedenen Matrix-Metalloproteasen. Durch die engen Wechselbeziehungen bei Entzündungsreaktionen kann ein einzelnes Abwehrgefecht die ganze Armee auf den Plan rufen.

Wenn wir in diesem komplizierten Mechanismen den einen oder anderen Marker gezielt ausschalten wollten, würden wir verrückt werden, weil sich alles Mögliche gegenseitig beeinflusst. Zum Glück gibt es Strategien mit breiten, entzündungshemmenden Wirkungen, über die man die meisten, wenn auch nicht alle Signalwege erreicht und mit deren Hilfe viele typische Marker zurückgehen, an denen wir das Vorliegen entzündlicher Reaktionen ablesen. Wer auf Getreide verzichtet und stattdessen gesunde Nahrung zu sich nimmt, verliert nicht nur Bauchfett, sondern auch die damit verbundenen überschießenden Entzündungen. Blutzucker, Insulin und Blutdruck gehen ebenso zurück wie entzündliche Hautausschläge, Gelenkschmerzen und Schwellungen, übermäßiges Schwitzen und sogar die CRP-Werte (die häufig auf nahe null fallen) sowie die weißen Blutkörperchen. Die meisten Entzündungsanzeichen profitieren also erheblich.

Um die Entzündungsbereitschaft weiter zurückzudrängen, kommen dieselben Strategien in Betracht wie bei der Korrektur der Lipide und Lipoproteine, insbesondere Vitamin D und eine gesunde Darmflora. Das sind nachweislich sehr wichtige Maßnahmen gegen entzündliche Phänomene.[20]

Daneben gibt es aber noch zwei weitere Möglichkeiten, Entzündungen einzudämmen.

Curcumin

Curcumin, die aktive Polyphenolkomponente des Gewürzes Kurkuma, hat sich als ausgesprochen effektiver Entzündungshemmer erwiesen, der Marker wie den Tumornekrosefaktor oder Nuklearfaktor-kappa-B reduzieren kann.[21] Inzwischen wurden über 50 klinische Studien zu dieser Substanz durchgeführt; über 30 laufen aktuell.

Klinische Daten zum Einsatz von Curcumin bei Krebs, entzündlichen Erkrankungen, neurologischen Krankheiten, diabetischen Nierenschäden und Schmerzen erscheinen vielversprechend.[22] Die Höhe der Dosis schwankt dabei zwischen 30 mg und bis zu 8000 mg (acht Gramm), wobei in Kombination mit Piperin – das die Aufnahme erleichtert – offenbar niedrigere Dosierungen reichen.

Mit einigen Tausend Milligramm pro Tag (am besten mit Piperin) kann Curcumin als Ergänzungsmittel die übrigen entzündungshemmenden Maßnahmen unterstützen. Achten Sie beim Kauf auf die vom Hersteller genannte Wirkstoffmenge pro Kapsel.

Natürlich können Sie auch einfach mit Kurkuma würzen – der Curcuminanteil liegt zwischen zwei bis acht Prozent. Kurkuma ist in Currypulver enthalten, das somit freigiebig verwendet werden kann. Zum Würzen von Huhn, Fisch, Blumenkohl, Rosenkohl und anderen Gerichten kann man Kurkuma gut mit Knoblauch, Zwiebelpulver und Pfeffer oder scharfer Paprika kombinieren.

Boswellia

Wie bei Curcumin hat man auch bei Boswellia-Extrakt aus Weihrauch eine breite entzündungshemmende Wirkung festgestellt. Erste Studien deuten auf einen positiven Einfluss auf die entzündlichen Prozesse bei rheumatoider Arthritis, Zahnfleischentzündungen, entzündlichen Darmerkrankungen und Asthma hin.[23] Die Dosierung ist noch unklar; meist nimmt man zwei bis drei Mal am Tag 300 mg. Im Rahmen einer fettreichen Mahlzeit kann der Körper Boswellia-Extrakt deutlich leichter aufnehmen.[24]

»Ich bin gestürzt und komm nicht mehr hoch!«: Osteoporose und Osteopenie

Nichts beschreibt die massiven Einschränkungen infolge von Osteoporose und Osteopenie (eine leichtere Form der Knochenschwächung) besser als diese Aussage von einem älteren Menschen in hilfloser Lage.

Da Getreide die Knochen auslaugt, sind derartige Stürze nicht mehr allein ein Problem der älteren Generation. Bereits im mittleren Alter oder sogar als junger Mensch besteht Gefahr. Seit die Technik zur Ermittlung der Knochendichte und damit auch des langfristigen Risikos für Knochenbrüche allgemein verfügbar ist, wurde bei vielen Menschen eine eingeschränkte Knochendichte festgestellt. Die meisten erhalten dagegen Medikamente.

Zöliakiepatienten entwickeln geradezu regelmäßig Osteoporose oder Osteopenie, solange sie noch Getreide essen. Sobald alles Gluten wegfällt, bessert sich dieser Zustand mehrheitlich, wobei eine normale Knochendichte zumeist nicht mehr erreicht wird. Vielfach bleiben eine leichte Osteopenie oder Osteoporose zurück, womit das Risiko für Oberschenkelhalsbrüche und andere Frakturen steigt.[25] Eine glutenfreie Ernährung allein reicht somit nicht aus, um bei Zöliakie eine reduzierte Knochendichte zu beheben.

Aber auch ohne Zöliakie sind Osteoporose und Osteopenie weit verbreitet. In Deutschland geht man von rund 6,3 Millionen Osteoporosepatienten aus; von 1995 bis 2010 ist die Anzahl der Patienten, die wegen einer Hüftfraktur im Krankenhaus behandelt wurden, um nahezu 30 Prozent angestiegen.[26] Bei Frauen beginnt die fortschreitende Schwächung der Knochen bereits mit 25 Jahren, bei Männern mit 40.[27] Chronischer Getreidekonsum, unzureichender Verzehr von grünem Gemüse, kohlensäurehaltige Getränke, Hormonveränderungen im Rahmen der Menopause und eine jahrelange unterschwellige chronische Azidose, eine Störung des Säure-Basen-Haushalts aufgrund von Getreideverzehr, verstärken den Knochenabbau.[28] Betroffen sind insbesondere Frauen nach den Wechseljahren, aber auch Männer bleiben nicht verschont:

29 Prozent der osteoporosebedingten Frakturen entfallen auf sie. Bei Osteoporose und Osteopenie denkt man spontan an eine reine Knochenkrankheit oder an Kalziummangel, doch wie viele andere Erkrankungen stellen auch sie das langfristige Ergebnis von Stoffwechselverwerfungen dar, die weitgehend auf Ernährungsfehlern beruhen.

Da Osteopenie und Osteoporose samt dem damit verbundenen Knochenbruchrisiko so verbreitet sind und chronisch verlaufen, überrascht es wenig, dass die pharmazeutische Industrie hier ein lohnendes Geschäft erkannte. Ihr Ziel ist die Entwicklung von Wirkstoffen zur Behandlung chronischer Krankheiten aufgrund von falscher Lebensweise. Akute Krankheiten sind weniger interessant, denn Arzneimittel, die man Patienten jahrelang geben muss, nicht nur wenige Tage oder Wochen, bringen natürlich mehr Geld. So kommt es, dass viele Ärzte Osteoporose und Knochenbruchgefahr als Krankheitsbild betrachten, das medikamentös behandelt werden sollte. Abgesehen von der Kalziumzufuhr spielt die Ernährung aus ärztlicher Sicht dabei eher eine Nebenrolle.

Das ist bezeichnend für die irregeleitete Ausrichtung im Gesundheitssystem. Warum verschreiben Ärzte Medikamente und Eingriffe, wenn Ernährung oder andere natürliche Strategien genauso hilfreich oder gar hilfreicher wären? Teilweise lässt sich dies dadurch erklären, dass Nährstoffe wie die Vitamine D oder K_2 während einer festgelegten Studiendauer individuell mit Osteoporosemedikamenten verglichen wurden. Die Nährstoffe zeigten eine Wirkung, halfen gegen den Knochenschwund jedoch nicht so stark wie die untersuchten Arzneimittel. Ärzte folgern aus diesem Ergebnis, dass Arzneimittel bei der Behandlung das Mittel der Wahl sind. Leider fällt dabei unter den Tisch, dass natürliche Methoden sinnvoller wären, wenn wir durch langjährigen Einsatz harmloser Nährstoffe eine Osteoporose oder Osteopenie verhindern oder gar rückgängig machen können. Nährstoffe können helfen und ersparen Kosten, Nebenwirkungen und unklare Langzeitwirkungen von Medikamenten. Bei geschickter Kombination, beispielsweise von den Vitaminen D und K_2, zeigt sich eine erhöhte Wirksamkeit, die häufig mit der Wirkung verschreibungspflichtiger Medikamente vergleichbar ist und manchmal sogar noch hilft, wenn diese versagen.[29]

Wenn bei Ihnen Osteoporose oder Osteopenie festgestellt wurden oder sich die Knochendichte trotz Glutenverzicht nicht erholt, aber auch wenn Sie vorbeugend aktiv werden wollen, können Sie der knochenzerstörenden Wirkung von Getreide mit den folgenden Schritten entgegenwirken.

Vitamin D: Der beste Versicherungsschutz für die Knochen

Wenn es einen Faktor gibt, der im Zweifelsfall für die Gesundheit der Knochen entscheidend ist, dann ist dies Vitamin D, denn es steuert den Kalziumstoffwechsel. Um eine normale Knochendichte wiederherzustellen, muss zuallererst ein eventueller Vitamin-D-Mangel behoben werden.

Eigentlich kann der Mensch Vitamin D unter Sonneneinstrahlung selbst herstellen und zusätzlich über Fisch und Meeresfrüchte, die Organe von Landtieren (besonders deren Leber), Eigelb und Pilze zu sich nehmen. Heute aber tragen wir einen Großteil des Jahres lange Kleidung, arbeiten bei Sonne in Gebäuden, meiden

Speisen wie Eigelb und Leber und essen nur hin und wieder Fisch. Hinzu kommt, dass die Fähigkeit, über die Haut selbst Vitamin D zu aktivieren, mit zunehmendem Alter zurückgeht. Schon ab 40 Jahren ist diese Fähigkeit bei den meisten Menschen stark eingeschränkt, selbst wenn sie in Florida am Strand liegen.

Dann wird reflexartig zu Kalziumpräparaten geraten. Dieser Rat ist jedoch überholt, denn es hat sich herausgestellt, dass das Verdauungssystem Kalzium doppelt bis vier Mal so leicht aufnehmen kann, sobald ein Vitamin-D-Mangel korrigiert wird.[30] Ohne Getreide – besonders das glutenhaltige Getreide – geht auch der Kalziumverlust über den Harn deutlich zurück.[31] Das lässt vermuten, dass die Kalziumzufuhr für die Gesundheit der Knochen nie der springende Punkt war, sondern vielmehr Vitamin-D-Mangel und Getreideverzehr.

Leider wurde Vitamin D bei der Untersuchung der kombinierten Wirkung von Vitamin D und Kalzium nur in niedrigen Dosierungen eingesetzt, also weit unterhalb der Mengen, die für die Wiederherstellung eines idealen Werts im Blut erforderlich sind. Die meisten Studien konnten daher weder einen Rückgang von Oberschenkelhalsbrüchen noch eine Erhöhung der Knochendichte verzeichnen. Die übliche Dosis von 400 internationalen Einheiten (IU) Vitamin D und 1000 mg Kalzium kann das Risiko für einen Oberschenkelhalsbruch also nicht verringern.[32] Die besten vorliegenden Daten stammen aus einer neueren, umfassenden Metaanalyse mit über 31 000 Teilnehmern. Dabei kam heraus, dass die Anzahl der Oberschenkelhalsbrüche um 30 Prozent zurückgeht und die Anzahl andere Frakturen um 14 Prozent, wenn hohe Dosen Vitamin D verabreicht werden (800 bis 2000 IU pro Tag); Kalzium hingegen schien keine Rolle zu spielen.[33]

Die maximale Unterdrückung des Knochenabbaus (der zu Osteoporose führt) erreichen wir, wenn der Spiegel des 25-Hydroxy-Vitamin-D im Blut auf 40 ng/ml oder vielleicht sogar 60 bis 70 ng/ml angehoben wird.[34] Auf der Grundlage solcher Beobachtungen und der Tatsache, dass junge Menschen, die viel in die Sonne gehen, ohne negative Auswirkungen einen natürlichen Spiegel von 70 bis 84 ng/ml im Blut haben,[35] rate ich Patienten zur Einnahme von 4000 bis 8000 IU pro Tag in Form von ölbasiertem Vitamin D_3 (zur Erleichterung der Resorption meist in Softkapseln erhältlich). Diese Dosis reicht normalerweise aus, um den Zielwert von 60 bis 70 ng/ml zu erreichen. Optimal wäre es, wenn die Blutwerte ein bis zwei Mal im Jahr gemessen werden, um sicherzustellen, dass man noch im Zielbereich ist.

Und was ist mit dem Kalzium?

Die nachweisliche Bedeutung von Vitamin D für gesunde Knochen zeigt, dass Kalziumeinnahme ein Irrweg sein kann. Neue Daten belegen, dass Kalzium besser aufgenommen wird, wenn der Vitamin-D-Spiegel stimmt. Außerdem geht die Kalziumausscheidung über den Urin zurück, wenn wir kein Getreide mehr essen. Verstärkter Getreidekonsum führte zu 63 Prozent höheren Kalziumverlusten über den Urin (Kalziurie).[36] Ohne Getreide scheiden wir also weniger Kalzium aus, und gleichzeitig verbessert Vitamin D die Kalziumaufnahme – das führt am Ende *ohne* Kalziumpräparate zu einem besseren Kalziumstatus.

Millionen Frauen wird zu Kalziumeinnahme geraten, um die Knochen zu schützen, doch das ist nicht unbedingt hilfreich. Untersuchungen zufolge steigt bei ergänzender Kalziumeinnahme die

Herzinfarkt- und Todesrate, und zwar besonders ab Mengen von 600 mg oder mehr pro Tag.[37] Man weiß nicht einmal, ob die Kalziumeinnahme überhaupt sinnvoll ist.

Immer klarer wird hingegen, dass Kalzium erstens kaum oder gar nicht zur Erhöhung der Knochendichte und zur Senkung des entsprechenden Knochenbruchrisikos beiträgt, dass es zweitens wahrscheinlich das Herzgefäßrisiko erhöht und dass sich der Kalziumspiegel drittens bereits durch Getreideverzicht, ausreichende Vitamin-D-Versorgung und gesunde Lebensmittel (wie Gemüse) normalisieren lässt. Als Ergänzungsmittel ist Kalzium nicht nur wirkungslos, sondern eine potenzielle Gefahr.[38]

Die K-Vitamine: Das neue Modethema

Die althergebrachte Meinung ist, die K-Vitamine hätten lediglich Anteil am normalen Prozess der Blutgerinnung. Aber auch sie sind für gesunde Knochen von entscheidender Bedeutung. Eine niedrige Aufnahme der Vitamine K_1 und K_2 lässt sich nicht auf den Getreidekonsum schieben, sondern auf andere moderne Essgewohnheiten: Wir essen nicht genug grünes Blattgemüse und verzichten auf Eigelb, Leber und vollfette Milchprodukte von Weidetieren, womit wir von beiden Substanzen zu wenig aufnehmen.

Grünes Gemüse ist die wichtigste Quelle für Vitamin K_1. Gemüse liefert zugleich Kalium, Magnesium und weitere wichtige Nährstoffe für die Knochen.[39] Besonders wertvoll sind Grünkohl und Spinat mit 1000 bis 1200 Mikrogramm (µ) pro gekochte Portion von 250 Gramm im Gegensatz zu 97 µ in der gleichen Menge Blattsalat und 32 µ in einem Röschen Brokkoli.

Eine unzureichende Vitamin-K_1-Versorgung geht mit verminderter Carboxylierung (Ergänzung einer Karboxylgruppe) des Knochenproteins Osteocalcin einher, das für die Knochenstärke unverzichtbar ist. Mit ausreichend Vitamin K_1 kann die Carboxylierung normal ablaufen, was den Kalziumumsatz in den Knochen bremst und so zur Knochengesundheit beiträgt. Der Tagesbedarf für K_1 liegt bei 90 µ für erwachsene Frauen und 120 µ für erwachsene Männer. Dieser Wert repräsentiert allerdings möglicherweise nicht die Idealzufuhr für volle Carboxylierung. In einer Studie ging eine geringfügig höhere Aufnahme von 109 µ Vitamin K_1 pro Tag über die Ernährung mit einem geringeren Risiko für osteoporosebedingte Oberschenkelhalsbrüche einher.[40] Weniger Knochenbrüche standen dabei in keinem Verhältnis zur Knochendichte, selbst wenn die Vitamin-K_1-Dosis zwei Jahre lang 5 mg pro Tag erreichte. Das spricht dafür, dass hier eine Wirkung vorliegt, die von der Kalziummenge in den Knochen unabhängig ist.[41] Eventuell benötigt Vitamin K_1 zusätzlich Vitamin D, um seine volle Wirkung auszuspielen.[42]

Auch Vitamin K_2 ist an der Gesundheit der Knochen beteiligt, und zwar womöglich noch mehr als K_1. Es ist ebenfalls unverzichtbar für die Carboxylierung des Osteocalcins.[43] Interessanterweise wird Vitamin K_2 in Japan als verschreibungspflichtiges Medikament zur Osteoporosebehandlung eingesetzt (während es hierzulande als Nahrungsergänzungsmittel gilt). Man kann Vitamin K_2 über die Nahrung oder als Vitaminpräparat zu sich nehmen. Selbst in den höheren Dosen, die in Japan zur Osteoporosebehandlung eingesetzt werden (bis zu 45 mg pro Tag) erhöht Vitamin K_2 ohne unerwünschte Nebenwirkungen die Knochendichte und senkt das Risiko für osteoporosebedingte Knochenbrüche.[44] Am besten kombiniert man K_2 zu diesem Zweck mit anderen Ergänzungsmitteln. Zusammen mit Vitamin D hatte Vitamin K_2 in einer Untersuchung eine größere Wirkung auf die Knochendichte als jeweils nur eines dieser Präparate. Bei den Probanden mit der Kombitherapie nahm die Knochendichte in zwei Jahren um fast fünf Prozent zu. Das entspricht oder übersteigt Verbesserungen, die mit verschreibungspflichtigen Medikamenten erzielt werden konnten.[45]

Bei der kurz wirksamen Form des Vitamin K_2, MK-4, reichen bereits 1,5 mg (1500 µ) pro Tag für eine Stärkung der Knochen.[46] Bei der länger wirksamen Form MK-7 steigt die Knochendichte innerhalb von ein bis drei Jahren bei einer Dosis von 100 bis 180 µ.[47]

Vitamin K_2 kann man über die Ernährung aufnehmen, insbesondere aus Eigelb, Hartkäse, Rindfleisch, Huhn und Innereien, aber auch aus anderen Fleischsorten und Milchprodukten. Der Vitamin-K-Gehalt von Natto (fermentierten Sojabohnen) ist unübertroffen, aber die meisten Menschen finden Natto ungenießbar.

An der Umwandlung von Vitamin K_1 in Vitamin K_2 ist die Darmflora beteiligt, wobei man nicht weiß, was dies zu bedeuten hat. Klar ist, dass der Gehalt von K_2 in der Leber nach Antibiotikagaben dramatisch zurückgeht.[48] Ich vermute, dass Vitamin K_2 sich als eine weitere Mangelerscheinung infolge einer irrtümlichen Meidung K_2-reicher Lebensmittel erweist, die durch die veränderte Darmflora, welche die Umwandlung von K_1 in K_2 behindert, noch verschlimmert wird. Inzwischen gibt es mehr Studien zu den Verbindungen zwischen der Darmflora und Vitamin K_2, sodass wir hier sicher bald besser Bescheid wissen.

Magnesium: Mörtel für die Knochen

Jeder braucht Magnesium für die Knochen. Zum einen bewahrt es die gesunde Knochenstruktur, zum anderen senkt es den Spiegel des Nebenschilddrüsenhormons PTH (bei zu viel PTH wird den Knochen Kalzium entzogen).[49] Der weit verbreitete Magnesiummangel, der durch Getreidekonsum und andere moderne Trends zustande kommt, trägt zu Osteoporose bei.

Über die empfohlene Tageszufuhr an Magnesium ist sich die Medizin nicht einig. In den USA liegt sie für erwachsene Frauen bei 320 mg pro Tag, für erwachsene Männer bei 420 mg. In der Europäischen Union empfiehlt man Frauen 300 bis 310 mg, Männern 350 bis 400 mg pro Tag. Selbst die niedrigeren europäischen Werte erreichen in Deutschland allein über die Ernährung lediglich 74,6 Prozent der Frauen und 77 Prozent der Männer.[50]

Bei Frauen, die Magnesium ergänzten, hatte die Knochendichte nach einem Jahr um 1,8 Prozent zugenommen, wohingegen sie in der Kontrollgruppe ohne diese Ergänzung weiter zurückging.[51] In einer Studie mit kombinierten Nährstoffen zur Knochenstärkung (mit 25 Milligramm elementarem Magnesium) stieg die Knochendichte in einem Jahr um vier Prozent; das war mehr, als mit dem Präparat Alendronat, einem Medikament zur Erhöhung der Knochendichte, erreicht werden konnte.[52]

Welche Lebensmittel Magnesium enthalten und wie hoch Ergänzungsmittel dosiert werden sollten, finden Sie in Kapitel 8. Wenn Sie die Veränderungen im Blut beobachten wollen, stellt sich die vollständige Normalisierung teilweise erst nach jahrelanger Einnahme von Ergänzungsmitteln ein.

Gemüse und Obst: Der Kaliumfaktor

Obst und Gemüse sind ein wahres Füllhorn an Nährstoffen für die Knochen. Sie beliefern uns mit Vitamin K_1, Kalium sowie Magnesium und verschieben den Stoffwechsel gleichzeitig in den alkalischen Bereich, in dem weniger Säuren entstehen, die den Knochen Kalzium entziehen. Auch Phytonährstoffe könnten eine günstige Rolle spielen.[53]

Ergänzend könnte eine Kaliumeinnahme (Kaliumbicarbonat oder -citrat) zu einer ausreichenden Kaliumzufuhr beitragen. In einer Studie nahm bei einjähriger Versorgung mit Kaliumcitrat (*nicht* Kaliumchlorid, das am häufigsten verordnet wird) die Knochendichte um fast ein Prozent zu. Gleichzeitig wurden über den Urin weniger Kalzium und Phosphat ausgeschieden. Dieser positive Effekt war mit der Wirkung entsprechender Medikamente vergleichbar.[54]

Sport stärkt nicht nur die Muskeln

Je älter wir werden, desto stärker geht die Muskelmasse zurück. Zwischen 20 und 70 gehen nicht selten sieben bis neun Kilogramm Muskeln verloren – und mit ihnen Knochendichte. Wenn jemand deutlich abgenommen hat, ist der Muskelverlust unweigerlich noch höher, was sowohl die Knochendichte als auch künftige Abspeckversuche beeinträchtigen kann.

Zum Glück lassen sich Muskeln leicht wieder aufbauen. Deshalb sind Krafttraining und andere Aufbaumaßnahmen sowie der Erhalt der Muskeln ein wichtiger Beitrag, um die Knochendichte zu erhöhen und Knochenbrüchen durch Osteoporose vorzubeugen – im Gegensatz zu Ausdauerbelastungen durch Gehen, Radfahren oder Schwimmen, die kaum zur Gesundheit der Knochen beitragen.[55] (Herz, Kreislauf und Stoffwechsel profitieren durchaus, aber eben nicht die Knochen.) Unsere Knochen stärken wir mit Springen, Aerobic und anderen Sportarten, bei denen der Körper auch einmal heftig aufkommt, am meisten aber mit Krafttraining.[56] In einer Studie nahm die Knochendichte innerhalb von drei Jahren um bis zu 8,8 Prozent zu.[57] Der Zuwachs gilt für junge und alte Menschen, ist schon nach sechs Monaten messbar und steigt mit der Zeit weiter an. Also motten Sie die Hanteln aus, melden Sie sich im Fitnessstudio an, oder scheuen Sie sich zumindest nicht vor schwerem Heben und anderen schweißtreibenden Aufgaben. Ihre Knochen werden es Ihnen danken.

Sexualhormone: Jungbrunnen für müde Knochen

Neben den Haaren, dem sexuellen Verlangen und dem Spaß am Tanzen gehen mit zunehmendem Alter auch verschiedene Hormone zurück, was ebenfalls an der Knochendichte nagt. Frauen ab der Menopause sind besonders betroffen, doch auch Männer bleiben nicht verschont.

Bei Frauen lässt sich die Knochendichte durch Hormongaben verbessern oder erhalten, was allerdings riskant ist, weil die Pharmaindustrie hierfür nicht auf menschliche Östrogene setzt. Premarin, das für die Östrogenersatztherapie aus Pferdeöstrogen gewonnen wird, erhöhte die Knochendichte und reduzierte das Knochenbruchrisiko durch Osteoporose, hatte aber auch unerwünschte Wirkungen. In einer Studie ging die Anzahl der Knochenbrüche durch Osteoporose im Verlauf von sieben Jahren zwar um 30 Prozent zurück, allerdings kam es auch vermehrt zu Herzinfarkten, Schlaganfällen, tiefen Venenthrombosen und Brustkrebs.[58] Daher wird der Einsatz von nichtmenschlichen Östrogenersatzmitteln inzwischen sehr kritisch gesehen.

Stattdessen werden heute auch »bioidentische« Hormone angeboten, die den natürlichen menschlichen Hormonen entsprechen. Leider ist die Wirksamkeit bioidentischer Östrogene mit oder ohne Progesteron noch nicht ausreichend erforscht, auch wenn die bereits vorliegenden Daten darauf hindeuten, dass Blutzucker, Triglyzeride und subjektives Wohlbefinden sich unter der Verwendung von Cremes mit bioidentischen Hormonen bessern. Das deutet auf eine positive Wirkung für den Stoffwechsel hin.[59] Die Wiederherstellung des Progesteronspiegels durch bioidentische Ersatzhormone erhöht möglicherweise die Knochendichte, indem sie die Aktivität der knochenbildenden Osteoblasten erhöht.[60] Ob dafür allein das Progesteron ausreicht oder ob es zusammen mit Östrogenen verabreicht werden muss, weiß man bisher jedoch nicht. Angesichts der sonstigen positiven Wirkungen der Progesteronersatztherapie – erleichtertes Abnehmen, bessere Laune und besserer Schlaf – ist der bioidentische Hormonersatz für Frauen, die ihre Knochen optimal schützen wollen, vielleicht eine Überlegung wert.

Die Knochen von Männern können von Testosteronersatz profitieren. Bei Männern mit niedrigem Testosteronspiegel nahm die Knochendichte schon nach sechsmonatiger Hormonbehandlung zu.[61] Männer *und* Frauen wiesen nach einer ein- bis zweijährigen Behandlung mit 25 bis 50 mg Dehydroepiandrosteron (DHEA) pro Tag – einem testosteronähnlichen Nebennierenhormon – eine 2,5 Prozent höhere Knochendichte im Lendenwirbelbereich auf.

Dabei profitierten die Teilnehmer, die anfangs niedrigere DHEA-Werte aufwiesen, stärker.[62]

Getreidefreier Stoffwechsel: Entzündungsfrei

Sicher haben Sie bemerkt, dass die Strategien gegen Diabetes, Bluthochdruck, »hohes Cholesterin« und Osteoporose sich in vielerlei Hinsicht überschneiden. Diese Feststellung gilt auch für andere Stoffwechselstörungen, die zu Krebs, Dickdarmentzündungen, Prostataentzündungen, Bauchspeicheldrüsenentzündungen, Leberentzündungen, Gallenblasenentzündungen, Schilddrüsenentzündungen, Hautentzündungen und vielen anderen entzündlichen Erkrankungen führen, die uns zu schaffen machen. Denn wenn die Stoffwechsellage die Entzündungsbereitschaft verstärkt, ist meist nicht nur ein Körperteil betroffen, sondern es handelt sich um körperweite Veränderungen, die dementsprechend behandelt werden sollten.

11. KAPITEL

Die irritierte Schilddrüse: Fettfalle für Gewicht und Gesundheit

Du bist nicht größer als die Dinge, die dich stören.

Jerry Bundsen

Die Schilddrüse, die still und leise in unserer Kehle sitzt, würde am liebsten tagaus, tagein klaglos ihre Arbeit tun: ohne großes Theater genau die Menge Schilddrüsenhormon ausschütten, mit der die Stoffwechselrate des Körpers aufrechterhalten werden kann. Das moderne Leben durchkreuzt solche bescheidenen Ambitionen. Schilddrüsenprobleme sind so verbreitet und von so großer Bedeutung für Gesundheit und Gewicht, dass ihnen ein eigenes Kapitel gebührt. Immerhin zählen sie zu den häufigsten Gründen, weshalb Abnehmversuche trotz Diät und Sport nicht fruchten.

Auch wenn eine derart ausführliche Behandlung dieses Themas übertrieben erscheinen mag, kann ich versichern: Wer die Schilddrüse wirklich verstanden hat, kann überzeugter nach einer Lösung suchen. Auch wenn Ihre Schilddrüse bisher gesund ist, sollten Sie bedenken, dass die Schilddrüse irgendwann bei vielen Menschen aus dem Takt gerät. Im Zweifelsfall kann es daher hilfreich sein, die Symptome frühzeitig zu erkennen und einzuordnen. Wenn man sich nicht rechtzeitig informiert und dieses häufige Gesundheitsproblem ignoriert, können Jahre vergehen, ehe eine Erkrankung bemerkt wird. Bei einer prompten Behandlung von Schilddrüsenproblemen ist man umfassender Gesundheit gleich einen großen Schritt näher.

Im Würgegriff der Schilddrüse

Die Schilddrüse ist wie ein amoklaufender Kontrollfreak, der jeden Handgriff und jede Regung von uns beobachtet, sofort überreagiert und in die Luft geht, sobald auch nur die kleinste Kleinigkeit schiefläuft. Ihre wichtigste Funktion ist die Regulierung der Stoffwechselrate. Sie sorgt für die Feinabstimmung in fast jedem Gewebe im Körper, von den Zellen, die für das Wachstum der Fingernägel zuständig sind, bis hin zu den Nerven im Gehirn, die Merkfähigkeit und Denken steuern.

Die Welt hat sich verändert. Heute schreibt man Briefe kaum noch mit Papier und Stift, klebt eine Marke auf den Umschlag und wartet dann ein paar Wochen auf die Antwort. Unsere endokrinen Drüsen haben eine ähnlich massive Veränderung erlebt und erkennen die Welt nicht wieder. Viele Chemikalien aus der Umwelt gelangen in den menschlichen Körper und haben die unheimliche Fähigkeit, unser endokrines System, also das Hormonsystem, zu stören. Die Funktionen der Hormondrüsen sind ein komplex miteinander verwobenes Regelwerk, das normalerweise fein ausgesteuert ist. Doch gerade die Komplexität, die den menschlichen

Körper zu einem so faszinierenden, hoch angepassten Organismus macht, macht ihn in der heutigen Welt, wo viele Substanzen auf das labile Gleichgewicht einwirken, auch störanfällig.

Willkommen also in der Welt der *endokrinen Störung.* Chemikalien stecken heute in Lebensmitteln, Unkrautvernichtungs- und Schädlingsbekämpfungsmitteln, in den Beschichtungen unserer Kochlöffel und Pfannen, im Leitungswasser, in Flammschutzmitteln in Teppichen und Kleidern und in den allgegenwärtigen Kunststoffen in Autos, Lebensmitteldosen und Wasserflaschen. Sie finden sich sogar im Regenwasser und in der Luft. Niemand – wirklich *niemand* –, der heute auf dieser Erde lebt, ist von diesen Chemikalien unbelastet. Die amerikanische Umweltschutzorganisation Environmental Working Group fand im Nabelschnurblut von Neugeborenen 287 verschiedene Substanzen industrieller Herkunft, darunter Quecksilber, 21 verschiedene Pestizide und Schmiermittelrückstände – wohlgemerkt bei Neugeborenen, nicht etwa bei 60-Jährigen, die ihr Leben lang in der Fabrik oder anderen belasteten Umgebungen gearbeitet haben.[1] Chemikalien, die auf das endokrine System einwirken, lassen sich in Haaren, Urin, Blut, Leber, Nieren und nahezu jeder Körperflüssigkeit und jedem Organ nachweisen. In einer neueren Studie wurden 2800 Teilnehmer auf Perchlorate untersucht, einen Rückstand synthetischer Düngemittel. Bei *allen* 2800 Testpersonen wurden Perchlorate im Körper entdeckt.[2] Kennen Sie das Sprichwort vom Tod und der Steuer? Heutzutage sollte man die chemische Exposition zu den Dingen ergänzen, die im Leben unvermeidlich sind. (Mehr dazu in Kapitel 12.)

Eine marginale oder leichte Schilddrüsenfunktionsstörung zählt zu den häufigsten Hormonstörungen. (Verbreitet sind auch neuroendokrinologische Störungen, Nebennierenstörungen und eine gestörte Funktion der Eierstöcke oder der Hoden.) Die gestörte Schilddrüsenfunktion hat für das getreidefreie Leben auch die stärkste Bedeutung, da schon (verbreitete) geringfügige Beeinträchtigungen das Abnehmen behindern können. Die Gesundheit leidet aber auch durch andere Stoffwechselfehlsteuerungen infolge der »verschnupften« Schilddrüse, die am Ende das LDL-Cholesterin und die Triglyzeride, aber auch Blutdruck und Blutzucker steigen lassen, Tatendrang und Darmtätigkeit ausbremsen und Wassereinlagerungen begünstigen. Bereits die Korrektur einer leichten Fehlfunktion trägt somit zur Wiedererlangung der Gesundheit bei, macht glücklicher, sorgt für einen Energieschub und gibt vielleicht den Ausschlag für die nächstkleinere Konfektionsgröße.

Leider gibt es kein Entgiftungsprogramm zur Ausleitung von Perchloraten und polychlorierten Biphenylen (PCB) aus der Schilddrüse oder zur Befreiung der Nebennieren von Perfluoroctansäure. Die Auswirkungen eines Fungizids wie Vinclozolin lassen sich nicht einfach durch ein Abführmittel oder vier Einläufe am Tag ungeschehen machen. »Detox-Programme« sind zwar in aller Munde, aber bisher fehlt der Nachweis, dass sie uns vor einer gestörten Drüsenfunktion bewahren oder diese rückgängig machen können.

Weil wir gegen solche Wirkungen machtlos sind, müssen wir uns den Folgen für unser Drüsensystem stellen. Es ist vielleicht nicht perfekt, aber ein anderes haben wir nicht.

Die panierte Schilddrüse

Viele Leute, die eigentlich lieber auf der Überholspur unterwegs wären, werden von ihrer gewaltig geschundenen Schilddrüse ausgebremst. Der Rat zu mehr »gesundem Vollkorn« kann bei entsprechender Veranlagung eine autoimmunbedingte Schilddrüsenerkrankung in Gang bringen. Stellen Sie sich vor, man würde öffentlich dazu aufrufen, beliebig viel Alkohol zu trinken, ohne daran zu denken, dass eine Minderheit genetisch anfälliger Menschen dadurch süchtig werden könnte – undenkbar! In der Welt des Getreides sind solche Ratschläge hingegen völlig normal.

Mit dem Verzicht auf Getreide entfernen Sie einen großen Störfaktor für das endokrine System. Zum Beispiel fallen die Prolaminproteine weg, die Autoimmunprozesse anstoßen, bei denen eine Immunreaktion gegen körpereigenes Gewebe Entzündungen und Schäden an der Schilddrüse und anderen Organen hervorrufen kann. Auch die Lektine bleiben aus, die ebenfalls Entzündungen an der Schilddrüse auszulösen vermögen.[3] Die Autoimmunkrankheiten der Schilddrüse, Hashimoto-Thyreoiditis und Morbus Basedow, können mit »harmlosen« Brötchen, Salzstangen oder Roggenbrot beginnen. Bei über 50 Prozent der Patienten mit Hashimoto-Thyreoiditis, der häufigsten Ursache einer Schilddrüsenunterfunktion, wurden Antikörper gegen die Prolaminproteine aus Weizen, Roggen und Gerste nachgewiesen.[4] Ja, autoimmunbedingte Schilddrüsenerkrankungen hängen sehr häufig mit Getreidekonsum zusammen. Deshalb ist Getreideverzicht der zentrale Schritt zur Bewahrung der gesunden Schilddrüsenfunktion.

Die Prolaminproteine in Weizen, Roggen oder Gerste setzen zwar autoimmunbedingte Schilddrüsenentzündungen in Gang; allerdings verbessert sich die Schilddrüsenfunktion nur selten, wenn das Getreide wegfällt – die Schilddrüse kann sich nach derartigen Entzündungen nicht gut regenerieren. Ihre Funktion sollte überwacht werden, ganz besonders wenn man Schilddrüsenhormone wie Levothyroxin oder Armour Thyroid einnimmt.

Die gesunde Schilddrüse: Was heißt hier »normal«?

Um nach Getreideverzicht wieder eine gesunde Schilddrüse zu erlangen, muss zunächst ein Schilddrüsenstatus erhoben werden. Ohne die ständigen Attacken des Getreides kann die Schilddrüse erleichtert aufatmen, doch sie hat den Dauerbeschuss möglicherweise nicht unbeschadet überstanden.

Am häufigsten bleibt nach Getreideverzicht eine Schilddrüsenunterfunktion (Hypothyreose) zurück, bei der zu wenig aktive Schilddrüsenhormone im Körper sind. Die Anzeichen für eine schwere Schilddrüsenunterfunktion, die im Extremfall zu Herzschwäche und zum Tod führen kann, sind seit Jahrzehnten bekannt. Neuerdings weiß man, dass bereits eine leichtgradige Unterfunktion der Gesundheit schaden kann, selbst wenn diese bei Blutuntersuchungen noch in den Normbereich fällt. Eine leichte Unterfunktion ist zudem weitaus häufiger als bisher vermutet. Wegen der weniger dramatischen Symptomatik bleibt sie oft über Jahre unentdeckt. Patienten mit Gewichtszunahme, Abgeschlagenheit, Haarausfall, Depressionen, unerklärlicher Verstopfung, überschießenden Cholesterinwerten oder Bluthochdruck werden häufig damit abgespeist, sie würden nun einmal älter oder sie seien zu träge und zu gefräßig. Eine leichte Unterfunktion nachzuweisen ist gar nicht so einfach (aber keineswegs unmöglich). Berücksichtigt man die Debatten innerhalb der Medizin zu den Grenzen zwischen normaler und ungewöhnlich niedriger Schilddrüsenfunktion, so leiden viele Menschen über Jahre an einer gewissen Unterfunktion, was mit der Zeit zu erheblichen Gesundheitsproblemen führt.

Bevor wir klären, *wie* man eine gesunde Schilddrüsenfunktion erreicht, sollten wir uns mit den verschiedenen Formen der Fehlsteuerung und deren Ursachen beschäftigen.

Die Schilddrüse: Grundwissen

Wer die Sprache seiner Schilddrüse versteht, kann auch dem behandelnden Arzt bessere Informationen geben. Mit dem entsprechenden Grundlagenwissen werden Sie in einer Welt, wo Schilddrüsenstörungen vielfach übersehen, heruntergespielt oder abgetan werden, leichter ernst genommen. Es ist schwer, einen Patienten zu ignorieren, der erklärt: »Ich bin davon überzeugt, dass mein freier T3-Spiegel niedrig ist, denn ich habe hartnäckige Symptome einer Schilddrüsenunterfunktion, obwohl ich Levothyroxin einnehme. Vielleicht habe ich eine endokrine Störung. Ich glaube, wir sollten meinen fT3-Spiegel bestimmen.«

Die Schilddrüse sitzt quer über der Luftröhre und direkt unter der Haut, sollte aber normalerweise nicht zu spüren sein. Erst eine vergrößerte Schilddrüse ist spürbar und deutet darauf hin, dass hier etwas nicht stimmt.

80 Prozent der Schilddrüsenhormone liegen in Form des relativ

inaktiven T4 vor. T4 wird unter Einfluss von Deiodinaseenzymen, die ein Jodatom entziehen (De-jod-inierung), in die aktive Form T3 umgewandelt. (Die 4 und die 3 beziehen sich auf die Anzahl der Jodatome pro Schilddrüsenhormonmolekül.) T4 schwimmt tagelang im Blut mit und dient dort als Reservoir, damit eine ständige Versorgung mit dem kurzlebigeren T3 gewährleistet ist. T3 steuert auf Zellebene das Stoffwechseltempo, indem es in praktisch allen Gewebearten im Körper den Energieverbrauch moduliert. Die Schilddrüse selbst stellt nur kleine Mengen T3 her (15 bis 20 Prozent des Gesamtbedarfs), ansonsten verlässt sie sich lieber auf verschiedene Organe (besonders die Leber und die Nieren), welche die Umwandlung von T4 in T3 übernehmen. T3 ist ein so starkes Hormon, dass der Körper davon nur ein billionstel Gramm pro Liter Blut benötigt, um richtig zu funktionieren.

Die Umwandlung von T4 in T3 ist somit ein entscheidender Schritt zur Bestimmung des Schilddrüsenstatus, und dieser Schritt kann durch Faktoren unterbrochen werden, welche das Enzym 5'-Deiodinase blockieren. Dazu sind beispielsweise viele industriell erzeugte Substanzen in der Lage, wie polychlorierte Biphenyle (PCB; in Tausenden von industriellen Prozessen und Produkten, auch Elektronik), polybromierte Diphenylether (PBDE; in Flammschutzmitteln, Polyurethan und Textilien), Triclosan (in antibakteriellen Seifen, Handlotionen, Kleidern, Küchenausstattung und Spielzeug) und der rote Farbstoff E 127 (Erythrosin), der als Lebensmittelfarbe Verwendung findet.[5] Und diese Liste ist keineswegs vollständig. Das bedeutet, dass ausnahmslos jeder Mensch Chemikalien ausgesetzt ist, welche die Umwandlung von T4 in T3 blockieren. Ob wir atmen, Wasser trinken, etwas essen, auf dem Teppich laufen, die Hände waschen oder fernsehen – ständig sind wir mit Substanzen in Kontakt, welche die Dejodinierung stören.

Häufig führt der interdisziplinäre Brückenschlag zu neuen medizinischen Erkenntnissen. Wichtige Einsichten zu den Auswirkungen von Weizen und Getreide insgesamt auf die menschliche Gesundheit verdanken wir beispielsweise Gesprächen mit Agrarwissenschaftlern. Dummerweise reden Agrarwissenschaftler und Mediziner nicht so häufig miteinander, ebenso wie Endokrinologen sich bezüglich der Schilddrüse selten mit Toxikologen austauschen. Deshalb haben in einer Welt, wo eigentlich entscheidend ist, wie die Schilddrüse auf bestimmte Chemikalien reagiert, die meisten Endokrinologen diesbezüglich *kein* Wissen. Und so kommt es, dass sie viele auffällige Phänomene, die durch eine Hormonstörung entstehen, als unwichtig betrachten oder gar nicht erst registrieren. Sie erkennen nicht, dass eine blockierte T4-T3-Konversion auf das Triclosan in der häuslichen Seife zurückgehen kann. Dieses mangelnde Wissen führt dann zu Aussagen wie: »Ich weiß auch nicht, warum Ihnen ständig kalt ist, warum Sie depressiv sind und nicht abnehmen. Am besten nehmen Sie ein Antidepressivum.«

Beim Dejodinierungsprozess kann auch reverses T3 (rT3) entstehen. Es ist dem normalen T3 ähnlich, doch hier wird das Jodmolekül an einer anderen Stelle herausgelöst. Das rT3 dockt an dieselben Geweberezeptoren an wie T3 und blockiert damit dessen Einsatz. Die meisten Diagnoseverfahren unterscheiden nicht zwischen den beiden Varianten, obwohl rT3 direkt messbar ist. Deshalb entgeht dem Arzt bei Symptomen einer Schilddrüsenunterfunktion häufig die wahre Ursache, die aus den Standardtests nicht ablesbar ist.

Die Hormone T3 und T4 sind nur in ihrer freien Form aktiv, nicht wenn sie an Eiweiße im Blut gebunden sind. Entsprechend ihrer beeindruckenden Wirkkraft liegen nur unter ein Prozent des gesamten T3 und T4 in freier Form vor. Das ist die Form, die uns am meisten interessiert. Aus diesem Grund gehören der Nachweis von freiem T3 und freiem T4 zur eingehenden Schilddrüsendiagnostik dazu.

Die Schilddrüse wird von der Hirnanhangdrüse (Hypophyse) gesteuert, die wiederum dem Hypothalamus untersteht. Die Hypophyse erzeugt das schilddrüsenstimulierende Hormon TSH, das die Produktion von T4 und T3 anregt. Bei wenig T4 und T3 im Gewebe bildet die Hypophyse mehr TSH. Umgekehrt lässt sich daraus ablesen: Je höher der TSH-Wert, desto ausgeprägter die Schilddrüsenunterfunktion. Deshalb wird zur Bestimmung einer Hypothyreose so gern der TSH-Wert herangezogen. Welcher TSH-Wert als »anomal« gilt, ist sehr umstritten. Im Laufe der Jahre fiel der »normale« Wert von 10 mIU/ml über 7,5 und 5,5 auf 4,5. Neuerdings diskutiert die amerikanische Schilddrüsengesellschaft ATA als neuen Zielwert 2,5 mIU/ml oder weniger.[6]

Obwohl der TSH-Wert nur als grober Anhaltspunkt dienen kann, ist er nach wie vor der erste Schritt, um festzustellen, ob bestimmte Symptome auf eine Hypothyreose zurückgehen könnten. Die (umstrittene) Standardeinteilung der TSH-Werte seitens der ATA lautet folgendermaßen:

0,0 bis 0,4 mIU/ml	Schilddrüsenüberfunktion
0,4 bis 2,5 mIU/ml	Normalbereich
2,5 bis 4,0 mIU/ml	Risikobereich, TSH jährlich oder häufiger überprüfen
4,0 bis 10,0 mIU/ml	Leichte Schilddrüsenunterfunktion (subklinische Form)
Über 10,0 mIU/ml	Schilddrüsenunterfunktion

Bei dieser Einteilung wird der Einfluss des steigenden TSH-Spiegels allerdings eher unterschätzt. Neuere Untersuchungen wie die norwegische HUNT-Studie mit 25 000 Teilnehmern lassen vermuten, dass der ideale TSH-Spiegel bei 1,5 mIU/ml oder darunter liegt (zumindest gemessen am Risiko für koronare Herzkrankheit, das bei Frauen besonders ausgeprägt ist).[7] Meiner Erfahrung nach ist die Schilddrüse nur dann richtig gesund, wenn sich der TSH-Spiegel in diesem geringen Bereich bewegt.

Ein echtes Problem bei der Diagnose und Behandlung von Schilddrüsenerkrankungen ist der Umstand, dass die endokrine Störung neben der Schilddrüse auch den Hypothalamus und die Hypophyse betreffen kann. Viele der industriellen Substanzen, welche die Umwandlung von T4 in T3 blockieren, blockieren zugleich auch diese beiden Drüsen. PCB, Perchlorate, Pestizide, PBDE und Bisphenol A (BPA) zählen zu den mehreren Dutzend Stoffen, die nachweislich über eine gestörte Funktion des Hypothalamus oder der Hypophyse die Schilddrüsenfunktion beeinträchtigen. Diese Wirkung belastet bereits ungeborene Kinder im Mutterleib und hält die Kindheit und das ganze Leben hindurch an.[8] Damit stehen wir vor einem weiteren grundlegenden Problem, das die konventionellen Vorstellungen von der Diagnose einer Schilddrüsenstörung in Frage stellt: Wenn der Schilddrüsenstatus auf der Ebene des Hypothalamus oder der Hypophyse gestört ist, kommen wir mit den normalen Screeningmethoden nicht weiter, denn in solchen Fällen ist der TSH-Wert (zumeist der einzig erhobene Schilddrüsenwert) normal. Eine Frau, die immer mehr zunimmt, depressiv ist, Wasser einlagert, Bluthochdruck entwickelt, Haarausfall, Verdauungsstörungen, merkwürdige Ausschläge und diverse andere Gesundheitsprobleme vorzuweisen hat, wird vielleicht jahrelang nicht richtig diagnostiziert, während ihr Leben und ihre Gesundheit durch unbeabsichtigten Kontakt mit Kunststoffen, Flammschutzmitteln oder Waschcremes beeinträchtigt sind. Und die ganze Zeit hört sie, dass es ihrer Schilddrüse bestens geht.

Dass die Endokrinologie die Besonderheiten dieser neuen Form der Hormonstörungen noch nicht vollständig berücksichtigt, ist aktuell ein zentrales Problem in der Medizin. Zumal ein normaler Endokrinologe oft keinen Schimmer hat, was Sie meinen, wenn Sie diese Themen ansprechen.

Hypothyreose: Leben auf der Kriechspur

Schilddrüsenerkrankungen lassen sich in zwei Hauptkategorien einteilen, die Unterfunktion (Hypothyreose) und die Überfunktion (Hyperthyreose). Die Schilddrüsenunterfunktion ist weitaus verbreiteter und tückischer, denn die Diagnose lässt vielfach Jahre auf sich warten. Weil sie so viel häufiger vorkommt als die Überfunktion, beschränken wir uns in diesem Buch auf diese Schilddrüsenstörung.

Bei der Hypothyreose erzeugt die Schilddrüse nicht genug von den Schilddrüsenhormonen T4 und T3. Das bremst die Stoffwechselrate – egal wie gut und achtsam wir uns ernähren oder wie intensiv wir Sport treiben. Selbst eine leichte Unterfunktion kann alle Bemühungen, Gewicht abzubauen, zunichtemachen – am Ende nehmen wir stattdessen noch zu. Übergewicht ist aber keineswegs das einzige Problem. Eine Hypothyreose kann ernste Langzeitfolgen haben, darunter einen Anstieg der LDL-Partikel, hohe Triglyzeride, steigenden Blutdruck (besonders der diastolische, also der untere Wert steigt) und ein erhöhtes Risiko für Herzkrankheiten, Herzinfarkt, Karpaltunnelsyndrom (Kompressionssyndrom des Nervus medianus im Bereich der Handwurzel) und Depressionen.[9]

Bei Hashimoto-Thyreoiditis oder Morbus Basedow – zwei Autoimmunkrankheiten, die durch Getreide in Gang gesetzt werden können – kann nach entzündungsbedingten Schäden eine Schilddrüsenunterfunktion zurückbleiben. Die angegriffene Schilddrüse ist nicht mehr in der Lage, den Körper ausreichend mit Schilddrüsenhormonen zu versorgen. Weitere Gründe für eine Unterfunktion sind Jodmangel (siehe unten) und endokrine Störungen durch Kontakt mit bestimmten chemischen Substanzen.

Normalerweise äußert sich eine Schilddrüsenunterfunktion in Form von einem oder mehreren typischen Symptomen wie:

- Abgeschlagenheit, Müdigkeit, erhöhter Schlafbedarf
- Unangemessen kalte Hände und Füße, geringes oder kein Schwitzen
- Trockene, juckende Haut

- Trockenes, brüchiges Haar, Haarausfall, dünnere Haare
- Schwierigkeiten beim Abnehmen oder Gewichtszunahme
- Einschränkungen beim Kurzzeitgedächtnis, verlangsamtes Denkvermögen
- »Ameisenlaufen« in Händen und Füßen
- Verstopfung
- Geschwollene Augenpartie, Ödeme der Hände und Füße
- Karpaltunnelsyndrom
- Stärkere oder häufigere Menstruation, schlimmere Krämpfe, schlimmere prämenstruelle Beschwerden
- Depressionen
- Kropf (Vergrößerung der Schildgröße)
- Anstieg des diastolischen Blutdrucks (unterer Wert)
- Eisenmangelanämie, niedriger Ferritinwert (das Eisenspeicherprotein, das im Blut nachweisbar ist)

Eine Schilddrüsenunterfunktion allein aufgrund der Symptome zu diagnostizieren ist ziemlich schwierig, denn viele Erscheinungen treten auch bei anderen Erkrankungen auf oder sind recht vage (wobei unangemessen kalte Hände und Füße und Schwierigkeiten beim Abnehmen schon zwei sehr zuverlässige Anzeichen sind). Deshalb sind Blutuntersuchungen für die Diagnose nützlich, zumal manche Menschen trotz einer leichten bis mäßigen Unterfunktion aus bisher ungeklärten Gründen symptomfrei bleiben.

Mit zunehmendem Alter nimmt die Zahl der Menschen mit Schilddrüsenunterfunktion zu. Zahlenmäßige Schätzungen schwanken je nach Definition eines »normalen« TSH-Werts; doch insgesamt geht man davon aus, dass zwei bis vier Prozent der Bevölkerung schon früh eine Hypothyreose entwickeln. Später im Leben sind 15 bis 20 Prozent davon betroffen, Frauen häufiger als Männer.[10] Legt man engere Maßstäbe an, so steigt der Anteil derer mit leichter Unterfunktion vermutlich auf 25 bis 30 Prozent, sodass dieses Beschwerdebild gar nicht so selten ist. Zugleich bedeutet das, dass 25 bis 30 Prozent derer, die sich streng an ihr Ernährungsprogramm halten, wegen einer Schilddrüsenunterfunktion kaum abnehmen können. Übrigens spielt auch das Alter eine Rolle: Einer Studie zufolge fällt der Anstieg des TSH bei eingeschränkter Schilddrüsenfunktion bei älteren im Vergleich zu jungen Menschen um 75 Prozent niedriger aus, womit der TSH-Wert mit zunehmendem Alter einen immer ungenaueren Indikator für die Schilddrüsenfunktion darstellt.[11]

Andere verbreitete Testverfahren für die Schilddrüsenfunktion messen neben TSH auch das freie T4 (fT4) und das freie T3 (fT3). Die Referenzwerte für fT4 und fT3 sind laborabhängig und sollten im Idealfall in der oberen Hälfte des Referenzrahmens liegen. Ein niedriger fT3-Wert ist ein weiterer häufiger Hinweis auf eine Schilddrüsenunterfunktion. T4 kann ebenfalls niedrig sein, aber das ist eher untypisch. Andere Schilddrüsentests wie T4-Aufnahme und T3-Aufnahme sind veraltet und wurden inzwischen durch die Messung von fT4 und fT3 ersetzt.

Eine autoimmunbedingte Schilddrüsenentzündung kann sowohl eine Unterfunktion als auch eine Überfunktion auslösen. Sie lässt sich durch Messung von Antikörpern gegen die Schilddrüsenbestandteile Thyreoperoxidase (TPO) oder Thyreoglobulin (Tg) nachweisen. Erhöhte TPO-Antikörper fallen bei rund 90 Prozent der Menschen mit Hashimoto-Thyreoiditis auf, und etwa 60 Prozent der Betroffenen haben auch erhöhte Mengen an Tg-Antikörpern.[12] Wenn beide Antikörperwerte erhöht sind, liegt mit einer Wahrscheinlichkeit von 95 Prozent eine Hashimoto-Thyreoiditis vor.[13] Zugleich sind bei mehr als der Hälfte dieser Patienten auch Antikörper gegen das Gliadinprotein aus Weizen nachweisbar. Es ist hilfreich, die oben genannten Antikörpertests durchzuführen, denn erhöhte Mengen können auf das Vorliegen einer Schilddrüsenentzündung hindeuten, und dieser Schilddrüsenstatus kann sich ändern, wenn Weizen, Roggen und Gerste gestrichen werden. Das bedeutet wiederum, dass die Untersuchung in gewissen Abständen wiederholt werden sollte, um die Schilddrüsenhormontherapie gegebenenfalls anzupassen.

Besonders schwierig ist die Diagnose einer Unterfunktion im leichten oder grenzwertigen Bereich. Hier hängt viel von der Einschätzung durch den behandelnden Arzt ab. Damit Sie zuverlässige und brauchbare Informationen zum Schilddrüsenstatus erhalten, sollten Sie die folgenden Zusammenhänge und ihre praktische Bedeutung verstehen.

- Symptome, besonders unangemessen kalte Hände und Füße und Abgeschlagenheit, die nicht durch andere Gründe (wie zum Beispiel Schlafmangel) erklärbar sind, sowie erschwertes Abnehmen, obwohl man die hier erklärte Ernährungsweise beachtet, sind relativ zuverlässige Hinweise auf eine Schilddrüsenunterfunktion und rechtfertigen zumindest eine genauere Diagnostik. Sie sind nicht narrensicher, sollten aber bis zum Beweis des Gegenteils als Symptome einer Hypothyreose eingestuft werden.

- Je höher der TSH-Wert, desto wahrscheinlicher ist eine Hypothyreose. Ein TSH von 5 mIU/ml ist praktisch eindeutig. Ein TSH von 2,5 mIU/ml ist ein ziemlich guter Hinweis, besonders wenn die oben genannten Symptome hinzukommen. Bei TSH-Werten von 1,5 mIU/ml oder weniger handelt es sich nur selten um eine Hypothyreose, diese ist aber möglich, wenn eine endokrine Störung auf der Ebene des Hypothalamus oder der Hypophyse vorliegt oder die Umwandlung von T4 in T3 gestört ist.
- Die Kombination eines leicht erhöhten TSH-Werts mit wenig freiem T4 deutet auf Jodmangel hin. Ein TSH von 3,5 mIU/ml mit freiem T4 im unteren Referenzbereich oder darunter verbessert sich daher fast immer durch ergänzende Jodgaben (siehe unten). Zur Korrektur muss das Jod teilweise mehrere Monate eingenommen werden. Bei einem Kropf (vergrößerte Schilddrüse) bessern sich sowohl der Kropf als auch die Werte für TSH und freies T4 bei einer besseren Jodversorgung fast immer und können sich sogar vollständig normalisieren.
- Freies T3 im unteren Bereich oder unterhalb des Referenzwerts kann (unabhängig vom TSH-Wert) ein Hinweis darauf sein, dass die 5'-Deiodinase durch chemische Exposition blockiert ist. Beachten Sie jedoch bitte, dass ein aktueller oder kürzlich erfolgter Gewichtsabbau (innerhalb der letzten paar Wochen) vorübergehend ebenfalls den fT3-Wert absinken und den TSH-Wert leicht ansteigen lassen kann. Solche Ergebnisse wegen Gewichtsverlust kehren nach einigen Wochen in den Normalbereich zurück. Ein chronisch niedriger fT3-Spiegel ist auch nicht mit dem Low-T3-Syndrom zu verwechseln, bei dem das fT3 im

Rahmen einer akuten Erkrankung wie Lungenentzündung, Blutvergiftung, Krebs oder Herzinfarkt absinkt. In solchen Fällen ist eine T3-Ersatztherapie nicht erforderlich und kann sogar schädlich sein. Sobald die akute Erkrankung ausgeheilt ist, korrigiert sich der T3-Spiegel beim Low-T3-Syndrom von selbst.[14] Dieser Sonderfall erklärt jedoch, warum manche Ärzte auch in chronischen Situationen nur ungern T3 geben.

Ein weiterer wichtiger Hinweis auf den Zustand der Schilddrüse ist die Morgentemperatur im Mund gleich beim Aufstehen. Sie sollte 36,3 Grad Celsius betragen. Liegt die Temperatur regelmäßig darunter, kann eine Hypothyreose vorliegen.

Bei der Diagnose einer Schilddrüsenunterfunktion kommt es entscheidend auf die Beurteilung durch einen erfahrenen Arzt an. Beharren Sie auf einer vollständigen Abklärung Ihrer Symptomatik und geben Sie sich nicht mit Floskeln wie »Sie werden nicht jünger« oder »Ihrer Schilddrüse geht es gut« zufrieden. Bitten Sie vielmehr um eine begründete Erklärung der Diagnose (oder Nichtdiagnose). Wenn Sie davon überzeugt sind, dass bei Ihnen eine Hypothyreose vorliegt, der Arzt dieses Thema aber nicht weiter verfolgen oder korrigieren will (was leider nicht selten vorkommt), brauchen Sie möglicherweise einen anderen Arzt. Fündig werden Sie vermutlich bei Funktionsmedizinern, naturheilkundlich beschlagenen Ärzten oder einem aufgeschlossenen Allgemeinmediziner, aber eher selten beim Endokrinologen.

Jod: Lebenselixier für die Schilddrüse

Stellen Sie sich einen Hund vor, der sich im Freien ausgetobt hat und nun gierig seinen Napf leer trinkt. So reagiert die Schilddrüse auf Jod, das für ihre Funktion unverzichtbar ist. Jod ist gesund für uns! Es ist das Ur-Antibiotikum, ohne das nicht einmal Einzeller existieren können. Ohne Jod geht das Leben zu Ende. Lassen Sie sich niemals einreden, Jod sei nicht so wichtig – es ist elementar. Wer einfach nur den Tagesbedarf von 150 Mikrogramm deckt, schützt sich vor Kropfbildung (einer Schilddrüsenvergrößerung aufgrund von Jodmangel, die im vorderen Halsbereich tastbar ist). Für eine optimale Schilddrüsenfunktion und umfassende Gesundheit könnte allerdings eine höhere Zufuhr erforderlich sein. (In Kapitel 6 wird genauer erläutert, wie und warum heutzutage ein Jodmangel entstehen kann.)

Bei typischen Symptomen für eine Hypothyreose – ungewöhnlich kalte Hände und Füße, kein Gewichtsverlust nach Verzicht auf Getreide und Zucker – sollte Jodmangel auf der Liste der möglichen Ursachen ganz oben stehen und äußert sich in den Laborwerten (wie bereits erwähnt) in Form von fT4-Werten im unteren Referenzbereich oder darunter bei einem TSH-Wert von 2,5 bis 3,5 mIU/ml oder etwas mehr. Bei Verdacht auf Jodmangel oder Schilddrüsenunterfunktion profitieren die meisten Menschen von einer erhöhten Jodzufuhr im Bereich von 500 bis 1000 Mikrogramm *(nicht Milligramm)* pro Tag, die am besten über Ergänzungsmittel wie Kelp-Tabletten erfolgt. Diese Darreichung entspricht am ehesten der natürlichen Quelle aus dem Meer und kann die Wiederherstellung der Schilddrüsenfunktion beschleunigen, sofern die Unterfunktion auf Jodmangel beruhte. Jod ist auch in Form von Tropfen, Kapseln oder Tabletten mit Kaliumjodid erhältlich. Nach Beginn der erhöhten Jodzufuhr kann der TSH-Wert mehrere Monate leicht ansteigen, normalisiert sich aber mit der Zeit.[15]

Beim Vorliegen einer Schilddrüsenunterfunktion oder eines Kropfs sollten Jodzufuhr und Schilddrüsenstatus ärztlich überwacht werden. Im Einzelfall kann die Schilddrüse ungewöhnlich auf Jod ansprechen. So etwas kommt vor, weil ein Jodmangel oder andere Faktoren *vor* der Korrektur zur Bildung anomaler Schilddrüsenknoten geführt haben. Wenn nun Jod verabreicht wird, können diese Knoten oder eine andere Erkrankung in Erscheinung treten und Symptome einer Hyperthyreose (wie Nervosität, Schlafstörungen und Herzklopfen) auslösen. Bei Unterbrechung der Jodgaben verschwinden diese Symptome, doch die Schilddrüse sollte unbedingt genauer untersucht werden.

Eine Jodeinnahme im therapeutischen Bereich sollte daher möglichst vom Hausarzt überwacht werden. Alternativ waren manche Patienten erfolgreich, indem sie die Joddosis ab dem empfohlenen Tagesbedarf von 150 µ im Verlauf eines halben Jahres in Schritten von jeweils 50 bis 100 µ allmählich auf die Zieldosis von 500 µ gesteigert haben. Achtung: Bei Hashimoto-Thyreoiditis, Morbus Basedow, Schilddrüsenkrebs oder Schilddrüsenknoten dürfen Jodgaben nur in enger Absprache mit einem entsprechend versierten Arzt erfolgen!

Die gesunde Schilddrüse: Unser innerer Thermostat

Normalerweise hält der Körper die Körpertemperatur in einem engen Bereich konstant. Ohne diese natürliche Selbstregulierung bräuchten wir wie Krokodile Sonnenbäder zum Aufheizen. Abweichungen vom Normalbereich deuten daher auf eine Störung der inneren Regelmechanismen hin. Die simple Messung der Morgentemperatur im Mund mit einem normalen Fieberthermometer kann wertvolle Hinweise auf den Schilddrüsenstatus liefern. Diesen Wert kann man wie Blutdruck und Blutzucker leicht selber messen und über längere Zeit beobachten.

In der Regel unterliegt die Körpertemperatur gewissen Schwankungen. Laut Untersuchungen der letzten 70 Jahre liegt die normale Temperatur im Mund zwischen 35,7 und 37,7 Grad Celsius und schwankt im Laufe des Tages auf typische Weise.[16] Sie beträgt also keineswegs den ganzen Tag konstante 37 Grad – das ist eine überholte Vorstellung, die noch auf Beobachtungen aus dem 19. Jahrhundert fußt.

Extreme Außenbedingungen, aber auch Faktoren, welche die innere Justierung stören, können die Körpertemperatur aus dem Gleichgewicht bringen. Wer jemals wegen starker Minusgrade unterkühlt war oder 40 Grad Fieber hatte, weiß, dass schon eine geringe Abweichung nach oben oder unten unangenehm oder gar lebensgefährlich ist. Zudem folgt unsere Körpertemperatur einem klaren Tagesrhythmus: Im Laufe von 24 Stunden ist die Temperatur abends gegen 20 Uhr am höchsten und gegen vier Uhr früh am niedrigsten. Das Temperaturminimum sagt sehr viel über den Schilddrüsenstatus aus und lässt sich, wie bereits angedeutet, am besten über eine Messung im Mund gleich nach dem Aufwachen (Morgentemperatur) abschätzen.[17] Eine niedrige Körpertemperatur ist ein Hinweis auf eine Hypothyreose; eine erhöhte Temperatur deutet auf eine Hyperthyreose hin (kann aber auch auf den weiblichen Eisprung, Sport oder einen Infekt zurückgehen). Wenn die Morgentemperatur im Mund regelmäßig unter 36,3 Grad Celsius liegt, könnte eine Hypothyreose bestehen; je niedriger die Temperatur, umso wahrscheinlicher ist eine solche Unterfunktion. Eine Morgentemperatur von 34,8 Grad ist natürlich aussagekräftiger als 36,2 Grad.

Ursprünglich wurde die Körpertemperatur meist in der Achselhöhle gemessen, doch das macht man schon lange nicht mehr. Die Temperatur in der Achselhöhle ist unzuverlässig und kann zum Beispiel von der Umgebungstemperatur, der Menge und Zusammensetzung der Bekleidung, Schwitzen oder sogar der Körperseite beeinflusst werden (zwischen der linken und der rechten Achsel kann ein Temperaturunterschied von über einem Grad bestehen). Die Achseltemperatur kann sich innerhalb von einigen Minuten um 1 bis 1,5 Grad Celsius verschieben und ist daher zur möglichst genauen Bestimmung der inneren Körpertemperatur nicht geeignet.[18]

Weil niemand die Temperatur gleich am frühen Morgen anal messen möchte, kommt die orale Messung der ungefähren Innentemperatur am nächsten. Besonders bei Laborergebnissen im grenzwertigen oder uneindeutigen Bereich, aber auch bei atypischer Symptomatik erleichtert die Temperaturmessung die Diagnose einer Schilddrüsenunterfunktion. Sie empfiehlt sich ebenfalls, wenn Sie noch gar nicht recht wissen, ob Sie dieses Thema überhaupt weiter verfolgen oder den Hausarzt um eine genauere Blutuntersuchung bitten sollten. Eine niedrige Morgentemperatur kann auf einen niedrigen Schilddrüsenstatus hinweisen, auch wenn alle anderen Werte, selbst TSH, normal sind. Aus der Temperatur lassen sich auch Langzeittrends ablesen, aus denen man ersehen kann, ob eine eingeleitete Schilddrüsentherapie – zum Beispiel mit Jod oder mit Schilddrüsenhormonen – erfolgreich ist.

Um aus der Körpertemperatur Rückschlüsse auf die Schilddrüsenfunktion zu ziehen, sollte man einige Punkte beherzigen:

- Die orale Temperaturmessung ist in erster Linie ein zusätzlicher Wert, der die Beurteilung der Symptomatik und Laborwerte für TSH, freies T3, freies T4 und im Idealfall auch reverses T3 ergänzt.
- Die orale Messung findet unmittelbar nach dem Aufwachen statt, vor dem Aufstehen, vor dem ersten Schluck Wasser und vor dem Essen. Am Vorabend sollte man keinen Alkohol getrunken haben. Bei einer kalorienreduzierten Ernährung, Fasten oder Schlafmangel ist die Temperatur nicht aussagekräftig genug.
- Eine orale Messung gegen acht Uhr morgens liegt über dem tatsächlichen Temperaturminimum, das normalerweise zwischen drei und sechs Uhr, bei den meisten Menschen etwa gegen vier Uhr, zu verzeichnen ist. Aufwach-

temperaturen nach sechs Uhr in der Frühe können auf ein »Sechs-Uhr-Äquivalent« korrigiert werden, indem man für jede verstrichene Stunde danach 0,1 Grad Celsius abzieht.

- Frauen im gebärfähigen Alter sollten die oralen Temperaturen während der ersten sieben Tage nach Beginn ihrer Menstruation messen (in der Follikelphase), wenn der abrupte Temperaturanstieg durch den Eisprung beziehungsweise den entsprechenden Progesteronschub noch nicht eingetreten ist.

Schilddrüsenhormone im Zeitalter der endokrinen Störungen

Das moderne Leben in der zweiten Hälfte des 20. und zu Beginn des 21. Jahrhunderts hat dazu geführt, dass unsere Aufmerksamkeit von Reality-TV in Beschlag genommen wird, die sozialen Medien für viele zum zentralen Kommunikationsmittel wurden und Millionen Kinder am liebsten Hähnchennuggets essen. Noch allgegenwärtiger jedoch sind die Chemikalien der Industrie, die auf unser endokrines System einwirken. Bei vielen Menschen ist die Schilddrüse das schwächste Glied in der Kette.

Da wir die Wirkungen dieser lebenslangen Belastung durch Chemie oder Getreidekonsum nicht einfach ungeschehen machen können, müssen wir zur zweiten Möglichkeit greifen: Schilddrüsenhormone einnehmen. Die meisten Menschen sind glücklicher –

das heißt, sie sind besser gelaunt, aktiver und kälteunempfindlicher, haben weniger Verstopfung, kräftigeres Haar und können leichter abnehmen –, wenn beide Hormone gegeben werden, T3 und T4, ob als Kombinationsmittel (wie Armour Thyroid oder Nature-Throid) oder in Form von zwei separaten Tabletten mit Liothyronin (T3) und Levothyroxin (T4).

Im Gegensatz zur üblichen Lehrmeinung reicht synthetisches T4 (Levothyroxin) *nicht* aus, um die Symptome einer Schilddrüsenunterfunktion deutlich zu lindern. Das liegt daran, dass T4 angesichts der verbreiteten endokrinen Störungen heutzutage nicht von jedem Menschen gleichermaßen erfolgreich in aktives T3 umgewandelt wird. Eine T3-Supplementierung hat positive Auswirkungen auf die psychischen Symptome der Unterfunktion – diverse Studien belegen, dass sich unter T3-Gaben Wohlbefinden, Stimmung und kognitive Leistung besserten und auch das Abnehmen leichter fällt.[19] Wenn die T3-Menge auf die Linderung der Symptome zugeschnitten ist, also die Linderung der Müdigkeit und der unangemessen kalten Hände und Füße, lässt sich auch das Problem des reversen T3 umgehen, denn das aktive Hormon wird von außen zugeführt.[20]

Eine T3-Ersatztherapie ist wegen der Missverständnisse zum Low-T3-Syndrom (siehe oben) nach wie vor umstritten. T3-Ersatz bei schwer kranken Patienten mit Low-T3-Syndrom hilft nicht oder kann sogar schädlich sein.[21] Dieses Syndrom unterscheidet sich jedoch von der chronischen Situation einer Person, die nicht akut erkrankt ist, sondern aufgrund eines Mangels an freiem T3 dauerhafte Symptome einer Schilddrüsenunterfunktion entwickelt. Leider sind wegen dieses Widerspruchs manche

Ärzte mit der T3-Verordnung zurückhaltend oder weigern sich, T3 zu verordnen. Ich halte das für einen schweren Fehler. Menschen mit chronischen Symptomen einer Hypothyreose, die während einer reinen T4-Behandlung nur wenig freies T3, aber viel reverses T3 oder eine hartnäckige Symptomatik aufweisen, sprechen auf T3-Gaben normalerweise mit einem wundersamen Rückgang aller Erscheinungsformen der Hypothyreose an.

Nicht selten kämpfen Patienten, die nur Levothyroxin, also T4, erhalten, mit Depressionen, Haarausfall, Verstopfung und ungewöhnlich kalten Händen und Füßen – typischen Symptomen einer Hypothyreose –, obwohl ihr TSH-Wert durchaus im erstrebenswerten Bereich liegt. Bei der breiten Mehrheit dieser Betroffenen verschwinden diese Symptome bei zusätzlichen T3-Gaben oder einem Wechsel zu einem kombinierten T4-T3-Mittel vollständig. Wenn Ihr Arzt sich auf Diskussionen nicht einlässt, brauchen Sie in diesem Fall einen anderen Arzt. Dieser Aspekt der Schilddrüsengesundheit ist entscheidend und kann über den Erfolg oder Misserfolg aller anderen Maßnahmen für Gesundheit und Gewichtsabbau entscheiden. Wenn Apotheken in Ihrem Umfeld noch eigene, individuell zusammengestellte Schilddrüsenpräparate herstellen, können Sie sich dort erkundigen, welche Ärzte so etwas verordnen. Denn diese Mühe macht sich nur ein sorgfältiger, besonders kundiger Schilddrüsenspezialist.

Nicht jeder fühlt sich mit zusätzlichem T3, ob als Einzel- oder als Kombipräparat, besser. Im Einzelfall kommt es zu Symptomen einer Schilddrüsenüberfunktion mit Angst, Herzrasen oder Schlaflosigkeit. Dann sollte man sich auf reine T4-Gaben beschränken. Auch diese Minderheit existiert durchaus.

Ein gut austarierter Schilddrüsenstatus ist wirklich wichtig. Dass die Schilddrüse sauber funktioniert, kann man an folgenden Punkten ablesen:

- TSH bei 1,5 mIU/ml oder weniger, aber möglichst nicht unter 0,1 mIU/ml
- Freies T3 und freies T4 beide in der oberen Hälfte des Referenzbereichs
- Reverses T3 im Referenzbereich
- Viel Energie, gute Laune, allgemeines Wohlbefinden und kein übermäßiges Frieren
- Oraltemperatur unmittelbar nach dem Erwachen am Morgen bei mindestens 36,3 Grad Celsius

Eine Korrektur der Hypothyreose, die T3 einbezieht und ebenso die Möglichkeit einer endokrinen Störung auf der Ebene der Hypophyse oder des Hypothalamus, ist die Rettung für alle, die sagten: »Ich esse kein Getreide mehr, nehme aber trotzdem nicht ab. Das funktioniert nicht!« Es funktioniert durchaus, aber es liegt derart häufig eine Schilddrüsenunterfunktion vor, dass Gewichtsabbau und andere gesundheitliche Vorteile der Ernährungsumstellung erst in Gang kommen können, nachdem dieses Problem behoben ist.

Vitamin D und die Schilddrüse: Eine ganz besondere Beziehung

Vitamin-D-Mangel hat auf die Schilddrüse (und andere Autoimmunreaktionen) Auswirkungen, die mit einer verstärkten Entzündungsbereitschaft eingehen.[22] Da eine gestörte Schilddrüsenfunktion vielfach auf autoimmunbedingte Entzündungen infolge von Getreideverzehr zurückgeht, erscheint die Annahme logisch, dass Vitamin-D-Mangel dabei eine Rolle spielen kann.

Und es stimmt: Menschen mit Hashimoto-Thyreoiditis, deren Schilddrüse durch Autoimmunprozesse zerstört wurde, neigen verstärkt zu Vitamin-D-Mangel. Bei über 90 Prozent der Betroffenen liegt der 25-Hydrox-Vitamin-D-Spiegel bei 30 ng/ml oder weniger.[23] (Wobei zu beachten ist, dass Hashimoto bei über 50 Prozent der Betroffenen durch Getreidekonsum in Gang gesetzt wird.) Dieser Zusammenhang gilt auch für Kinder, denn bei 73,1 Prozent der Kinder mit Hashimoto-Thyreoiditis wurde auch Vitamin-D-Mangel festgestellt – im Gegensatz zu nur 17,6 Prozent der gesunden Kontrollgruppe.[24]

Das lässt darauf schließen, dass ein günstiger Vitamin-D-Spiegel eventuell vor der Entwicklung einer autoimmunbedingten Schilddrüsenentzündung schützt, eine solche Entzündung eventuell aber auch stoppen oder gar rückgängig machen kann. (Mehr zur optimalen Vitamin-D-Versorgung siehe Kapitel 8.)

Es steht mir bis zum Hals!

Die Schilddrüsenunterfunktion ist der Prototyp der modernen endokrinen Störung, auch wenn sie in der Medizin im Alltag leider häufig abgetan, ignoriert, falsch diagnostiziert oder falsch behandelt wird und die Verbindung zu den störenden Einflüssen von Getreide und Alltagschemie nicht einmal thematisiert wird. Man sagt uns: »Sie brauchen kein Jod, Sie brauchen ein Antidepressivum« oder »Ihrer Schilddrüse geht es bestens«, während Sie sich mit Ihrer unzuverlässigen, überlasteten Schilddrüse abstrampeln.

Das muss nicht sein. Niemand sollte bis zum Hals in Schilddrüsenproblemen stecken, ehe man ihn ernst nimmt. Deshalb ist es für die Gesundheit insgesamt und für erfolgreiches Abspecken so wichtig, die Schilddrüse näher zu betrachten. Warten Sie mit der Suche nach Antworten nicht, bis sich schlimmere gesundheitliche Folgen zeigen.

12. KAPITEL

Hormonstörung: Ärger mit der obersten Regulierungsbehörde

> Sam, deine Hormone haben dein Gehirn im Staatsstreich genommen.
>
> *Diane Chambers,*
> Cheers

Die endokrinen Drüsen erzeugen Hormone, und zwar nicht nur Sexualhormone wie Östrogen und Testosteron, sondern Hormone, die den Stoffwechsel regulieren und damit von der Geburt bis zu unserem Tod Hunger, Körpertemperatur, Blutzucker, Blutdruck, Wachstum und Reife steuern. Die Aufgaben des endokrinen Systems sind so umfassend, dass sie fast jede Facette unserer Gesundheit beeinflussen. Wenn man es störungsfrei sich selbst überlässt, folgt es ohne äußeres Eingreifen in aller Ruhe dem Skript, das unsere Gene vorgeben. Der richtige Zeitpunkt und das passende Tempo sind dabei meisterlich aufeinander abgestimmt.

Die Schilddrüse ist in diesem System nicht die einzige Drüse, die aus dem Takt geraten kann. Sobald hier eine Schieflage eintritt, werden grundlegende Steuerungsprozesse ausgehebelt. Bei Kindern kann das Wachstum ins Stocken kommen, oder bestimmte Organsysteme reifen nicht zum passenden Zeitpunkt. So können sich gewisse sexuelle Merkmale des Erwachsenenalters schon mit acht oder neun Jahren entwickeln. Beim Erwachsenen kann es beispielsweise durch eine verstärkte Stimulierung des Brustgewebes zu Brustkrebs kommen. Die allgemeinen Symptome können sehr weitreichend sein und umfassen Müdigkeit, Depressionen, Schwierigkeiten bei der Regulierung der Körpertemperatur, des Blutdrucks oder des Blutzuckers, Rückgang der Libido oder unangemessenen Hunger oder Durst sowie viele andere Körperfunktionen, die eigentlich automatisch ablaufen sollten. Plötzlich herrschen bürgerkriegsähnliche Zustände im Körper – und dieses Chaos bricht aus, weil das endokrine System mit etwas in Kontakt kommt, das unser labiles Gleichgewicht stört.

Das Hormonsystem kann von allem gestört werden, was *ungefähr* so aussieht wie ein menschliches Hormon. Dummerweise sind viele natürliche und synthetische Substanzen unseren Hormonen sehr ähnlich. Sowohl chlorhaltige Pestizide als auch östrogenähnliche Moleküle in Kunststoffen können die Wirkung von Schilddrüsenhormonen und Östradiol, eines unserer Estrogene und Sexualhormone, nachahmen oder unsere Gene auf ungewöhnliche, unangemessene Weise aktivieren. Wird das fein austarierte Netz des endokrinen Systems an einer Stelle unterminiert, so kann ein Dominoeffekt einsetzen, der alle anderen Mechanismen in Mitleidenschaft zieht. Die Störung eines einzigen Signals der Hypophyse durch eine geringe Menge solcher Hormonimitate kann ausreichen, und schon fangen wir an zu frieren, die Haare werden dünner, es kommt zu Verstopfung und Wassereinlagerungen, Cholesterin und Blutdruck steigen an, die Fruchtbarkeit leidet, und wir sind ständig müde, weil die Verbindung zu Nebennieren, Eierstöcken oder Hoden und Leber unterbrochen ist.

Solange das endokrine System richtig funktioniert, ist es wie ein geniales Uhrwerk, das still und brav seine Pflicht erfüllt. Ist es gestört, kann alles Mögliche geschehen. Weil dieses Thema so umfassend ist und so weitreichende Auswirkungen auf die Gesundheit hat, möchte ich meine Ausführungen auf die Punkte beschränken, die für das getreidefreie Leben von besonderer Bedeutung sind.

Das endokrine System: Ein Wunderwerk

Wenn wir das endokrine System mit einem Orchester vergleichen, so wäre der Hypothalamus – ein Tausendsassa von der Größe einer Cashewnuss tief im Inneren unseres Gehirns – der Dirigent. Der Hypothalamus gibt Takt und Tempo (Stoffwechselrate und zirkadianen Rhythmus) und die Melodie vor (Hunger, Müdigkeit, Schlaf, Schwitzen oder Frieren), und er gibt Hirnanhangdrüse, Schilddrüse, Nebennieren, Eierstöcken und Hoden den Einsatz vor. So wie ein Dirigent die Musik seines Orchesters hört, so empfängt auch der Hypothalamus von jedem Organ Signale und leitet ein Wechselspiel, über das er diverse Funktionen im erwünschten Bereich hält.

Damit ein Orchester gute Musik hervorbringt, müssen sowohl der Dirigent als auch die Musiker ihre Rollen sauber ausfüllen und zum rechten Zeitpunkt die richtigen Töne in der passenden Lautstärke hervorbringen. Wenn Cello oder Posaune schlecht gestimmt sind, zu spät einsetzen oder verstummen, leidet das ganze Stück.

Hat der Dirigent einen Aussetzer, so fällt der ganze Auftritt auseinander. Das gilt für das endokrine System genauso: Eine Fehlfunktion kann bereits auf der Ebene des Hypothalamus oder der Hypophyse eintreten und dann diverse Drüsen und jedes einzelne Organ in Mitleidenschaft ziehen.

Stellen Sie sich nun vor, jemand würde anfangen, das Horn zu blasen oder wild herumzutrommeln, ohne auf das restliche Orchester oder den Dirigenten zu hören. Die herrliche Komposition würde zu ohrenbetäubendem Lärm verkommen, weil die exakt abgestimmten Verbindungen zwischen Melodie und Rhythmus immer wieder unterbrochen wären. Das Stück wäre möglicherweise noch erkennbar, aber eben nicht mehr dasselbe. Genauso ergeht es uns, wenn das endokrine System gestört ist, nur sind die Auswirkungen natürlich gefährlicher als bei einem verhunzten Konzert.

Störpotenzial für das endokrine System lauert überall, im Wasser, in der Luft, in der Erde, in der Muttermilch, in Handcremes und Seifen, Shampoos und Spülungen, in Kosmetika und Arzneimitteln, in Kunststoffdosen, Konservenbüchsen, Töpfen, Pfannen und Lebensmitteln. Man kann versuchen, die persönliche Exposition zu minimieren, doch solange wir atmen, trinken, essen, duschen und ein ganz normales Leben führen, kommen wir immer wieder mit Substanzen in Berührung, die das endokrine System irritieren. Inzwischen wurden diverse derartige Störfaktoren identifiziert, darunter:

- **Kunststoffe, Weichmacher und Bestandteile, die sich daraus lösen:** Bisphenol A, Phthalate, Dioxin, Styrol, Vinylchlorid
- **Pestizide und Fungizide:** Vinclozolin, Chlordecon, Cyfluthrin, Permethrin, Tetramethrin, Fenthion, Hexachlorbenzol, Mala-

thion, Parathion, Heptachlor, Beta-Hexachlorhexan, Gamma-Hexachlorhexan, p,p'-DDE, Tributyltin, Triphenyltin
- **Düngemittel und Herbizide:** Perchlorate, Imazamox, Glyphosat, Dioxin, Methoxychlor, Chlorpyrifos, Chlornitrofen, Chlomethoxyfen, Methylbromid, Atrazin
- **Industriechemikalien:** Polychlorierte Biphenyle (PCB), Polybromierte Diphenylether (PBDE), 4-methylbenzyliden Kampfer, 3-Benzyliden-Kampfer, Benzophenon-3, Benzophenon-4, Isopentyl-4-Methoxycinnamate, Octylmethoxycinnamat, Homosalat, Octocrylen, Benzylsalicylat, Phenylsalicylat, Octylsalicylat, Paraaminobenzoesäure und Octyl-Dimethyl-Para-aminobenzoat, Dichlorstyrol, Benzotriazol
- **Schwermetalle:** Kadmium, Arsen
- **Haushaltsartikel:** Triclosan (in desinfizierenden Seifen und Waschlösungen), Perfluoroctansäure (teflonbeschichtetes Kochgeschirr), Dithiocarbamate (Kosmetik), Parabene (Kosmetik)

All diese Substanzen stehen laut klinischen Studien mit endokrinen Störungen in Verbindung.[1] Manche davon dienen als Unkrautvernichter, pilzhemmende Mittel oder Schädlingsbekämpfungsmittel und können auf diesem Wege Gemüse, Obst und Wasser verunreinigen, mit anderen kommen wir über Desinfektionsmittel, Seife, Teflon und andere Haushaltsprodukte, aber auch durch Kosmetika in Kontakt. Selbst wenn Sie im Garten kein Gift spritzen, behandelt vielleicht der Nachbar seine Rosen damit. Auf diese Weise gelangen solche Mittel ins Grundwasser und in den Boden oder werden auf dem Luftweg ins Haus getragen. Manche Substanzen bauen sich im Boden erst im Laufe von Jahren oder

Jahrzehnten ab.[2] Das Gleiche gilt, wenn sie erst einmal ins Körpergewebe gelangt sind.

Unter den vielen Faktoren, die das endokrine System belasten können, steht Getreide ganz obenan. Weizenkeimagglutinin (WGA), das Lektin aus Weizen, Roggen, Gerste und Reis, ähnelt Hormonen wie Insulin, dem insulinähnlichen Wachstumsfaktor 1 (IGF-1) und Cholecystokinin (CCK) und kann hierdurch die Gewichtszunahme begünstigen, aber auch die Hemmung des Appetits trotz ausreichender Nährstoffaufnahme und die Verdauung stören sowie das Krebswachstum anregen.[3] Gliadin und ähnliche Prolaminproteine beeinträchtigen indirekt die endokrine Funktion. Wenn sie eine Autoimmunreaktion gegen Schilddrüsengewebe auslösen, können sowohl eine Überfunktion (Morbus Basedow) als auch eine Unterfunktion (Hashimoto-Thyreoiditis) die Folge sein.[4] Autoimmunangriffe auf die Betazellen der Bauchspeicheldrüse, die durch Gliadin und andere Prolamine in Gang kommen, stören die Drüsenfunktion, indem sie die Fähigkeit zur Insulinproduktion lahmlegen, was zu Typ-1-Diabetes führt.[5] Auch die Nebennieren können leiden, wenn Antikörper gegen die Zellen der Nebennierenrinde, in denen die Hormone Cortisol, DHEA und Aldosteron erzeugt werden, vorgehen.[6] Hinzu kommt das Störfeuer durch das von Getreide provozierte Wachstum des Bauchfetts.

Ohne Getreide entfällt also ein Brandstifter für das endokrine System, auch wenn Schilddrüsenunterfunktion, Diabetes, Verdauungsstörungen, Dysbiose, Typ-1-Diabetes, gestörte Nebennierenfunktion und andere Phänomene natürlich nicht wie von Zauberhand verschwinden, sondern gezielt behandelt werden müssen. Bei Typ-1-Diabetes wachsen die zerstörten Betazellen nicht nach, sodass man auch bei Getreideverzicht lebenslang auf Insulin angewiesen bleibt. Ebenso kann man weiterhin mit Übelkeit, Aufstoßen und Dysbiose auf das Verdauungshormon CCK reagieren, obwohl die CCK-blockierenden Lektine nicht mehr vorhanden sind.

Dennoch ist Getreideverzicht eine sichere Methode, die endokrinen Störfaktoren zu verringern. Vor Umweltbelastungen durch verschiedenste Chemikalien können wir uns weniger leicht schützen, weil sie unsere gesamte Umwelt und damit auch den Körper durchdringen. Gibt es wirklich keinen Entgiftungsprozess, der uns von solchen Einflüssen befreit? Bisher ließ sich ein solcher Schutz nur (teilweise) über die Einnahme von Isothiocyanaten aus Kreuzblütlern (wie Brokkoli, Blumenkohl, Grünkohl oder Rosenkohl) sowie von Phytoalexinen (aus Tomaten, Knoblauch und Bohnen) nachweisen. Beides aktiviert die Leberenzyme, die giftige Chemikalien abbauen. Dieser Befund könnte zumindest teilweise erklären, warum Gemüsefans seltener an Krebs erkranken.[7]

Auch Jod kann uns vor vielen endokrinen Belastungen durch Chemikalien schützen. Erinnern Sie sich an das Periodensystem aus dem Chemieunterricht? In der vorletzten Spalte auf der rechten Seite stehen die Halogene, Jod, Brom, Chlor und Fluor. Das bedeutet, dass Chemikalien, die ein Halogen enthalten, beispielsweise polychlorierte Biphenyle, Perfluoroctansäure und Perchlorate, nicht so leicht in unsere Organe eindringen, wenn wir ausreichend Jod im Körper haben. Ganz besonders gilt dies für die jodreiche Schilddrüse.

Beschäftigen wir uns nun mit den augenscheinlichsten Folgen umweltbedingter endokriner Störungen.

Gestörte Nebennierenfunktion: Cortisolalarm

Wie die Schilddrüse können auch die Nebennierendrüsen unmittelbar beeinträchtigt werden oder über den Umweg des Hypothalamus, der Hypophyse oder aller Signalwege dazwischen. Das äußert sich zumeist in Form von Müdigkeit, Schlafstörungen und erschwertem Abnehmen. Weil die Nebennieren immer zur selben Tageszeit Cortisol ausschütten, folgen auch die Symptome einer solchen Störung einem bestimmten Rhythmus: jeden Morgen, jeden Nachmittag, jeden Abend.

In Kapitel 5 wurde bereits geschildert, dass die Nebennieren durch diverse Bestandteile im Getreide unter Beschuss geraten können. Dieselben Chemikalien, die auch die Signale des Hypothalamus und der Hypophyse an die Schilddrüse stören, können auf die Signale an die Nebennieren einwirken und so die Freisetzung der Nebennierenhormone Cortisol, DHEA und Adrenalin erhöhen oder verringern. Bei Cortisol treten Störungen besonders häufig auf und sind für unser Thema am wichtigsten. Deshalb möchte ich mich darauf konzentrieren.

Ein zusätzlicher Störfaktor ist hoher Dauerstress, der eine eigenartige Resistenz gegen Cortisol auslöst, die sogenannte *Glukokortikoidresistenz*. Dann spricht der Körper trotz eines normalen oder hohen Cortisolspiegels nicht mehr auf dieses Hormon an.

Zu den typischen Symptomen einer gestörten Cortisolfreisetzung zählen: wenig Energie am Morgen, extreme Müdigkeit bis hin zu Schläfrigkeit am Nachmittag, unangemessene Energieschübe in der Nacht (mit entsprechenden Schlafstörungen), Depressionen, hartnäckiges Übergewicht und – seltener – niedriger Blutdruck, Salzhunger oder Benommenheit. Bei solchen Symptomen sollte man sich fragen, ob möglicherweise eine gestörte Nebennierenfunktion und ein gestörter zirkadianer Cortisolrhythmus vorliegen könnten. Nachweisen lässt sich dies durch eine Cortisolkurve, in der einen Tag lang die Menge des aktiven Cortisols ermittelt wird. Dafür reichen Speichelproben, die indirekt Rückschlüsse auf die Mengen im Blut gestatten.[8] Ein einfaches Speicheltestkit reicht für vier Proben: morgens, mittags, abends und vor dem Schlafengehen. Diese Proben werden im Labor untersucht, woraufhin eine Kurve erstellt werden kann. In einer normalen Kurve ist das Cortisol frühmorgens beim Aufwachen am höchsten (da der innere Weckruf zu den Aufgaben des Cortisols gehört), fällt dann auf den Mittagswert ab und bleibt bis zum Abend konstant. Anschließend sinkt das Cortisol bis zum Schlafengehen weiter ab (was das Einschlafen fördert).

Typische abweichende Muster sind:

- Ungewöhnlich wenig Cortisol am Morgen und ein abnormer Anstieg in der Nacht. Dieser Befund geht mit wenig Energie am Morgen und unangemessen viel Energie bei Nacht sowie Schlafstörungen einher.
- Wenig Energie im Tagesverlauf sowie ungewöhnlich niedrige Cortisolspiegel während der gesamten 24 Stunden.
- Übermäßig viel Cortisol am frühen Morgen mit einem rasanten Abfall und nachmittäglicher Müdigkeit und Schläfrigkeit, üblicherweise bei chronischem Stress.

Die Auswertung gehört in die Hand eines erfahrenen Arztes, der die Zusammenhänge zwischen Nebennierenfunktion und Cortisol durchschaut und sich auf funktionelle Medizin oder Naturheilkunde spezialisiert hat.

Die Lösung für das Cortisolproblem hängt von dem Muster ab, das die 24-Stunden-Kurve aufweist. Bei sehr wenig Cortisol am Morgen hilft zum Beispiel die Verordnung von oralem Hydrocortison, das die Energie wiederherstellt. Bei einem heftigen Anstieg am Morgen mit scharfem Abfall am Nachmittag sollte man eher die Stressquelle angehen und am späten Vormittag eine kleine Menge Hydrocortison einnehmen. Unangemessene nächtliche Cortisolschübe, die den Schlaf unterbrechen, zählen zu den schwierigeren Varianten. Ein Ansatz wäre die Einnahme von Phosphatidylserin und hoch dosiertem Melatonin vor dem Schlafengehen.

Wichtig ist dabei ein geschulter Arzt, der auch die Möglichkeit einer gestörten Hypothalamus- oder Hypophysenfunktion sowie einer Glukokortikoidresistenz einbezieht. Das gilt besonders beim Vorliegen von Übergewicht, Diabetes, Stress (einschließlich posttraumatischer Belastungsstörung) oder Depressionen und erfordert weitere Untersuchungen. So kann die Menge des adrenocorticotropen Hormons (ACTH) Rückschlüsse auf die Hypophysenfunktion liefern. Sobald das Getreide wegfällt, kann man andere Stressfaktoren angehen, die den Nebennieren zu schaffen machen, darunter zu wenig Schlaf, Beziehungsprobleme oder berufliche Unzufriedenheit.

Insgesamt sind Störungen der Nebennierenfunktion und der zirkadianen Cortisolausschüttung relativ komplexe Themenfelder, bei denen es keine simplen Lösungen gibt. Wenn sie jedoch zusammen mit einem gut informierten Arzt angegangen werden, kann man weitere Verbesserungen erwarten, darunter mehr Energie, eine stabilere Grundstimmung sowie Gewichtsabbau, auch wenn Getreide und Umweltbelastungen dem Körper schon heftig zugesetzt haben.

Sexualkunde: Testosteron, Progesteron und DHEA

Wie Getreideverzehr und das überflüssige Bauchfett, das durch Getreideverzehr entsteht, das Sexualsystem stören, indem sie die Sexualhormone durcheinanderbringen, haben wir bereits besprochen. Bei Frauen steigen Östrogen- und Prolaktinspiegel, aber auch das Testosteron, wohingegen bei Männern Östrogen und Prolaktin steigen, aber das Testosteron zurückgeht. Bei Frauen führt diese Entwicklung zu Unfruchtbarkeit oder wiederholten Fehlgeburten; Männer müssen mit Depressionen, nachlassendem Sexualdrang und vergrößerten Brüsten rechnen. Es trifft also beide Geschlechter. Getreideverzicht führt zu einer Normalisierung, wobei der Gewichtsabbau die Gesundung beschleunigt. Bei Frauen führt die günstigere Hormonlage zu einer Wiederherstellung der Fruchtbarkeit. Sie sind leichter in der Lage, ein Kind bis zur Reife auszutragen, das sexuelle Verlangen steigt, und das Brustkrebsrisiko geht zurück. Männer erleben eine Erhöhung der Libido und ein Schrumpfen vergrößerter Brustdrüsen.

Das ist jedenfalls das *Übliche,* geschieht aber leider nicht *immer.* Es können auch verschiedene Hormonstörungen zurückbleiben. Nachfolgend sind die meisten anhaltenden Hormonprobleme aufgeführt. Wenn sie gezielt angegangen werden, bringt das neben Getreideverzicht zusätzliche Vorteile.

1. **Wenig Testosteron.** Frauen haben normalerweise einen niedrigen Testosteronspiegel, jedenfalls niedriger als bei Männern. Dennoch sollte er nicht *zu* niedrig sein. Frauen mit zu wenig Testosteron sind antriebsarm, haben wenig Lust auf Sex, können nur schwer abnehmen und neigen zu Depressionen. Wenn sich nach Getreideverzicht, Abbau von Bauchfett und Korrektur eines eventuellen Vitamin-D-Mangels ein niedriger Testosteronspiegel entwickelt (Vitamin D hebt gelegentlich den Testosteronspiegel), sollte das Testosteron eventuell ausgeglichen werden. Bei Männern äußert sich zu wenig Testosteron normalerweise in Form von Antriebsarmut, Reizbarkeit, erschwertem Gewichtsabbau oder Schwierigkeiten beim Erhalt der Muskelmasse und geringem sexuellem Antrieb. Männer und Frauen sollten einen Testosteronspiegel in der oberen Hälfte des (laborabhängigen) Referenzbereichs für ihr Geschlecht anstreben. Werte im unteren Normalbereich reichen normalerweise nicht aus, um die Symptome vollständig zu beheben. Außerdem lässt sich Testosteron normalerweise problemlos und kostengünstig über Apotheken beziehen, die noch individuelle Mischungen gemäß ärztlicher Verordnung herstellen. Testosteron kann in Form von Cremes verschrieben werden, die auf Brust, Arme oder Hals aufgetragen werden, eventuell auch gemeinsam mit anderen Hormonen wie Progesteron (für Frauen) und DHEA (für Männer und Frauen).
2. **Wenig Progesteron.** Bei Frauen geht das Progesteron ab Ende 30 langsam zurück. Mit der Menopause sinkt der Spiegel rapide. Typische Anzeichen für einen niedrigen Progesteronspiegel sind Energiemangel, Denkstörungen (man fühlt sich wie »be-

nebelt«), Schwierigkeiten beim Abnehmen, Schlafstörungen, Rückgang des sexuellen Verlangens und Reizbarkeit. Auch der Progesteronspiegel lässt sich leicht ermitteln. Linderung verspricht eine Hormoncreme, die auf die Haut aufgetragen wird. Die Dosierung legt der Arzt fest, je nach Progesteronmenge in Blut oder Speichel. Frauen, die Progesteron erhalten, berichten normalerweise von besserer Stimmung und weniger Reizbarkeit, mehr Lust auf Sex, besserem Schlaf, mehr geistiger Klarheit, kräftigerem Haar, weicherer Haut und leichterem Abnehmen. Progesteron geht nicht mit denselben Risiken einher wie Pferdeöstrogene, sofern wirklich bioidentisches Progesteron verordnet wird. Synthetisches Progestin kann unangenehme Nebenwirkungen auslösen.[9]

3. **Wenig DHEA.** DHEA hat im Körper diverse Aufgaben. Wie viele andere Hormone sinkt auch der DHEA-Spiegel im Laufe des Lebens ab. Die entsprechenden Symptome überlappen sich mit denen von zu wenig Testosteron oder (weniger ausgeprägt) auch zu wenig Cortisol. DHEA lässt sich leicht bestimmen und ersetzen. Am besten sind niedrige Dosierungen von fünf bis zehn Milligramm am Tag. Höhere Mengen sind immer noch ungefährlich, führen bei Frauen jedoch häufiger zu aggressivem Verhalten und Gesichtsbehaarung, bei Männern zu Aggressionen. Die Korrektur eines zu geringen DHEA-Spiegels verschafft den meisten Menschen jedoch einen gewissen Auftrieb, erleichtert ein wenig das Abnehmen und unterstützt den Sexualtrieb.[10]

Schaffen Sie also Ordnung im Hormonhaushalt. Sobald die Hauptstörfaktoren – Getreide und Bauchfett – beseitigt sind, kann man die verbliebenen Probleme angehen, um wirklich umfassende Gesundheit zu erreichen. Sie müssen vielleicht etwas überzeugender auftreten als gewohnt, damit Ihr Arzt tatsächlich Ihren Hormonstatus überprüft, doch der Aufwand lohnt sich.

13. KAPITEL

Schluss mit dem Selbstbeschuss: Ausstieg aus Autoimmunreaktionen

»Freundfeuer« gibt es nicht!

Murphys Gesetz des bewaffneten Kampfes

Autoimmunität ist ein echter Fehlgriff der Natur.

Wie ein Hamsterweibchen, das seine Jungen frisst, oder ein Verräter in den Reihen der Soldaten erzeugt Autoimmunität – der irregeleitete Angriff des Immunsystems gegen körpereigenes Gewebe – ein Gefühl von Misstrauen und Betrogensein. Ob Betrug oder Verrat: Illoyales, heimtückisches Verhalten unterminiert die normale Ordnung der Dinge.

Meine Lunge ist meine Lunge, meine Thymusdrüse ist meine Thymusdrüse, und mein Gehirn ist mein Gehirn. Nichts davon dürfte mit den Proteinen bestimmter Bakterien, Viren oder Pilze oder aber Nahrungsproteinen verwechselt werden.

Wie kommt das eigene Immunsystem, das sich jahrelang geschickt gegen Fremdorganismen zur Wehr setzt, plötzlich darauf, den Körper anzugreifen, in dem es lebt, und dabei die Bauchspeicheldrüse zu zerstören (Autoimmunpankreatitis, Typ-1-Diabetes) oder die Leber (Autoimmunhepatitis), die Schilddrüse (Hashimoto-Thyreoiditis, Morbus Basedow), das Gewebe, das Gehirn und Nervensystem umhüllt (Multiple Sklerose, Demenz, zerebelläre Ataxie) oder aber die Haut (Schuppenflechte, Alopecia areata, Dermatomyositis, Scleroderma, Vitiligo)? Warum läuft ein komplexes Überwachungssystem Amok und schickt Antikörper, Entzündungsproteine und Lymphzellen gegen seine bisherigen Verbündeten ins Feld?

Autoimmunität ist weniger ein Akt des Verrats als eine tragische Verwechslung: Es ist Feuer aus den eigenen Reihen, weil die eigene Truppe als Gegner identifiziert wird. So hält das Immunsystem plötzlich Gelenkgewebe für Virusproteine. Die eigene Iris wird mit den Proteinen des Herpes-simplex-Virus verwechselt, das Herpesbläschen erzeugt. Dünndarmgewebe wird mit Darmbakterien gleichgesetzt (wie bei Morbus Crohn). Das irregeleitete Immunsystem kann jedes Protein in jedem unserer Organe als potenzielles Ziel auswählen, einfach so, ohne dass jemand auch nur das Geringste falsch gemacht hätte.

Oder etwa doch? Denken Sie darüber nach: Autoimmunität ist kontraproduktiv und konterrevolutionär. Eigentlich müsste sie sich selbst ausmerzen. Wenn jemand in der Wildnis von rheumatoider Arthritis geplagt würde, aber seine Nahrung sammeln und sich vor Raubtieren schützen muss, wären Gelenkschmerzen und Verformungen ein so erheblicher Nachteil, dass er früher oder später sterben würde. Auch die neurologischen Behinderungen bei Multipler Sklerose oder das ruinierte Verdauungssystem bei Colitis ulcerosa würden das Überleben beeinträchtigen.

Was also könnte das Leben des *Homo sapiens* erst seit evolutionstechnisch so kurzer Zeit belasten, dass uns noch nicht genug Zeit für die Ausmerzung dieser Fehlanpassung blieb? Und warum sind Autoimmunkrankheiten im Steigen begriffen und brechen Jahr für Jahr neue Rekorde? Schätzungsweise fünf bis zehn Prozent der Nordeuropäer und Nordamerikaner leiden aktuell an Autoimmunkrankheiten jeglicher Art, wobei die Anzahl derer mit autoimmunbedingten Schilddrüsenerkrankungen, entzündlichen Darmerkrankungen, Typ-1-Diabetes und Multipler Sklerose steigt.[1] Das Management der Pharmaindustrie reibt sich schon die Hände, weil die Autoimmunkrankheiten inzwischen über 40 Milliarden Dollar pro Jahr erwirtschaften. Sie verkörpern den Traum eines jeden Arzneimittelherstellers: Chronische Erkrankungen müssen über Jahre behandelt werden, häufig mit Biologika wie Antikörpern und Peptiden, die jeden Monat Tausende von Dollar verschlingen.

Offenbar hat sich etwas verändert. Ist es ein unerkannter Virus, der Millionen Menschen weltweit infiziert hat? Sind es die verflixten Chemikalien der Industrie, die endokrine Störungen auslösen und das Immunsystem irreleiten? Auch Fehler in der Lebensweise können schuld sein, zum Beispiel wenn Säuglinge weniger gestillt werden oder Menschen den irritierenden Toxinen aus Zigaretten ausgesetzt sind. Und dann spielt natürlich der Verzehr von »gesundem Vollkorn« eine weithin unterschätzte Rolle in diesem Drama. Autoimmunität kann zumindest teilweise auf molekulares Mimikry zurückgehen, bei dem die Struktur eines Fremdproteins der eines menschlichen Proteins sehr ähnlich ist. Dieses Fremdprotein kann aus Viren, Bakterien oder Pilzen stammen: Man hat solche Mimikry-Moleküle in Stämmen des Herpes-simplex-Virus und bei *Streptococcus sanguinis* gefunden, dem Erreger der autoimmunbedingten Behçet-Krankheit, aber auch beim Bakterium *Neisseria meningitidis,* das bakterielle Meningitis auslöst und diversen Proteinen in Leber, Hoden und Haut gleicht, sowie bei *Campylobacter jejuni,* dem Erreger einer Magen-Darm-Entzündung, der das Guillain-Barré-Syndrom auslöst (das über eine Autoimmunreaktion das Nervensystem angreift). Wir haben mit primitiven Organismen mehr gemein, als wir gern glauben.

Molekulares Mimikry kann auch bei Lebensmitteln vorkommen, besonders bei solchen, auf deren Verzehr wir durch die Evolution zu wenig vorbereitet sind. Die Produkte aus den Milchdrüsen von Rindern – Milchprodukte – ergänzen den menschlichen Speisezettel seit etwa derselben Zeit, als wir auch mit dem Getreideverzehr begannen, und lösen die Bildung von Antikörpern gegen Milchproteine wie das bovine Serumalbumin, Kasein und bovines Insulin aus. Diese Antikörper blasen mitunter zum Angriff auf die Betazellen in der Bauchspeicheldrüse, was manche Fälle von Typ-1-Diabetes erklärt.[2] Auch Proteine aus den Samen von Gräsern können unser Immunsystem an der Nase herumführen. Das Gliadinprotein aus Weizen, das auch in Roggen und Gerste und in ähnlicher Form in Mais vorkommt, ist der Prototyp für diesen Mimikryprozess durch Getreide.

Natürlich kommt es nicht bei jedem zu derartigen Autoimmunerkrankungen. Die genetische Veranlagung spielt ebenfalls eine große Rolle. Bei einer Veranlagung zu ankylosierender Spondylitis liegt genetisch beispielsweise fast immer die Proteinvariante HLA-B27 im Immunsystem vor. Umgekehrt jedoch erkranken nur fünf Prozent der Träger dieses Gens tatsächlich an der Wirbelsäulenentzündung, die für die ankylosierende Spondylitis so typisch ist. Die Gene spielen also eine wichtige Rolle, indem sie sozusagen den Teppich ausrollen; es müssen jedoch andere auslösende Faktoren hinzukommen.

Zunehmend gelten Nährstoffmängel als Faktoren, die das Entstehen von Autoimmunreaktionen begünstigen. Besonders Vitamin-D-Mangel, aber auch Omega-3-Mangel scheint eine Schlüsselrolle bei der Identifizierung von Eigengewebe als Eindringling zuzukommen. Bei einem Mangel an einem oder beiden dieser Faktoren laufen Immunreaktionen leichter in die Irre. Allerdings ist diese Ursache leicht zu beheben. Auch eine gestörte Darmflora kann Autoimmunprozessen den Boden bereiten. Bei einer Überwucherung mit ungesunden Mitbewohnern steigt die Darmdurchlässigkeit an, und dieser »löchrige Darm« lässt nun Fremdsubstanzen, auch bakterielle Abbauprodukte, ins Blut und bis zu den Organen vordringen.

Nicht selten geraten bei Autoimmunreaktionen gegen ein Organ auch andere Organe oder Gewebe unter Beschuss. Typ-1-Diabetes geht beispielsweise oft mit Zöliakie, Hashimoto-Thyreoiditis oder rheumatoider Arthritis einher. Eine Fehlerkennung der Bausteine des einen Organs kann somit von Fehlerkennungen an Bausteinen von anderen Organen gefolgt sein.

Wir können wenig tun, um uns vor Streptokokken zu schützen. Ebenso wenig können wir die eigenen Gene für das Protein für die HLA-Immunerkennung ändern. Das Getreide, das unser Immunsystem auf Hochtouren bringt, können wir jedoch weglassen, und wir können die diversen Mangelzustände beheben, die Autoimmunerkrankungen Tür und Tor öffnen.

Getreide setzt Autoimmunkaskade in Gang

Die Prolaminproteine in Getreide – Weizengliadin, Roggensecalin, Gerstenhordein und Maiszein – greifen den Dünndarm derart an, dass dort Autoimmunprozesse ihren Ausgang nehmen, und zwar auf mehrfache Weise. Man könnte sogar behaupten, dass Prolaminproteine die perfekte Ausgangsbasis für Autoimmunreaktionen sind.

Diese Getreideproteine sind Meister im molekularen Mimikry. Sie können nachweislich an diversen menschlichen Proteinen Immunreaktionen auslösen, zum Beispiel am Protein Synpasin im Nervensystem, am Enzym Transglutaminase in Leber, Muskeln, Gehirn und anderen Organen, am Endomysium der Muskelzellen und am Calreticulin, das in fast jeder Körperzelle vorkommt.[3] Wenn fremde Proteinsequenzen den Sequenzen eines körpereigenen Proteins sehr ähnlich sind, kann eine fehlgeleitete Immunreaktion in Gang kommen, bei der das Immunsystem den eigenen Körper mit Antikörpern, T-Lymphozyten, Makrophagen, Tumornekrosefaktor und anderen Waffen aus seinem Arsenal attackiert. Manche dieser Zielscheiben kommen – wie Transglutaminase und Calreticulin – fast überall vor und können daher Autoimmunentzündungen an fast jedem Organ, vom Gehirn bis zur Bauchspeicheldrüse, nach sich ziehen.

Molekulares Mimikry ist nicht der einzige Weg, über den Getreide Autoimmunität provoziert. Ein zweites Einfallstor ist die durch Getreide erhöhte Darmdurchlässigkeit. Wie Prolamine sich der Verdauung widersetzen, haben wir bereits besprochen. Wenn sie intakt bleiben, binden sie sich jedoch an die Darmschleimhaut und setzen dort einen besonderen komplexen Ablauf in Gang, der die natürlichen Barrieren für den Darminhalt löchrig macht. So können Lebensmittelbruchstücke, aber auch Bakterienbestandteile und Abbauprodukte von Bakterien – zum Beispiel bakteriell erzeugte Lipopolysaccharide, ein starker Entzündungsfaktor – ins Blut gelangen. Diesen mehrschrittigen Prozess, der durch Getreideproteine in Gang kommt, haben Dr. Alessio Fasano und sein Team an der Universität Maryland sehr elegant analysiert (siehe Kapitel 1.4). Dank dieser speziellen Erkenntnisse können wir sicher sein, dass zwischen Autoimmunkrankheiten und Getreide eine Verbindung besteht. Getreideprolamine erhöhen die Expression des Proteins Zonulin, das wiederum die normalen Barrieren (»Tight junctions«) zwischen den Darmzellen öffnet und so unerwünschte Eiweiße und Bakterienbestandteile ins Blut übertreten lässt, wo sie eine Immunreaktion auslösen können.[4] Neben Gliadin und mit ihm verwandten Prolaminen schaffen dies nur Darminfektionen wie Cholera oder Dysbiose.

Das bedeutet, dass Gliadin und ähnliche Getreideproteine der erste Schritt zur Autoimmunität sind, was nichts mit Glutensensitivität oder Zöliakie zu tun hat. Bei vielen Autoimmunkrankheiten kommt auch eine genetische Veranlagung ins Spiel, aber erschütternd häufig bestand der erste Schritt allein in Getreidekonsum.

Autoimmunität: die Titanic wenden

Viele Gesundheitsbeschwerden sprechen binnen Tagen auf Getreideverzicht an. Gelenkschmerzen in Fingern und Handgelenken, saurer Reflux und der Stuhldrang beim Reizdarmsyndrom verschwinden beispielsweise im Normalfall innerhalb von fünf Tagen nach dem letzten Pfannkuchen. Bei Autoimmunkrankheiten hingegen dauert es länger, bis die Gelenkschmerzen, die Steifheit und die Verformungen einer rheumatischen Arthritis auf die Ernährungsumstellung ansprechen. Meist verstreichen Wochen bis Monate, manchmal noch mehr Zeit.

Das sollte vielleicht keine Überraschung sein, denn die komplexen Mechanismen autoimmunbedingter Entzündungen entwickeln sich schließlich auch über Jahre hinweg. Deshalb brauchen auch Veränderungen der Lymphozytenreaktion, Antikörperabbau, Flüssigkeitshaushalt, örtlich begrenzte Entzündungen und viele andere Phänomene für die Rückbildung einige Zeit. Wichtig ist, alles Getreide zu streichen und dann abzuwarten. Erklären Sie den Versuch nicht nach zwei Wochen für gescheitert, wenn in dieser Zeit nichts Entscheidendes geschehen ist. Wichtig ist Geduld. Deshalb vergleiche ich die Heilung von Autoimmunkrankheiten gern mit einer Lokomotive oder einem Kreuzfahrtschiff. Der Bremsvorgang dauert eine Weile, aber mit der Zeit kommt das Ganze eben doch zum Stillstand.

Gleichzeitig muss man andere anomale Zustände bekämpfen, welche die Autoimmunität verschlimmern. Diese Faktoren werden von den Betroffenen vielfach außer Acht gelassen, obwohl sie die Autoimmunität begünstigen oder erhalten. Wenn man diese Punkte angeht, erhöht man die persönliche Chance auf eine vollständige Genesung.

Vitamin D: Meister der Immunmodulierung

Bei der Immunregulation spielt Vitamin D eine entscheidende Rolle im Schutz gegen Viren, Bakterien, Krebs und Autoimmunität. Die jahreszeitlichen Schwankungen von Erkrankungen wie Grippe und anderen Virusinfekten, aber auch Multipler Sklerose, Herzinfarkt und Krebs – mit höheren Fallzahlen im Winter und geringeren im Sommer – erscheinen angesichts der jahreszeitlichen Schwankungen der Sonneneinstrahlung, die Vitamin D in der Haut aktiviert, nachvollziehbar. Viele Krankheiten sind umso häufiger, je weiter Menschen vom Äquator entfernt leben, was an der nachlassenden Kraft des Sonnenlichts liegt. Dank der modernen Lebensweise sind wir zu selten der Sonne ausgesetzt und essen gleichzeitig zu wenig Vitamin-D-reiche tierische Organe wie Leber. Darum hat Vitamin-D-Mangel epidemische Ausmaße angenommen, und Autoimmunkrankheiten treten immer häufiger auf. Vitamin-D-Mangel ist ein wichtiger »permissiver« Faktor für die Entwicklung von Autoimmunität[5] und ist bei Menschen mit Autoimmunkrankheiten stärker ausgeprägt. Zugleich fallen auch entsprechende Symptome wie Schmerzen, Schwellungen und neurologisch bedingte Behinderungen bei Vitamin-D-Mangel schlimmer aus.

Typ-1-Diabetes – eine Autoimmunreaktion, die durch Gliadin und verwandte Getreideproteine ausgelöst werden kann und die Betazellen in der Bauchspeicheldrüse schädigt – zählt zu den am besten erforschten Autoimmunkrankheiten. Deshalb beschreibt er gut, welche Rolle Vitamin-D-Gaben spielen können. Kinder mit Typ-1-Diabetes haben einen deutlich niedrigeren 25-Hydroxy-Vitamin-D-Spiegel im Blut als Kinder ohne Typ-1-Diabetes.[6] Diverse Studien belegen, dass unter ergänzenden Vitamin-D-Gaben die Erkrankungsrate an Typ-1-Diabetes um 30 bis 78 Prozent niedriger lag als normal, wobei höhere Dosen (2000 IU pro Tag) sich noch erfolgreicher zeigten.[7] Da Typ-1-Diabetes zu einem erheblichen Teil durch Getreideprolamine in Gang gesetzt wird, ist vollständiger Getreideverzicht bei gleichzeitiger Normalisierung des Vitamin-D-Status eine hervorragende Maßnahme, um Autoimmunprozessen vorzubeugen, die Typ-1-Diabetes auslösen.

Die Liste sonstiger Autoimmunkrankheiten, die mit Vitamin-D-Mangel in Zusammenhang stehen, umfasst die primäre biliäre Zirrhose, Alopecia areata, Multiple Sklerose, die Behçet-Krankheit, Vitiligo, Autoimmunhepatitis, das Sjögren-Syndrom, systemischen Lupus erythematodes, Hashimoto-Thyreoiditis, Pemphigus vulgaris, autoimmunbedingte thrombozytopenische Purpura und entzündliche Darmkrankheiten (Morbus Crohn und Colitis ulcerosa).[8] Wie genau ein Vitamin-D-Mangel bei diesen Erkrankungen am besten ausgeglichen wird und wie viele Menschen in der jeweiligen Gruppe darauf ansprechen, ist wegen unvollständiger klinischer Datenlage nicht abschließend geklärt. (Das ist bei Nährstofffragen häufig, weil sie finanziell nicht so großzügig ausgestattet werden wie pharmakologische Studien.) Nachdem ich jedoch bereits Tausenden geholfen habe, ihren Vitamin-D-Spiegel neu zu justieren, gehe ich davon aus, dass ein Vitamin-D-Ausgleich bei Autoimmunerkrankungen oder im Rahmen breiterer Bemühungen um mehr Gesundheit und zur allgemeinen Vorbeugung keinesfalls von Nachteil ist. Im Gegenteil: Häufig stellen sich diverse gesundheitliche Verbesserungen ein. (Die einzige relative Kontraindikation gegen die Korrektur eines Vitamin-D-Mangels ist Sarkoidose, eine systemische Erkrankung des Bindegewebes. Hier sollte der Spiegel des 1,25-Dihydroxy-Vitamin-D im Blut genau überwacht werden, und zwar von einem Arzt, der sich diesbezüglich wirklich gut auskennt. Das gilt jedoch ausschließlich für den Sonderfall einer Sarkoidose.)

Vitamin D lässt sich leicht über die Einnahme von ölhaltigen Weichkapseln mit Cholecalciferol (Vitamin D_3) ausgleichen. Das ist die Form, in der Vitamin D im menschlichen Körper vorliegt. Da wir bei Autoimmunkrankheiten auf eine Optimalversorgung abzielen und manche dieser Erkrankungen mit eingeschränkter Nährstoffaufnahme einhergehen, muss der 25-Hydroxy-Vitamin-D-Spiegel im Blut alle sechs Monate überprüft werden. Der Bedarf kann individuell sehr unterschiedlich sein und sich mit der Zeit auch ändern. Der Zielwert ist nach wie vor umstritten. Ich habe mit einem Zielwert von 60 bis 70 ng/ml sehr gute Erfahrungen gemacht, und es traten keine toxischen Nebenwirkungen ein. Einen solchen Wert erreicht man bei normaler Resorption im Darm mit einer täglichen Gabe von Softkapseln mit 6000 bis 8000 IU D_3. Bei eingeschränkter Resorptionsfähigkeit darf die Dosierung noch höher sein. Mein Zielwert beruht auf epidemiologischen Studien, denen zufolge diverse Krankheiten, selbst Herzkreislauferkrankungen und Krebs, in diesem Bereich stark zurückgehen. Zudem handelt es sich um einen Bereich, den gesunde, junge Menschen, die bei ausreichender Sonneneinstrahlung noch genug Vitamin D in der Haut bilden können, problemlos erreichen. Das deutet darauf hin, dass es sich um einen physiologisch begründbaren Wert handelt.

Omega-3-Fettsäuren: Teil der Lösung

Omega-3-Fettsäuren (EPA und DHA) haben bei Autoimmunerkrankungen ebenfalls eine gewisse Wirkung auf die Entzündungsneigung.[9] Am besten erforscht ist die rheumatoide Arthritis, wo Dosen von mindestens 2000 mg EPA und DHA pro Tag (gemeinsame Gesamtmenge) positive Effekte erzielten, darunter weniger Gelenkschmerzen, Steifheit und Schwellungen.[10] Es überrascht wenig, dass klinische Studien zu anderen Autoimmunerkrankungen unterschiedliche Ergebnisse erbrachten, wobei lediglich niedrige Dosen Omega-3-Fette verabreicht und Getreidekonsum und Vitamin-D-Mangel nicht angegangen wurden.

Omega-3-Fettsäuren allein reichen nicht aus, um eine Remission zu erreichen, können aber andere Bemühungen wie Getreideverzicht, Vitamin-D-Korrektur und eine bessere Zusammensetzung der Darmflora ergänzen. Der optimale Erfolg stellt sich bei 3000 bis 4000 mg kombinierte EPA und DHA pro Tag ein.

Die Darmflora: Perfekt angepasst

Auch wenn die Darmflora bei Menschen mit Autoimmunkrankheiten erwiesenermaßen in ungesunder Weise verändert ist, weiß man nicht, ob dieser Zustand schon vor der Erkrankung bestand oder sich erst nach ihrem Ausbruch entwickelte. Sobald er jedoch eingetreten ist, tragen die Veränderungen der Darmflora dazu bei, die Entzündungen in Gang zu halten, und verschlimmern Symptome wie die Schmerzen bei rheumatoider Arthritis, Blähungen und Durchfall bei Colitis ulcerosa und die Muskelschwäche bei Polymyositis.[11]

Insbesondere Zöliakie geht mit erheblichen Veränderungen der Darmbesiedelung einher. Gesunde Bifidobakterien gehen zurück, und ungesunde Stämme wie *Escherichia coli* und *Bacteroides*-Spezies vermehren sich kräftig.[12] Erste Hinweise aus Typ-1-Diabetes-Modellen lassen vermuten, dass die Darmflora bei der Entstehung der Krankheit eine Rolle spielt, weil bei Tieren, die diese Erkrankung entwickelten, die *Bacteroides*-Spezies zunahmen.[13] Menschen mit entzündlichen Darmerkrankungen durchlaufen ähnliche Veränderungen der Darmflora wie bei Zöliakie.[14]

Prolaminproteine erhöhen die Darmdurchlässigkeit und begünstigen molekulares Mimikry. Beides leitet Autoimmunprozesse ein. Gleichzeitig erzeugt die veränderte Darmflora mehr Lipopolysaccharid (LPS), einen Bestandteil aus den Zellwänden ungesunder Bakterien wie *E. coli.* Durch die löchrige Darmwand gelangt LPS ins Blut, wo es einen weiteren mächtigen Entzündungsfaktor darstellt und die Bereitschaft zu autoimmunbedingten Entzündungen erneut verstärkt.[15]

Erhöhtes Augenmerk auf die Gesundheit des Verdauungstrakts im Allgemeinen und die Darmflora im Speziellen kann daher ein wertvoller Beitrag zur Genesung von Autoimmunerkrankungen sein. Selbst wenn Sie alles andere richtig machen, indem Sie den auslösenden Faktor für Autoimmunität ausschalten und einen eventuellen Vitamin-D-Mangel oder Mangel an Omega-3-Fettsäuren beheben – ohne einen gesunden Darm und wohlwollende Mitbewohner dürfte die Rückkehr zu echter Gesundheit und die Linderung von Autoimmunreaktionen schwer werden.

Der komplette Ansatz zur Wiederherstellung der Darmflora umfasst (wie in Kapitel 9 erläutert) längerfristige Probiotikaeinnahme sowie die lebenslange Versorgung mit präbiotischen Fasern, damit die gesunden Bakterien stets die Oberhand behalten und mehr Butyrat erzeugt werden kann. Auch der Verzehr fermentierter Lebensmittel ist hilfreich. Glückliche Darmbakterien werden Ihnen beste Dienste leisten.

Schwermetalle: Nicht auf die leichte Schulter nehmen

Autoimmunreaktionen können auch durch die zunehmende Belastung mit Schwermetallen, insbesondere Quecksilber, Blei, Cadmium und Arsen, ausgelöst werden. Laborversuche ergaben deutliche Veränderungen vor allem bei den T-Lymphozyten, die an Autoimmunprozessen beteiligt sind. Unklar ist lediglich, bei wie viel Prozent der Menschen mit Autoimmunkrankheiten eine Schwermetallbelastung im toxischen Bereich vorliegt und ob eine eventuelle Ausleitung ihnen Erleichterung verschaffen kann.

Schwermetalle sind im Alltag eine ebenso allgegenwärtige Gefahr wie chemische Stoffe aus der Industrie. Wenn wir Fisch essen, sind wir Methylquecksilber ausgesetzt; Zigarettenrauch, aber auch die immer gebräuchlicheren Nickel-Cadmium-Batterien enthalten Cadmium; Blei wurde lange über verbleites Benzin in die Luft geblasen, und Arsen nehmen wir über Nahrung (besonders Reis) und Trinkwasser auf.[16]

Schwermetalle lassen sich in Blut, Haaren oder Nägeln nachweisen und über verschiedene Chelate verringern oder entfernen. Diese Substanzen können intravenös, oral oder rektal zugeführt werden. Wie in vielen anderen Gesundheitsgebieten sind die meisten Hausärzte für solche Vorgehensweisen schlecht gerüstet. Eventuell sind Sie bei einem Mediziner mit der Fachrichtung Naturheilkunde oder einem Heilpraktiker besser aufgehoben.

Sonstige Lebensmittelunverträglichkeiten

Das Immunsystem reagiert nicht nur auf Getreide, sondern kann auch Milchprodukte, Eier, Erdnüsse, Nüsse oder bestimmte Fleischarten und vieles andere zum Feind erklären. Noch ist die

Datenlage dürftig, doch offenbar profitieren Menschen mit mehr Antikörpern gegen Lebensmittel insgesamt davon, wenn man solche Auslöser identifiziert und ausschaltet.[17]

Zur Ermittlung von Unverträglichkeiten gibt es unterschiedliche Verfahren. Eine Möglichkeit sind Auslassdiäten, in denen zunächst neutrale Lebensmittel verzehrt werden. Danach fügt man im Abstand von einigen Tagen Stück für Stück neue Lebensmittel hinzu und beobachtet die Reaktion. Auf diese Weise werden auch späte Reaktionen richtig eingestuft. Andere gebräuchliche Methoden sind Hauttests (»Pricktest«), Bluttests auf Antikörper gegen bestimmte Lebensmittel, das Prüfen von Lymphozytenreaktionen auf Lebensmittel und Stuhltests. Leider sind die Ergebnisse bisher nur unzureichend miteinander verglichen worden, sodass schwer zu sagen ist, welche Methode wann sinnvoll erscheint.

Obwohl wir wissen, dass bei manchen Menschen über Immunreaktionen gegen bestimmte Nahrungsmittel auch Autoimmunreaktionen und andere Krankheiten ausgelöst werden, ist bisher unklar, bei wie vielen Patienten mit Autoimmunkrankheiten derartige Unverträglichkeiten zu erwarten sind und bei wie vielen sich das Krankheitsbild bessern dürfte, wenn das entsprechende Nahrungsmittel gefunden und weggelassen wird. Bei Verdacht auf eine Lebensmittelunverträglichkeit oder anhaltenden Autoimmunsymptomen trotz aller bisherigen Schritte sollten Sie einen Arzt aufsuchen, der sich mit der Suche nach solchen Unverträglichkeiten auskennt.

Autoimmunität: Medikamentenmissbrauch

Der übliche Behandlungsansatz für Autoimmunkrankheiten ignoriert die gestörte Darmdurchlässigkeit, das molekulare Mimikry, die Immunmodulation durch Vitamin D und Omega-3-Fettsäuren, die Zusammensetzung der Darmflora, die Belastung durch Chemikalien und Schwermetalle und die Tatsache, dass verschiedene Lebensmittel das Immunsystem in die Irre rennen lassen können.

Stattdessen konzentriert man sich lieber darauf, die Immunreaktion medikamentös zu unterbinden. Manchmal werden unspezifische Mittel gegeben, zum Beispiel Steroide wie Prednison, die gleich das ganze Immunsystem lahmlegen und damit die Infektanfälligkeit erhöhen. Andere Behandlungen sind gezielter und blockieren beispielsweise den Tumornekrosefaktor. Diese Mittel müssen intravenös verabreicht werden, funktionieren nicht immer wie erwünscht, sind außerordentlich teuer und gehen mit einem gewissen Risiko für Tuberkulose, bakterielle und virale Infektionen, Leberschäden oder Leberversagen und einer Aktivierung einer Virushepatitis einher. Oder sie bereiten anderen Autoimmunkrankheiten den Weg, was auch nicht gerade die ideale Lösung sein dürfte.

Das Gute an der Bearbeitung der potenziellen Auslöser von Autoimmunprozessen durch Getreideverzicht, Vitamin-D-Gaben und Wiederherstellung der Darmflora ist, dass die Gesundheit dadurch mehrgleisig gestärkt wird. Es geht nicht *nur* um weniger Entzündungen oder Autoimmunität. Ohne Getreide können zum Beispiel Depressionen verschwinden, der Blutzucker sinken und Bauchfett schwinden – zusammen mit Autoimmunreaktionen. Mit einem Vitamin-D-Spiegel von 70 ng/ml können wir klarer denken, die Knochendichte steigt an, und der Insulinspiegel geht zurück – genau wie die Autoimmunprozesse. Solche Interventionen sind ungefährlich und kostengünstig, zumindest im Vergleich zu den Beträgen, die man Monat für Monat für Autoimmunblocker ausgeben müsste.

Gehen Sie den natürlichen Weg, der einem Nichtgrasesser wie dem *Homo sapiens* angemessen ist, bis Ihr Immunsystem wieder Freund und Feind unterscheiden kann.

14. KAPITEL

Plateauphase: Wenn das Gewicht nicht schmelzen will

> Die Leute sagen, ihr Gewicht sei genetisch festgelegt. Dummerweise haben übergewichtige Menschen nicht nur übergewichtige Kinder. Sie haben auch übergewichtige Haustiere. Das hat mit den Genen nichts zu tun.
>
> *Dr. Mehmet Oz*

Studien, die angeblich beweisen, dass »gesundes Vollkorn« das Abnehmen oder Gewichthalten unterstützt, zeigen lediglich, dass man mit Vollkornprodukten weniger Gewicht zulegt als mit Weißmehlprodukten. In der Nurses' Health Study, wo 74000 Frauen über zwölf Jahre hinweg beobachtet wurden, nahmen diejenigen, die am wenigsten Vollkorn (und damit am meisten Weißmehl) aßen, im Durchschnitt 4,5 Kilogramm zu, wohingegen die Vollkornfreundinnen durchschnittlich vier Kilogramm zunahmen. Das beweist, dass stark verarbeitetes Getreide dick macht und Vollkorngetreide nicht ganz so dick.[1] Wenn man es so ausdrückt, klingt die ganze Sache absurd, aber das ist die Milchmädchenlogik, auf deren Grundlage uns die Ernährungswissenschaft bis heute zuredet, Vollkorngetreide zu essen.

Aber was ist, wenn Sie alle bisher genannten Schritte angegangen sind und trotzdem einfach nicht abnehmen? Sie träumen von Ihrem Karibikurlaub im Bikini, aber nach acht Wochen Getreidefreiheit rührt der Zeiger auf der Waage sich immer noch nicht, und Sie müssen immer noch die Luft anhalten, um die Jeans zu schließen? Vielleicht haben Sie auch ein paar Kilos verloren, aber jetzt will es einfach nicht weitergehen. Die frustrierende Plateauphase währt bereits Wochen oder Monate, doch Sie müssten eigentlich weitere 20 bis 30 Kilo abnehmen, bevor Sie ernsthaft von einem Erfolg sprechen könnten. Nun fragen Sie sich, warum eine Strategie, mit der so viele Menschen erstaunlich rasch Gewicht verlieren, bei Ihnen nicht anschlägt.

Abnehmen durch Getreideverzicht kann in der Tat individuell sehr unterschiedlich verlaufen. Die Mehrheit der Menschen, die auf eine getreidefreie Lebensweise umstellen, verliert in der ersten Woche gut zwei Kilo, im ersten Monat sieben bis acht Kilo und im ersten Jahr 30, 40 oder noch mehr Kilogramm Übergewicht. Allerdings gibt es Schwankungsbreiten. (Wenn Sie die Diskussionen in den Social-Media-Plattformen zur *Weizenwampe* verfolgen, werden Sie dort täglich Berichte finden, viele von großen Erfolgen, manche von mäßigen Erfolgen und einige, wo der Erfolg ausblieb.) Männer nehmen schneller ab als Frauen, stark Übergewichtige verlieren gerade am Anfang rasch viel Gewicht, jüngere Menschen nehmen leichter ab als ältere, und mehr Muskelmasse hilft ebenfalls. Dieser Faktor macht besonders denen zu schaffen, deren Gewicht im Laufe der Jahre Jo-Jo-mäßig geschwankt hat, denn jeder kräftige Gewichtsabbau geht mit einem Verlust an Muskelmasse einher. Wenn man die verlorenen zehn Kilo dann wieder zulegt, ist alles Fett, keine Muskeln. Am Ende ist man schwerer, hat aber weniger Muskelmasse, was die Situation noch mehr erschwert. (Mehr dazu später in diesem Kapitel.)

Könnten die Schwierigkeiten beim Abnehmen nun bedeuten, dass Weizen, Roggen, Gerste, Reis, Mais und anderes Getreide vielleicht doch gesund sind? Dass Ihr persönlicher Stoffwechsel sich von dem anderer Menschen unterscheidet? Könnte das bedeuten, dass Sie von den entzündungsfördernden Wirkungen der Prolaminproteine, den Verdauungsstörungen durch Lektine, den allergenen Wirkungen und dem hohen Blutzucker durch Amylopektine, den Veränderungen der Bakterien in Mund und Darm, der verstärkten LDL-Bildung und dem unerwarteten Auftauchen von Autoimmunkrankheiten verschont bleiben? Hilft der Getreideverzicht bei Ihnen keine Spur?

Ganz sicher nicht! Ob Gewichtsabbau oder nicht – all den anderen negativen Auswirkungen von Getreide wären Sie weiterhin ausgesetzt.

Wenn jemand partout nicht abnimmt, gibt es einen anderen Grund dafür, manchmal auch mehrere Gründe, die verhindern, dass der Körper trotz Getreideverzicht und insgesamt guter Ernährung das Übergewicht nicht hergeben will. So wie ein Auto manchmal trotz Tuning nicht richtig läuft, so muss man auch beim Menschen in solchen Fällen jeden Faktor einzeln unter die Lupe nehmen. Prüfen Sie die folgenden Punkte daher Schritt für Schritt, und räumen Sie sie konsequent aus, damit Ihr Gewicht endlich in den Bereich kommt, der Ihnen vorschwebt.

Nicht den Teufel mit dem Beelzebub austreiben

In Kapitel 7 wurde bereits dargestellt, wie wichtig es ist, keine glutenfreien Lebensmittel mit anderen leeren Kalorien wie Maisstärke, Kartoffelmehl, Tapiokastärke oder Reisstärke zu essen. Das sei an dieser Stelle wiederholt, weil man beim *Weizenwampe*-Prinzip bisher in erster Linie an *glutenfrei* denkt. Die meisten glutenfreien Fertigprodukte, die im Laden angeboten werden, sind Dickmacher, die das Abnehmen behindern. Aber Glutenfreiheit allein macht Sie nicht »gesund«. Glutenfreies Brot oder glutenfreie Nudeln sind wie eine Tüte Gummibärchen – da braucht man sich nicht zu wundern, dass man nicht leichter wird. Zudem ist das Gewicht, das man damit zulegt, ausgerechnet das entzündungsfördernde Bauchfett zwischen den Eingeweiden. Menschen mit Zöliakie oder Glutensensitivität sagen mitunter: »Aber ich brauche glutenfreies Essen!« Damit übersehen sie die Zusammenhänge: Ja, sie müssen um Gluten einen akribischen Bogen schlagen. Es gibt jedoch keinen Grund, stattdessen glutenfreie, leere Kohlenhydrate zu verzehren. Diese selbstzerstörerische Denkweise nützt nur den Herstellern glutenfreier Produkte. Keiner sollte glutenfreie Muffins oder Kekse oder Brötchen essen – keiner!

Aber auch »kohlenhydratarme« Eiweißriegel, Nudeln, Brote oder Muffins behindern das Abnehmen. Teilweise enthalten sie tatsächlich wenige Kohlenhydrate, sind dafür jedoch mit anderen ungesunden Zutaten versetzt. Zum Beispiel ist eine beliebte Marke Energieriegel zwar kohlenhydratarm, enthält aber konzentriertes Gluten und damit Gliadin, das zu appetitstimulierenden Opiaten abgebaut wird und damit das Zunehmen fördert. Das sind keine

Energielieferanten, sondern reine Dickmacher. Bei kohlenhydratarmem »Eiweißbrot« ist das normale Weizenmehl weitgehend durch Weizeneiweiß (!), Sojaeiweiß und Ölsaaten ersetzt – das ist pflanzliches Eiweiß, das nicht beim Abnehmen hilft.

Mit Diätlimonaden, die mit Aspartam, Neotam oder Sucralose gesüßt sind, kann man ebenfalls nicht abnehmen (zumindest im Vergleich zum Genuss gezuckerter Limonaden), eher im Gegenteil.[2] Deshalb sollte man auf Diätlimonaden mit Ersatzsüßungsmitteln am besten ganz verzichten.

Womit wir wieder am Anfang stehen: Am gesündesten sind echte, naturbelassene Lebensmittel wie Gurken, Zucchini, Paprika, Fleisch (mit dem Fettanteil), Fisch, Geflügel (mit Haut und Fett), rohe Nüsse und Samen, Pilze und Beeren. Erst wenn man sich mit diesem Ansatz gut auskennt, kann man hin und wieder bestimmte Fertigprodukte einsetzen, deren Zutaten uns nichts schaden.

Insulin? Schach und matt!

Insulin ist für die Fetteinlagerung zuständig. Es schleust Glukose in die Zellen, damit sie dort in Fett umgewandelt wird, und behindert umgekehrt den Fettabbau in Energie. Auch das macht fett. Zu Beginn des Abnehmens haben die meisten zu viel Insulin im Blut. Nüchtern sollte der Insulinspiegel ungefähr null betragen, zumindest aber 7 bis 8 mIU/ml nicht überschreiten. Viele Menschen weisen zunächst jedoch einen Insulinspiegel von 30, 40 oder 50 mIU/ml auf. Das reicht aus, um den Gewichtsabbau vollständig zu stoppen, weil es die Fetteinlagerung verstärkt und die Mobilisierung von Körperfett hemmt. Ohne Getreide geht das Insulin zwar zurück, aber möglicherweise nicht weit genug. Hier muss man rigoros eingreifen, damit das Abnehmen in Gang kommen kann.

Kohlenhydrate stimulieren die Insulinausschüttung weit mehr als Fette oder Proteine. Darum verzichten wir zunächst auf die Lebensmittel, die das Insulin am meisten anregen, nämlich Getreide und Kohlenhydrate. Hier gibt es nichts mehr zu debattieren: Kohlenhydratverzicht ist zum Abnehmen sinnvoller als Fettverzicht.[3] Das ist auch einer der Gründe, weshalb ich glutenfreie Lebensmittel aus Reismehl oder anderen Ersatzmehlen derart ablehne: Diese Produkte halten den Insulinspiegel hoch und sollten meiner Meinung nach überhaupt nicht gegessen werden. Viele kohlenhydratarme Fertigprodukte sind keinen Deut besser, manchmal sogar schlimmer – einschließlich kohlenhydratarmes Brot oder Nudeln.

Manche Menschen bringen den Gewichtsabbau wieder in Gang, indem sie maximal 15 Gramm Nettokohlenhydrate (Gesamtkohlenhydrate abzüglich Fasern) pro Mahlzeit oder rund 45 Gramm Nettokohlenhydrate pro Tag essen (die allerdings nicht alle in eine Mahlzeit gehören!). Diverse Smartphone-Apps mit Nährwertanalysen erleichtern einem die Übersicht und helfen besonders im Restaurant oder an anderen Orten außer Haus. Nährwertangaben sind auch auf vielen Webseiten zu finden (Suchbegriff: »Nährwertanalyse«). So wird das Kohlenhydratzählen zum Kinderspiel. Ohne Smartphone oder Computer hilft aber auch ein einfaches Handbuch mit Nährwertinformationen für möglichst viele Lebensmittel.

Dabei entdeckt man beispielsweise, dass eine mittelgroße reife Banane (nicht zu verwechseln mit der kohlenhydratarmen, unreifen grünen Banane mit ihrem hohen Anteil an unverdaulichen, präbiotischen Fasern) 29 Gramm Gesamtkohlenhydrate und vier Gramm Fasern enthält, also 25 Gramm Nettokohlenhydrate. Das ist mehr als genug für einen Insulin- und Blutzuckeranstieg, der das Abnehmen behindern kann. Eine ganze Banane auf einmal wäre in diesem Fall also zu viel – man kann sie aber halbieren oder unreif essen. Immer wieder staunen Leute, wie viele Kohlenhydrate sie tatsächlich zu sich nehmen, häufig in Form von Lebensmitteln, die sie für gesund halten, zum Beispiel Haferflocken, gebackene Kartoffeln oder zu viel Bohnen. Natürlich brauchen wir gewisse Mengen präbiotischer Fasern aus Linsen, Kichererbsen, Hummus und anderen Hülsenfrüchten für die Darmflora, aber die Menge sollte auf 15 Gramm Nettokohlenhydrate pro Mahlzeit beschränkt bleiben. Vier Esslöffel Hummus enthalten beispielsweise zehn Gramm Nettokohlenhydrate, aber auch präbiotische Fasern. (Diese Einschränkung gilt nicht für Inulin, unreife, grüne Bananen oder rohe Kartoffeln, deren unverdauliche Fasern bei der Kohlenhydratberechnung nicht mitzählen. Mehr dazu in Kapitel 9.)

Wenn dieser einfache Ansatz nach vier Wochen immer noch nicht anschlägt, möchte ich Ihnen das effektivste Abnehminstrument aller Zeiten vorstellen: ein Blutzuckermessgerät. Die Aufzeichnung und Regulierung des Blutzuckers ist eine ausgesprochen effektive Methode für einen besseren Umgang mit Kohlenhydraten und damit auch mehr Einfluss auf das eigene Körpergewicht. (Näheres zur Blutzuckermessung finden Sie in Kapitel 7.) Messen Sie Ihren Blutzucker unmittelbar vor dem Essen und dann 30 und 60 Minuten nach Beginn einer Mahlzeit. Das Ziel sollte ein *unveränderter* Blutzucker sein. Solange der Blutzucker stabil ist, bleibt auch eine übermäßige Insulinausschüttung aus.

Steigt der Blutzucker jedoch in der ersten halben Stunde bis Stunde von beispielsweise 90 mg/dl auf 140 mg/dl, so sollten Sie noch einmal überlegen, was und wie viel Sie gegessen haben. Irgendwo muss eine verborgene oder unterschätzte Kohlenhydratquelle stecken. Dieses Lebensmittel müssen Sie streichen oder die Portion verringern. Mahlzeiten, die einmal folgenlos geblieben sind, brauchen später nicht erneut getestet zu werden, solange man nicht einzelne Komponenten austauscht. Nach einigen Wochen dürfte Ihnen klar sein, welche Lebensmittel Ihren Blutzucker beeinflussen. Dann sind Tests nur noch notwendig, wenn Sie neue, unbekannte Lebensmittel verwenden. Die Messung des Blutzuckers vor und nach dem Essen mit dem Ziel »Keine Veränderung« wirkt bei vielen Menschen, die einfach nicht von ihrem Plateau herunterkommen, wahre Wunder. Zusätzlich kann man auch Kohlenhydrate zählen, um die persönliche Kohlenhydrattoleranz zu ermitteln.

Gelegentlich muss jemand seine Kohlenhydratzufuhr extrem einschränken und in die Ketose übergehen, um abzunehmen. Bei diesen Menschen kommt der Fettabbau erst in Gang, wenn man *alle* Kohlenhydrate streicht. Eine ketogene Diät mit höchstens 20 Gramm Kohlenhydraten pro Tag bei hoher Fettzufuhr gegen den Hunger stellt den Stoffwechsel auf Fettverbrennung um, wobei sich Ketone bilden.

Eine Ketose erkennt man am fruchtigen Atemgeruch. Die sicherste und präziseste Methode ist jedoch die Messung der Ketone in einem Blutstropfen wie beim Blutzuckercheck. Die Hinweise zum Umgang mit dem Messgerät bei der Blutzuckermessung gelten hier genauso. Der einzige Unterschied ist der Zeitpunkt, denn die Ketone kann man im Gegensatz zum Blutzucker unabhängig von den Mahlzeiten messen. Die meisten Menschen testen die Ketone morgens, wo der Wert tendenziell am höchsten ist. Aktuell ist der Abbott Precision Xtra das einzige Gerät, das Blutzucker *und* Ketone testen kann (mit jeweils unterschiedlichen Teststreifen). Um in der Ketose zu bleiben und damit schneller abzunehmen oder ein Plateau zu durchbrechen, sollte der Ketonspiegel zwischen 1,0 und 3,0 mmol/l liegen, und zwar so lange, wie ein beschleunigter Gewichtsabbau erwünscht ist. Liegt man unterhalb dieser Grenze, so behindert Kohlenhydratkonsum den Übergang in den ketogenen Stoffwechsel.

Für den Urin gibt es Teststreifen, die allerdings erst höhere Ketonmengen registrieren, wie sie bei Typ-1-Diabetikern bei der diabetischen Ketoazidose auftreten. Diese Messungen sind nicht empfindlich genug, um eine physiologische Ketose festzustellen, und damit zum Abnehmen ungeeignet.

Die Erhaltung der Ketose unterstützt nicht nur das schnellere Abnehmen, sondern auch eine erhöhte geistige und körperliche Leistungsfähigkeit. Der Körper bedankt sich für die Stoffwechselumstellung in Form von mehr Klarheit, Energie und Leistungsfähigkeit. (In Anhang A finden Sie Rezepte und Fettbomben, die uns mit einer kräftigen Portion Fett dazu verhelfen, in die Ketose zu gelangen oder dort zu verbleiben.)

Ärzte und Ernährungsberater warnen normalerweise vor den Gefahren der Ketose und vor möglichen Nierenschäden. Das ist ein Irrglaube, denn sie verwechseln die Ketose als natürliche Anpassungsreaktion an Zeiten, wo Kohlenhydrate kaum verfügbar waren (eine jahreszeitlich bedingte Standardsituation für Jäger und Sammler), mit der diabetischen Ketoazidose, einer gefährlichen

Stoffwechselentgleisung bei Typ-1-Diabetes, wo die Betroffenen ohne Insulingaben einen extrem hohen Blutzucker und einen hohen Ketonspiegel entwickeln, der einen lebensbedrohlichen Abfall des pH-Werts im Blut bewirkt. Bei einer physiologischen Ketose durch Kohlenhydratbeschränkung kann dieser Zustand bei Menschen ohne Typ-1-Diabetes nicht eintreten. Kritiker behaupten auch, dass die Ketose durch die hohe Proteinzufuhr die Nieren schädigen kann. Das ist nicht richtig. Bei normaler Nierenfunktion belegen die klinischen Daten keine Verschlechterung der Nierentätigkeit durch hohe Eiweißzufuhr.[4] Außerdem benötigt man für die Ketose keineswegs eine ungewöhnlich hohe Proteinversorgung, sondern es sollte eher der Fettverzehr erhöht werden. Und der hat keinen Einfluss auf die Gesundheit der Nieren.

Im Blick behalten sollte man jedoch die Aufnahme präbiotischer Fasern, die Blutzucker und Ketose nicht beeinflussen. Meiner Ansicht nach lässt sich eine ketogene Stoffwechsellage nur mit ausreichend Präbiotika optimal nutzen. (Mehr zu Präbiotika siehe Kapitel 9.)

In früheren Zeiten wären all diese Schritte zum Umgang mit Kohlenhydraten, Blutzucker, Insulin und Ketonkörpern überflüssig gewesen, denn die Nahrung war besser an die menschlichen Bedürfnisse angepasst. Erst seit der Industrialisierung der Lebensmittelerzeugung gebührt den allgegenwärtigen, billigen und lange haltbaren Kohlenhydraten erhöhte Aufmerksamkeit.

Kein Molkenprotein

Das Problem an den Milchprodukten ist nicht ihr Fettgehalt, sondern der Molkenanteil an den Proteinen (Wheyprotein) und – in geringerem Maße – der Milchzucker (Laktose). Absurderweise fürchten wir seit 50 Jahren den Fettgehalt von Butter, Sahne, Vollmilch und anderen fetten Milchprodukten und greifen bevorzugt zu fettarmen Varianten. Dabei war das Fett immer der gesündeste Anteil daran! Die Proteine in Milchprodukten sind hingegen nicht unproblematisch.

Manche Menschen reagieren so empfindlich auf die insulinotrope Wirkung des Molkenproteins, dass sich bei ihnen die Insulinproduktion in der Bauchspeicheldrüse verdreifacht. Auch dadurch kann ein Gewichtsabbau ins Stocken kommen. Die Lösung: alle Milchprodukte streichen. (Achtung, das schließt käufliches Wheyproteinpulver mit ein, denn es ist nun einmal der eigentliche Übeltäter.) Ob das Molkenprotein tatsächlich am hartnäckigen Übergewicht schuld ist, kann meines Wissens nur ein Selbstversuch ermitteln: Lassen Sie vier Wochen alle Milchprodukte weg. Wenn Sie danach vier bis fünf Kilo leichter sind, können Sie davon ausgehen, dass Milchprodukte bei Ihnen eine insulinprovozierende Wirkung haben. Wenn nichts passiert, spielt dieser Faktor vermutlich keine Rolle, und Sie dürfen ohne negative Folgen auf das Gewicht wieder Milchprodukte essen. Ohne Milchprodukte ist eine getreidefreie Ernährungsform allerdings stark eingeschränkt. Deshalb sollten Sie diesen Verzicht nur üben, solange Sie abnehmen möchten. Ist das Ziel erst einmal erreicht, kann man langsam wieder Milchprodukte in den Speisezettel aufnehmen, am besten in Form von reifem Käse (bei der Käseherstellung wird viel Molkenprotein entzogen), Butter und geklärter Butter (die kaum noch Protein enthält).

Während der Zeit des Kuhmilchverzichts sind Kokosmilch, Ziegenmilch und Schafsmilch als Alternativen geeignet.

Umzug nach Fettstadt

Menschen, die auf Getreide verzichten, scheuen häufig weiterhin vor Fett und Öl zurück. Das ist ein Fehler. Die überholten Argumente, schlampigen Studien, Falschdarstellungen, Fehlinterpretationen und Mythen, die uns eingeredet haben, eine fettarme Ernährung würde das Herz schützen, sind längst passé. Heute wissen wir, dass die Gesamtfettmenge und die Menge der gesättigten Fette nichts mit dem Herzrisiko zu tun haben.[5] Es hat 40 Jahre gedauert, und die ursprünglichen Daten, die einen Zusammenhang zwischen Fettverzehr und Herzkreislaufrisiko nahelegten, mussten gründlich neu analysiert werden, doch inzwischen ist klar, dass Fettsparen keine Wirkung auf die Fallzahlen für Herzkreislauferkrankungen hat und obendrein zu Übergewicht, Fettleibigkeit und Diabetes beiträgt. Also vergessen Sie alle Versuche, Fett, gesättigte Fette und Cholesterin einzuschränken.

Fette und Öle machen satt. Sie dämpfen den Appetit und die Lust auf Süßes. Entgegen der landläufigen Meinung macht eine großzügige Fettzufuhr nicht dick, sondern schlank. Sobald Sie Getreide gestrichen und die Kohlenhydratzufuhr eingeschränkt haben, um deren insulinprovozierende Wirkung in den Griff zu bekommen, müssen Sie mehr Fett und Öl zu sich nehmen, um genug Kalorien zu bekommen und nicht zu hungern.

Die Fehlentwicklungen in Sachen Ernährung, denen wir dank der Lebensmittelindustrie in den letzten 50 Jahren auf den Leim gegangen sind, haben allerdings diverse Fette und Öle hervorgebracht, um die man wirklich einen Bogen machen sollte. Diese Fette sind rein industrielle Produkte, keine natürlichen Erzeugnisse und für den menschlichen Verzehr nicht geeignet. Hierzu gehören hydrogenisierte Fette (Transfette), teilweise hydrogenisierte Fette und alle Frittierfette (wegen der Veränderungen der Fettstruktur unter hohen Temperaturen). Man sollte auch nicht zu viel mehrfach ungesättigtes Keimöl zu sich nehmen (Maiskeimöl, undefiniertes Pflanzenöl, Distelöl, Sonnenblumenöl, Traubenkernöl, Sojaöl und Rapsöl). So vermeidet man die verbreitete Überversorgung mit den Omega-6-Fettsäuren Linolensäure und Arachidonsäure. Linolensäure ist zwar eine essenzielle Fettsäure, die wir zum Leben brauchen, doch die meisten Menschen nehmen zu viel davon auf, weil die oben genannten Öle in fast allen Fertigprodukten stecken.

Am besten reichert man sein Essen gezielt mit gesunden Fetten und Ölen an und gibt beispielsweise zwei bis drei Esslöffel natives Olivenöl oder Kokosöl ins Rührei oder in die Suppe. Empfehlenswert sind natives Olivenöl aus erster Pressung (extra vergine) oder Olivenöl extra-light (zum Backen, ohne den deutlichen Olivengeschmack), Kokosöl, Avocadoöl, Macadamiaöl, Leinöl und – zur allgemeinen Überraschung – Schmalz und Talg (aber nur selbst gemacht oder von einem vertrauenswürdigen Fleischer, also nicht gehärtet und ohne ungesunde Zusatzstoffe).

Manche Menschen essen ihr Kokosöl sogar direkt vom Löffel, rühren es in den Kaffee oder mixen es in einen kohlenhydratarmen Smoothie. So wird man schnell satt und bekommt gesunde Fettsäuren. Meine »Fettbomben« sind kleine Snacks, die zwischendurch auf die Schnelle satt machen oder aber zum Übergang in die Ketose verhelfen. Machen Sie wirklich ernst mit dem fetten Leben: Essen Sie den Fettrand am Schweine- oder Lammkotelett oder die Haut vom Geflügel mit. Kaufen Sie Leber und andere Organe, kochen Sie Suppe oder Brühe aus Knochen, und schöpfen Sie Fett und Gelatine beim Abkühlen nicht ab. Falls Sie Milchprodukte essen, sind vollfette Produkte wie Sahne, Vollmilch oder Hartkäse empfehlenswert, nicht etwa die fettreduzierten, mageren Versionen. Es ist wichtig, dass Sie nicht hungrig sind. Wer Hunger verspürt, isst wahrscheinlich zu wenig Fett und Öl.

Der *Homo sapiens* isst seit 2,5 Millionen Jahren tierisches Fett. Lassen Sie sich nicht einreden, dass unsere Vorfahren alles falsch gemacht haben, nur weil moderne Ernährungsexperten den fehlerbehafteten Botschaften der Agrar- und Lebensmittelindustrie auf den Leim gegangen sind.

Mehr Rohkost

Rohe Lebensmittel sind schwer verdaulich.

Mir geht es nicht darum, Rohkost pauschal für gesundheitsfördernd zu erklären, wie manche Menschen dies tun. Ich will nur dazu auffordern, Lebensmittel möglichst häufig in rohem, ungekochtem Zustand zu verzehren und die unvollständige Verdauung voll auszunutzen. Nach Erhitzen – ob Backen, Schmoren, Anschwitzen, Kurzbraten oder Dünsten – sind Proteine und Kohlenhydrate leichter zu verdauen. Umgekehrt erschwert eine rohkostbasierte Ernährung die Aufnahme ausreichender Kalorien und Nährstoffe, was bei Menschen, die ausschließlich Rohkost essen, zu einer ungewöhnlich geringen Knochendichte, häufiger Amenorrhö (Ausbleiben der Menstruation) und Mangelernährung führt.[6] In der Wildnis, wo die Nahrung immer wieder einmal knapp werden kann, ist Rohkost daher eher von Nachteil, und man setzt lieber auf Erhitzen, um alle Nährstoffe fürs Überleben zu nutzen. In unserer Welt, wo so viel Energie vorhanden ist, dass wir Übergewicht entwickeln, können wir diese Eigenschaft von Rohkost jedoch gezielt nutzen.

Eine rohkostbasierte Ernährungsweise ist somit nur eine kurzfristige Strategie, um das Abnehmen zu erleichtern, langfristig jedoch eher ungesund. Essen Sie Gemüse und Kartoffeln roh (siehe Anhang A). Fleisch darf ebenfalls roh gegessen werden, was uns allerdings nicht mehr behagt. Es stimmt auch, dass Fleisch von Nutztieren durch moderne Haltungsformen und durch die Art der Fleischverarbeitung Krankheitskeime enthalten kann (besonders Schweine und Hühner, die stets gut durcherhitzt sein müssen). In einer Sushi-Bar oder beim Japaner ist roher Fisch (Sashimi) dagegen eine gute Wahl. Sobald Sie Ihr Wunschgewicht erreicht haben, dürfen Sie Herd, Ofen und Mikrowelle herzlich gern wieder in Gebrauch nehmen.

Ist es vielleicht die Schilddrüse?

Eine gestörte Schilddrüsenfunktion ist ein Problem, dem eine zentrale Rolle zukommt, wenn man sich in die Scharen derer einreihen möchte, die durch Getreideverzicht wunderbar abnehmen, aber einfach nicht weiterkommt. In vielen Fällen ist hier die Schilddrüse schuld – was wiederum mit früherem Getreideverzehr, Kontakt mit bestimmten Chemikalien oder Jodmangel zusammenhängt, weswegen die Schilddrüse (als unschuldiges Opfer) nicht mehr in der Lage ist, die Stoffwechselrate angemessen zu erhalten. In Bezug auf erwünschten Gewichtsverlust interessiert uns hier nur die Schilddrüsenunterfunktion. (Schilddrüsenstörungen sind so häufig und von so grundlegender Bedeutung für die Gesundheit, dass sie in Kapitel 11 ja bereits separat thematisiert wurden.)

Bei etwa 20 Prozent aller Patienten mit Schilddrüsenunterfunktion liegt diesem Problem ein Jodmangel zugrunde, der fast immer auf tägliche Jodgaben von 500 bis 1000 Mikrogramm anspricht (über Kelp-Tabletten oder Jodtropfen). Bei Jodsalz mit Jodidverbindungen, wie in Amerika üblich, verfliegt das Jod innerhalb von vier Wochen nach Öffnen der Packung. In Europa werden daher stabilere Jodatverbindungen bevorzugt. Wer aus gesundheitlichen Gründen den Salzverzehr reduziert, bekommt trotz Jodsalz zu wenig Jod. Gezielte Jodgaben sind daher eine überprüfbare Methode, die Jodzufuhr sicherzustellen. Das ist nicht gefährlicher, als die Nahrung mit Jodsalz zu würzen, und Überempfindlichkeitsreaktionen wie Angst oder Nervosität aufgrund einer überschießenden Reaktion auf Jod sind selten. Bei derartigen Anzeichen einer Schilddrüsenüberfunktion (Angst, Herzrasen, Schlafstörungen) sollten aber unbedingt eine Hashimoto-Thyreoiditis sowie aktive Schilddrüsenknoten ausgeschlossen werden (die gelegentlich bösartig sein können). Solche Erkrankungen verlaufen oft symptomlos und fallen erst auf, wenn durch Behebung des bisherigen Jodmangels plötzlich typische Symptome zutage treten.

Die Betroffenen müssen mindestens drei Monate Jodpräparate einnehmen, bis sie richtig abnehmen, auch wenn erste Verbesserungen schon nach wenigen Tagen eintreten können. Bei einer bekannten Schilddrüsenerkrankung sollten Sie mit Ihrem Arzt Rücksprache halten, bevor Sie ergänzend Jod einnehmen. Wundern Sie sich jedoch nicht, wenn Ihnen daraufhin erklärt wird, Jod sei überflüssig oder gefährlich. In diesem Fall sollten Sie sich um eine zweite Meinung von einem entsprechend geschulten Ernährungsmediziner oder einem anderen passenden Facharzt bemühen.

Ein Problem bei der Diagnose einer Schilddrüsenunterfunktion ist, dass die meisten Ärzte zur Behandlung nur das Hormon T4 verschreiben (Synthroid oder Levothyroxin), einen ungewöhnlich niedrigen T3-Spiegel jedoch nicht angehen (oder nicht einmal ermitteln). In Kapitel 11 ist nachzulesen, weshalb dies ein großer Fehler ist und warum die meisten Menschen ihrer Gesundheit und ihrem Gewicht mit einer T3-T4-Kombination einen größeren Gefallen tun. Der ideale TSH-Wert für eine problemlose Gewichtsabnahme liegt bei maximal 1,5 mIU/ml oder gar unter 1,0 mIU/ml – jedenfalls nicht bei den 3,5 bis 4,0 mIU/ml, mit denen sich die meisten Ärzte zufriedengeben.

Schon eine marginale Schilddrüsenstörung oder eine unzureichend behandelte Unterfunktion kann den Erfolg beim Abnehmen völlig blockieren. Bei Korrektur der Schilddrüsenwerte in den

Idealbereich purzeln die Pfunde bei den meisten Kandidaten wie von allein. Es ist also tatsächlich sehr einfach, nur erfordert die richtige Lösung möglicherweise einen Arztwechsel.

Cortisol: Zum Tagesrhythmus zurückkehren

Bei einer Plateauphase geht es häufig weniger um überschüssiges Cortisol als vielmehr um eine Störung des zirkadianen Rhythmus – wobei durchaus deutlich zu viel Cortisol vorliegen kann. Normalerweise folgt der Cortisolspiegel im Tagesverlauf einem festen Rhythmus, der von den Signalen des Hypothalamus und der Hypophyse gesteuert wird: Die Nebennieren erhalten ein Signal von der Hypophyse und sorgen daraufhin frühmorgens für eine Cortisolausschüttung, die uns weckt und aktionsbereit macht. Mittags pendelt sich die Menge auf niedrigerem Niveau ein und sinkt gegen Abend ab, um einen tiefen, erholsamen Schlaf zu gewährleisten. (Mehr zu Cortisol und der Nebennierentätigkeit finden Sie in Kapitel 12.)

Dieser natürliche Tagesrhythmus ist bei vielen Menschen verloren gegangen. Manche erleben eine Umkehrung mit wenig Cortisol am Morgen (was sich durch unangemessene morgendliche Müdigkeit äußert) und hohem Pegel am Abend (was mit Schlafstörungen einhergeht). So kann der Gewichtsabbau stagnieren, oder man nimmt trotzdem zu. Andere Menschen haben extrem viel Cortisol am Morgen oder im Tagesverlauf, als würden sie Prednison einnehmen, und jeder, der dieses Mittel nimmt, kennt die damit verbundene explosive Appetit- und Gewichtszunahme. Ein hoher Cortisolspiegel kann eine ganz ähnliche Wirkung haben.

Die häufigste Ursache für derartige Störungen ist anhaltender körperlicher oder emotionaler Stress. Zudem beruht der gestörte Cortisolhaushalt auf denselben Prozessen, die auch die Schilddrüsenfunktion beeinträchtigen, also den Wirkungen von Getreide auf das Autoimmunsystem, chemischen Stoffen aus der Industrie, überschießenden Entzündungsreaktionen infolge von Gewichtszunahme, Bauchfett.[7] Ein anhaltend hoher Cortisolspiegel kann Abspeckversuche besonders effektiv boykottieren, denn viel Cortisol lässt die Muskelmasse zurückgehen und den Insulinspiegel steigen, was wiederum die Fetteinlagerung fördert und das Abnehmen erschwert.

Deshalb sollte man regelmäßig seinen Cortisolspiegel überprüfen lassen, was am leichtesten über eine Speichelprobe erfolgt. (Näheres zu Cortisol und möglichen Gegenmaßnahmen in Kapitel 12.)

Es ist zwar etwas Aufwand, ein Nebennierenproblem zu beheben, das die Cortisolmenge und den zirkadianen Rhythmus betrifft, aber es kann der entscheidende Schritt sein, um eine frustrierende Plateauphase zu durchbrechen – so wie man nicht mehr zunimmt, sobald man Prednison absetzen kann. Da die Korrektur des Cortisolhaushalts auch zum Abbau von Bauchfett, zur Senkung von Blutzucker und Blutdruck, zu besserem Schlaf und mehr Energie im Laufe des Tages verhilft, tun wir der Gesundheit mit den entsprechenden Maßnahmen insgesamt einen Gefallen. Ein natürlicher Cortisolrhythmus macht uns glücklicher, tatkräftiger, ausgeruhter und schlanker – rund um die Uhr.

Stress: Der große Gewichtverderber

Chronischer Stress durch Beziehungsprobleme, berufliche und finanzielle Sorgen und andere zentrale Lebensfragen kann den Gewichtsabbau stoppen. Der Grund dafür ist ein erhöhter Cortisolspiegel; es kommt aber auch zu einer stärkeren Entzündungsbereitschaft, und wir tendieren unter Stress eher zu impulsivem Essen und greifen dann spontan zu Wohlfühlgerichten aus alten Zeiten. Langfristig kann dadurch der zirkadiane Cortisolrhythmus weiter aus dem Takt geraten, und wir können unser Gewicht noch schlechter unter Kontrolle halten. Zudem kommt es zu Müdigkeit und Depressionen.

Chronischer Stress ist auf der Liste der beeinträchtigenden Faktoren der wohl heikelste Punkt. Entweder versuchen wir, die Stressquelle zu entfernen, oder wir müssen uns der stressigen Situation entziehen. Das ist jedoch nicht immer möglich. Einen demenzkranken Elternteil oder ein autistisches Kind kann man nicht einfach »loswerden«. Für die vielen komplexen Situationen des Lebens gibt es kein Patentrezept. Machen Sie sich dennoch bewusst, dass chronischer Stress, woher er auch rühren mag, der Gesundheit schadet. Der erschwerte Gewichtsabbau ist nur eine von vielen Stoffwechselveränderungen, die durch Stress hervorgerufen werden. Wenn Ihnen dies klar ist, können Sie mit der Zeit Lösungen für den Umgang mit schwierigen Lebenslagen entwickeln.

Medikamente als Dickmacher?

Auch verschiedene Standardmedikamente können die Fähigkeit zum Abnehmen beeinträchtigen. Dabei geht es nicht um seltene Ausnahmearzneien, sondern um häufig verordnete Medikamente gegen Gesundheitsprobleme wie Bluthochdruck, Depressionen und Diabetes. Betroffen sind Millionen, die diese Mittel einnehmen und zugleich mit der Nebenwirkung einer Gewichtszunahme kämpfen. Betablocker (wie Metoprolol, Atenolol, Carvedilol und Propranolol), Antidepressiva (wie Amitriptylin, Doxepin, Paroxetin, Trazodon und andere), Pregabalin (gegen Fibromyalgie und Schmerzen), Valproinsäure (gegen Epilepsie) sowie Pioglitazon gegen Prädiabetes und Diabetes, aber auch Insulin fördern die Gewichtszunahme oder erschweren zumindest den Abbau von Übergewicht.

Dabei überrascht es wenig, dass Insulinspritzen hier eine Spitzenposition zukommt – schließlich ist Insulin das Fettspeicherhormon. Ich habe miterlebt, wie Patienten, die auf Langzeitinsulin umgestellt wurden, innerhalb von einigen Monaten zehn, 15 oder gar 20 und mehr Kilo zugelegt haben. Wer auf Getreide, Zucker und andere Kohlenhydratbomben verzichtet, braucht bald deutlich weniger Insulin. Wichtig ist natürlich, dabei nicht in die Unterzuckerung zu rutschen. In den ersten paar Tagen, manchmal sogar schon in den ersten 24 Stunden, kann die Insulindosis (Spritzen oder Pumpe) häufig um 50 Prozent gesenkt werden. Zur eigenen Sicherheit ist ein Arzt, der diesem Ansatz aufgeschlossen gegenübersteht und den Diabetes gern rückgängig machen möchte, hierbei eine große Hilfe – machen Sie sich bitte auf die Suche nach dem geeigneten Partner. Dieses Thema ist so wichtig, dass es in Kapitel 10 ausführlich dargestellt wurde. Mit der Reduzierung von Insulin, bis es vollkommen überflüssig wird, kommt beim Typ-2-Diabetiker die Gewichtsabnahme normalerweise wieder in Gang.

Auch viele andere Medikamente behindern den Gewichtsabbau. Bitte setzen Sie jedoch kein Medikament eigenmächtig ab, sondern besprechen Sie Vorgehensweise und Alternativen *immer* zuerst mit Ihrem Arzt. Erklären Sie, warum und wie Sie sich von diesen Mitteln lösen möchten. Wenn Ihr Arzt dafür keinerlei Verständnis hat und auf Ihre Fragen nicht eingeht, gibt es dafür entweder handfeste medizinische Gründe – oder es wird eventuell Zeit für einen Arztwechsel.

Ausreichend Schlaf

Der Mensch braucht Schlaf. Wie jedes Säugetier und alle niederen Wirbeltiere. Schlafentzug kann tödlich enden. Und wer zu wenig oder nicht gut schläft, kann nicht abnehmen.

Schlafmangel hat böse Auswirkungen auf die Gesundheit, denn er erhöht das Risiko für Bluthochdruck, Asthma, Arthritis, Diabetes, Herzkrankheiten und Schlaganfall, wirkt sich aber auch auf das Gewicht aus.[8] Wenn wir zu wenig Schlaf bekommen, steigen Cortisol- und Insulinspiegel, die Insulinsensitivität geht zurück, und der Appetit steigt. All das hindert uns am Abnehmen oder fördert die Gewichtszunahme. Je weniger wir schlafen, desto schlimmer wird die Sache, und zwar schon nach einer einzigen schlaflosen Nacht. Warum und wie Schlafmangel das Gewicht so stark beeinflusst, ist nicht abschließend geklärt, denn man weiß nicht genau, welche Rolle die appetitregulierenden Hormone Leptin und Ghrelin dabei spielen. In jedem Fall erhöht zu wenig Schlaf den Appetit und die Energiezufuhr um 300 bis 559 Kalorien pro Tag.[9] Diese zusätzlichen Kalorien stammen interessanterweise nicht aus größeren Portionen bei den Hauptmahlzeiten, sondern aus mehr Snacks.[10] Wer also mehrmals die Woche schlecht schläft, reagiert mit deutlicher Appetitzunahme und höherer Kalorienzufuhr, insbesondere wenn die zusätzliche Energie aus Getreide oder Zucker besteht. Umgerechnet können drei durchwachte Nächte pro Woche im Laufe eines Jahres zehn Kilo Gewicht ausmachen. Rechnet man den erhöhten Appetit und die zusätzlichen Kalorien mit dem Einfluss der Getreideopiate zusammen, so wird klar, warum wir bei Schlafmangel besonders schnell reichlich zunehmen. Achten Sie nach dem Getreideverzicht daher bitte besonders gut auf ausreichend Schlaf, damit Sie Ihren Hormonstatus, den Appetit und damit auch das Gewicht in den Griff bekommen.

Und wie viel Schlaf braucht der Mensch? Das ist tatsächlich individuell unterschiedlich. Die meisten Leute sind nach etwa siebeneinhalb Stunden ausgeschlafen. Wer mehrere Tage nacheinander weniger Schlaf bekommt, sammelt eine »Schlafschuld« an, welche die ungesunden Stoffwechselverschiebungen in Richtung Gewichtszunahme noch einmal verstärkt. Eine einzige ruhige Nacht reicht nicht aus, um den Schlafmangel auszugleichen. Erst wenn wir mehrere Nächte länger als üblich geschlafen haben (oft neun oder mehr Stunden), normalisieren sich Glukose, Insulin, Cortisol und Leptin wieder.[11]

Möglicherweise haben Sie bereits bemerkt, dass normale, ununterbrochene Schlafphasen in 90-Minuten-Phasen daherkommen. Deshalb schlafen wir entweder siebeneinhalb oder neun Stunden. Das Gehirn braucht diese Zeitabschnitte, um alle Schlafphasen vollständig zu durchlaufen, vom halbwachen Dösen über die REM-Phasen beim Träumen bis hin zum Tiefschlaf. Diese natürlichen Abläufe sollten wir berücksichtigen und den Wecker so stellen, dass wir morgens nicht aus dem Tiefschlaf gerissen werden. Mehr Rücksicht auf physiologische Prozesse macht munterer und möglicherweise auch gesünder. Es gibt inzwischen Wecker, die ein sanftes Aufwachen einleiten, indem sie zum gewünschten Zeitpunkt entweder langsam heller werden oder uns mit Vogelgezwitscher und anderen angenehmen Tönen wecken. Manche Smartphone-Apps sind bereits mit einem Gerät gekoppelt, das beim Wecken das Schlafverhalten und die Schlafqualität der vorherigen Nacht einbezieht (Beispiele sind die Lark Un-Alarm Clock mit Schlafsensor oder das UP-System von Jawbone).

Bei Schlafapnoe verschließen sich während des Schlafs die Luftwege, was die Betroffenen aus dem Tiefschlaf reißt. Das kann ein echter Hemmschuh sein, wenn man besser schlafen und damit auch leichter abnehmen möchte. Solche Schreckmomente können Dutzende bis Hunderte Male pro Nacht auftreten und haben für den Stoffwechsel noch schlimmere Folgen als normaler Schlafmangel. Menschen mit zu viel Bauchfett und einem Blutzucker im prädiabetischen oder diabetischen Bereich neigen 60 Prozent häufiger zu Schlafapnoe.[12] Schnarchen, unangemessene Tagesmüdigkeit (auch nach ausreichender Nachtruhe), Depressionen und unruhige Beine sind Hinweise auf eine Schlafapnoe. Einerseits wird diese durch Abnehmen häufig geheilt, andererseits kann der chronische Schlafentzug so ausgeprägt sein, dass der Gewichtsabbau deutlich schwieriger ist als bei anderen Menschen. In solchen Fällen kann das Schlaflabor den Schweregrad der Apnoe feststellen und andere Ursachen ausschließen. Nach der Diagnose wird meist eine Schlafmaske verordnet, die durch entsprechenden Druck die Atemwege freihält. Um solchen Fragen nachzugehen, sprechen Sie bitte mit Ihrem Arzt.

Natürliche Schlafförderung

Ich setze am liebsten auf zwei natürliche Substanzen, die anderen Schlafmitteln dadurch überlegen sind, dass sie den zirkadianen Rhythmus und die Schlafqualität unterstützen. Dadurch verlängern sich beispielsweise die besonders erholsamen, tiefen REM-Phasen. Und keine davon macht süchtig.

Melatonin

Melatonin ist unser Hormon für den Schlaf-wach-Rhythmus, das bei Dunkelheit freigesetzt wird und durch Lichteinfall gehemmt wird. Deshalb ist ein abgedunkeltes Schlafzimmer, in dem höchstens ein Nachtlicht den Weg zur Toilette weist, eine natürliche Methode, die Melatoninausschüttung zu erhöhen. Melatoningaben können das Einschlafen beschleunigen, einen tiefen Schlaf fördern und zu frühes Erwachen verhindern. Damit sind sie sehr hilfreich, wenn Tag und Nacht innerlich verschoben sind. Zugleich haben Melatoninpräparate mit verzögerter Freisetzung eine deutlich blutdrucksenkende Wirkung.[13] Selbst bei Dauereinsatz sind sie ungefährlich.

Menschen, die Melatonin einnehmen, haben häufig den Eindruck, dass es nichts hilft. Mit etwas Geschick kann man jedoch viel erreichen. Wenn beispielsweise das Einschlafen ein Problem darstellt, sollte man das Präparat zwei bis drei Stunden vor der gewünschten Schlafenszeit einnehmen. Melatonin ist kein Schlafmittel, sondern ein Schlafhormon, das den Körper fürs Einschlafen bereit macht. Ist eher das Durchschlafen schwierig, so sollte man das Hormon lieber erst beim Schlafengehen nehmen und vielleicht eine Zubereitung mit verzögerter Freisetzung wählen, damit der Effekt länger anhält. Manche Menschen schlafen mit nur 0,5 Milligramm wunderbar, andere brauchen für die gleiche Wirkung drei, fünf, zehn oder gar 20 Milligramm.

Ergänzend lohnt es sich, auf helles Morgenlicht zu setzen, das ebenfalls den zirkadianen Rhythmus stabilisiert. Falls Sonnenschein keine Option ist, kann eine starke Lichtquelle (3000 bis 10 000 Lux) über dem Frühstückstisch gute Dienste leisten. Sie hebt zugleich die Laune und hilft gegen den lichtmangelbedingten Winterblues (SAD).

5-Hydroxytryptophan (5-HTP)

Die Aminosäure 5-HTP, die zur Serotonin- und Melatoninsynthese beiträgt, hilft nicht nur gegen Heißhunger während des Getreideentzugs, sondern verbessert auch den Schlaf. Ergänzende 5-HTP-Gaben verlängern nachweislich den tiefen REM-Schlaf, sodass der Schlaf vermutlich tiefer und erholsamer wird.[14] Wie bei Melatonin ist auch hier die Dosis individuell verschieden. Die meisten Menschen nehmen direkt vor dem Schlafengehen 25 bis 200 Milligramm. In Kombination mit Antidepressiva soll 5-HTP nicht eingenommen werden, weil daraus ein Übermaß an Serotonin resultieren kann. Man kann es aber mit Melatonin kombinieren.

Fastentage

Kurzfristiges Vollfasten – kein Essen bei reichlich Wasser für 15 bis 48 Stunden – kann eine hervorragende Möglichkeit sein, ein Plateau zu durchbrechen. Die Voraussetzung ist allerdings, dass der Weizenentzug vollständig abgeschlossen ist. Davor ist Fasten, das länger als vier Stunden dauert, reine Quälerei, denn bei jedem neuen Versuch springen die Opiatentzugsphänomene wieder an. Deshalb ist es am besten, erst einmal den Entzug durchzustehen, damit die appetitanregenden Wirkungen von Getreideprolaminen, Amylopektin und Lektinen wegfallen. Ohne Getreide ist Fasten mühelos, schmerzlos und überhaupt kein Problem, denn der nagende Hunger entfällt.

Für Fasten gibt es viele Modelle. Zum Beispiel kann man nach einem gesunden Frühstück bis zum nächsten Tag nichts mehr essen. Oder man überspringt Frühstück und Mittagessen und freut sich auf ein gesundes Abendessen. Effektives Fasten beginnt bei 15 Stunden Pause oder kann mehrere Wochen dauern. Wichtig ist nur, in dieser Zeit ausreichend Wasser zu trinken.

Intermittierendes Fasten kann der Gesundheit auf mehrfache Weise auf die Sprünge helfen. Viele Religionsgemeinschaften wie die Christen, die sich am Fasten von David orientieren, wie es in der Bibel beschrieben ist, fasten von Zeit zu Zeit auf bestimmte Weise und profitieren dadurch von einem geringeren Risiko für Herzkreislauferkrankungen, Diabetes, Bluthochdruck und Krebs.[15] Diese Vorteile können Sie auch unabhängig von religiösen Vorgaben genießen.

Ich weiß, ich wiederhole mich, aber bitte achten Sie auf ausreichende Wasserzufuhr. Dehydrierung ist die häufigste Ursache für Symptome wie Benommenheit, Übelkeit und unerklärliche Müdigkeit. Intermittierendes Fasten hat übrigens nichts damit zu tun, gewohnheitsmäßig bestimmte Mahlzeiten zu überspringen, also beispielsweise nie zu frühstücken. Wer regelmäßig immer dieselbe Mahlzeit auslässt, wird *zunehmen,* weil dadurch die Stoffwechselrate gedrosselt wird. Wenn Sie Mahlzeiten auslassen möchten, nehmen Sie mal die eine, mal die andere, damit der Körper sich nicht darauf einstellen kann.

Nicht geeignet ist intermittierendes Fasten für Schwangere, Kranke, Menschen mit nicht korrigierter Schilddrüsenunterfunktion oder gestörter Nebennierenfunktion und Typ-1-Diabetiker. Bei Typ-2-Diabetes, Bluthochdruck und anderen medikamentös behandelten Erkrankungen sollten Sie mit Ihrem Arzt besprechen, ob man bestimmte Medikamente wie Insulin (!), orale Antidiabetika (besonders Glimepirid, Glyburid und Glipizid) sowie Blutdrucksenker während des Fastens absetzen sollte. Das gilt besonders, wenn man länger als 24 Stunden fasten möchte. Fragen Sie bitte in jedem Fall einen erfahrenen Arzt.

Der eigentliche Vorteil beim 24-stündigen Fasten ist in meinen Augen nicht das Pfund Gewichtsabnahme, sondern die neuerliche Wertschätzung für unser Essen und der verbesserte Geschmackssinn. Man erkennt wieder, wie Nahrung wirklich schmeckt, und genießt achtsam jeden einzelnen Bissen.

Muskelaufbau gegen Fett

Viele Menschen, die kräftig abgespeckt haben, leiden plötzlich unter ungewöhnlich mageren Armen und Beinen und einer schlaffen Haut. Das liegt zum Teil am Verlust von Muskelmasse.

Zu Beginn der getreidefreien Ernährung haben die meisten schon einige Diäten mit erheblichem Jo-Jo-Effekt hinter sich. Jedes Mal wenn wir Gewicht abbauen, sind rund 30 Prozent des Verlustes Muskeln.[16] Bei 15 Kilo Gewichtsverlust gehen also fünf Kilo Muskelmasse verloren. Wenn man dieses Gewicht wieder zunimmt, werden die Muskeln allerdings nicht ersetzt, sondern man schleppt anschließend noch mehr Körperfett mit sich herum – am Ende ist der Stoffwechsel schlimmer dran als zuvor. Je älter wir werden, desto härter schlägt dieser Effekt durch: Wir haben zu viel Fett bei gleichzeitigem Muskelschwund.[17]

Das Gegenmittel ist Muskelaufbau durch Krafttraining. Wer einige Monate oder gar Jahre konsequent trainiert, kann kiloweise Muskeln aufbauen. Gleichzeitig hat Krafttraining noch viele andere positive Wirkungen wie sinkenden Blutzucker, ein besseres Ansprechen auf Insulin, erhöhtes Wohlbefinden, mehr Knochendichte und ein geringeres Sturzrisiko in höherem Alter.[18] Meiner Meinung nach sollte *jeder* Krafttraining betreiben, und zwar ein Leben lang. Neben Gerätetraining helfen hier auch andere Aktivitäten wie Treppensteigen, schwere Gartenarbeit, Hausarbeit oder auch Yogaübungen.

Nur die Waage könnte anfangs zögerlich reagieren. Da Muskelaufbau das Gewicht erhöht, nimmt man mit Körpertraining nicht so schnell ab, wie man vielleicht möchte, obwohl tatsächlich das

Fett schmilzt. Wer auf Körpertraining setzt, sollte daher lieber den Taillenumfang messen, über eine Körperfettwaage den prozentualen Fettanteil bestimmen oder sich am Spiegelbild orientieren: Einen guten Muskelanteil erkennt man an der aufrechten Haltung, straffen Armen und Beinen und einem schwungvollen Gehtempo.

Echte sexuelle Freiheit

Getreidekonsum ist nicht sexy, sondern ein massiver Störfaktor für die Sexualhormone, deren Regulierung er zum undurchsichtigen Chaos macht. Sobald man das Getreide los ist, beginnt die Selbstregulation von Neuem. Bis das Wunschgewicht erreicht ist, muss man jedoch vielleicht noch ein wenig nachhelfen.

Wie wichtig es für Gesundheit und Körpergewicht ist, den gestörten Insulin-, Cortisol- und Schilddrüsenhormonspiegel wieder zu normalisieren, haben wir bereits besprochen. Die Wiederherstellung ausgeglichener Sexualhormone ist ebenso entscheidend. Übergewichtige Frauen erzeugen normalerweise mehr Östrogen. Das kann den Gewichtsabbau boykottieren und einen ewig auf die XXL-Größen verweisen.[19] Das beste Gegenmittel ist der Abbau von Eingeweidefett, wo diese hohen Östrogenmengen erzeugt werden. Das ist wichtiger, als das überschüssige Östrogen durch entsprechende pharmazeutische Mittel zu blockieren. Je mehr das Gewicht sinkt, desto mehr geht auch der Östrogengehalt im Blut und im Gewebe zurück. Das ist ein ganz natürlicher Prozess.

Progesteron ist ein anderes Thema. Bei Frauen geht dieses Hormon normalerweise ab Ende 30 zurück. Begleiterscheinungen dieser Umstellung sind Depressionen, unregelmäßige oder schwierige Menstruationen, eine trockene Haut, dünneres Haar, Schlafstörungen und Gewichtszunahme. Wegen klinischer Studien mit synthetischem Progesteron (Progestine), bei denen das Brustkrebsrisiko anstieg, hat Progesteron heute leider einen ungerechtfertigt schlechten Ruf. Wenn eine Frau natürliches oder bioidentisches Progesteron erhält, scheinen solche unerwünschten Wirkungen neueren Beobachtungen zufolge auszubleiben.[20] Progesterongaben allein verhelfen nicht zum gewünschten Gewichtsverlust, doch zusätzlich zu Getreideverzicht und den anderen beschriebenen Maßnahmen kann es sehr vorteilhaft sein.

Bei Progesteroneinnahme ist der Stoffwechsel eher bereit, Gewicht abzubauen, und verhilft zu mehr Wohlbefinden, dichterem Haar und glatterer Haut. Gleichzeitig gehen Blutzucker, Triglyzeride und Entzündungsmarker zurück.[21] Progesteron kann oral eingenommen oder über individuell zubereitete Hautcremes verabreicht werden. Das übernehmen Apotheken, die vor Ort mit dem behandelnden Arzt zusammenarbeiten. Ein Arzt, der frauenspezifische Hormonfragen kennt und an bioidentischem Hormonersatz Interesse hat, kann den Progesteronstatus bestimmen und das passende Mittel für die aktuelle Lebensphase rund um die Menopause verordnen.

Frauen können aber auch von einer gründlicheren Auswertung profitieren, die Testosteron und DHEA einbezieht, ein Nebennierenhormon, dessen Wirkung Testosteron sehr ähnlich ist. Viele übergewichtige Frauen haben einen hohen Testosteronspiegel, doch manchmal ist der Spiegel so niedrig, dass hierdurch der Gewichtsabbau gebremst wird, besonders wenn zusätzlich eine Depression vorliegt. Frauen mit wenig Testosteron kämpfen mit dem Gewicht, fehlendem sexuellem Verlangen, mangelnder Körperkraft und einer gedrückten Stimmungslage. Wenn sie Testosteron erhalten, nehmen Muskelmasse und Körperkraft, aber auch die Lust auf Sex wieder zu.[22] Weil Frauen DHEA in bescheidenem Umfang in Testosteron umwandeln, geben manche Ärzte lieber DHEA, um den Testosteronspiegel zu heben. Man kann DHEA oral einnehmen oder Testosteron mit oder ohne DHEA in individuell verordnete Cremes mischen lassen. Eine ergänzende DHEA-Dosis zwischen fünf und 25 Milligramm (selten höher) kann zu einem sanfteren Testosteronanstieg führen, sodass die Testosteronwirkung weniger deutlich ausfällt, sofern dies gewünscht ist. Gut überwacht kann eine solche hormonelle Umstellung Stimmung, Energie und Schlafqualität, aber auch die Gewichtskontrolle deutlich verbessern. Bei DHEA-Dosen über fünf bis zehn Milligramm ist jedoch Vorsicht geboten. Sie können bei Frauen einen Damenbart und aggressives Verhalten fördern.

Bei Männern geht überschüssiges Eingeweidefett meist mit einem niedrigen Testosteronspiegel einher, denn hier erzeugen die Hoden weniger Testosteron. Zudem wird Testosteron durch das übermäßig aktive Enzym Aromatase im Bauchfett verstärkt zu Östrogen umgebaut. Bei weniger Bauchfett wird auch die Aromataseaktivität ausgebremst, womit der Testosteronspiegel wieder steigt, ja sich nicht selten verdoppelt.[23] Ein niedriger Testosteronspiegel kann sich also durch Abnehmen von selbst erledigen. DHEA kann diese Bemühungen unterstützen, hat aber keine große Wirkung. Die Dosis kann bis zu 25 oder auch 50 Milligramm betragen, wobei mit zunehmender Menge auch die Aggressionsbereitschaft steigen kann.[24] Die Hormongaben sollten von einem erfahrenen Mediziner verordnet und überwacht werden. Sollte trotz aller Anstrengungen das Gewicht bei einem Mann partout nicht zurückgehen, kann man eine Untersuchung des freien Testosterons und des Gesamttestosterons in Erwägung ziehen. Bei einem niedrigen Spiegel (unter 350 ng/ml) können ergänzende Testosterongaben angebracht sein – je weniger Testosteron, desto wahrscheinlich ist es, dass hier die Ursache liegt. Testosteron gibt es in Form von Cremes, Pflastern oder Gels, aber auch als Injektion. Individuell hergestellte Cremes oder Gels aus der Apotheke kosten einen Bruchteil der Markenpräparate der Pharmahersteller. Am besten fragen Sie vor Ort.

Der Wasserhaushalt

Reichlich Wasser zu trinken ist nur ein kleiner Beitrag, kann aber ebenfalls das Abnehmen erleichtern.[25] Manche Menschen nehmen ihr Durstgefühl nur schlecht wahr und verwechseln Dehydrierung mit Hunger. Diese Leute profitieren deutlicher von mehr Wasser, weil sie durch die erhöhte Aufmerksamkeit Hunger und Durst bald besser unterscheiden können.

Die optimale Wassermenge ist gar nicht so leicht zu bestimmen. Faustregeln, die den Wasserbedarf am Körpergewicht oder anderen Faktoren festmachen, halte ich für wenig zielführend, weil der individuelle Flüssigkeitshaushalt zu breit gefächert ist. Wie viel Flüssigkeit ein Mensch braucht, hängt von der Fähigkeit der Nieren ab, diese Flüssigkeit zu konzentrieren, vom Wassergehalt im Stuhl, vom Einsatz von Diuretika (ob Koffein oder Medikamente), von Umgebungstemperatur und Luftfeuchte, der Art der Kleidung, der Neigung zum Schwitzen und der Intensität der körperlichen Aktivität. Ein Italiener, der viel in Shorts und T-Shirts im Freien herumläuft oder Rad fährt und drei Tassen Kaffee pro Tag trinkt, hat einen völlig anderen Wasserbedarf als jemand aus Norwegen mit mehreren Lagen Kleidung, der viel sitzt und keinen Kaffee trinkt. Was für den einen angemessen ist, kann für den anderen bereits Dehydrierung bedeuten.

Eine einfache Methode, die Flüssigkeitszufuhr abzuschätzen, ist, mindestens alle vier Stunden Harn zu lassen, der stets nahezu klar sein sollte, niemals dunkelgelb oder bernsteinfarben. (Bitte beachten Sie dabei jedoch, dass B-Vitamine mit Riboflavin und bestimmte Medikamente die Farbe beeinflussen können.) Man kann die spezifische Dichte des Urins auch mit Tauchstreifen aus der Apotheke bestimmen: Die Konzentration sollte unter 1010 liegen. Bei einer spezifischen Dichte von 1020 oder 1030 ist – bei normaler Nierenfunktion – die Wasserzufuhr zu gering.

Wasser ist das mit Abstand beste Getränk. Kaffee und Schwarztee sind bei getreidefreier Ernährung zwar kein Problem, haben jedoch eine leicht entwässernde Wirkung. Kohlensäurehaltiges Mineralwasser ist nicht optimal, weil die Kohlensäure, die für die Bläschen zuständig ist, im Endeffekt den Stoffwechsel ansäuert. Empfehlenswert ist verdünnte Kokosmilch (aus der Packung, nicht aus der Dose) sowie Kokoswasser, weil diese Produkte viele Elektrolyte wie Kalium enthalten. Das hilft besonders Sportlern. (In Anhang A finden Sie einfache Rezepte für eine Basiselektrolytlösung, die bei Wassermangel hilft, darunter auch ein gutes Getränk für die Phase des Gewichtsabbaus.) Durch verbesserte Wasserzufuhr können Sie bis zu einem Kilo schwerer werden, aber das hat nichts mit Fett zu tun, sondern ist lediglich das Gewicht der Flüssigkeit.

Weitere Faktoren

Es gibt noch ein paar andere Methoden, das Abnehmen zu unterstützen. Nichts davon kann für sich allein dazu verhelfen, mal eben zehn Kilo leichter zu werden, aber man kann damit doch die letzten paar Pfund Eingeweidefett loswerden. In erster Linie geht es um das Tüpfelchen auf dem i, das die sonstigen Bemühungen ergänzt.

Darmflora

Die Verbindung zwischen Darmflora und Gewicht ist ausgesprochen komplex. Die Zusammensetzung der Darmflora ändert sich beim Übergang von getreidehaltiger zu getreidefreier Ernährung erheblich. Gibt es noch weitere Vorteile, die durch eine Veränderung der Darmflora beispielsweise durch Probiotika zu erreichen sind?

Die einzige Strategie, die bisher eine gewisse Wirkung erzielen konnte, ist das Essen von Präbiotika, also Fasern, die für den Menschen, nicht aber für die Bakterien in unserem Inneren unverdaulich sind (siehe Kapitel 9). Insbesondere Präbiotika mit Inulin und Fructooligosacchariden können das Schwinden des Bauchfetts ein wenig beschleunigen.[26] Dazu reichen zehn bis 20 Gramm pro Tag völlig aus. Größere Mengen führen schnell zu unerwünschten

Blähungen und Aufstoßen. Inulin gibt es in Pulverform, aber auch als Faseranteil in bestimmten Lebensmitteln und kalorienfreien Süßungsmitteln. (Entsprechende Listen stehen in Anhang D.)

Kaffee und Tee

Diese Wirkung ist eher zu vernachlässigen – sonst wären alle Kaffee- und Teetrinker rank und schlank. Dank Koffein und anderen Bestandteilen (zum Beispiel Chlorogensäure) können zwei bis drei Tassen Kaffee (mit oder ohne Koffein) oder grüner, weißer oder Oolong-Tee pro Tag das Abnehmen ein wenig unterstützen. Zugleich profitiert die Gesundheit auch in anderer Form wie einem geringeren Risiko für Diabetes und Parkinson-Krankheit.[27]

Kein Alkohol

Das Ethanol in alkoholischen Getränken verzögert die Mobilisierung von Fettsäuren aus den Fettspeichern und unterbindet damit das Abnehmen.[28] Aus diesem Grund konnten schon viele Menschen feststellen, dass sie durchaus gut abgenommen haben, dieser Prozess jedoch mit nur einem einzigen alkoholischen Getränk vollständig ins Stocken kam. Hinzu kommt natürlich auch der großzügige Kohlenhydratgehalt von Bier oder gesüßten Drinks und der verbliebene Gehalt an Prolaminproteinen, insbesondere in Bier aus Weizen, Gerste, Roggen oder Mais. Daraus werden appetitanregende Opiate, die alle Bemühungen abzunehmen garantiert unterbinden.

Mit nur einem alkoholischen Getränk verläuft das Abnehmen bereits langsamer, ab zwei oder mehr Drinks geht gar nichts mehr, sondern man nimmt eher zu. Falls Sie während des Gewichtsabbaus gern etwas trinken möchten, sollten Sie möglichst kohlenhydratarme Getränke wählen, also Rotwein, weizenfreies Bier oder einen klaren Schnaps, Wodka, Gin oder Rum.

Andere Lebensmittelunverträglichkeiten

Mitunter sorgt eine Lebensmittelintoleranz neben Getreide dazu, dass jemand nicht abnimmt. Hier liegen möglicherweise Entzündungsmechanismen zugrunde. Meistens sind Milchprodukte, Eier, Erdnüsse, Soja, Muscheln oder andere Meeresfrüchte im Spiel. Bei einem entsprechenden Verdacht kann man, wie bereits besprochen, nacheinander jeweils vier Wochen lang eine dieser Gruppen weglassen und beobachten, was passiert: Wenn Sie jetzt abnehmen, sind Sie auf der richtigen Spur. Natürlich können Lebensmittelunverträglichkeiten auch über verschiedene Tests nachgewiesen werden (siehe Anhang D). Wissenschaftlich ist dieser Ansatz jedoch bisher kaum belegbar, sodass ich ihn eher der Vollständigkeit halber erwähne.

Keine Zeit verschwenden!

Die Möglichkeiten, auf eine Plateauphase zu reagieren, habe ich ausführlich beschrieben. Beachten Sie außerdem bitte folgende Punkte:

- **Mehr Sport.** Manche Menschen nehmen mit aerobem Sport (Ausdauersport) tatsächlich leichter ab. Bei den meisten bleibt die Wirkung jedoch aus. Sport tut der Gesundheit insgesamt selbstverständlich immer gut, nur beim Abnehmen zeigen sich allenfalls minimale Vorteile. Also treiben Sie aus gesundheitlichen Gründen Sport, und freuen Sie sich, wenn Sie dabei womöglich doch ein bisschen mehr abnehmen. (*Nicht* gemeint ist hier das zuvor genannte Krafttraining, das gezielt Muskeln aufbaut und tatsächlich den Fettabbau erleichtert.)

- **Weniger essen oder Kalorien beschränken.** Kalorien einzuschränken macht einem nicht nur das Leben zur Qual, sondern kann relativ schnell den Stoffwechsel drosseln und damit alle Bemühungen um ein besseres Körpergewicht boykottieren.
- **Weniger Fett.** Weniger Fett macht nicht weniger fett. Dieser Denkfehler gehört zu der überholten Einstellung »Kalorien rein, Kalorien raus«, von der Sie sich ebenso lösen sollten wie von Schulterpolstern oder anderen modischen Verirrungen der letzten Jahrzehnte.
- **Kleinere Portionen.** Essen Sie, bis Sie satt sind, und so, dass der Hunger ausreichend lange gestillt bleibt. Denn Hunger verführt zu spontanem Essen. Kleine Portionen sind ebenso unsinnig, wie Kalorien zu sparen.
- **Ergänzungsmittel.** Sie brauchen weder *Irvingia gabonensis* noch den Extrakt aus grünen Kaffeebohnen, weißen Bohnen, Hydroxycitronensäure oder was weiß ich. Schon die klinischen Daten sind relativ schwach. Im Alltag sind die Erfahrungen eher enttäuschend. Realistisch besehen sind solche Mittel eine relativ kostspielige Methode, bestenfalls ein Kilo abzubauen.

Die Traumfigur im Blick behalten

Wenn jemand tatsächlich alles Getreide streicht, sich so gesund ernährt, wie in diesem Buch erläutert, und alle Strategien der Reihe nach umsetzt, dürfte der ersehnte Erfolg nicht ausbleiben. Denken Sie bitte immer daran, dass Gewichtsabbau nur ein Nebenziel auf dem Weg zu besserer Gesundheit ist. Übergewicht ist ein äußerliches Zeichen für andere Gesundheitsprobleme, und Normalgewicht zeigt an, dass diese Probleme behoben sind.

Letztlich zählt die innere Einstellung. Ich habe immer wieder miterlebt, wie jemand schon vor der Umstellung erklärt hat: »Bei mir klappt das auf keinen Fall!«, oder »Bei mir hat noch nie etwas geholfen«, oder »Ich war mein Leben lang dick, und das werde ich wohl auch immer bleiben.« Das sind selbsterfüllende Prophezeiungen. Wer sich als übergewichtig betrachtet, wird dies bleiben. Dann findet man die nötigen Wege, den eigenen Erfolg zu unterminieren.

Wenn Sie jedoch umgekehrt ein Kleid in Größe 36 oder eine Jeans im Blick haben, die sechs Nummern kleiner ausfallen sollte als bisher, ja wenn Sie diese Kleider sogar schon kaufen, wird das Fernziel greifbarer. Programmieren Sie sich selbst auf Erfolg, denn damit werden Sie alle Hürden bewältigen.

15. KAPITEL

Klarer, klüger, schneller: Getreidefrei und leistungsfähig

> Es war kein neuer Trainingsplan, der mich in nur 18 Monaten von einem sehr guten Spieler in den besten Spieler der Welt verwandelt hat. Es war kein neuer Schläger, kein neues Workout, kein neuer Coach oder gar ein neuer Aufschlag, durch den ich abgenommen habe, mich besser konzentrieren konnte und so gesund bin wie nie zuvor. Es war eine Ernährungsumstellung.
>
> *Novak Djokovic*

Inzwischen ist Ihnen sicher bewusst, wie wichtig eine getreidefreie Ernährung ist. Gegen eine Infektion hilft ein Antibiotikum, wer schlecht schläft, kann ein Schlafmittel nehmen, und bei Rückenschmerzen greifen wir zum Schmerzmittel. Aber kein Medikament und keine andere Therapiemethode können dieselben gesundheitlichen Erfolge verzeichnen wie Getreideverzicht. Keine Substanz kann gleichzeitig den Blutzucker senken, Hautausschläge beseitigen, Entzündungen und Autoimmunreaktionen drosseln, den Appetit zügeln, Gelenkschmerzen lindern, die Stimmung heben und hormonelle Verwerfungen ins Lot bringen. All diese Probleme kann man natürlich jeweils isoliert behandeln, was teuer ist und mit unerwünschten Nebenwirkungen einhergeht. Aber kein

Arzneimittel ist auch nur ansatzweise so erfolgreich wie Getreideverzicht.

Doch mehr Leistungsfähigkeit? Kann Getreideverzicht uns tatsächlich nicht nur von gesundheitlichen Einschränkungen befreien, sondern uns körperlich und mental zu ganz neuen Höhenflügen führen?

Ja. Menschen, die sich getreidefrei ernähren, sind optimistischer, klüger, lernfähiger, bessere Sportler und bessere Liebhaber. Wir sind keine Getreidehassersekte, sondern wir sind Menschen, die das Joch abschütteln, das uns die leicht zugänglichen, suchterregenden Produkte aus den Samen von Gräsern auferlegt haben. Wir haben uns entschieden, zu dem Leben und der Leistungsfähigkeit zurückzukehren, die uns eigentlich zustehen.

Leistungssteigerungen betreffen praktisch jede erdenkliche Situation und finden im Klassenzimmer ebenso statt wie im Büro, auf dem Tennisplatz, auf dem Golfplatz, beim Basketball und beim Fußball – sogar im Bett. Ohne Getreide sind wir frei von typischen Einschränkungen wie Gelenkschmerzen, Schwellungen, Aufstoßen und Blähungen, Wassereinlagerungen und Konzentrationsstörungen. Wir können weiter laufen, höher springen, klarer denken und uns länger und besser konzentrieren. Männer profitieren auch in Form von gesteigerter Libido und besserer Erektionsfähigkeit; Frauen profitieren von weniger Menstruationsproblemen, Wechseljahresbeschwerden und neuer Lust auf Sex. Die menschliche Leistungsfähigkeit erweitert sich einfach in allen Bereichen des Lebens.

Im Sport hören wir zunehmend von Athleten, die auf Gluten verzichten (Weizen, Roggen, Gerste, Dinkel), darunter der Tennisspieler Novak Djokovic, die Golferin Sarah Jane Smith, der Quarterback der New Orleans Saints, Drew Brees, und der Läufer Andrew Steele. Djokovic gewann in seinem ersten Jahr ohne Weizen und Gluten drei Grand Slams und 50 von 51 Matches. Ich gehe davon aus, dass Verzicht auf Weizen und Gluten die Latte im Leistungssport noch einmal höher legen wird, sodass andere Sportler Mühe haben werden, hier mitzuhalten. Damit dürfte Getreideverzicht für Spitzensportler, die sich auf hohem Niveau mit anderen messen, bald zum Standard werden.

Leben auf der getreidefreien Überholspur

Aber wie erhöht Getreide die Leistungsfähigkeit des Menschen? Hinter den besseren Ergebnissen ohne Getreide steckt ein ganzes Bündel an Gründen, einmal abgesehen davon, dass dadurch diverse Gesundheitsbeschwerden zurückgehen. Dank der getreidefreien Lebensweise, für die wir ja eigentlich geboren sind, können wir unsere Ziele einfach insgesamt besser verfolgen.

Mehr Energie

Zu den häufigsten Beobachtungen nach der Ernährungsumstellung gehört vermehrte körperliche und geistige Energie. Kommentare wie »So viel Energie hatte ich seit Jahren nicht« oder »Ich habe die Uhr 20 Jahre zurückgestellt und fühle mich wieder wie 30« höre ich jeden Tag. Mehr Energie bedeutet, dass wir bei der Arbeit, in der Schule und im Leben insgesamt mehr zustande bringen. Ein neues Projekt, ein wissenschaftlicher Bericht, der Bau des Gartenschuppens oder ein Menü für sechs Personen – alles

Sport war immer so mühsam

Seit die Kohlenhydrate wegfallen, bin ich richtig wild auf mein Workout. Ich fühle mich wieder wie damals in der neunten Klasse und bin auch genauso leistungsfähig. Das ist wirklich erstaunlich. Heute war ich auf dem Laufband und bin nach einer Stunde nur deshalb heruntergestiegen, weil jemand am Telefon war, nicht weil ich keine Lust mehr hatte.

Meine Freunde sind nach wie vor so träge. Sie sagen, ich klänge wie eine Platte mit einem Sprung: »Lasst den Weizen weg, lasst die Kohlenhydrate weg.« Umgekehrt klingen sie aber genauso: »Mir tut's hier weh«, »Mir tut's da weh«, »Ich kann das nicht«, »Ich habe schon wieder Kopfschmerzen«, »Ich brauche eine neue Hose, die alte ist zu eng«, »Ich bin mittags immer so müde«.

Ich hingegen werde immer sportlicher. Inzwischen habe ich mehrere Halbmarathons absolviert und freue mich dieses Jahr auf den ersten vollständigen Marathon.

Wayne, Woodstock, Kalifornien

ist weniger einschüchternd, weniger belastend und geht schneller von der Hand. Wir brauchen uns nicht mehr herauszureden und den Kindern zu erklären, warum wir zu schlapp zum Spielen sind, oder dem Partner schonend beibringen, dass wir zu müde sind und sowieso keine Lust auf Sex haben. Und vor allem müssen wir auf nichts mehr verzichten, weil wir zu steif sind und zu viele Schmerzen haben.

Die persönliche Energie lässt sich in Studien leider schlecht messen, sodass die Datenlage hier dürftig ist. Dass die Befreiung von den benebelnden Wirkungen der Endorphine aus Gliadin und ähnlichen Getreideinhaltsstoffen, der stabilere Blutzucker, der Rückgang der Entzündungsneigung, besserer und längerer Schlaf und eine weniger chaotische Hormonlage jedoch gemeinsam dazu beitragen, dass man ohne Getreide einen so wundersamen Energieschub verspürt, ist sicher nicht von der Hand zu weisen.

Besser schlafen

Wer tiefer schläft, regeneriert besser und träumt lebhafter und bunter, so wie einst in der Kindheit. Ob wir im Traum fliegen, Drachen und Monstern begegnen oder unvorbereitet vor die Klasse treten, um ein Referat zu halten – dies alles beweist, dass wir mehr Zeit in den erholsamsten Schlafphasen, dem Tiefschlaf und dem REM-Schlaf (Traumschlaf), verbringen.

Viele Menschen stellen auch fest, dass das Syndrom der unruhigen Beine nachlässt, das sie aus dem Schlaf gerissen hatte. Sobald im Zuge des Getreideverzichts Bauchfett abgebaut wird, lassen die Atemstillstände durch Schlafapnoe nach, die uns aus dem Tiefschlaf reißen, aber auch die Schnarchneigung. Man braucht dann nachts nicht mehr unbedingt eine Schnarchmaske und kann vermutlich auch auf operative Eingriffe verzichten. Gleichzeitig entfallen die vielen negativen Auswirkungen einer Schlafapnoe wie Bluthochdruck, Diabetes, Herzerkrankung, Depression und Medikamentenbedarf.

Bei längerem und tieferem Schlaf läuft der ganze Tag besser:

Wer nicht übermüdet ist, ist ausgeglichener und aufmerksamer, Stimmung, Aufmerksamkeit und Lernfähigkeit steigen. Insgesamt kann der Bedarf an Medikamenten für mehr Aufmerksamkeit und gegen Bluthochdruck, hohen Blutzucker und Depressionen zurückgehen.

Klarer im Kopf und aufmerksamer

Mit weniger Getreide sind wir nicht länger »auf Droge«. Sobald die morphinartigen Abbauprodukte von Gliadin und anderen Prolaminproteinen aus Getreide entfallen, müssen wir uns nicht mehr mit Konzentrationsstörungen, Ablenkbarkeit und verminderter Aufmerksamkeit herumplagen. Ist der Entzug einmal geschafft, so steigt die gedankliche Klarheit, wir können uns länger konzentrieren und uns Neues leichter einprägen und später wieder abrufen. Das ist sowohl bei Kindern mit Aufmerksamkeitsstörungen als auch bei Kindern mit Störungen aus dem autistischen Formenkreis zu beobachten – aber auch bei ganz normalen Kindern. Dasselbe gilt für Erwachsene, die vorher kaum still sitzen und ein Buch oder einen Bericht gründlich zu Ende lesen konnten. Ohne Getreide können sie plötzlich bei der Sache bleiben, alles nachvollziehen und hinterher korrekt wiedergeben. In der Schule reagieren Kinder mit anhaltender Konzentration, einem besseren Gedächtnis und besserem logischem wie auch kreativem Denken. Sie können Informationen klarer präsentieren und sich leichter auf neue Herausforderungen einstellen.

Ohne die Exorphine aus den Prolaminproteinen entfällt das stimmungsmäßige Auf und Ab. Die Gemütslage ist stabiler und der Situation eher angemessen, wodurch es seltener zu gefühlsbetonten Auseinandersetzungen kommt, die man später bereut. Unbegründete Ängste, Wutausbrüche und tränenreiche Szenen bleiben der Getreidefraktion vorbehalten.

Der Kick für den Stoffwechsel

Der Verzehr von Stärke aus Getreideamylopektin schränkt die körperliche Leistungsfähigkeit ein. Eine ganze Generation von Marathonläufern, Triathleten und anderen Ausdauersportlern ist einem Märchen auf den Leim gegangen. Zahllose Tennisspieler, Fußballprofis und Freizeitsportler haben ihr wahres Niveau nie erreicht. Vielmehr tankte man in der Welt des Spitzensports und der Möchtegernspitzensportler am Abend vor einem wichtigen Wettkampf mit einem großen Teller Nudeln ordentlich Kohlenhydrate und hielt sich unmittelbar vor und während des Ereignisses mit Brot, Keksen, Energieriegeln und zuckerhaltigen Getränken über Wasser. Diese Empfehlungen basierten auf Studien, denen zufolge Sportler (oder Soldaten oder andere Menschen, denen etwas entzogen wurde) auf Kohlenhydratentzug mit Leistungseinbußen reagierten. Bekamen sie wieder Kohlenhydrate, so verbesserte sich die Leistung.[1]

Unbestritten leidet in den ersten vier bis sechs Wochen die Leistungsfähigkeit im Laufen, Radfahren oder in Kontaktsportarten, wenn der Stoffwechsel bisher ganz auf Kohlenhydrate gepolt war und diese nun plötzlich entfallen. Wenn die Leber keine Kohlenhydrate mehr bekommt, aus denen sie Glykogen erzeugen kann (die Speicherform für Glukose), bekommen die Muskeln weniger Glykogen zur Energiegewinnung. Allerdings stellt sich der Stoffwechsel mit der Zeit um. Die körperliche Leistungsbereitschaft steigt jedoch erst nach gut einem Monat, wenn der Körper sich nicht mehr auf das Glykogen, sondern auf die Verstoffwechselung von Fettsäuren verlässt. Das zeigt, dass viele Studien, in denen mehr Kohlenhydrate die körperliche Leistung verbesserten, eine zu kurze Laufzeit hatten – die Umstellung auf den Fettstoffwechsel hatte noch nicht wieder eingesetzt, denn sie dauert nun einmal vier bis sechs Wochen.

Es wird jedoch noch besser. Nach längerfristigem Verzicht auf Getreide und damit auf die Amylopektinstärke *steigt* die Leistungsfähigkeit über das vorherige Niveau an. Diesen Effekt hat der Arzt und Wissenschaftler Stephen Phinney erstmals dokumentiert und untersucht. In seiner ersten Studie stellte er übergewichtige, untrainierte Freiwillige vor der Ernährungsumstellung aufs Laufband. Diese Einheit wiederholte er nach einer Woche extrem geringer Kohlenhydratzufuhr (getreidefrei, nahezu null Kohlenhydrate, also eine ketogene Diät) und dann noch einmal nach sechswöchiger Low-Carb-Ernährung. In der ersten Woche war die Leistung zurückgegangen, doch nach der sechsten Woche hatten die Probanden sich gegenüber der ursprünglichen Leistung um 48 Prozent gesteigert. Das Erstaunliche daran war, dass sie durchschnittlich zehn Kilo abgenommen hatten und am Schluss der sechs Wochen jeder beim Test einen Rucksack aufsetzen musste, der dem verlorenen Gewicht entsprach.[2] Eine vergleichbare Studie führte Dr. Phinney mit Radsportlern durch. Diese Gruppe war zwar von vorneherein gesünder, es kam jedoch ebenfalls zu einem geringen Gewichtsverlust und gewissen Leistungssteigerungen. Dabei stammte die Energie, die sie während der Belastung verbrauchten, praktisch ausschließlich aus Fett.[3]

Sportler müssen also eine vier- bis sechswöchige Phase der Leistungsminderung durchstehen, wenn sie kein Getreide mehr essen und ihren Körper nicht mehr mit Kohlenhydraten aufladen. Zum Lohn winkt eine anhaltend erhöhte Leistungsfähigkeit. Und dank der ausbleibenden Amylopektine sind sie besser vor langfristigen Gelenk- und Knorpelschäden infolge von Entzündungen und Glykierung geschützt, die durch die destruktive Praxis des Kohlenhydratladens eintreten können.

Bitte beachten Sie, dass man sich ohne Getreideamylopektine intensiver auf die Fettverbrennung verlassen muss. Die Leber kann etwa 60 Gramm Energie in Form von Glykogen speichern. Das reicht für 30 bis 40 Minuten Dauerbelastung. Fettreserven haben hingegen selbst schlanke Menschen und können damit im Vergleich zu Glykogen weit mehr Energie mobilisieren. Zugleich verhilft die Fettverbrennung bei der Erhaltung eines gesunden Körpergewichts, anstatt dieses durch die Blutzucker- und Insulinschwankungen unter den Getreideamylopektinen zu erhöhen.

Schmerzfreie, bewegliche Gelenke

Getreideverzicht unterstützt normalerweise die Mobilität und Biegsamkeit, was natürlich auch die körperliche Leistungsfähigkeit fördert. Ohne Getreide entfällt die überschießende Entzündungsbereitschaft, die mit all den Prolaminen, Lektinen, Allergenen und den Auswirkungen des Bauchfetts einhergeht. Gelenkentzündungen gehen zurück, und wir können uns leichter oder gar völlig schmerzfrei bücken, knien, stehen, gehen, rennen, springen oder den Tennisschläger schwingen.

Viele Profi- und Freizeitsportler berichten auch, dass sie seit dem Getreideverzicht schneller regenerieren. Muskelkater und Steifheit, die nach einem Tag Gartenarbeit oder 20 Minuten Krafttraining sonst mehrere Tage anhielten, gehen auf ein kaum wahrnehmbares Maß zurück.

Erhöhung der Muskelmasse

Wie viel Muskeln man tatsächlich aufbaut, ist natürlich individuell verschieden. Allerdings stellen gerade Kraftsportler fest, dass sie ohne Getreide höhere Gewichte leichter bewältigen. Zudem bleibt die Muskelmasse auch in trainingsfreien Zeiten leichter erhalten.

Dieser Muskelzuwachs zeigt sich in einem deutlichen Rückgang von Taillen- und Hüftumfang, obwohl kein entsprechender Gewichtsverlust stattfindet. Am besten beobachtet man die Veränderungen von Körperfettanteil und Muskelmasse mithilfe eines Geräts zur Körperfettanalyse. Oder Sie erfreuen sich einfach an Ihrem Spiegelbild (die Waage bleibt bitte außen vor).

Mehr Muskeln tun der Gesundheit immer gut, denn damit sinkt das Sturz- und Verletzungsrisiko, man erhält sich Koordination und Gleichgewicht beim Gehen, Bergsteigen oder Springen; die Insulinreaktion profitiert, und das Osteoporoserisiko geht zurück. Zudem verhelfen uns Muskeln zu einem jugendlichen Erscheinungsbild und dem entsprechenden Selbstgefühl.

Geregelte Verdauung

Niemand möchte mitten in der Konferenz, im Klassenzimmer oder während eines Rendezvous von Blähungen und Aufstoßen heimgesucht werden. Es ist sehr befreiend, wenn die typischen Beschwerden des Reizdarmsyndroms und anderer chronischer Darmkrankheiten nach dem Getreideverzicht ausbleiben. Schluss mit Blähungen, Verstopfung und Diarrhö! Neben den Schmerzen und der Ablenkung durch diese Beschwerden bleibt auch unerwarteter Stuhldrang aus. Kleine Ausflüge müssen nicht mehr nach der Verfügbarkeit der nächsten Toilette geplant werden. Schon das kann das ganze Leben umkrempeln.

Ein Sportler mit Reizdarmsyndrom (das 25 Prozent der Bevölkerung betrifft) muss vielleicht kurz vor dem entscheidenden Wettkampf oder mitten im Spiel peinliche und leistungsmindernde Reizdarmsymptome durchmachen. Nichtsportler können kaum nachvollziehen, wie hart das ist. Fragen Sie einmal jemanden mit Reizdarmsyndrom, wie sich die Symptomatik auf seine sportlichen Leistungen auswirkt, oder sprechen Sie mit einem Langstreckenläufer, der in Meile 12 plötzlich unter Stuhldrang leidet – dann werden Sie das Problem verstehen. Kein Mensch, weder Sportler noch Nichtsportler, sollte die unangenehmen Verdauungsstörungen durchmachen müssen, die mit Getreideverzehr einhergehen und immer zur Unzeit kommen.

Mehr Spaß im Bett

Zu Beginn eines romantischen Abends den Brotkorb abzulehnen ist besser als jedes Aphrodisiakum. Da Weizenverzicht bei Männern das Östrogen zurückgehen lässt und das Testosteron hebt und bei Frauen unnatürlich hohe Östrogenspiegel senkt, steigt die Lust auf Sex. Dieses erhöhte Verlangen geht mit einem stärkeren Sexualtrieb einher, was sich wiederum auf andere Lebensbereiche auswirkt, zum Beispiel auf eine gesunde Partnerschaft.

Ich gehe davon aus, dass die Vorteile des Getreideverzichts bald so augenfällig sind, dass wir in der Lage sein werden, auf Anhieb zwischen Getreideessern und Getreidefreien zu unterscheiden – zwischen den Getreidekonsumenten, die ihr Potenzial nie ausreizen, und den leistungsstarken Getreidemeidern. Die Wahl trifft jeder selbst.

Checkliste für Höchstleistungen

In diesem Buch wurde vieles aufgezeigt, was Getreideverzicht bewirkt und die Funktionen des ganzen Körpers beeinflusst. Wichtige Punkte in Bezug auf die Leistungsfähigkeit sind:

- **Vitamin-D-Spiegel normalisieren.** Ein gesunder Vitamin-D-Spiegel (aus meiner Sicht 60 bis 70 ng/ml) ist unerlässlich und nach dem Getreideverzicht der erste Schritt zu einer höheren Leistungsfähigkeit. Vitamin D erleichtert das klare Denken, hebt die Stimmung und senkt die Anfälligkeit für den Winterblues (SAD). Außerdem verhilft es zu mehr Energie und einem besseren Gedächtnis und lässt uns besser schlafen. (Mehr zu Vitamin D in Kapitel 8.)
- **Schilddrüsenfunktion optimieren.** Eine Schilddrüsenfehlsteuerung behindert die Körperfunktionen auf fast allen Ebenen. Wer volle Leistung bringen und Gesundheit und Gewicht im

Griff haben will, braucht eine gut funktionierende Schilddrüse. Das Ausmaß der Besserung hängt davon ab, wie stark die Schilddrüse zu Beginn aus dem Ruder gelaufen war – je schlimmer es steht, desto mehr hilft natürlich eine Normalisierung. Besonders bei T3-Gaben kommt es zu spürbaren Verbesserungen bezüglich geistiger Klarheit, Konzentration und Laune. (Wie man Schilddrüsenprobleme erkennt und korrigiert, ist in Kapitel 11 ausführlich beschrieben.)

- **Andere Drüsenstörungen entdecken und normalisieren, besonders den zirkadianen Cortisolrhythmus.** Wenn der normale 24-stündige Cortisolrhythmus gestört ist, leiden die Energie am Tag, die Schlafqualität und die Leistungsfähigkeit. Eine Korrektur geht nicht von heute auf morgen, doch wir werden dadurch wieder leistungsstärker, schlafen besser und haben morgens und nachmittags mehr Energie. (Endokrine Störungen werden in Kapitel 12 näher erläutert.)
- **Gesunde Darmflora herstellen (mit Probiotika, unverdaulichen präbiotischen Fasern und fermentierten Speisen).** Nicht nur Stoffwechselmarker wie Blutzucker, Insulin und Triglyzeride, sondern auch der Darm selbst profitieren von einer ausgewogenen Darmflora. Zugleich sinkt das Risiko für Dünndarmkrebs. Auch die Darmtätigkeit wird regelmäßiger, und Verstopfung bleibt aus. (Wie die Darmflora neu reguliert wird, ist in Kapitel 9 ausführlich dargestellt.)
- **Idealgewicht anstreben.** Übergewicht, vor allem das Eingeweidefett im Bauch, ist ausgesprochen gesundheitsschädlich. Deshalb geht Abnehmen mit so erheblichen gesundheitlichen Fortschritten einher – die Entzündungsneigung und die hor-

monellen Verschiebungen können sich langsam normalisieren. Auch das Abschütteln der überschüssigen Pfunde ist eine wahre Wonne und entlastet langfristig die Gelenke. (Wie man Idealgewicht erreicht und eine eventuelle Plateauphase beim Abnehmen durchbricht, steht in Kapitel 14.)

- **Weniger oder keine Medikamente.** Inzwischen haben Sie oft genug gehört, wie Getreideverzicht auch Medikamente überflüssig machen kann. Ich würde sagen, dass nichts einen so leicht von Medikamenten befreien kann wie Getreideverzicht. Das Gute daran: Auch der Kampf mit den Nebenwirkungen ist vorbei, das heißt, die Müdigkeit durch Antidepressiva, die Konzentrationsstörungen durch Betablocker (gegen Bluthochdruck und Migräne), die Schläfrigkeit und Hilflosigkeit durch Mittel gegen chronische Schmerzen und die Bauchschmerzen durch Entzündungshemmer.
- **Sonstige Nährstoffmängel ausgleichen.** Besonders wichtig sind Eisen (bei Sportlern auch der Ferritinspiegel), Zink, Magnesium und Vitamin B_{12}. Jeder dieser Nährstoffe kann, wenn er fehlt, die Leistungsfähigkeit beeinträchtigen. Zu wenig Eisen oder Ferritin bremst die Ausdauer, Magnesiummangel kann bei körperlicher Belastung zu Muskelkrämpfen führen, bei Vitamin-B_{12}-Mangel leidet die Denk- und Merkfähigkeit. Solche typischen Mangelerscheinungen, die meist auf langem Getreidekonsum beruhen, lassen sich gut korrigieren. (Der richtige Umgang mit Nährstoffmangel wegen Getreideverzehr wird in Kapitel 8 erklärt.)
- **Ausreichend guter Schlaf.** Dass man nach Getreideverzicht besser schläft, bedeutet nicht, dass man nun weniger Schlaf

braucht. Schlafmangel zählt zu den wichtigsten Gründen für eine eingeschränkte Leistungsfähigkeit bei Tag, obwohl wir ohne Getreide eigentlich auf vollen Touren laufen könnten. Es zahlt sich wirklich aus, dem Körper reichlich Schlaf zu gönnen.

Ja, getreidefrei zu leben ist der erste Schritt. Allein damit kommen bereits viele positive gesundheitliche Veränderungen in Gang, doch es gibt andere Faktoren, die einer deutlichen Besserung trotz Getreideverzicht im Wege stehen können. Für optimale körperliche und geistige Leistungsfähigkeit muss *jeder einzelne Punkt* angegangen werden.

Getreidefreiheit übersteigt alle Erwartungen

Nach der Ernährungsumstellung sagen viele: »Ich fühle mich 20 Jahre jünger.« Auf den Vorher-nachher-Bildern in unseren Social-Media-Foren sehen sie oft auch 20 Jahre jünger aus, manchmal schon nach einigen Wochen. Das Bauchfett schwindet, das Gesicht schwillt ab, Rötungen und Ausschläge verschwinden, und die Konturen werden klarer. Was auf den Fotos nicht erkennbar ist, sind die wunderbaren Berichte, wie jemand plötzlich wieder neuen Schwung bekam, besser gelaunt war, beweglicher und aufmerksamer wurde – lauter Merkmale, die das Leben bereichern, erleichtern und uns erfolgreicher und zufriedener machen.

Getreideverzicht ist mehr als die Summe seiner Teile: Das Leben kann besser sein, als wir erwartet hätten.

Epilog

Wir haben auf dieser Reise einen langen, grasigen Weg zurückgelegt.

Stellen Sie sich vor, Sie hätten zehn Tage nichts gegessen. Hungrig und verzweifelt entdecken Sie an der Küste ein paar Muscheln, ein Kaninchen flitzt vorbei, und am Busch hängen wilde Beeren. Sie wüssten sofort, dass man das essen könnte.

Vielleicht stehen Sie aber auch mit nagendem Hunger inmitten einer großen Wiese. Würde Ihnen das Wasser im Mund zusammenlaufen, weil Sie sich schon darauf freuen, die Samen zu sammeln, sie sorgsam aus den Spelzen zu lösen, zu trocknen, zu mahlen und dann einen Brei daraus zu kochen oder gar ein Brot zu backen? Das ist schon ein gehöriger Sprung. Vermutlich hätten wir größtenteils keine Ahnung, wie man mit Gras überleben kann. Wir würden inmitten der Gräser verhungern.

Diese schlichte Erkenntnis haben wir vergessen, seit es dem Menschen immer besser glückt, Getreide in etwas Nahrungsähnliches zu verwandeln.

Beschwörungen, Zauberformeln und Ernährungswissenschaft

Wenn man vom aufgeklärten Standpunkt des 21. Jahrhunderts aus zurückblickt, so fragt man sich, wie derart falsche Ratschläge je ausgesprochen werden konnten: Fett sparen, möglichst wenig gesättigte Fette essen, fettarme Milchprodukte bevorzugen, mehrfach ungesättigte Fette statt gesättigter Fette, weniger Eier, den Fettrand vom Steak abschneiden, nicht die Kohlenhydrate beschränken (das ist unnötig und gefährlich), mehr Ballaststoffe, Zucker in Maßen und natürlich der schlimmste Rat von allen: Esst viel Getreide, am besten Vollkorn, so oft wie möglich. Wer diese Botschaft getreu befolgt, braucht mehr Sport, zusätzliche Vitamine, Medikamente und größere Kleider.

Solche systematischen, pauschalen Fehler kommen in der Physik, der Biochemie oder der Astronomie nicht vor – jedenfalls nicht seit man sich einig ist, dass die Erde um die Sonne kreist. Als Kopernikus seine Theorie veröffentlichte und damit die herrschende Meinung in Frage stellte, wurde er wütend angegriffen. Seine Überlegungen widersprächen der Heiligen Schrift und dem schon seit Aristoteles bekannten »Wissen«, dass die Erde das Zentrum des Universums sei. Inzwischen ist uns natürlich bewusst, dass Kopernikus Recht hatte. Seine Theorien ermöglichten es uns schließlich, Menschen ins All zu schicken, weil die Sonne nicht mehr im Weg war.

Während auf anderen Gebieten echte wissenschaftliche Forschung betrieben wurde, die auch praktisch umsetzbar war, klammert sich die Ernährungswissenschaft trotz des Informationszeitalters noch immer an überholte, magisch-archaische Vorstellungen. Es heißt, getreidefreies Leben sei ein Sakrileg und widerspräche allem, was die Ernährungsexperten als »Wahrheit« ansehen. Deshalb wäre auch diese Botschaft letztlich nur ein kurzfristiger Trend. Dieses Festhalten am Status quo bröckelt jedoch, je mehr tatsächlich wissenschaftlich belegte Erkenntnisse veröffentlicht werden. Vieles davon wurde in diesem Buch ausführlich dargestellt, und die Erfolgsgeschichten derer, die sich an getreidefreies Essen halten, sind immer schwerer vom Tisch zu wischen. Es lässt sich einfach nicht mehr ignorieren, dass Getreide beim Menschen zu diversen Gesundheitsproblemen führt. Es lässt sich nicht mehr abstreiten, dass das moderne Getreide in einer Form verändert wurde, die ungewisse und mitunter lebensgefährliche Auswirkungen auf alle haben, die es essen. Es ist auch verflixt schwer, etwas, das uns von Colitis ulcerosa, Gelenkrheuma, Diabetes und Übergewicht befreien kann, als Modeerscheinung abzutun.

Sollen die Ernährungsberater und andere Anhänger des »gesunden Vollkorns« doch weiter trommeln und ihren falschen Göttern anhängen, Zaubersprüche aufsagen, um gesund zu werden, und das Leid der Menschen auf deren mangelnde Frömmigkeit zurückführen. Wir anderen genießen schon jetzt die Freiheit und die Gesundheit der getreidefreien Aufklärung.

Die neue Unabhängigkeitserklärung

Jahrelanger Verzehr von Getreideprodukten, die dem Menschen nicht zuträglich sind, beeinträchtigt Physiologie, Stoffwechsel und Gesundheit so sehr, dass der Weg zurück zur Gesundheit steinig sein kann. Man muss sich mit Themen wie der Darmflora und Nährstoffmängeln auseinandersetzen, vielleicht auch mit Hormonstörungen. Mit entsprechender Unterstützung sind die meisten Menschen aber so erfolgreich, dass sie zahlreiche Krankheiten loswerden.

Getreide ist nicht an allem schuld. Für umfassende Gesundheit muss man auch andere Probleme der modernen Lebensweise aufgreifen. Ohne Getreide haben viele Menschen aber endlich den nötigen Auftrieb, möglichst viele Bereiche anzugehen. In diesem Buch sind wichtige Themen dargestellt, mit denen man sich auseinandersetzen sollte, weil es sich tatsächlich lohnt.

Wir haben uns geirrt. 300 Generationen hindurch ist die Menschheit in die Sackgasse gelaufen. Der größte Irrtum jedoch fand in den letzten 50 Jahren statt, seit die Bedeutung des Getreides derart überhöht wird. Dass etwas gut schmeckt, macht es noch lange nicht nahrhaft. Dass etwas verfügbar ist, bedeutet nicht, dass die Menschheit davon leben sollte. Dass wir Jahrtausende lang einem Irrtum anhingen, macht diesen Irrtum nicht richtiger.

Deshalb wird es Zeit, all die Einflüsterungen und Beschwörungen der konventionellen Ernährungslehren aus unserem Leben zu verbannen.

Aufbruch in eine Welt ohne Getreide

Es ist zweifellos eine große Herausforderung, wenn immer mehr Menschen ohne Getreide leben wollen.

Immerhin hat Getreideverzehr der Weltbevölkerung ein Anwachsen auf die derzeitige Größe ermöglicht. Dieses groß angelegte Experiment begann vor rund 10 000 Jahren in der Jungsteinzeit mit ein paar Millionen Menschen, die mittlerweile auf sieben Milliarden Köpfe auf allen Kontinenten angewachsen sind.

Bis 2050 rechnet man bereits mit 15 Milliarden Menschen! Aktuell können wir die meisten davon zwar günstig und ohne großen Aufwand satt bekommen, aber Menschen verbrauchen auch andere Ressourcen. Weil es nicht als politisch korrekt gilt, das Thema Überbevölkerung anzusprechen, sprechen wir lieber über ihre Folgen für die Umwelt: Globale Klimaveränderungen, die Überfischung und Übersäuerung der Ozeane, das Schrumpfen der Korallenriffe, die dünner werdende Ozonschicht, die zunehmende Versalzung und Erosion des Mutterbodens – diese zentralen Probleme der Gegenwart können den Planeten, der uns hervorgebracht hat, verändern. All diese Umweltthemen beruhen darauf, dass so viele Menschen auf dieser Erde leben, und die Bevölkerungsexplosion wurde erst durch die Samen von Gräsern möglich.

Wenn die Menschen in Äthiopien oder Bangladesch hungern, schicken wir weder Schnitzel noch Ananas, sondern Getreide. Große Geschäfte werden nicht mit Eiern, Grünkohl oder Avocados gemacht, sondern mit Millionen Tonnen Getreide. Viehzüchter, die ihre Tiere schneller und billiger mästen wollen, ersetzen den Weidegang durch Getreide. Die Samen von Getreide haben inzwischen eine nie dagewesene Bedeutung für die Erhaltung und das Wachstum der Menschheit.

Daher ist es offensichtlich unmöglich und sicherlich nicht ratsam, ganz auf Getreide zu verzichten – die Welt würde 50 Prozent ihrer Kalorien verlieren, und es käme zu weltweiten Hungersnöten. Ja, man kann mit Getreide die Hungrigen und Verzweifelten am Leben erhalten! Getreideverzicht ist eine individuelle Entscheidung, für die es gute, nachvollziehbare Gründe gibt. Ich plädiere ausdrücklich *nicht* dafür, der Welt – oder meiner Heimat, den Vereinigten Staaten – über Gesetze oder ökonomische Zwänge eine bestimmte Ernährungsweise aufzuzwingen. Solche Entscheidungen müssen mit Vernunft und auf wissenschaftlicher Grundlage erfolgen, nicht über Vorschriften. Jeder sollte selbst entscheiden dürfen, und diese Entscheidung fällt einem in der entwickelten Welt natürlich leichter, weil wir viele andere Lebensmittel zur Auswahl haben. Was dies weltweit bedeutet, kann weder ich noch irgendjemand anders absehen.

Dennoch wird sich etwas verändern, und zwar grundlegend. Es geht darum, welche Nahrung wir kaufen und was die Landwirte anbauen, welche wirtschaftlichen Folgen daraus erwachsen, wie viel Hilfe wir noch vom Gesundheitssystem benötigen und wie alt wir werden. Das sind Trends, die sich im Laufe der nächsten Jahrzehnte und Jahrhunderte auswirken werden, nicht bis zum Jahreswechsel. Aber wenn diese Erkenntnisse sich in der Wissenschaft herumsprechen, werden sie sich auch durchsetzen. Denn schließlich geht es nicht um ein paar Kilo weniger, damit Sie wieder in die Jeans von früher passen, und auch nicht um Freiheit von gelegentlichem Sodbrennen und hohem Blutzucker. Diese Ernährungsform wird sich durchsetzen, weil kein anderer therapeutischer Ansatz dem menschlichen Körper derart guttut wie Getreideverzicht.

Spaltet sich auf diese Weise die Welt in Getreideesser und Getreideverächter? Werden wir andere danach beurteilen, ob sie Getreide essen oder nicht? Wenn ich zwischen einem getreidefreundlichen und einem getreidefreien Geschäftspartner zu wählen hätte, würde ich persönlich den bevorzugen, der kein Getreide isst: Er liefert wahrscheinlich eine zuverlässigere Leistung, hat privat und beruflich weniger mit Gesundheitsproblemen zu kämpfen und ist vermutlich emotional stabiler, sodass er eher rational und weniger impulsiv handelt. Hand aufs Herz – ich würde den Getreideverächter nehmen.

Anhang A

Rezepte für umfassende Gesundheit

Dies ist kein Rezeptteil im herkömmlichen Sinn mit Gerichten für morgens, mittags und abends oder auch für Desserts. Sie erhalten vielmehr eine kleine Rezeptsammlung und erlernen die nötigen Methoden für Speisen, mit denen man bestimmte Ziele leichter erreichen kann.

Die hier präsentierten Anregungen sollen beispielsweise die Darmgesundheit fördern, indem sie über selbst gemachten Joghurt, Kefir oder fermentiertes Gemüse gesunde Bakterienstämme wie *Lactobacillus* liefern. Andere Rezepte zeigen, wie man Lebensmittel mit vielen präbiotischen Fasern herstellt, damit die erwünschten Darmbakterien sich gut vermehren können. Es gibt ein Grundrezept für Suppe oder Brühe und Rezepte für Magnesiumwasser, das auf Wunsch anstelle von zuckerhaltigen Energydrinks als Sportgetränk Elektrolyte bereitstellen kann. Hier gibt es also keine Tages- oder Wochenpläne, sondern man lernt, wie man der Gesundheit auf schmackhafte Weise auf die Sprünge helfen kann.

Probiotika selbst gemacht: Fermentierung

Ehe der Mensch den Kühlschrank erfand, hat er Lebensmittel gären lassen, um sie nach der Ernte längere Zeit lagern zu können. Auf diese Weise konnten unsere Großeltern und Urgroßeltern im Sommer Radieschen, Gurken oder Spargel ernten und dann im Laufe des Herbstes und Winters essen. Die Speisen durften mithilfe von Bakterien und Pilzen gezielt fermentieren (was nicht dasselbe ist wie in Essig einlegen). Koschere Gurken, Prosciutto, Salami oder Joghurt entstehen durch Fermentierung, obwohl das kaum jemand weiß.

Fermentierte Speisen sind zwar kein Ersatz für hoch dosierte Probiotika in den ersten Wochen ohne Getreide (besonders wenn diese etliche verschiedene Bakterienstämme liefern), können aber sehr hilfreich sein, um Darmflora und Darm anschließend langfristig gesund zu erhalten.

Bestimmte Speisen kann man leicht zu Hause herstellen, umgeht damit all die unnötigen, teilweise auch schädlichen Zutaten der Lebensmittelindustrie und spart noch eine Menge Geld. Beginnen wir zunächst mit Joghurt und Kefir aus Kuhmilch oder Kokosmilch.

Joghurt und Kefir

Wenn Sie Milchprodukte essen, können Sie bei Joghurt und Kefir von Anfang an mit Vollmilch arbeiten. Die Molkereien sind auf den verrückten Trend des Fettsparens aufgesprungen, weil die fehlinformierten Verbraucher fettreduzierte Produkte wünschen. Daher sind vollfette Produkte nur noch schwer zu finden. Selbermachen ist da eine gute Lösung.

Wer Milchprodukte schlecht verträgt, kann mit Kokosmilch,

Mandelmilch oder anderer Nussmilch anfangen. Haben Sie schon einmal Kokosjoghurt probiert? Wenn nicht, steht Ihnen eine große Überraschung bevor. Er ist einmalig prickelnd und passt hervorragend zu jedem Obst, Nüssen oder Samen. Bei einer Kuhmilchunverträglichkeit oder -allergie können manche Menschen auch auf Ziegen- oder Schafmilch ausweichen. Andererseits wird selbst bei Problemen mit Kuhmilch Joghurt oder Kefir häufig vertragen, weil diese Produkte weniger Laktose enthalten und weil sich durch die Fermentierung die Proteine verändern.

Bei der Herstellung von eigenem Joghurt oder Kefir kann man die Zutaten für den gewünschten Geschmack selbst bestimmen. So entfallen Fruktosesirup, Zuckersirup, Agavensaft, Farbstoffe, bunte Zuckerstreusel oder Keksstückchen von vorneherein, und wir greifen lieber zu frischen oder gefrorenen Heidelbeeren, Himbeeren, Brombeeren, Gojibeeren, Walnüssen, Pekannüssen, Pistazien, Chiasamen, Kürbiskernen oder Sonnenblumenkernen. Bei längerer Fermentierung geht der Zuckergehalt weiter zurück, und die Anzahl der Mikroben steigt. Und mit Milchprodukten oder Kokosmilch mit vollem Fettgehalt machen der daraus gewonnene Joghurt und Kefir länger satt und liefern alle gesundheitlichen Vorzüge des Fetts.

Früher war es ziemlich knifflig, Kefir oder Joghurt selbst zu machen, weil dafür eine längere Inkubation bei Temperaturen um die 43 Grad Celsius erforderlich war: deutlich über Zimmertemperatur, aber deutlich unter Ofentemperatur. Deshalb wurden Joghurtmaschinen und ähnliche Geräte entwickelt.

Inzwischen ist die Sache einfacher, denn sowohl für Kefir als auch für Joghurt kann man Starterkulturen kaufen, mit denen Milchsäurefermentierung schon bei Zimmertemperatur möglich ist. (Siehe Anhang D.) Viele davon funktionieren allerdings erst dann optimal, wenn die Temperatur 48 Stunden oder länger (nach Herstellerangaben) zwischen 29 und 32 Grad Celsius bleibt. In warmen Gegenden ist das kein Problem. In kalten Klimazonen hingegen (wie meiner Heimat, Wisconsin), wo die Zimmertemperatur eher 20 Grad betragen, hilft es, wenn man das (ofenfeste) Gefäß mit dem fermentierenden Kefir oder Joghurt in den Ofen schiebt und diesen bei geschlossener Ofenklappe alle paar Stunden zwei bis drei Minuten auf etwa 150 Grad stellt. Das reicht aus, um den Ofen leicht anzuheizen und die Temperatur über Zimmertemperatur anzuheben, ohne den Behälter so zu erhitzen, dass die Starterkulturen absterben und man von vorne anfangen kann. Falls Sie eine Joghurtmaschine haben, dürfen Sie diese natürlich gerne einsetzen.

Wenn die Sache einmal läuft, kann man mit einem Esslöffel des fertigen Produkts die nächste Portion animpfen. Damit überträgt man die fermentierenden Bakterien auf die neue Ausgangsmasse und fängt einfach von vorne an, was wiederum Geld spart.

Weil Milchsäuregärung Zucker benötigt und Kokosmilch praktisch zuckerfrei ist, muss man hier etwas Zucker hinzugeben. Aber keine Sorge: Wenn die Fermentierung nicht vorzeitig unterbrochen wird, wird dieser Zucker in Milchsäure umgewandelt und kann sich damit nicht mehr auf den Blutzucker auswirken.

Joghurt und Kefir, selbst gemacht

- **1 Dose Kokosmilch (320 ml) oder 500 ml Kuh-, Ziegen- oder Schafsmilch (3,5 % Fett)**
- **1 EL Zucker (bei Verwendung von Kokosmilch)**
- **1 Pck. Kefir- oder Joghurtkulturen**

Bei Verwendung von Kuh-, Ziegen- oder Schafmilch: Die Milch auf kleiner Stufe in einem Topf auf etwa 43 Grad Celsius erhitzen, dabei gelegentlich umrühren. Die Temperatur mit einem Backthermometer beobachten. Auf Zimmertemperatur abkühlen lassen und dann die Kulturen hinzufügen.

Die verwendete Milch und die Starterkulturen in eine nicht zu kleine Schüssel geben, bei Verwendung von Kokosmilch auch Zucker hinzufügen und gründlich umrühren. Nicht abdecken und gemäß den Temperaturangaben auf der verwendeten Packung (und den oben erwähnten Erfahrungen) mindestens 24 Stunden, Kokosmilch auch 48 bis 72 Stunden gären lassen. Wer am Ende möglichst wenig Laktose oder Zucker und möglichst viele Bakterien erzielen will, kann weitere 24 Stunden hinzugeben. Das Produkt ist fertig, sobald die gewünschte Cremigkeit oder Festigkeit erreicht ist (im Kühlschrank dickt es weiter nach). Luftdicht verschlossen im Kühlschrank lagern und innerhalb von einer Woche verzehren.

Fermentiertes Gemüse

Auch mit dem Fermentieren von Gemüse erzeugt man wunderbare Lebensmittel, die viele gesunde Bakterien liefern. Interessanterweise gehören die dabei gewonnenen Bakterien – wie *Lactobacillus plantarum, Lactobacillus brevis* und verschiedene Arten Bifidobakterien – zu denen, die für die menschliche Darmflora als besonders gesund gelten.

Bei der Fermentierung werden Bakterien vermehrt, die durch die Erzeugung von Milchsäure (das für das charakteristische Prickeln fermentierter Speisen zuständig ist) Lebensmittel haltbar machen. Dieser Prozess läuft unter anaeroben Bedingungen ab, also in einer Umgebung ohne Sauerstoff. Der Schlüssel zur erfolgreichen Fermentierung besteht demnach darin, das gärende Gemüse vor Sauerstoff zu schützen. Fermentierung ist nicht dasselbe wie »sauer Einlegen« (zum Beispiel in Essig und Salzlake), denn dabei entsteht kein Laktat. Die meisten handelsüblichen sauren Gurken oder auch Sauerkraut sind sauer eingelegt, aber nicht fermentiert.

Seit Jahrtausenden impfen Menschen mit dem Verzehr fermentierter Gemüsespezialitäten ihren Darm mit gesunden Bakterienstämmen, am besten mehrmals pro Woche. Dazu braucht man gar nicht viel:

- **Gemüse.** Zwiebeln, Paprika, Spargel, Gurken, Radieschen, Knoblauch, Möhren, Kohl und grüne Bohnen eignen sich alle gleich gut. Optimal ist es, wenn sie vorher mundgerecht oder etwas größer gehackt werden. Gemüse sollte roh sein, nicht gegart, und lässt sich perfekt kombinieren. Zum Beispiel passen Möhren und Zwiebeln ausgesprochen gut zusammen.
- **Große saubere Gläser oder andere Behälter.** (Der Deckel muss nicht fest verschließbar sein. Auch vorheriges Sterilisieren ist nicht erforderlich.)
- **Meersalz** oder anderes Salz.
- **Kräuter und Gewürze.** Je nach Rezept und persönlichem Geschmack. Beliebt sind Pfefferkörner, Dillsamen, Knoblauchzehen, Koriandersamen, Senfkörner und Kümmelsamen. Auch Weinblätter oder die Blätter von Beeren werden gern verwendet.
- **Sauberer Teller, Stein oder etwas anderes Schweres,** das problemlos in das Glas oder den Behälter passt und womit man das gärende Gemüse beschweren kann.

- **Wasser.** Das Wasser darf nicht gechlort sein, weil dies die Fermentierung hemmen würde. Gechlortes Wasser müssen Sie 20 Minuten abkochen, um das meiste Chlor zu entfernen, und anschließend wieder auf Zimmertemperatur abkühlen lassen. Sollte das Wasser Chloramin enthalten, ist es ungeeignet, denn dann müsste man es über 24 Stunden kochen lassen. (Bitte erkundigen Sie sich wegen eventueller Chlorzusätze beim örtlichen Wasserwerk.) Bei chloraminhaltigem Wasser müssen Sie auf Quellwasser, destilliertes Wasser oder gefiltertes Wasser ausweichen (reverse Osmose oder Carbonfilter funktionieren; bei anderen Systemen müssen Sie prüfen, ob laut Herstellerangaben auch Chlor und Chloramin entzogen werden.)

Fermentieren ist wie Backen oder Töpfern eine Kunst für sich. Diese Erklärungen sind somit nur für den Einstieg gedacht. Wer mehr erfahren will, sollte sich Anhang D ansehen.

Fermentiertes Gemüse: Grundrezept

- **Gemüse nach Wahl, in mundgerechten Stücken**
- **Wasser (Quellwasser, destilliert, gefiltert oder vorbereitetes Leitungswasser, siehe oben)**
- **Meersalz oder anderes Salz**
- **Kräuter und Gewürze (wahlweise)**

Das Gemüse in ein sauberes Glas oder ein Gefäß füllen und mit Wasser bedecken. Der Wasserspiegel sollte nach dem Herunterdrücken des Gemüses drei bis fünf Zentimeter über dem Gemüse sein.

Das Salz hinzufügen, umrühren und abschmecken. So lange

nachsalzen, bis das Wasser leicht bis mäßig salzig schmeckt. (Ich bevorzuge einen mäßig salzigen Geschmack.) Kräuter oder Gewürze nach Wahl hinzufügen. Umrühren und dabei eingeschlossene Luftbläschen entweichen lassen.

Mit einem Teller oder einem anderen sauberen Gegenstand abdecken, der in das Glas passt und das Gemüse unter die Wasseroberfläche drückt. Anschließend mit einem Tuch, Papier oder Frischhaltefolie locker abdecken, um Insekten fernzuhalten. Das Gemüse soll *nicht* luftdicht versiegelt sein, weil beim Gärprozess Gase entstehen, die abziehen müssen.

Das Gefäß vor dem Verzehr mindestens zwei Tage beiseitestellen. Die benötigte Zeit hängt vom verwendeten Gemüse und der Umgebungstemperatur ab. Die Fermentierung kann Wochen bis Monate dauern. Wenn man einen längeren Zeitraum wählt, sollte ein kühler Ort gewählt werden. Nach erfolgter Fermentierung kommen zur Geschmacksintensivierung pro Liter der fertigen Mischung 125 Milliliter Essig hinzu.

Falls sich auf der Oberfläche weißer oder andersfarbiger Schimmel bildet, einfach abschöpfen. Die Fermentierung wird hierdurch nicht beeinträchtigt.

Suppe und Brühe

Unsere Großmütter wussten, dass eine anständige Suppe oder Brühe aus Knochen, Fleischresten, Fett, Haut und sogar altem Gemüse die Grundlage für eine gute Ernährung ist. Der gesundheitliche Wert dieser alten Verwertungsmethode für bereits verwendete

Knochen ist uns erst seit Kurzem wieder klar und gilt besonders für Knochen und Gelenke.

Das nachfolgende Grundrezept lässt sich mit verschiedenen Gemüsesorten, Bohnen oder Linsen, ein paar gekochten Tomaten und vielem mehr schier endlos abwandeln. In meiner Version verwende ich anfangs Essig, um die Nährstoffe besser aus den Knochen zu lösen, aber keine Sorge: Bis die Suppe oder Brühe fertig ist, ist die Säure verkocht, sodass hinterher kein Essiggeschmack verbleibt.

Das angegebene Rezept ist für Suppe. Für Brühe gießen Sie das Ergebnis bitte durch ein sauberes Baumwolltuch. Die klare Brühe gehört dann bis zur Verwendung in den Kühlschrank oder in den Gefrierschrank.

Man braucht dafür einen großen Suppentopf und einige Stunden Zeit, in denen man die siedende Suppe im Hinterkopf behält. Die Endmenge hängt davon ab, wie viel Knochen, Fleisch und Wasser verwendet werden. Auf jeden Fall reicht sie für mehrere Mahlzeiten.

Hausgemachte Suppe

- **1,5 bis 2 kg Knochen (von Huhn, Rind, Schwein, Lamm, Pute oder anderen Tieren)**
- **2 mittelgroße Zwiebeln, grob gewürfelt**
- **8 Möhren, in Scheiben**
- **4 bis 6 Stangen Sellerie, in Scheiben**
- **1 Zweig frischer Thymian**
- **1 Lorbeerblatt**
- **½ TL Pfefferkörner**
- **120 g Tomatenmark (auf Wunsch)**

- **Salz**
- **4 EL Weißweinessig oder Apfelessig**

Bei Verwendung ungegarter Knochen: Die Knochen auf ein Backblech legen und bei 190 Grad Celsius 30 bis 60 Minuten backen. (Für eine Suppe gebe ich bei diesem Schritt gern Fleisch hinzu, am besten ein fettes Stück.) Abkühlen lassen und alles Fleisch würfeln. In einen großen Suppentopf füllen.

Das Gemüse, die Gewürze und das Tomatenmark hinzugeben. Nach Wunsch salzen. Mit Wasser bedecken und den Essig hinzufügen.

Auf starker Hitze zum Kochen bringen, danach herunterschalten und unter gelegentlichem Umrühren mindestens sechs Stunden oder bis zu 48 Stunden und länger leicht sieden lassen. (Manche Menschen bevorzugen den kräftigeren Geschmack, der beim sehr langen Sieden entsteht. Wer sein Gemüse mit etwas Biss mag, gibt es erst in der letzten halben Stunde hinzu.)

Vom Herd nehmen, etwas abkühlen lassen und die Knochen entnehmen. Wenn die Suppe für den späteren Gebrauch bestimmt ist, abkühlen lassen, die Knochen entnehmen und die Gelatine oder das Fett *nicht* abschöpfen – es ist sehr gesund!

Fettbomben

Fettbomben sind kleine, gesunde Fetthappen, die angenehm satt machen. Sie eignen sich als Zwischenmahlzeit und können sogar eine Mahlzeit ersetzen. Besonders hilfreich sind sie, wenn man Gewicht abbauen möchte, weil sie den Übergang in die Ketose und den Verbleib dort unterstützen.

Der Schmelzpunkt von Kokosöl liegt zwischen 24 und 25 Grad Celsius. Deshalb sollte man diese Leckereien im Sommer lieber im Kühlschrank lagern – ab einer Zimmertemperatur von 22 Grad beginnen sie leicht zu zerlaufen.

Bei Zubereitung in einer Form von 22,5 x 12 Zentimeter ergeben die folgenden Rezepte etwa 18 Stücke von drei bis vier Zentimeter Kantenlänge. Letztlich eignet sich jede Form mit einer vergleichbaren Oberfläche. Alternativ können Sie die flüssige Mischung auch in eine Muffinform mit zwölf Mulden gießen (vorher mit Papierförmchen auskleiden!). Für ein größeres Blech oder dickere Stücke nimmt man einfach die doppelte oder mehrfache Menge.

Weil diese Fettbomben fast vollständig aus Öl bestehen, verteilen sich nicht fettlösliche Süßstoffe eher schlecht darin. In diesem Rezept funktionieren Erythrit und Stevia recht gut. Bei anderen Süßungsmitteln können ungelöste Kristalle in der Masse zurückbleiben, die beim Verzehr nicht jeder mag.

Zitronen-Kokosbomben

- **250 ml zerlassenes Kokosöl**
- **4 EL ungesüßte Kokosraspel**
- **1 EL Zitronenextrakt**
- **Süßungsmittel entsprechend 100 g Zucker (z. B. flüssige Stevia, pulverisierte Stevia, Erythrit, Lo Han Guo oder Xylit)**

Eine Backform von 22,5 x 12,5 Zentimeter fetten oder eine Muffinform mit Papierförmchen auskleiden.

Alle Zutaten in einer Schüssel gut verrühren.

Die Mischung in die vorbereitete Form gießen und mindestens eine Stunde im Kühlschrank oder 30 Minuten im Gefrierschrank erkalten lassen.

Die erstarrte Masse mit einem Messer in Quadrate von vier Zentimeter Kantenlänge schneiden. Zugedeckt im Kühlschrank oder an einem kühlen Ort (unter 22 Grad Celsius) lagern.

Röstkokos-Schokoladenbomben

- **250 ml zerlassenes Kokosöl**
- **30 g Schokolade (99 % Kakao, ungesüßt), zerlassen**
- **½ TL Kokosextrakt**
- **Süßungsmittel entsprechend 100 g Zucker (z. B. flüssige Stevia, pulverisierte Stevia, Erythrit, Lo Han Guo oder Xylit)**
- **4 EL ungesüßte Kokosraspel**

Den Backofen auf 165 Grad Celsius vorheizen.

Eine Backform von 22,5 x 12,5 Zentimeter fetten oder eine Muffinform mit Papierförmchen auskleiden.

Alle Zutaten (bis auf die Kokosraspel!) in einer Schüssel gut verrühren.

Die Mischung auf ein Backblech streichen und in vier bis fünf Minuten leicht anbräunen. (Achtung, dabeibleiben, Kokos verbrennt leicht!) Die Kokosstreusel in die Kokosölmischung geben und gründlich unterrühren.

Die ganze Mischung in die vorbereitete Form gießen und mindestens eine Stunde im Kühlschrank oder 30 Minuten im Gefrierschrank erkalten lassen.

Die erstarrte Masse mit einem Messer in Quadrate von vier Zentimeter Kantenlänge schneiden. Zugedeckt im Kühlschrank oder an einem kühlen Ort (unter 22 Grad Celsius) lagern.

Rezepte für den Darm mit präbiotischen Fasern

Der Darmflora kann man auf schmackhafte Weise auf die Sprünge helfen und so mehr hilfreiche Bakterienstämme ansiedeln, das Darmkrebsrisiko senken und sogar Stoffwechselwerte wie Blutzucker, Triglyzeride und Cholesterin günstig beeinflussen. Schließlich reicht es nicht aus, lediglich Probiotika einzunehmen oder fermentierte Speisen zu essen. Damit führen wir uns lediglich erwünschte Mikroorganismen zu. Präbiotische Fasern nähren diese Bakterien, damit sie sich gut vermehren und die unerwünschten Keime verdrängen können.

Weizenkiller-Smoothie

Das hier ist kein normaler Smoothie, denn er ist speziell dafür entwickelt, die unangenehmen Entzugssymptome zu lindern, die zu Beginn des Verzichts auf Weizen, Roggen, Gerste und vielleicht auch Mais stehen. Gleichzeitig beginnen wir damit, präbiotische Fasern zu liefern.

Sie brauchen dafür einen Mixer oder eine Küchenmaschine mit einem leistungsfähigen Motor, die mit den zähen, grünen, unreifen Bananen fertigwird. Es geht wirklich um grüne, unreife Bananen, deren Fasern für den Menschen unverdaulich, für die Darmflora hingegen gut verdaulich sind. Eine grüne, unreife Banane liefert bis zu 27 Gramm unverdauliche Fasern (unser Ziel sind zehn bis 20 Gramm pro Tag).

Für das Magnesium verwende ich eine Mischung aus Magnesiumchlorid und -acetat mit 133 Milligramm elementarem Magnesium pro Teelöffel. Natürlich können Sie auch andere flüssige oder pulverförmige Magnesiumquellen verwenden. Nur von Magnesiumoxid sollten Sie Abstand nehmen, weil es schlecht absorbiert wird und häufig zu Diarrhö führt. Die Vitamin-D-Dosis kann individuell angepasst werden. Ich habe 5000 Internationale Einheiten (IU) angegeben, weil das eine übliche Dosierung für Erwachsene ist. Dosieren Sie bitte nach Bedarf unter Berücksichtigung ärztlicher Empfehlungen und sonstiger Vitamin-D-Quellen. Kalium ist nicht extra hinzugefügt, da Kokosmilch und Banane viel Kalium liefern (461 Milligramm Kalium bei Verwendung von Kokosmilch aus dem Tetrapack; 1053 Milligramm bei Verwendung von Kokosmilch aus der Dose).

Gegen die Gelüste, die manche Menschen während des Weizenentzugs quälen, habe ich 5-Hydroxytryptophan (5-HTP) hinzugefügt: Einfach eine Kapsel 5-HTP von 50 Milligramm öffnen und den Inhalt in den Smoothie geben. Da 5-HTP den Serotoninspiegel im Gehirn hebt, nehmen viele Menschen dieses Ergänzungsmittel täglich zur Stimmungsaufhellung. (Bei Einnahme von Antidepressiva oder von Carbidopa gegen die Parkinson-Krankheit darf 5-HTP nur unter ärztlicher Kontrolle genommen werden, damit der Serotoninspiegel nicht zu hoch wird.) Jod geht einen versteckten Jodmangel an, der eine leichte Schilddrüsenunterfunktion nach sich ziehen und so das Abnehmen behindern kann. (Bei Hashimoto-Thyreoiditis sollten Sie vor Einnahme von Jod mit dem Arzt sprechen.) Aloe vera beruhigt den Verdauungstrakt, während das Chaos des bisherigen Weizenkonsums abklingt.

Alle Bestandteile dieses Smoothies kann man also individuell anpassen und mehr, weniger oder gar nichts davon verwenden. Berücksichtigen Sie insbesondere, ob Sie einen dieser Stoffe bereits in anderer Form einnehmen. Den Geschmack können Sie beliebig anpassen, zum Beispiel indem Sie statt Muskat und Zimt eine Handvoll Heidelbeeren, Himbeeren oder Erdbeeren hinzufügen. Wer es süßer mag, kann mit Stevia, Erythrit oder Lo Han Guo nachsüßen.

Ergibt etwa einen halben Liter

- **375 ml ungesüßte Kokos-, Mandel- oder Hanfmilch (Tetrapack)**
- **2 EL zerlassenes Kokosöl**
- **1 grüne, unreife Banane, in dicken Scheiben**
- **60 ml Aloe-vera-Saft (ganzes Blatt, gefiltert)**
- **150 mg flüssiges Magnesium (elementares Magnesium)**
- **5000 IU Vitamin D_3 (Tropfen)**
- **250 bis 500 mg Jod (Kaliumjodid, Tropfen)**
- **50 mg 5-HTP**
- **½ TL Muskatnuss, gemahlen**
- **1 TL Zimt, gemahlen**

Alle Zutaten in den Mixer oder in die Küchenmaschine geben und zerkleinern, bis die Banane püriert ist. Sofort trinken.

Putzkekse

Diese leckeren »Kekse« liefern zusätzlich präbiotische Fasern aus Fructooligosacchariden (Inulin). Die Menge – zwei bis drei Gramm präbiotische Fasern pro Stück – hängt von der verwendeten Marke ab. In Deutschland sind sie allerdings momentan nur als Import zu bekommen.

Mit 1 ½ Esslöffeln ungesüßtem Kakao bekommt man Schokoladen-Putzkekse.

Ergibt 8 Riegel oder 6 Muffinformen

- **250 ml Kokosöl**
- **3 EL Mandelbutter**
- **125 g Kokosmehl**
- **4 EL Kakaostückchen (Kakaonibs)**
- **2 EL Inulin**
- **Süßungsmittel entsprechend 100 g Zucker (z. B. flüssige Stevia, pulverisierte Stevia, Erythrit, Lo Han Guo oder Xylit)**
- **1 TL gemahlener Zimt**
- **1 TL Vanilleextrakt**

Eine Backform von 22,5 x 12,5 Zentimeter fetten oder eine Muffinform mit Papierförmchen auskleiden.

Das Kokosöl in einem Topf auf kleiner Stufe zerlassen. Mandelbutter, Kokosmehl, Kakaostückchen, Inulin, Süßungsmittel, Zimt und Vanille unterrühren und auf kleiner Stufe weiterrühren, bis alles sich gut verbunden hat.

Die Masse in die Form gießen und im Kühlschrank oder im

Gefrierschrank erkalten lassen. In die gewünschte Größe schneiden und im Kühlschrank lagern.

Pikanter Kartoffelsmoothie

Eine rohe Kartoffel fügt einem Smoothie 20 Gramm präbiotische Fasern hinzu. Der Gehalt an verdaulichen Kohlenhydraten ist hingegen vernachlässigbar gering. Anfangs ist diese Menge vielleicht noch zu hoch; dann können Sie einen Teil des Smoothies zugedeckt im Kühlschrank aufbewahren (maximal 48 Stunden) oder mit jemandem teilen. Mit einer rohen Kartoffel können Sie auch andere Smoothierezepte kräftig andicken. Die Kartoffel sollte keine grünen Stellen haben und gut geschält sein, weil grüne Schalen kleine Mengen des giftigen Solanins enthalten.

Kartoffeln sind recht zäh, sodass man einen leistungsstarken Mixer benötigt. (Ich selbst verwende einen Vitamix, der gut damit fertigwird.) Je nach persönlichem Süßhunger können Sie mit etwas Stevia oder Erythrit süßen.

Ergibt etwa einen halben Liter

- **1 mittelgroße, rohe Kartoffel, geschält und gewürfelt**
- **250 ml Kokosmilch (Tetrapack)**
- **½ TL Zimt, gemahlen**
- **½ TL Muskat, gemahlen**
- **Süßungsmittel entsprechend 1 EL Zucker (z. B. flüssige Stevia, pulverisierte Stevia, Erythrit, Lo Han Guo oder Xylit)**
- **4 EL Wasser**

Alle Zutaten in den Mixer geben und auf hoher Stufe gründlich pürieren. Eventuell mehr Wasser hinzufügen, bis die gewünschte Konsistenz erreicht ist.

Heidelbeer-Bananen-Smoothie

Dieses Grundrezept lässt sich natürlich endlos abwandeln. Verändern Sie einfach die bescheidene Beerenmenge, oder geben Sie weitere Zutaten wie Chiasamen oder Avocado hinzu.

Ergibt etwa einen halben Liter

- **1 grüne Banane, in dicken Scheiben**
- **80 g Heidelbeeren (frisch oder tiefgekühlt)**
- **250 ml Kokosmilch (Tetrapack)**
- **2 EL Mandelbutter**
- **Süßungsmittel entsprechend 1 EL Zucker (z. B. flüssige Stevia, pulverisierte Stevia, Erythrit, Lo Han Guo oder Xylit)**
- **125 ml Wasser**

Alle Zutaten in den Mixer geben und auf hoher Stufe gründlich pürieren. Eventuell mehr Wasser hinzufügen, bis die gewünschte Konsistenz erreicht ist. Sofort trinken.

Spinat-Kartoffel-Salat mit Avocado-Limetten-Dressing

Auch mit einem guten Salat kann man die Präbiotikazufuhr verbessern. Dieses Rezept bekommt als Sahnehäubchen ein appetitliches Dressing.

Die Süßkartoffel kann man gewürfelt oder in Juliennes verwenden. Das avocadohaltige Dressing sollte am besten gleich, spätestens jedoch innerhalb von 24 Stunden verzehrt werden. Der Limettensaft kann die Bräunung nur für eine gewisse Zeit aufhalten.

Ergibt 4 Portionen als Hauptgericht oder 6 Portionen als Beilage

Salat

- **250 g Spinatblätter, gehackt (roh)**
- **1 mittelgroße Süßkartoffel, geschält und gewürfelt**
- **1 rote Zwiebel, halbiert und in dünnen Ringen**
- **125 g kleine, weiße Champignons, in Scheiben**
- **4 hart gekochte Eier, in Scheiben**
- **5 Streifen Bacon, gegart, abgetropft und in Stücke gebrochen oder gehackt**

Alle Zutaten in eine große Schüssel geben und gut vermischen. Das Dressing (siehe unten) darübergeben.

Avocado-Limetten-Dressing (ca. ½ Liter)

- **2 mittelgroße Avocados, entsteint und geschält**
- **125 ml Olivenöl, extra vergine**
- **4 EL Reisessig**
- **3 EL frischer Koriander, grob gehackt**
- **1 Knoblauchzehe oder 1 TL Knoblauchpulver**
- **Saft von 1 kleinen Limette**
- **½ TL Meersalz**
- **180 ml Wasser**

Alle Zutaten in den Mixer geben und gleichmäßig zerkleinern. Sofort verwenden oder bis zum Verzehr luftdicht verschlossen im Kühlschrank aufbewahren.

Hummus mit pikanten Tupfen

Kichererbsen enthalten viele präbiotische Fasern. Hier peppen wir den Geschmack mit den würzigen Aromen von Knoblauch, Peperoni, sonnengetrockneten Tomaten, Pinienkernen und Schnittlauch auf.

Die persönliche Kohlenhydrattoleranz ist mit Kichererbsen rasch überschritten. Wenn man Hummus jedoch als Dip für Paprikastreifen, Sellerie oder Leinsamencracker verwendet, bleiben die meisten Menschen blutzuckermäßig im akzeptablen Rahmen.

Ergibt etwa einen halben Liter

- **1 Dose (465 g) Kichererbsen, abgetropft**
- **2 Knoblauchzehen**
- **4 EL Olivenöl, extra vergine**
- **2 EL Zitronensaft, frisch gepresst**
- **2 EL geröstetes Sesamöl**
- **½ TL gemahlene scharfe Paprika**
- **½ TL Meersalz**

Toppings nach Geschmack

- **1 EL Hartkäse (Romano oder Parmesan), fein gerieben**
- **2 EL sonnengetrocknete Tomaten, fein gehackt**
- **4 EL schwarze Oliven (Kalamata)**

- **1 EL Pinienkerne**
- **1 EL Schnittlauch, fein gehackt**
- **½ TL Paprika, fein gemahlen**

Die Kichererbsen mit dem Knoblauch pulsierend im Mixer zerkleinern. Die Mischung in eine kleine Schüssel umfüllen. Olivenöl, Zitronensaft, Sesamöl und Gewürze hinzufügen und gut verrühren. Nach Wunsch mit einem oder mehreren Toppings bestreuen. Luftdicht verschlossen im Kühlschrank aufbewahren.

Magnesiumwasser

Dieses einfache Rezept ergibt Magnesiumcarbonat, das besonders leicht aufgenommen wird und sich daher eignet, um das Magnesium im Gewebe aufzufrischen. Gleichzeitig führt es am seltensten zu Diarrhö. Zur Herstellung muss das Magnesiumhydroxid mit Kohlensäure reagieren. Dabei entstehen Wasser und Magnesiumcarbonat, und die Kohlensäure ist weitgehend verbraucht. 125 Milliliter liefern 90 Milligramm elementares Magnesium – wer zwei Mal am Tag diese Menge zu sich nimmt, hat also bereits 180 Milligramm elementares Magnesium zusätzlich.

Das Ausgangsprodukt muss geschmacklich neutral sein, denn Aromen blockieren die Reaktion zu Magnesiumcarbonat; das Ergebnis ist also nutzlos. Bitte beschriften Sie die Flasche deutlich, damit niemand fröhlich drauflostrinkt und mit Diarrhö bestraft wird. Magnesiumwasser muss nicht in den Kühlschrank, solange es innerhalb von zwei Wochen verbraucht wird.

- **1 l kohlensäurehaltiges Wasser (ohne sonstige Zusätze)**
- **1,5 EL Magnesiumhydroxid (ohne Zusätze)**

Das Wasser öffnen und einige Esslöffel abgießen. Das Magnesiumhydroxid kräftig schütteln, dann 1,5 Esslöffel abmessen und langsam in das Wasser geben. Die Wasserflasche fest verschließen und gründlich schütteln, bis sich alles aufgelöst hat. 15 Minuten stehen lassen, damit die Lösung sich klärt. Zwei Mal täglich je 125 Milliliter trinken.

Elektrolytwasser

Elektrolytgetränke kann man sehr preiswert – und zuckerfrei – selber herstellen und damit nach dem Sport oder bei Diarrhö den Elektrolythaushalt wieder ausgleichen. Natürlich darf man dieses Wasser auch einfach so trinken, um notwendige Mineralien in gesunden Mengen zu sich zu nehmen. Mit ein wenig Zitronen- oder Limettensaft oder einigen Tropfen flüssiger Stevia, reinem Steviapulver oder Erythrit schmeckt es noch besser.

Das Gesamtrezept enthält etwa 90 Milligramm elementares Magnesium, 600 Milligramm Natrium und 285 Milligramm Kalium. Nach Bedarf können Sie die Menge gern verdoppeln oder vervielfachen.

Ergibt 1,25 Liter

- **1 l Wasser**
- **125 ml Kokoswasser (ungesüßt)**
- **125 ml Magnesiumwasser (siehe vorstehendes Rezept)**
- **½ TL Backpulver (Natriumcarbonat)**

Das Wasser in einem großen, sauberen, fest schließenden Behälter mit den übrigen Zutaten mischen und schütteln, bis sich alles aufgelöst hat. Nach Belieben trinken.

Anhang B

Verstecktes Getreide: Hier müssen Sie auf der Hut sein

Wer kein Getreide zu sich nehmen möchte, sollte in erster Linie Gerichte aus natürlichen Einzelzutaten essen, also Gemüse aller Art, aber auch Früchte, Fleisch, Geflügel, Fisch, Nüsse, Samen und Milchprodukte (zum Beispiel Käse und naturbelassenen Joghurt). Solche Produkte enthalten nur Getreide, wenn jemand dies hinzugefügt hat.

Bei Einladungen, im Restaurant oder beim Kauf fertig zubereiteter Speisen besteht immer die Gefahr einer Verunreinigung, insbesondere durch Weizen, Gerste und Maisstärke. Es kommt leicht zur Querkontamination durch Küchengeräte, Mehlstaub oder Flüssigkeiten, die mit Getreide in Kontakt waren. Für Menschen mit extremer Glutensensitivität oder einer echten Allergie gegen einen Getreidebestandteil kann dies sehr gefährlich sein. Speisen, die als »glutenfrei« gekennzeichnet sind, sollten in einem separaten Bereich zubereitet werden, in dem eine solche Kontamination ausgeschlossen ist. Im Restaurant ist die Küche dabei besonders gefordert, weil diese Zubereitungsweise schwer zu garantieren ist.

Die folgenden Listen lassen unschwer erkennen, dass Getreide in unglaublich mannigfacher Form daherkommt und häufig in Zusatzstoffen, Verdickungsmitteln oder Panaden versteckt ist.

Couscous, Matze, Orzo, Grahammehl oder Paniermehl werden alle aus Weizen hergestellt, wohingegen modifizierte Speisestärke normalerweise aus Weizen oder Mais erzeugt wird.

Nur Produkte mit dem »Glutenfrei«-Siegel müssen nicht nur glutenfrei sein (maximal 20 ppm Glutengehalt), sondern auch aus glutenfreien Produktionslinien stammen. Seien Sie also vorsichtig: Selbst wenn eine weizenhaltige Zutat nicht ausdrücklich genannt ist, kann das Produkt dennoch Gluten enthalten.

Kontaktieren Sie im Zweifelsfall den Kundenservice oder die Website des Herstellers, oder fragen Sie nach, ob das gewünschte Produkt aus einer glutenfreien Produktion stammt. Wenn gelegentlich auch glutenhaltige Produkte dort verarbeitet werden (zum Beispiel Keksstückchen im Eis oder in der Schokolade), wird darauf normalerweise mit dem Warnhinweis *»Kann Spuren von Weizen/Gluten enthalten«* hingewiesen.

Bitte beachten Sie, dass »weizenfrei« nicht dasselbe ist wie »glutenfrei«. Weizenfrei kann bedeuten, dass statt Weizen hier Gerstenmalz oder Roggen verwendet wurde – beides ist jedoch glutenhaltig. Besonders glutenempfindliche Personen (vor allem Zöliakiepatienten) dürfen nicht davon ausgehen, dass weizenfrei auch glutenfrei heißt.

Offensichtliche Weizen-, Roggen- oder Gerstenquellen wie Brot, Nudeln oder Kuchen sind leicht zu identifizieren und werden offen genannt.

Im Anschluss sind weniger offensichtliche Quellen aufgeführt, die Weizen oder Gluten enthalten können. Begriffe mit einem Fragezeichen (?) bedeuten, dass hier zumindest die Möglichkeit besteht (da die Hersteller ungern den exakten Grundstoff angeben).

Aroma: Karamell (?)
Baguette
Beignet, also Fettgebackenes
Brioche
Bulgur
Burritos
Couscous
Crêpes
Croûtons
Dextromaltose
Dinkel
Durum
Einkorn
Emmer
Emulgatoren
Farro
Focaccia
Fu (Seitan, Gluten in asiatischen Speisen)
Gerste, Gerstenmalz
Gnocchi
Grieß
Grütze
Hydrolysiertes pflanzliches Protein (oder: Weizenprotein)
Hydrolysierte Stärke
Kamut
Maltodextrin
Matze
Mehlschwitze
Modifizierte Speisestärke
Orzo
Panko (japanisches Paniermehl)
Quiche
Ramen
Roggen
Roux
Saucenpulver
Seitan (fast reines Gluten, Fleischersatz)
Semolina (Grieß)
Soba (meist Buchweizen, aber häufig mit Weizenzusätzen)
Sprossen (wenn nicht ausdrücklich »Bohnenkeime« oder Ähnliches)
Stabilisatoren
Streusel
Strudel
Taboulé
Texturiertes pflanzliches Protein
Triticale (Kreuzung aus Weizen und Roggen)

Triticum
Udon
Vollkornmehl
Weizengluten
Weizenkeime
Weizenkleie
Wrap

Mais erkennt man auch nicht immer auf Anhieb. Maiskolben, Maismehl, Maissirup oder Popcorn sind offensichtliche Maisquellen. Doch auch Mais kann sich gut verstecken, zum Beispiel in Form von:

Grieß
Hominy (spezielles weißes Maismehl)
Hydrolysiertes pflanzliches Protein (oder: Maisprotein)
Hydrolysierte Maisstärke
Kukuruz
Maiskeimöl
Modifizierte Stärke
Pflanzenöl
Polenta
Zea mays

Daneben gibt es buchstäblich Hunderte verbreiteter Lebensmittelzusätze, die aus Mais gewonnen werden, darunter Dextrose, Dextrin, Maltodextrin, Maltit, Polydextrose, Ethanol, Karamellfarbstoff und künstliche Aromastoffe. Bei den meisten kommt man nicht auf Anhieb darauf, dass sie aus Mais hergestellt sind. Andererseits ist der Proteingehalt nach der Verarbeitung vernachlässigbar gering, sodass hier mehrheitlich kein signifikantes Getreideproblem besteht (das Zuckerproblem bleibt natürlich).

Bitte behalten Sie im Hinterkopf, dass auch viele Arzneimittel und Nahrungsergänzungsmittel Weizen oder Mais enthalten können. Falls Sie das Gefühl haben, allen Bemühungen zum Trotz Getreide ausgesetzt zu sein, sollten Sie hier die Zusatzstoffe prüfen.

Andere Getreidesorten wie Reis, Teff, Hafer oder Hirse sind leichter zu identifizieren. Meiden Sie einfach Produkte, bei denen sie aufgeführt sind.

Anhang C

Getreidefrei einkaufen

In diesem Kapitel sind diverse Zutaten aufgelistet, mit denen eine gesunde, getreidefreie Ernährung leichter fällt. Außerdem finden Sie hier einige Grundzutaten, die zur Herstellung fermentierter Lebensmittel erforderlich sind oder der Anreicherung mit präbiotischen Fasern dienen. Einiges ist sehr praktisch, wenn die Familie auf die Barrikaden geht, weil bestimmte Leibspeisen plötzlich fehlen, aber auch für Festtage und zur Bewirtung von Gästen. Kürbismuffins oder einen Käsekuchen mit Früchten kann man problemlos ohne Getreide und Zuckerzusätze herstellen. In den Büchern *Weizenwampe,* im *Weizenwampe-Kochbuch* und im *Weizenwampe-30 Minuten-Kochbuch* finden Sie zahlreiche Rezepte für die getreidefreie Ernährung.

Bananen. Grüne, unreife Bananen eignen sich für die Zubereitung von Smoothies, Joghurt, Kefir, Speiseeis und Kokoseis. Der Zucker in unreifen Bananen ist für den Menschen unverdaulich, nährt jedoch die Darmflora.

Blumenkohl. Blumenkohl ist ein Standardersatz für Kartoffelbrei, Reis, Füllungen und Krusten. Zum Zerkleinern ist eine Küchenmaschine sehr hilfreich.

Chiasamen. Chiasamen eignen sich zwar nicht als reiner Mehlersatz, können aber beim Backen gemahlen oder ganz hinzugefügt werden, um eine festere Konsistenz zu erreichen. Man kann damit auch Smoothies, Joghurt, Kefir oder andere Produkte andicken. Da Chiasamen bei Wasserkontakt aufquellen, kann man damit gut Puddings, Mousses und Gelees herstellen.

Eier. Wenn Sie es sich leisten könnten, sollten Sie auf Bioeier von freilaufenden Hühnern setzen. Sie sind richtig gesund und schmecken auch besser.

Extrakte. Mandel-, Kokos-, Vanille-, Zitronen-, Orangen- und Pfefferminzextrakt (am besten natürlich) empfehlen sich sowohl zum Backen als auch zum Herstellen von Fettbomben (siehe Rezepte in Anhang A).

Gheebutter. Gheebutter ist geklärte Butter: das Öl aus der Butter, dem durch Erhitzen die letzten Proteinanteile entzogen wurden. Es handelt sich um ein besonders gut verträgliches Milchprodukt, weil Molke, Kasein und Laktose weitestgehend entfernt sind.

Guarkernmehl. Ein Verdickungsmittel, das sich beim weizenfreien Backen bewährt hat, wenn der Teig besser zusammenhalten und fester werden soll. Besonders gut eignet sich Guarkernmehl für die Herstellung von Speiseeis oder Kokoseis, denn es sorgt im Mund für ein angenehm cremiges Gefühl.

Inulin. In Pulverform handelt es sich um eine preisgünstige, bequeme Methode, um Smoothies, Joghurt und andere Lebensmittel mit präbiotischen Fructooligosacchariden anzureichern.

Kakaopulver. Bei Kakaopulver kommt es auf reinen Kakao ohne Zuckerzusätze an.

Kartoffeln. Gekochte Kartoffeln jagen den Blutzucker in astronomische Höhen, rohe Kartoffeln hingegen sind unverdaulich –

außer für die Darmflora. Schälen und fein gehackt in den Salat geben oder für Saucen oder Smoothies pürieren.

Knochen. Aus Knochen vom zubereiteten Fleisch oder vom Fleischer lassen sich Suppen und Brühen kochen.

Kokosmehl. Zur Herstellung von Kokosmehl wird getrocknetes Kokosfleisch fein gemahlen. In der getreidefreien Küche ist es ein Grundnahrungsmittel. Beim Backen ergänzt es Nussmehle und bewirkt eine feinere Konsistenz. (Bei alleiniger Verwendung wird das Endprodukt ausgesprochen schwer und nahezu unverzehrbar.) Kokosmehl saugt schnell Wasser auf und muss daher luftdicht verschlossen gelagert werden.

Kokosmilch. Kokosmilch aus der Dose eignet sich gut zum Andicken und als Ersatz für saure Sahne. Produkte aus dem Tetrapack sind dünnflüssiger und dienen als Milchersatz (zum Beispiel für den Kaffee oder beim Backen). Achten Sie auf eine Marke mit ausdrücklich BPA-freier Beschichtung. Wer bei BPA auf Nummer sicher gehen will, kann die Version aus der Packung auch mit Kokosraspeln andicken, die zuvor im Mixer pulverisiert wurden. Oder Sie machen Ihre Kokosmilch selbst: Kokosfleisch mit Wasser fein zerkleinern und gut durchseihen.

Kokosraspel. Ungesüßte Kokosraspel können Brot, Muffins und anderen Backwaren den nötigen Biss und mehr Aroma verleihen. Man kann damit auch getreidefreien Kuchen, Cupcakes und Muffins dekorieren. Kokosraspel enthalten viel Kalium und Fasern.

Kulturen. Kulturen für Joghurt oder Kefir aus Kuhmilch oder Kokosmilch kann man aus diversen Quellen beziehen (siehe auch Anhang D). Damit können Sie eigenen Joghurt oder Kefir herstellen und Ihre Darmflora anreichern oder erhalten.

Leinsamen. Leinsamen erhält man gemahlen oder ganz (dann muss man selbst mahlen). Leinsamen enthält viele Fasern (gut für den Darm!) und die pflanzliche Omega-3-Fettsäure Linolensäure. Gemischt mit Mandelmehl ist Mehl aus Leinsamen äußerst vielseitig verwendbar. Zum Backen nimmt man besser goldenen Leinsamen als braunen.

Mandelmehl, gemahlene Mandeln. Gemahlene Mandeln aus ganzen Mandelkernen (mit dem braunen Häutchen) sind etwas gröber als das weiße Mandelmehl aus blanchierten Mandeln (ohne das Häutchen). Beide Formen eignen sich hervorragend als Weizenmehlersatz, und die damit zubereiteten Speisen oder das Gebäck schmecken ausgezeichnet. Für Kuchen verwende ich lieber das weiße Mandelmehl, für andere Zwecke die gemahlenen Mandeln mit Häutchen.

Mandelmilch, ungesüßt. Mandelmilch ist die durchgeseihte Flüssigkeit, die beim Mahlen eingeweichter Mandeln entsteht. Sie ist dünnflüssiger als Kuhmilch. Achten Sie beim Kauf auf ungesüßte Produkte, damit Sie keinen unerwünschten Zucker erhalten. Oder machen Sie Mandelmilch selbst: Ganze Mandelkerne 24 Stunden in Wasser einweichen. Abgießen und die Mandeln pürieren. Das Püree durch ein dicht gewebtes Baumwolltuch abseihen. Mit Wasser verdünnen und dabei je nach gewünschter Konsistenz etwa die doppelte Menge Wasser wie Mandeln verwenden (also zum Beispiel zwei Tassen Wasser auf eine Tasse Mandeln). Mit dem Mandelbrei kann man backen oder Saucen andicken.

Nüsse. Verwenden Sie zum Backen immer zerkleinerte rohe Mandeln, Pekannüsse, Walnüsse, Pistazien, Haselnüsse, Paranüsse oder Macadamias. Trocken geröstete Nüsse (zum Knabbern) sind nicht in ungesundem Öl wie hydrogenisiertem Sojaöl geröstet.

Nussbutter. Mandelbutter, Erdnussbutter, Cashewbutter oder Sonnenblumenbutter kauft man als »Butter« oder »Mus« oder bereitet sie aus ganzen Nüssen in der Küchenmaschine selbst zu.

Nussmehl. Gemahlene Mandeln, Pekannüsse, Walnüsse, Haselnüsse oder Cashewkerne.

Öle. Olivenöl (extra vergine und das geschmacksneutrale extra light), Avocadoöl, Leinöl und Walnussöl sollten immer zur Hand sein.

Samen und Kerne. Sonnenblumen- und Kürbiskerne, aber auch Sesam- oder Chiasamen sind ungeröstet eine gute Wahl. Man kann sie zu Mehl mahlen und damit backen, sie in getreidefreies Müsli geben oder mit ihnen die Konsistenz von getreidefreien Keksen und Energieriegeln aufpeppen, damit die Zähne etwas zu tun haben.

Schokolade. Wählen Sie 99-prozentige oder 100-prozentige Schokolade, also Kakao mit Kakaobutter, aber ohne Zucker. So bekommt jedes Gericht eine schmackhafte Schokoladennote, und alle, die keine Milch vertragen, können gefahrlos mitessen.

Shirataki-Nudeln. Nudeln und Pastaersatz aus dem Mehl der Konjakwurzel wirken sich kaum auf den Blutzucker aus. Shirataki gibt es portionsweise abgepackt im Beutel zu kaufen, für gewöhnlich im Kühlregal oder aber im Versandhandel. Vor dem Verzehr das Wasser abgießen und die Nudeln gut abspülen (sie riechen leicht fischig, das macht aber nichts), dann zum Aufwärmen kurz aufkochen.

Süßungsmittel. Empfehlenswert sind reine, flüssige Stevia, reines Steviapulver, pulverisierte Stevia mit Inulin (nicht mit Maltodextrin), Erythritpulver, Swerve (Inulin und Erythrit), Truvia (Erythrit und Rebiana, ein Steviaisolat, Produkte mit Erythrit und Luo Han Guo) sowie Xylit.

Trockenfrüchte. Getrocknete Aprikosen, Cranberrys, Datteln, Feigen, Heidelbeeren oder Johannisbeeren kann man in kleinen Mengen selbst gebackenen getreidefreien Keksen oder Kuchen zusetzen. Achten Sie stets auf ungesüßte Früchte, die nicht in Zucker oder Fruktosesirup gebadet sind.

Xanthan. Ein Verdickungsmittel aus Fasern, mit dem man getreidefreien Teig fester und klebriger machen kann. Auch zur Zubereitung von Speiseeis oder Kokoseis geeignet.

Anhang D

Bezugsquellen und Ansprechpartner

Bezugsquellen für Starterkulturen

Starterkulturen (Fermente) gibt es beispielsweise im Reformhaus, im Bioladen oder im Versandhandel. Gängige Marken sind A. Vogel Vital-Ferment Joghurt, Holo-Joghurt-Ferment, IQ-Vitality Probiotic, My.Yo Joghurtpulver Pro- und Prebiotisch, My.Yo Kefirferment sowie Spinnrad LaBiDa.

Ermittlung von Nahrungsmittelallergien und -unverträglichkeiten

Bitte wenden Sie sich bei Verdacht auf eine echte Allergie (wie Zöliakie) oder eine Unverträglichkeit (zum Beispiel von Gluten oder Kuhmilch) zunächst an Ihren Hausarzt, und besprechen Sie die sinnvollste Vorgehensweise, um eventuelle Autoimmunreaktionen gegen Gliadin, Secalin oder Hordein (wichtig bei neurologischen Symptomen) oder eine Intoleranz gegenüber anderen Lebensmitteln zu klären, die hartnäckigen Entzündungen trotz Getreideverzicht oder aber Autoimmunreaktionen zugrunde liegen können. Manche Diagnosen werden über Bluttests (IgG-Antikörper) oder Stuhltests (Gliadin- und Transglutaminase-Antikörper) vorgenommen; teilweise empfiehlt es sich, einen spezialisierten Facharzt einzubeziehen.

Stuhltests auf Gluten-Antikörper, die einen ersten Hinweis auf eine eventuelle Zöliakie liefern, können Sie (auf eigene Kosten) auch direkt im Labor analysieren lassen.
www.medivere.de

Erweiterte Lipoproteintests

Einige Labore bieten erweiterte Lipidprofile nach der LipoDens®-Methode mit einer exakten anteiligen Ermittlung der einzelnen Lipoproteintypen an, die aussagekräftiger sind als ein normales Lipidprofil mit Gesamtcholesterin, HDL-Cholesterin, LDL-Cholesterin und Triglyzeriden. Die Blutprobe nimmt in diesem Fall der Hausarzt und schickt sie an das entsprechende Labor. Die Untersuchung wie auch die Auswertung geht allerdings über die Standardleistungen der gesetzlichen Krankenkassen hinaus.

Auch die Interpretation der Ergebnisse bedarf einer entsprechenden Schulung und Erfahrung. Zum Weiterlesen empfiehlt sich der Artikel »Kleine, dichte LDL – ein Risikofaktor für Atherosklerose« vom Labor Dr. Gärtner, Weingarten:

www.labor-gaertner.de/uploads/media/LaboReport-32.pdf

Fermentieren

Jung, Sohyun. *Vergiss nicht, das Salz auszuwaschen.* mairisch Verlag, Hamburg 2014.

Die Hamburger Künstlerin Sohyun Jung hat dem koreanischen Nationalgericht Kimchi eine eigene Graphic Novel gewidmet, die nicht nur die Zubereitung ausführlich beschreibt, sondern auch die Bedeutung dieses traditionellen Gerichts.

Katz, Sandor. *So einfach ist Fermentieren.* Kopp Verlag, Rottenburg 2014.

Wunderbar geschrieben und illustriert. Das Standardwerk für alles, was man fermentieren kann, einschließlich faszinierender Darstellungen zu den Legenden, kulturellen Eigenheiten, gesundheitlichen und wissenschaftlichen Grundlagen, die diesem Prozess zugrunde liegen. Katz lässt keinen Aspekt aus.

Weitere Hintergrundinformationen, Rezepte und Videos finden Sie zum Beispiel auf der Seite »Wilde Fermente« von Dr. Barbara Hosfeld.

www.wildefermente.de

Fischölkapseln

Achten Sie bei Fischölkapseln bitte auf die Reinheit des Öls, das auf Schadstoffe getestet sein und einen hohen Anteil an Omega-3-Fettsäuren (EPA und DHA) haben sollte, aber auch auf Geruch und Geschmack.

Viele Menschen scheuen vor flüssigem Fischöl zurück, weil sie einen fischigen Geruch oder Geschmack befürchten. Es gibt jedoch nahezu geruchlose Produkte, denen allenfalls vom Hersteller etwas Orangen- oder Zitronenöl beigemischt ist. Fischöl gehört gut verschlossen in den Kühlschrank; bei Zimmertemperatur wird es leicht ranzig.

Die besten Erfahrungen habe ich mit den Fischölprodukten von AscentaNutraSea, Nordic Naturals und Pharmax gemacht.

Kochbücher für die getreidefreie Küche

Carpender, Dana. *500 Paleo-Rezepte. Natürlich, köstlich, glutenfrei.* Aus dem Englischen übersetzt von Imke Brodersen. Wilhelm Goldmann Verlag, München 2015.

David, Dr. med. William. *Weizenwampe. Das Kochbuch. Mit 120 Rezepten.* Aus dem Englischen übersetzt von Imke Brodersen. Wilhelm Goldmann Verlag, München 2014.

David, Dr. med. William. *Weizenwampe. Das 30-Minuten-Kochbuch: 200 glutenfreie Rezepte.* Aus dem Englischen übersetzt von Imke Brodersen. Wilhelm Goldmann Verlag, München 2015.

Marsden, Keris, und Matt Whitmore. *Paleo – Die Steinzeitdiät. Gesund abnehmen & natürlich leben. Über 100 leckere & schnelle Rezepte.* Aus dem Englischen übersetzt von Imke Brodersen. Wilhelm Goldmann Verlag, München 2014.

Sanfilippo, Diane, Bill Staley und Robb Wolf. *Das große Buch der Paläo-Ernährung.* Aus dem Englischen übersetzt von Martin Rometsch. riva Verlag, München 2014.

Walker, Danielle. *Paleo-Küche für Genießer: 160 einfache Rezepte ohne Gluten, Getreide und Milchprodukte.* Aus dem Englischen übersetzt von Birgit Irgang. riva Verlag, München 2014.

Walker, Danielle. *Paläo-Küche für jeden Tag: Über 100 einfache Rezepte ohne Gluten, Getreide und Milchprodukte.* Aus dem

Englischen übersetzt von Birgit Irgang. riva Verlag, München 2015.

Präbiotika

Das vom Autor empfohlene Produkt Swerve, ein Süßungsmittel aus Erythrit und Fructooligosacchariden, das pro Teelöffel fünf Gramm präbiotische Fasern liefert, ist bisher nur in den USA und Kanada erhältlich.

Empfehlenswerte präbiotische Lebensmittel sind beispielsweise Artischocken, grüne unreife Bananen, Chicorée, Pastinaken, Schwarzwurzel, Spargel, Zichorienwurzel oder Zwiebelgewächse (einschließlich Frühlingszwiebeln und Lauch).

Im Handel sind zudem diverse Produkte unterschiedlicher Hersteller erhältlich.

Weitere Informationsquellen

http://www.gluten-frei.net/
Blog mit eigenen Tests, Rezepten, Reise- und Einkaufstipps, Terminkalender, Linkliste und Shop.

http://www.glutenfrei-unterwegs.de/
Allgemeine Informationen über Gluten, Zöliakie/Sprue, glutenfreie Produkte, Einkaufsquellen, Restaurants, Hotels und vieles mehr.

http://www.querfood.de
Spezialversand für glutenfreie Lebensmittel mit Lagerverkauf bei München.

http://www.was-ist-zoeliakie.de/glutenfreie-lebensmittel/
Mit Listen von glutenfreien Lebensmitteln, spezialisierten Versandhändlern und Restaurantkarte.

Danksagung

Wenn etwas ein derart revolutionäres Phänomen ins Rollen bringt wie die *Weizenwampe*-Bewegung, geht dies bald über den Einfluss eines Einzelnen hinaus. Ein zunächst persönliches Anliegen – ich wollte begreifen, warum meine Patienten derart erstaunliche gesundheitliche Veränderungen durchliefen, sobald sie den Weizen aus der Ernährung eliminierten – setzte diverse Projekte in Gang, die meiner Überzeugung nach unsere Vorstellungen von Nahrungsmitteln und Ernährung nachhaltig verändern werden.

Das *Weizenwampe*-Team ist gewachsen, und einige aus dem Team haben entscheidend zu diesem neuen Buch, dem *Weizenwampe Gesundheitsplan,* beigetragen, in dem alle bisherigen Informationen der *Weizenwampe*-Serie und alle ergänzenden Projekte zusammenlaufen.

Besonders wichtig waren dabei die folgenden Personen:

Mein Agent, Rick Broadhead, der mit vollem Herzblut für dieses Thema kämpft. Ich kann mir keinen hartnäckigeren und zugleich im Umgang angenehmeren Fürsprecher vorstellen.

Meine Lektorinnen bei Rodale, Jennifer Levesque und Anne Egan, halfen mir, diese Botschaft an die Bedürfnisse einer Leserschaft anzupassen, die unbedingt genauer verstehen will, warum dieser Ansatz funktioniert, obwohl er jeder Intuition widerspricht. Trotz der Veränderungen in der Verlagsbranche haben sie dazu beigetragen, die Botschaft der *Weizenwampe* in die Öffentlichkeit zu tragen, wo die Menschen mit widerstreitenden und oft gegenteiligen Ernährungsempfehlungen bombardiert werden. Rodale Books' Vice President/Publisher Mary Ann Naples und Vice President/Deputy Publisher Kristin Kiser haben im Hintergrund für das Thema *Weizenwampe* gearbeitet und so Projekte wie die Ausstrahlung des *Weizenwampe*-Specials in den öffentlichen Fernsehsendern ermöglicht. Meine Pressesprecherin bei Rodale, Emily Eagan Weber, wusste meisterlich mit den launischen Medien umzugehen und konnte diese Botschaft in der Öffentlichkeit halten, während Chris DeMarchis unermüdlich zahlreiche logistische Details klärte.

Der *Weizenwampe Gesundheitsplan* ist kein isoliertes Projekt, sondern Teil eines ganzen Bataillons, in dem sich alle Projekte gegenseitig befruchten konnten und jeder seinen direkten oder indirekten Beitrag zum endgültigen Gelingen beisteuerte. Zu den Mitgliedern des *Weizenwampe*-Teams zählen: mein alter Freund Chris Kliesmet, der vom ersten Tag an mit mir an diesen Ideen feilte; Gary und Patti Miller, die führenden Köpfe der Aufklärungs- und Ernährungsprojekte; Paul und Anne MacInnis, die meine Vorträge, Touren und Medienprojekte organisierten; und die Social-Media-Beraterin Cindy Ratzlaff, der wir einen ansprechenderen, unterhaltsameren Online-Auftritt des *Weizenwampe*-Konzepts verdanken.

Meiner Frau und Gefährtin, Dawn, die mit den zahllosen Stunden der Zerstreutheit fertigwerden musste, die mit dem Schreiben eines Buches einhergehen, gebührt ein dickes Dankeschön für ihre Geduld und ihre Unterstützung. Jetzt, wo ich nicht mehr vorrangig mit Schreiben beschäftigt bin, ist Schluss mit den verwirrten Blicken: Du stehst wieder im Zentrum meiner Aufmerksamkeit.

Quellen

1. KAPITEL

1 C. Roberts and K. Manchester, »Dental Disease,« in *The Archaeology of Disease* (New York: Cornell University Press, 2005), 63-83; M. N. Cohen and G. M. M. Crane-Kramer, Zusammenfassung der Herausgeber, in *Ancient Health: Skeletal Indicators of Agricultural and Economic Intensification* (Gainesville: University Press of Florida, 2007), 320-43; L. Cordain, »Cereal Grains: Humanity's Double-Edged Sword,« in *Evolutionary Aspects of Nutrition and Health,* ed. A. P. Simopoulos (Basel: Karger, 1999);84: 19-73.

2 Cohen, *Ancient Health,* 320-43.

3 »Global and Regional Food Consumption Patterns and Trends,« World Health Organization, Zugriff 10. April 2014; http://www.who.int/dietphysicalactivity/publications/trs916/en/gsfao_global.pdf

4 R. Batista et al., »Microarray Analyses Reveal That Plant Mutagenesis May Induce More Transcriptomic Changes Than Transgene Insertion,« *Proceedings of the National Academy of Sciences of the United States of America* 105, no. 9 (2008): 3640-45.

5 S. Pearce et al., »Molecular Characterization of Rht-1 Dwarfing Genes in Hexaploid Wheat,« *Plant Physiology* 157 (December 2011): 1820-31.

6 P. Sabelli and P. M. Shewry, »Characterization and Organization of Gene Families at the Gli-1 Loci of Bread and Durum Wheat by Restriction Fragment Analysis,« *Theoretical and Applied Genetics* 83 (1991): 209-16.

7 H. C. Van den Broeck et al., »Presence of Celiac Disease Epitopes in Modern and Old Hexaploid Wheat Varieties: Wheat Breeding May Have Contributed to Increased Prevalence of Celiac Disease«, *Theoretical and Applied Genetics* 121 (2010): 1527-39.

8 A. Rubio-Tapia et al., »Increased Prevalence and Mortality in Undiagnosed Celiac Disease,« *Gastroenterology* 137, no. 1 (July 2009): 88-93.

9 C. Zioudrou, R. A. Streaty, and W. A. Klee, »Opioid Peptides Derived from Food Proteins. The Exorphins,« *Journal of Biological Chemistry* 254, no. 7 (April 10, 1979): 2446-49.

10 J. M. Tjon, J. van Bergen, and F. Koning, »Celiac Disease: How Complicated Can It Get?« *Immunogenetics* 62, no. 10 (October 2010): 641-51.

11 X. Gao et al., »High Frequency of HMW-GS Sequence Variation through Somatic Hybridization between *Agropyron elongatum* and Common Wheat,« *Planta* 23, no. 2 (January 2010): 245-50.

12 W. J. Peumans, H. M. Stinissen, and A. R. Carlier, »Isolation and Partial Characterization of Wheat-Germ-Agglutinin-Like Lectins from Rye *(Secale cereale)* and Barley *(Hordeum vulgare)* Embryos«, *Biochemical Journal* 203, no. 1 (April 1, 1982): 239-43.

13 V. Lorenzsonn and W. A. Olsen, »In Vivo Responses of Rat Intestinal Epithelium to Intraluminal Dietary Lectins,« *Gastroenterology* 82 (1982): 838-48.

14 P. B. Holm, K. N. Kristiansen, and H. B. Pedersen, »Transgenic Approaches in Commonly Consumed Cereals to Improve Iron and Zinc Content and Bioavailability,« *Journal of Nutrition* 132, no. 3 (March 2002): 514S-6S.

15 R. Gibson, »Zinc Nutrition in Developing Countries,« *Nutrition Research Reviews* 7 (1994): 151-73; L. H. Allen, »The Nutrition CRSP: What Is Marginal Malnutrition and Does It Affect Human Function?« *Nutrition Reviews* 51 (1993): 255-67.
16 C. Larré et al., »Assessment of Allergenicity of Diploid and Hexaploid Wheat Genotypes: Identification of Allergens in the Albumin/Globulin Fraction,« Journal *of Proteomics* 74, no. 8 (August 12, 2011): 1279-89.
17 E. A. Pastorello et al., »Wheat IgE-Mediated Food Allergy in European Patients: Alpha-Amylase Inhibitors, Lipid Transfer Proteins and Low-Molecular-Weight Glutenins. Allergenic Molecules Recognized by Double-Blind, Placebo-Controlled Food Challenge,« *Internal Archives of Allergy and Immunology* 144, no. 1 (2007): 10-22.
18 P. Carrera-Bastos et al., »The Western Diet and Lifestyle and Diseases of Civilization,« *Research Reports in Clinical Cardiology* 2 (2011): 15-35.
19 J. Woodburn, »An Introduction to Hadza Ecology,« in *Man the Hunter,* ed. R. B. Lee and I. Devore (New Bruswick (USA): Aldine Transaction, 2009), 49.
20 H. Pontzer et al., »Hunter-Gatherer Energetics and Human Obesity,« *PLoS One 7,* no. 7 (2012): e40503.
21 L. R. Dugas et al., »Energy Expenditure in Adults Living in Developing Compared with Industrialized Countries: A Meta-Analysis of Doubly Labeled Water Studies,« *American Journal of Clinical Nutrition* 93 (2011): 427-41.
22 G. V. Mann et al., »Cardiovascular Disease in the Masai,« *Journal of Atherosclerosis Research* 8, no. 4 (1964): 289-312; G. V. Mann et al., »Atherosclerosis in the Masai,« *American Journal of Epidemiology* 95, no. 1 (January 1972): 26-37.
23 K. Milton, »Hunter-Gatherer Diets: Wild Foods Signal Relief from Diseases of Affluence,« in *Human Diet: Its Origin and Evolution,* ed. P. S. Ungar and M. F. Teaford (Westport, Connecticut: Bergin & Garvey, 2002), 111-22.
24 W. C. Knowler et al., »Diabetes Incidence and Prevalence in Pima Indians: A 19-Fold Greater Incidence than in Rochester, Minnesota,« *American Journal of Epidemiology* 108, no. 6 (December 1978): 497-505; W. C. Knowler et al., »Diabetes Incidence in Pima Indians: Contributions of Obesity and Parental Diabetes,« *American Journal of Epidemiology* 113, no. 2 (February 1981): 144-56.
25 M. Story et al., »The Epidemic of Obesity in American Indian Communities and the Need for Childhood Obesity-Prevention Programs,« *American Journal of Clinical Nutrition* 69, no. 4 (1999): 7475-545.
26 G. M. Egeland, Z. Cao, and T. K. Young, »Hypertriglyceridemic-Waist Phenotype and Glucose Intolerance among Canadian Inuit: The International Polar Year Inuit Health Survey for Adults 2007-2008,« *Canadian Medical Association Journal* 183, no. 9 (June 14, 2011): E553-58, doi:10.1503/cmaj.101801; H. V. Kuhnlein et al., »Arctic Indigenous Peoples Experience the Nutrition Transition with Changing Dietary Patterns and Obesity,« *Journal of Nutrition* 134, no. 6 (June 2004): 1447-53.
27 P. Zimmet et al., »The Effect of Westernization on Native Populations. Studies on a Micronesian Community with a High Diabetes Prevalence,« *Australian and New Zealand Journal of Medicine* 8, no. 2 (April 1978): 141-46.
28 »Progress Can Kill: How Imposed Development Destroys the Health of Tribal People,« Survival International, 2007, http://www.survivalinternational.org/lib/downloads/source/progresscankill/short_report.pdf.
29 J. Day, A. Bailey, and D. Robinson, »Biological Variations Associated with Change in Lifestyle among the Pastoral and Nomadic Tribes of East Africa,« *Annals of Human Biology* 6, no. 1 (Janu-

ary–February 1979): 29-39; D. L. Christensen et al., »Obesity and Regional Fat Distribution in Kenyan Populations: Impact of Ethnicity and Urbanization,« *Annals of Human Biology* 35, no. 2 (March–April 2008): 232-49.

30 F. J. Fernandes-Costa, J. Marshall, and C. Ritchie, »Transition from a Hunter-Gatherer to a Settled Lifestyle in the !Kung San: Effect on Iron, Folate, and Vitamin B_{12} Nutrition,« *American Journal of Clinical Nutrition* 40, no. 5 (December 1984): 1295-303.

31 S. G. Gimeno et al., »Cardiovascular Risk Factors among Brazilian Karib Indigenous Peoples: Upper Xingu, Central Brazil, 2000-3,« *Journal of Epidemiology and Community Health* 63, no. 4 (April 2009): 299-304.

32 S. G. Agostinho Gimeno et al., »Metabolic and Anthropometric Profile of Aruák Indians: Mehináku, Waurá and Yawalapití in the Upper Xingu, Central Brazil, 2000-2002,« *Cadernos de Saúde Pública* 23, no. 8 (August 2007): 1946-54.

33 D. R. Matthews and P. C. Matthews, »Banting Memorial Lecture 2010. Type 2 Diabetes as an ›Infectious‹ Disease: Is This the Black Death of the 21st Century?« *Diabetic Medicine* 28, no. 1 (January 2011): 2-9.

34 W. A. Price, *Nutrition and Physical Degeneration* (Lemon Grove, California: The Price-Pottenger Nutrition Foundation, 1939; Nachdruck 2008).

35 K. O'Dea, »Marked Improvement in Carbohydrate and Lipid Metabolism in Diabetic Australian Aborigines after Temporary Reversion to Traditional Lifestyle,« *Diabetes* 33, no. 6 (June 1984): 596-603.

36 K. O'Dea, »Preventable Chronic Diseases among Indigenous Australians: The Need for a Comprehensive National Approach« (paper presented at the 2005 Australian Judges Conference in Darwin, January 2005), https://www.melbourneinstitute.com/downloads/conferences/archive/s7b/kerin-odea-p.pdf.

37 »Progress Can Kill: How Imposed Development Destroys the Health of Tribal People,« Survival International, 2007, http://www.survivalinternational.org/lib/downloads/source/progresscankill/short_report.pdf.

38 W. Wadd, *Comments on Corpulency, Lineaments of Leanness, Mems on Diet and Dietetics* (Ebers and Co.: London, 1829), 65.

2. KAPITEL

1 Y. Minami et al., »Isolation and Amino Acid Sequence of a Protein-Synthesis Inhibitor from the Seeds of Rye *(Secale cereale),« Bioscience, Biotechnology, and Biochemistry* 62, no. 6 (June 1998): 1152-56.

2 V. Lorenzsonn and W. A. Olsen, »In Vivo Responses of Rat Intestinal Epithelium to Intraluminal Dietary Lectins,« *Gastroenterology* 82, no. 5, pt. 1 (May 1982): 838-48.

3 K. Fälth-Magnusson and K. E. Magnusson, »Elevated Levels of Serum Antibodies to the Lectin Wheat Germ Agglutinin in Celiac Children Lend Support to the Gluten-Lectin Theory of Celiac Disease,« *Pediatric Allergy and Immunology* 6, no. 2 (1995): 98-102.

4 A. Pusztai et al., »Antinutritive Effects of Wheat-Germ Agglutinin and Other N-Acetylglucosamine-Specific Lectin,« *British Journal of Nutrition* 70, no. 1 (July 1993): 313-21; D. L. Freed, »Lectins,« *British Medical Journal* 290, no. 6468 (February 23, 1985): 584-86.

5 R. Cianci et al., »New Insights on the Role of T Cells in the Pathogenesis of Celiac Disease,« *Journal of Biological Regulators and Homeostatic Agents* 26, no. 2 (April–June 2012): 171-79.

6 J. L. Messina, J. Hamlin, and J. Larner, »Insulin-Mimetic Actions of Wheat Germ Agglutinin and Concanavalin A on Specific mRNA Levels,« *Archives of Biochemistry and Biophysics* 254, no. 1 (April 1987): 110-15.

7 J. Chocola et al., »Structural and Functional Analysis of the Human Vaso-

active Intestinal Peptide Receptor Glycosylation. Alteration of Receptor Function by Wheat Germ Agglutinin,« *Journal of Biological Chemistry* 268, no. 4 (February 5, 1993): 2312-18; A. El Battari et al. »The Vasoactive Intestinal Peptide Receptor on Intact Human Colonic Adenocarcinoma Cells (HT29-D4). Evidence for Its Glycoprotein Nature,« *Biochemical Journal* 242, no. 1 (February 15, 1987): 185-91.

8 M. R. Nicol et al., »Vasoactive Intestinal Peptide (VIP) Stimulates Cortisol Secretion from the H295 Human Adrenocortical Tumour Cell Line Via VPAC1 Receptors,« *Journal of Molecular Endocrinology* 32, no. 3 (June 2004): 869-77.

9 L. Souza-Moreira et al., »Neuropeptides as Aleiotropic Modulators of the Immune Response,« *Neuroendocrinology* 94, no. 2 (2011): 89-100.

10 C. Abad and J. A. Waschek, »Immunomodulatory Roles of VIP and PACAP in Models of Multiple Sclerosis,« *Current Pharmaceutical Design* 17, no. 10 (2011): 1025-35.

11 D. Wu, D. Lee, Y. K. Sung, »Prospect of Vasoactive Intestinal Peptide Therapy for COPD/PAH and Asthma: A Review,« *Respiratory Research* 12 (April 11, 2011): 45.

12 K. J. Gross and C. Pothoulakis, »Role of Neuropeptides in Inflammatory Bowel Disease,« *Inflammatory Bowel Diseases* 13, no. 7 (July 2007): 918-32.

13 F. Garcia-Garcia et al., »Sleep-Inducing Factors,« *CNS and Neurological Disorders Drug Targets* 8, no. 4 (August 2009): 235-44.

14 S. Herness and F. L. Zhao, »The Neuropeptides CCK and NPY and the Changing View of Cell-to-Cell Communication in the Taste Bud,« *Physiology and Behavior* 97, no. 5 (July 14, 2009): 581-91.

15 R. Saraceno et al., »The Role of Neuropeptides in Psoriasis,« *British Journal of Dermatology* 155, no. 5 (November 2006): 876-82.

16 T. Jönsson et al., »Agrarian Diet and Diseases of Affluence–Do Evolutionary Novel Dietary Lectins Cause Leptin Resistance?« *BMC Endocrine Disorders* 5 (December 10, 2005): 10.

17 C. J. Adler et al., »Sequencing Ancient Calcified Dental Plaque Shows Changes in Oral Microbiota with Dietary Shifts of the Neolithic and Industrial Revolutions,« *Nature Genetics* 45, no. 4 (April 2013): 450-55.

18 P. Lingström, J. van Houte, and S. Kashket, »Food Starches and Dental Caries,« *Critical Reviews in Oral Biology and Medicine* 11, no. 3 (2000): 366-80.

19 »Dental Decay: The Evolution of Oral Diversity,« Wellcome Trust/Sanger Institute, February 17, 2013, http://www.sanger.ac.uk/about/press/2013/130217.html.

20 L. Cordain, »Cereal Grains: Humanity's Double-Edged Sword,« *World Review of Nutrition and Dietetics* 84 (1999): 19-73.

21 R. Y. Tito et al., »Insights from Characterizing Extinct Human Gut Microbiomes,« *PLoS ONE 7,* no. 12 (2012): e51146, doi:10.1371/journal.pone.0051146; C. De Filippo et al., »Impact of Diet in Shaping Gut Microbiota Revealed by a Comparative Study in Children from Europe and Rural Africa,« *Proceedings of the National Academy of Sciences* 107 (2010): 14691.

22 A. Swidsinski et al., »Active Crohn's Disease and Ulcerative Colitis Can Be Specifically Diagnosed and Monitored Based on the Biostructure of the Fecal Flora,« *Inflammatory Bowel Diseases* 14, no. 2 (February 2008): 147-61.

23 G. H. Perry et al., »Diet and the Evolution of Human Amylase Gene Copy Number Variation,« *Nature Genetics* 39, no. 10 (October 2007): 1256-60.

24 A. Helgason et al., »Refining the Impact of TCF7L2 Gene Variants on Type 2 Diabetes and Adaptive Evolution,«

Nature Genetics 39, no. 2 (February 2007): 218-25.

25 K. S. Juntunen et al., »Structural Differences between Rye and Wheat Breads but Not Total Fiber Content May Explain the Lower Postprandial Insulin Response to Rye *Bread,« American Journal of Clinical Nutrition* 78, no. 5 (November 2003): 957-64.

26 S. M. Stenman et al., »Degradation of Coeliac Disease-Inducing Rye Secalin by Germinating Cereal Enzymes: Diminishing Toxic Effects in Intestinal Epithelial Cells,« *Clinical and Experimental Immunology* 161, no. 2 (August 2010): 242-49; E. Vainio and E. Varionen, »Antibody Response against Wheat, Rye, Barley, Oats, and Corn: Comparison between Gluten-Sensitive Patients and Monoclonal Antigliadin Antibodies,« *Internal Archives of Allergy and Immunity* 106, no. 2 (February 1995): 134-38.

27 W. J. Peumans, H. M. Stinissen, and A. R. Carlier, »Isolation and Partial Characterization of Wheat-Germ-Agglutinin-Like Lectins from Rye *(Secale cereale)* and Barley *(Hordeum vulgare)* Embryos,« *Biochemical Journal* 203, no. 1 (April 1, 1982): 239-43.

28 T. Y. Curtis et al., »Free Amino Acids and Sugars in Rye Grain: Implications for Acrylamide Formation,« *Journal of Agricultural and Food Chemistry* 58 (2010): 195969; J. Postles et al., »Effects of Variety and Nutrient Availability on the Acrylamide-Forming Potential of Rye Grain,« *Journal of Cereal Science 57,* no. 3 (May 2013): 463-70.

29 I. Comino et al., »Significant Differences in Coeliac Immunotoxicity of Barley Varieties,« *Molecular Nutrition and Food Research* 56, no. 11 (November 2012): 1697-707.

30 J. Snegaroff et al., »Barley 3-Hordein: Glycosylation at an Atypical Site, Disulfide Bridge Analysis, and Reactivity with IgE from Patients Allergic to Wheat,« *Biochimica et Biophysica Acta* 1834, no. 1 (January 2013): 395-403.

31 E. A. Pechenkina et al., »Skeletal Biology of the Central Peruvian Coast: Consequences of Changing Population Density and Progressive Dependence on Maize Agriculture,« in *Ancient Health: Skeletal Indicators of Agricultural and Economic Intensification,* ed. M. N. Cohen and G. M. M. Crane-Kramer (Gainesville: University Press of Florida, 2007), 92-112; M. P. Alfonso, V. G. Standen, and V. Castro, »The Adoption of Agriculture among Northern Chile Populations in the Azapa Valley, 9000-1000 BP,« in *Ancient Health: Skeletal Indicators of Agricultural and Economic Intensification,* ed. M. N. Cohen and G. M. M. Crane-Kramer (Gainesville: University Press of Florida, 2007), 245.

32 S. E. Byrnes, J. C. Miller, and G. S. Denyer, »Amylopectin Starch Promotes the Development of Insulin Resistance in Rats,« *Journal of Nutrition* 125, no. 6 (June 1995): 1430-37.

33 E. Vainio and E. Varionen, »Antibody Response against Wheat, Rye, Barley, Oats, and Corn: Comparison between Gluten-Sensitive Patients and Monoclonal Antigliadin Antibodies,« *International Archives of Allergy and Immunology* 106, no. 2 (February 1995): 134-38; E. N. Mills et al., »Structural, Biological, and Evolutionary Relationships of Plant Food Allergens Sensitizing via the Gastrointestinal Tract,« *Critical Reviews in Food Science and Nutrition* 44, no. 5 (2004): 379-407; E. A. Pastorello et al., »Maize Food Allergy: Lipid-Transfer Proteins, Endochitinases, and Alpha-Zein Precursor Are Relevant Maize Allergens in Double-Blind Placebo-Controlled Maize-Challenge-Positive Patients,« *Analytical and Bioanalytical Chemistry* 395, no. 1 (September 2009): 93-102.

34 M. P. Valencia Zavala et al., »Maize *(Zea mays):* Allergen or Toleragen? Participation of the Cereal in Allergic Disease and Positivity Incidence in Cutaneous Tests,« *Revista Alergia Mexico* 53, no. 6 (November–December 2006): 207-11.

35 Vainio, »Antibody Response against Wheat, Rye, Barley, Oats, and Corn,« 134-38.
36 F. Cabrera-Chavez et al., »Maize Prolamins Resistant to Peptic-Tryptic Digestion Maintain Immune-Recognition by IgA from Some Celiac Disease Patients,« *Plant Foods for Human Nutrition* 67, no. 1 (March 2012): 24-30.
37 J. Spiroux de Vendômois et al., »A Comparison of the Effects of Three GM Corn Varieties on Mammalian Health,« *International Journal of Biological Sciences* 5 (2009): 706-26.
38 G. E. Seralini et al., »Long Term Toxicity of a Roundup Herbicide and a RoundupTolerant Genetically Modified Maize,« *Food and Chemical Toxicology* 50, no. 11 (November 2012): 4221-31.
39 B. P. Mezzomo et al., »Hematotoxicity of *Bacillus thuringiensis* as Spore-Crystal Strains CrylAa, CrylAb, CrylAc or Cry-2Aa in Swiss Albino *Mice,« Journal of Hematology and Thromboembolic Diseases* 1 (2013): 1.
40 J. Spiroux de Vendômois et al., »A Comparison of the Effects of Three GM Corn Varieties on Mammalian Health,« 706-26.
41 W. Xu et al., »Analysis of Caecal Microbiota in Rats Fed with Genetically Modified Rice by Real-Time Quantitative *PCR,« Journal of Food Science* 76, no. 1 (January-February 2011): M88-93.
42 S. Thongprakaisang et al., »Glyphosate Induces Human Breast Cancer Cells Growth via Estrogen Receptors,« *Food and Chemical Toxicology* 59C (June 10, 2013): 129-36; V. L. de Liz Oliveira Cavalli et al., »Roundup Disrupts Male Reproductive Functions by Triggering Calcium-Mediated Cell Death in Rat Testis and Sertoli Cells,« *Free Radical Biology and Medicine* 65 (December 2013): 335-46; C. Gasnier et al., »Glyphosate-Based Herbicides Are Toxic and Endocrine Disruptors in Human Cell Lines,« *Toxicology* 262, no. 3 (August 21, 2009): 184-91.
43 S. S. Yadav et al., »Toxic and Genotoxic Effects of Roundup on Tadpoles of the Indian Skittering Frog *(Euflictis cyanophlyctis)* in the Presence and Absence of Predator Stress,« *Aquatic Toxicology* 132-133 (May 15, 2013): 1-8.
44 J. R. Lukacs, »Climate, Subsistence, and Health in Prehistoric India,« in *Ancient Health: Skeletal Indicators of Agricultural and Economic Intensification,* ed. M. N. Cohen and G. M. M. Grane-Kramer (Gainesville: University Press of Florida, 2007), 245.
45 J. S. Sandhu and D. R. Fraser, »Effect of Dietary Cereals on Intestinal Permeability in Experimental Enteropathy in Rats,« *Gut* 24, no. 9 (September 1983): 825-30.
46 »Arsenic in Rice and Rice Products,« US Food and Drug Administration, http://www.fda.gov/Food/FoodborneIllnessContaminants/Metals/ucm319870.htm.
47 F. Faita et al., »Arsenic-Induced Genotoxicity and Genetic Susceptibility to Arsenic-Related Pathologies,« *International Journal of Environmental Research and Public Health* 10, no. 4 (April 12, 2013): 1527-46.
48 Y. Chen et al., »Arsenic Exposure at Low-to-Moderate Levels and Skin Lesions, Arsenic Metabolism, Neurological Functions, and Biomarkers for Respiratory and Cardiovascular Diseases: Review of Recent Findings from the Health Effects of Arsenic Longitudinal Study (HEALS) in Bangladesh,« *Toxicology and Applied Pharmacology* 239, no. 2 (September 1, 2009): 184-92.
49 Vainio, »Antibody Response against Wheat, Rye, Barley, Oats, and Corn,« 134-38; I. Comino et al., »Diversity in Oat Potential Immunogenicity: Basis for the Selection of Oat Varieties with No Toxicity in Coeliac Disease,« *Gut* 60, no. 7 (July 2011): 915-22.
50 M. L. Mishkind et al., »Localization of Wheat Germ Agglutinin-Like Lectins in Various Species of the Gramineae,«

Science 220, no. 4603 (June 17, 1983): 1290-92.

51 J. D. Axtell et al., »Digestibility of Sorghum Proteins,« *Proceedings of the National Academy of Sciences* 78, no. 3 (1981): 1333-35.

3. KAPITEL

1 »Feed Grains: Yearbook Tables,« USDA Economic Research Service, http://www.ers.usda.gov/data-products/feed-grains-database/feed-grains-yearbook-tables.aspx.

2 K. Marx, *Zur Kritik der Politischen Ökonomie,* Karl Dietz Verlag, Berlin 1971. Zitiert nach: http://www.mlwerke.de/me/me13/me13_015.htm.

3 D. Pimentel and M. Pimentel, »Sustainability of Meat-Based and Plant-Based Diets and the Environment,« *American Journal of Clinical Nutrition* 78, no. 3 (2003): 660S-3S.

4 D. Morgan, *Merchants of Grain* (Lincoln, NE: Authors Guild, 2000): 181.

5 http://www.supremecourt.gov/Search.aspx?FileName=/docketfiles/13-303.htm.

6 http://www.umweltstiftung.com/fileadmin/downloads/studiege.pdf.

7 »Agribusiness,« Center for Responsive Politics, http://www.opensecrets.org/lobby/indus.php?id=A&year=2012.

8 https://www.dge.de/ernaehrungspraxis/vollwertige-ernaehrung/ernaehrungskreis/.

4. KAPITEL

1 »Gastrointestinal,« AstraZeneca Annual Report and Form 20-F Information 2011, http://www.astrazeneca-annualreports.com/2011/AZ_Annual_Report_2011_EN.pdf.

2 C. Bourne et al., »Emergent Adverse Effects of Proton Pump Inhibitors,« *La Presse Médicale* 42, no. 2 (February 2013): e53-62.

3 I. M. Tieyjeh et al., »The Association between Histamine 2 Receptor Antagonist Use and *Clostridium difficile* Infection: A Systematic Review and Meta-Analysis,« *PLoS ONE* 8, no. 3 (2013): e56498.

4 S. Biswas et al., »Potential Immunological Consequences of Pharmacological Suppression of Gastric Acid Production in Patients with Multiple Sclerosis,« *BMC Medicine* 10 (June 7, 2012): *57.*

5 M. I. Vazquez-Roque et al., »A Controlled Trial of Gluten-Free Diet in Patients with Irritable Bowel Syndrome-Diarrhea: Effects on Bowel Frequency and Intestinal Function,« *Gastroenterology* 145 (2013): 320-28.

6 C. Ebert et al., »Inhibitory Effect of the Lectin Wheat Germ Agglutinin (WGA) on the Proliferation of AR42J cells,« *Acta Histochemica* 111, no. 4 (2009): 335-42; R. Santer et al., »The Role of Carbohydrate Moieties of Cholecystokinin Receptors in Cholecystokinin Octapeptide Binding: Alteration of Binding Data by Specific Lectins,« *Biochimica et Biophysica Acta* 1051, no. 1 (January 23, 1990): 78-83.

7 A. Sonnenberg and A. D. Müller, »Constipation and Cathartics as Risk Factors of Colorectal Cancer: A Meta-Analysis,« *Pharmacology* 47, sup. 1 (1993): 224-33.

8 C. Catassi et al., »Non-Celiac Gluten Sensitivity: The New Frontier of Gluten Related Disorders,« *Nutrients* 5, no. 10 (September 26, 2013): 3839-53.

9 U. Volta et al., »Serological Tests in Gluten Sensitivity (Non Celiac Gluten Intolerance),« *Journal of Clinical Gastroenterology* 46 (2012): 680-85.

10 S. R. Lynch, B. S. Skikne, and J. D. Cook, »Food Iron Absorption in Idiopathic Hemochromatosis,« *Blood* 74, no. 6 (November 1, 1989): 2187-93.

11 P. B. Holm, K. N. Kristiansen, and H. B. Pedersen, »Transgenic Approaches in Commonly Consumed Cereals to Improve Iron and Zinc Content and Bioavailability,« *Journal of Nutrition* 132, no. 3 (March 2002): 514S-6S.

12 H. Monz6n et al., »Mild Enteropathy as a Cause of Iron-Deficiency Anaemia

of Previously Unknown Origin,« *Digestive and Liver Disease* 43, no. 6 (June 2011): 44853; L. Davidsson, »Approaches to Improve Iron Bioavailability from Complementary Foods,« *Journal of Nutrition* 133, no. 5, sup. 1 (May 2003): 1560S-2S.
13 N. Elhakim et al., »Fortifying Baladi Bread in Egypt: Reaching More Than 50 Million People through the Subsidy Program,« *Food and Nutrition Bulletin* 33, sup. 4 (December 2012): S260-71.
14 N. J. Wierdsma et al., »Vitamin and Mineral Deficiencies are Highly Prevalent in Newly Diagnosed Celiac Disease Patients,« *Nutrients* 5, no. 10 (September 30, 2013): 3975-92; L. R. Sáez et al., »Refractory Iron-Deficiency Anemia and Gluten Intolerance–Response to Gluten-Free Diet,« *Revista Española de Enfermedades Digestivas* 103, no. 7 (July 2011): 349-54.
15 N. Roohani et al., »Zinc and Its Importance for Human Health: An Integrative Review,« *Journal of Research in Medical Sciences* 18, no. 2 (February 2013): 144-57.
16 H. H. Sandstead, »Human Zinc Deficiency: Discovery to Initial Translation,« *Advances in Nutrition* 4, no. 1 (January 1, 2013): 76-81.
17 P. B. Holm, »Transgenic Approaches in Commonly Consumed Cereals,« 514S-6S.
18 International Zinc Nutrition Consultative Group (IZiNCG) et al., »International Zinc Nutrition Consultative Group (IZiNCG) Technical Document #1. Assessment of the Risk of Zinc Deficiency in Populations and Options for Its Control,« *Food and Nutrition Bulletin* 25 (2004): S99-203.
19 A. S. Prasad, »Discovery of Human Zinc Deficiency: Its Impact on Human Health and Disease,« *Advances in Nutrition* 4, no. 2 (March 1, 2013): 176-90.
20 R. B. Ervin and J. Kennedy-Stephenson, »Mineral Intakes of Elderly Adult Supplement and Non-Supplement Users in the Third National Health and Nutrition Examination Survey,« *Journal of Nutrition* 132 (2002): 3422-27; N. J. Wierdsma, »Vitamin and Mineral Deficiencies,« 3975-92; *»Nationale Verzehrsstudie II«*, Max Rubner-Institut, Bundesforschungsinstitut für Ernährung und Lebensmittel, Karlsruhe 2008: 142.
21 R. S. Gibson, »History Review of Progress in the Assessment of Dietary Zinc Intake as an Indicator of Population Zinc Status,« *Advances in Nutrition* 3 (2012): 772-82.
22 Institute of Medicine, *Dietary Reference Intakes for Vitamin A, Vitamin K, Arsenic, Baron, Chromium, Copper, Iodine, Iron, Manganese, Molybdenum, Nickel, Silicon, Vanadium, and Zinc* (Washington, DC: National Academies Press, 2001).
23 N. J. Wierdsma, »Vitamin and Mineral Deficiencies,« 3975-92.
24 O. Jokinen et al., »Lectin Binding to the Porcine and Human Ileal Receptor of Intrinsic Factor-Cobalamin,« *Glycoconjugate Journal* 6, no. 4 (1989): 525-38.
25 W. Hunger-Battefeld et al., »Prevalence of Polyglandular Autoimmune Syndrome in Patients with Diabetes Mellitus Type 1,« *Medizinische Klinik* 104, no. 3 (March 15, 2009): 183-91.
26 L. H. Allen et al., »Considering the Case for Vitamin B_{12} Fortification of Flour,« *Food and Nutrition Bulletin* 31, sup. 1 (March 2010): S36-46.
27 J. A. Arnason et al., »Do Adults with High Gliadin Antibody Concentrations Have Subclinical Gluten Intolerance?« *Gut* 33, no. 2 (February 1992): 194-97.
28 S. F. Choumenkovitch et al., »Folic Acid Intake from Fortification in United States Exceeds Predictions,« *Journal of Nutrition* 132 (2002): 2792-98; J. B. Mason et al., »A Temporal Association between Folic Acid Fortification and an Increase in Colorectal Cancer Rates May Be Illuminating Important Biological Principles: A Hypothesis,«

Cancer Epidemiology, Biomarkers, and Prevention 16 (2007): 1325.
29 http://www.aerzteblatt.de/archiv/84473/Die-obligatorische-Folsaeurefortifikation-von-Nahrungsmitteln-Ein-in-Deutschland-kontrovers-diskutiertes-Thema.
30 R. Vieth, »Vitamin D Supplementation, 25-Hydroxyvitamin D Concentrations, and Safety,« *American Journal of Clinical Nutrition* 69, no. 5 (May 1999): 842-56.
31 M. A. Cabral et al., »Prevalence of Vitamin D Deficiency During the Summer and Its Relationship with Sun Exposure and Skin Phototype in Elderly Men Living in the Tropics,« *Journal of Clinical Interventions in Aging* 8 (2013): 1347-51.
32 A. J. Lucendo and A. Garcia-Manzanares, »Bone Mineral Density in Adult Coeliac Disease: An Updated Review,« *Revista Española de Enfermedades Digestivas* 105, no. 3 (May 2013): 154-62.
33 C. De Filippo et al., »Impact of Diet in Shaping Gut Microbiota Revealed by a Comparative Study in Children from Europe and Rural Africa,« *Proceedings of the National Academy of Sciences of the United States of America* 107, no. 33 (2010): 14691-96.
34 K. Brown et al., »Diet-Induced Dysbiosis of the Intestinal Microbiota and the Effects on Immunity and Disease,« *Nutrients* 4, no. 8 (August 2012): 1095-119.
35 A. W. Walker et al., »Dominant and Diet-Responsive Groups of Bacteria within the Human Colonic Microbiota,« *The ISME Journal: Multidisciplinary-Journal of Microbial Ecology* 5 (2011): 220-30; G. D. Wu et al., »Linking Long-Term Dietary Patterns with Gut Microbial Enterotypes,« *Science* 334 (2011): 105-8.
36 A. H. Sachdev and M. Pimentel, »Gastrointestinal Bacterial Overgrowth: Pathogenesis and Clinical Significance,« *Therapeutic Advances in Chronic Disease* 4, no. 5 (September 2013): 223-31.
37 A. Tursi, G. Brandimarte, and G. Giorgetti, »High Prevalence of Small Intestinal Bacterial Overgrowth in Celiac Patients with Persistence of Gastrointestinal Symptoms after Gluten Withdrawal,« *American Journal of Gastroenterology* 98, no. 4 (April 2003): 839-43; R. Khoshini et al., »A Systematic Review of Diagnostic Tests for Small Intestinal Bacterial Overgrowth,« *Digestive Diseases and Sciences* 53, no. 6 (June 2008): 1443-54.
38 M. D. Howell et al., »Iatrogenic Gastric Acid Suppression and the Risk of Nosocomial Clostridium difficile Infection,« *Archives of Internal Medicine* 170, no. 9 (May 10, 2010): 784-90.
39 M. C. Arrieta, L. Bistritz, and J. B. Meddings, »Alterations in Intestinal Permeability,« *Gut* 55 (2006): 1512-20.
40 D. Bernardo et al., »Is Gliadin Really Safe for Non-Coeliac Individuals? Production of Interleukin 15 in Biopsy Culture from Non-Coeliac Individuals Challenged with Gliadin Peptides,« *Gut* 56, no. 6 (June 2007): 889-90; M. Londei et al., »Gliadin as a Stimulator of Innate Responses in Celiac Disease,« *Molecular Immunology* 42, no. 8 (May 2005): 913-18.
41 W. Wang et al., »Human Zonulin, a Potential Modulator of Intestinal Tight Junctions,« *Journal of Cell Science* (2000): 1134435-40.
42 O. D. Anderson et al., »A New Class of Wheat Gliadin Genes and Proteins,« *PLOS ONE 7,* no. 12 (2012): e52139; J. S. Sandhu and D. R. Fraser, »Effect of Dietary Cereals on Intestinal Permeability in Experimental Enteropathy in Rats,« *Gut* 24, no. 9 (September 1983): 825-30.

5. KAPITEL

1 I. R. Korponay-Szab6 et al., »Deamidated Gliadin Peptides Form Epitopes That Transglutaminase Antibodies Recognize,« *Journal of Pediatric Gastroenterology and Nutrition* 46, no. 3 (March 2008): 253-61.

2 O. Lo Iacono et al., »Anti-Tissue Transglutaminase Antibodies in Patients with Abnormal Liver Tests: Is It Always Coeliac Disease?« *American Journal of Gastroenterology* 100, no. 11 (November 2005): 2472-77.
3 A. J. Williams et al., »The High Prevalence of Autoantibodies to Tissue Transglutaminase in First-Degree Relatives of Patients with Type 1 Diabetes Is Not Associated with Islet Autoimmunity,« *Diabetes Care* 24, no. 3 (March 2001): 504-9.
4 D. B. Mueller et al., »Influence of Early Nutritional Components on the Development of Murine Autoimmune Diabetes,« *Annals of Nutrition and Metabolism* 54, no. 3 (2009): 208-17.
5 S. S. Mehr et al., »Rice: A Common and Severe Cause of Food Protein-Induced Enterocolitis Syndrome,« *Archives of Disease in Childhood* 94, no. 3 (March 2009): 220-23.
6 D. 0. Funda et al., »Gluten-Free Diet Prevents Diabetes in NOD Mice,« *Diabetes/Metabolism Research and Reviews* 15, no. 5 (September–October 1999): 323-27.
7 D. B. Mueller, »Influence of Early Nutritional Components,« 208-17.
8 D. Hansen et al., »High Prevalence of Coeliac Disease in Danish Children with Type I Diabetes Mellitus,« *Acta Paediatrica* 90, no. 11 (November 2001): 1238-43.
9 G. Barera et al., »Occurrence of Celiac Disease after Onset of Type 1 Diabetes: A 6-Year Prospective Longitudinal Study,« *Pediatrics* 109, no. 5 (May 2002): 833-38.
10 W. E. Barbeau et al., »Elevated CD8 T Cell Responses in Type 1 Diabetes Patients to a 13 Amino Acid Coeliac-Active Peptide from a-Gliadin,« *Clinical and Experimental Immunology* (published electronically September 10, 2013): doi:10.1111/cei.12203.
11 K. Vehik et al., »Increasing Incidence of Type 1 Diabetes in 0- to 17-Year-Old Colorado Youth,« *Diabetes Care* 30, no. 3 (March 2007): 503-9.
12 http://www.diabetesde.org/ueber_diabetes/was_ist_diabetes/diabetes_in_zahlen/.
13 J. Jiskra et al., »IgA and IgG Antigliadin, IgA Anti-Tissue Transglutaminase and Antiendomysial Antibodies in Patients with Autoimmune Thyroid Diseases and Their Relationship to Thyroidal Replacement Therapy,« *Physiological Research* 52, no. 1 (2003): 79-88.
14 C. Betterle et al., »Celiac Disease in North Italian Patients with Autoimmune Addison's Disease,« *European Journal of Endocrinology* 154, no. 2 (February 2006): 275-79.
15 R. Rosmond and P. Björntorp, »The Interactions between Hypothalamic-Pituitary-Adrenal Axis Activity, Testosterone, Insulin-Like Growth Factor I and Abdominal Obesity with Metabolism and Blood Pressure in Men,« *International Journal of Obesity and Related Metabolic Disorders* 22, no. 12 (December 1998): 1184-96.
16 M. N. Silverman and E. M. Sternberg, »Glucocorticoid Regulation of Inflammation and Its Behavioral and Metabolic Correlates: From HPA Axis to Glucocorticoid Receptor Dysfunction,« *Annals of the New York Academy of Sciences* 1261 (July 2012): 55-63.
17 C. Zioudrou, R. A. Streaty, and W. A. Klee, »Opioid Peptides Derived from Food Proteins. The Exorphins,« *Journal of Biological Chemistry* 254, no. 7 (April 10, 1979): 2446-49.
18 M. T. Bardella et al., »Body Composition and Dietary Intakes in Adult Celiac Disease Patients Consuming a Strict Gluten-Free Diet,« *American Journal of Clinical Nutrition* 72, no. 4 (October 2000): 937-39.
19 A. Vojdani, T. O'Bryan, and J. A. Green, »Immune Response to Dietary Proteins, Gliadin, and Cerebellar Peptides in Children with Autism,« *Nutritional Neuroscience 7,* no. 3 (June 2004): 151-61; E. Lahat et al., »Prevalence

of Celiac Antibodies in Children with Neurologic Disorders,« *Pediatric Neurology* 22, no. 5 (May 2000): 393-96.
20 N. M. Lau et al., »Markers of Celiac Disease and Gluten Sensitivity in Children with Autism,« *PLOS ONE* 8, no. 6 (June 18, 2013): e66155.
21 F. C. Dohan, D. R. Levitt, and L. D. Kushnir, »Abnormal Behavior after Intracerebral Injection of Polypeptides from Wheat Gliadin: Possible Relevance to Schizophrenia,« *Pavlovian Journal of Biological Science* 13, no. 2 (1978): 73-82; O. Okusaga et al., »Elevated Gliadin Antibody Levels in Individuals with Schizophrenia,« *World Journal of Biological Psychiatry* 14, no. 7 (September 2013): 509-15; F. Dickerson et al., »Markers of Gluten Sensitivity and Celiac Disease in Recent-Onset Psychosis and Multi-Episode Schizophrenia,« *Biological Psychiatry* 68, no. 1 (July 1, 2010): 100-4.
22 A. E. Kalaydijan et al., »The Gluten Connection: The Association between Schizophrenia and Celiac Disease,« *Acta Psychiatrica Scandinavica* 113, no. 2 (February 2006): 82-90; J. Jackson et al., »A Gluten-Free Diet in People with Schizophrenia and Anti-Tissue Transglutaminase or Anti-Gliadin Antibodies,« *Schizophrenia Research* 140, no. 1-3 (September 2012): 262-63.
23 F. Dickerson et al., »Markers of Gluten Sensitivity and Celiac Disease in Bipolar Disorder,« *Bipolar Disorders* 13, no. 1 (February 2011): 52-58; F. Dickerson et al., »Markers of Gluten Sensitivity in Acute Mania: A Longitudinal Study,« *Psychiatry Research* 196, no. 1 (March 30, 2012): 68-71.
24 U. Volta et al., »Serological Tests in Gluten Sensitivity (Nonceliac Gluten Intolerance),« *Journal of Clinical Gastroenterology* 46, no. 8 (September 2012): 680-85.
25 S. Choi et al., »Meal Ingestion, Amino Acids, and Brain Neurotransmitters: Effects of Dietary Protein Source on Serotonin and Catecholamine Synthesis Rates,« *Physiology and Behavior* 98, no. 1-2 (August 4, 2009): 156-62.
26 T. R. Sharma et al., »Psychiatric Comorbidities in Patients with Celiac Disease: Is There Any Concrete Biological Association?« *Asian Journal of Psychiatry* 4, no. 2 (June 2011): 150-51.
27 A. Alaedini et al., »Immune Cross-Reactivity in Celiac Disease: Anti-Gliadin Antibodies Bind to Neuronal Synapsin I« *Journal of Immunology* 178, no. 10 (May 15, 2007): 6590-95.
28 G. Gobbi et al., »Coeliac Disease, Epilepsy, and Cerebral Calcifications. The Italian Working Group on Coeliac Disease and Epilepsy,« *Lancet* 340, no. 8817 (August 22, 1992): 439-43.
29 W. T. Hu et al., »Cognitive Impairment and Celiac Disease,« *Archives of Neurology* 63, no. 10 (October 2006): 1440-46.
30 P. K. Crane et al., »Glucose Levels and Risk of Dementia,« *New England Journal of Medicine* 369, no. 6 (August 8, 2013): 540-48.
31 S. Choi, »Meal Ingestion, Amino Acids, and Brain Neurotransmitters,« 156-62.
32 K. Pol et al., »Whole Grain and Body Weight Changes in Apparently Healthy Adults: A Systematic Review and Meta-Analysis of Randomized Controlled Studies,« *American Journal of Clinical Nutrition* 98, no. 4 (October 2013): 872-84.
33 M. Dall et al., »Gliadin Fragments and a Specific Gliadin 33-mer Peptide Close KATP Channels and Induce Insulin Secretion in INS-1E Cells and Rat Islets of Langerhans,« *PLoS ONE* 8, no. 6 (2013): e66474, doi:10.1371/journal.pone.0066474.
34 M. R. Cohen et al., »Naloxone Reduces Food Intake in Humans,« *Psychosomatic Medicine* 47, no. 2 (March/April 1985): 1332-38; A. Drewnowski et al., »Naloxone, an Opiate Blocker, Reduces the Consumption of Sweet High-Fat Foods in Obese and Lean Female Binge Eaters,« *American Journal of Clinical Nutrition* 61 (1995): 1206-12.

35 Z. Shi et al., »Vegetable-Rich Food Pattern Is Related to Obesity in China,« *International Journal of Obesity* 32, no. 6 (June 2008): 975-84.
36 N. M. Morton and J. R. Seckl, »11beta-Hydroxysteroid Dehydrogenase Type 1 and Obesity,« *Frontiers of Hormon Research* 36 (2008): 146-64.
37 T. Jönsson et al., »Agrarian Diet and Diseases of Affluence–Do Evolutionary Novel Dietary Lectins Cause Leptin Resistance?« *BMC Endocrine Disorders* 5 (December 10, 2005): 10.
38 »2011 National Diabetes Fact Sheet,« Centers for Disease Control, http://www.cdc.gov/diabetes/pubs/pdf/ndfs_2011.pdf. *Vergleichszahlen für Deutschland:* Heidemann C, Du Y, Scheidt-Nave C (2011), Diabetes mellitus in Deutschland. Hrsg. Robert-Koch-Institut Berlin GBE kompakt 2(3), http://www.rki.de/gbe-kompakt.
39 »IDF Diabetes Atlas, 6th Edition« International Diabetes Federation, http://www.idf.org/diabetesatlas.
40 B. M. Popkin and K. J. Duffey, »Does Hunger and Satiety Drive Eating Anymore? Increasing Eating Occasions and Decreasing Time between Eating Occasions in the United *States,« American Journal of Clinical Nutrition* 91, no. 5 (May 2010): 1342-47.
41 K. Foster-Powell, S. Holt, and J. Brand-Miller, »International Table of Glycemic Index and Glycemic Load Values: 2002,« *American Journal of Clinical Nutrition* 76 (2002): 5-56.
42 B. Beck et al., »Effects of Long-Term Ingestion of Aspartame on Hypothalamic Neuropeptide Y, Plasma Leptin and Body Weight Gain and Composition,« *Physiology and Behavior* 75, no. 1-2 (February 1, 2002): 41-47.
43 P. Marchetti et al., »The Pancreatic Beta Cells in Human Type 2 Diabetes,« *Advances in Experimental Medicine and Biology* 771 (2012): 288-309.
44 Ebd.
45 Z. Michailidou et al., »Omental 11beta-Hydroxysteroid Dehydrogenase 1 Correlates with Fat Cell Size Independently of Obesity,« *Obesity* 15, no. 5 (May 2007): 1155-63.
46 G. Williams, »Aromatase Up-Regulation, Insulin, and Raised Intracellular Oestrogens in Men, Induce Adiposity, Metabolic Syndrome, and Prostate Disease, via Aberrant ER-a and GPER Signalling,« *Molecular and Cellular Endocrinology* 351, no. 2 (April 4, 2012): 269-78.
47 F. Roelfsema et al., »Prolactin Secretion in Healthy Adults Is Determined by Gender, Age, and Body Mass Index,« *PLoS One* 7, no. 2 (2012): e31305; G. Fanciulli et al., »Serum Prolactin Levels after Administration of the Alimentary Opioid Peptide Gluten Exorphin B4 in Male Rats,« *Nutritional Neuroscience* 7, no. 1 (February 2004): 53-55.
48 R. E. Johnson and M. H. Murah, »Gynecomastia: Pathophysiology, Evaluation, and Management,« *Mayo Clinic Proceedings* 84, no. 11 (November 2009): 1010-15.
49 N. Molteni, M. T. Bardella, and P. A. Bianchi, »Obstetric and Gynecological Problems in Women with Untreated Celiac Sprue,« *Journal of Clinical Gastroenterology* 12, no. 1 (February 1990): 37-39; K. S. Sher, et al., »Infertility, Obstetric and Gynaecological Problems in Coeliac Sprue,« *Digestive Diseases* 12, no. 3 (May–June 1994): 186-90; J. R. Green et al., »Reversible Insensitivity to Androgens in Men with Untreated Gluten Enteropathy,« *Lancet* 1, no. 8006 (February 5, 1977): 280-82.
50 R. J. Santen et al., »History of Aromatase: Saga of an Important Biological Mediator and Therapeutic Target,« *Endocrine Reviews* 30, no. 4 (June 2009): 343-75.
51 A. Lautenbach, A. Budde, and C. D. Wrann, »Obesity and the Associated Mediators Leptin, Estrogen and IGF-I Enhance the Cell Proliferation and Early Tumorigenesis of Breast Cancer Cells,« *Nutrition and Cancer*

61, no. 4 (2009): 484-91; Endogenous Hormones and Breast Cancer Collaborative Group et al., »Endogenous Sex Hormones and Breast Cancer in Postmenopausal Women: Reanalysis of Nine Prospective Studies,« *Journal of the National Cancer Institute* 94 (2002): 606-16.

52 P. Kok et al., »Prolactin Release Is Enhanced in Proportion to Excess Visceral Fat in Obese Women,« *Journal of Clinical Endocrinology and Metabolism* 89, no. 9 (September 2004): 4445-49.

53 A. Lautenbach, »Obesity and the Associated Mediators,« 484-91.

54 A. Veronelli et al., »Sexual Dysfunction Is Frequent in Premenopausal Women with Diabetes, Obesity, and Hypothyroidism, and Correlates with Markers of Increased Cardiovascular Risk. A Preliminary Report,« *Journal of Sexual Medicine* 6, no. 6 (June 2009): 1561-68.

55 D. Bustos et al., »Autoantibodies in Argentine Women with Recurrent Pregnancy Loss,« *American Journal of Reproductive Immunology* 55, no. 3 (March 2006): 201-7.

56 R. Pasquali, L. Patton, and A. Gambineri, »Obesity and Infertility,« *Current Opinion in Endocrine, Diabetes, and Obesity* 14, no. 6 (December 2007): 482-87; C. J. Brewer and A. H. Balen, »The Adverse Effects of Obesity an Conception and Implantation,« *Reproduction* 140, no. 3 (September 2010): 347-64.

57 J. W. Rich-Edwards et al., »Adolescent Body Mass Index and Infertility Caused by Ovulatory Disorder,« *American Journal of Obstetrics and Gynecology* 171 (1994): 171-77.

58 A. Gambineri et al., »Obesity and the Polycystic Ovary Syndrome,« *International Journal of Obesity and Related Metabolic Disorders* 26 (2002): 883-96.

59 M. Quinkler et al., »Androgen Generation in Adipose Tissue in Women with Simple Obesity–a Site-Specific Role for 17beta-Hydroxysteroid Dehydrogenase Type 5,« *Journal of Endocrinology* 183, no. 2 (November 2004): 331-42.

60 P. 0. Kwiterovich, »Clinical Relevance of the Biochemical, Metabolic, and Genetic Factors That Influence Low-Density Lipoprotein Heterogeneity,« *American Journal of Cardiology* 90, sup. (2002): 30i-47i.

61 T. J. Lyons, »Glycation and Oxidation: A Role in the Pathogenesis of Atherosclerosis,« *American Journal of Cardiology* 71, no. 6 (February 25, 1993): 26B-31B.

62 S. Lindeberg, »Risks with the Paleolithic Diet,« in *Food and Western Disease* (Oxford: Wiley-Blackwell, 2010), 99.

63 A. Frustaci et al., »Celiac Disease Associated with Autoimmune Myocarditis,« *Circulation* 105, no. 22 (June 4, 2002): 2611-18.

64 M. Curione et al., »Idiopathic Dilated Cardiomyopathy Associated with Coeliac Disease: The Effect of a Gluten-Free Diet on Cardiac Performance,« *Digestive and Liver Disease* 34, no. 12 (December 2002): 866-69.

65 D. Saadeh et al., »Diet and Allergic Diseases among Population Aged 0 to 18 Years: Myth or Reality?« *Nutrients* 5, no. 9 (August 29, 2013): 3399-423.

66 T. E. Hansen, B. Evjenth, and J. Holt, »Increasing Prevalence of Asthma, Allergic Rhinoconjunctivitis and Eczema among Schoolchildren: Three Surveys During the Period 1985-2008,« *Acta Paediatrica* 102, no. 1 (January 2013): 47-52.

67 S. Quirce and A. Diaz-Perales, »Diagnosis and Management of Grain-Induced Asthma,« *Allergy, Asthma, and Immunology Research* 5, no. 6 (November 2013): 348-56.

68 D. J. Hogan et al., »Questionnaire Survey of Pruritus and Rash in Grain Elevator Workers,« *Contact Dermatitis* 14, no. 3 (March 1986): 170-75.

69 A. M. Minford, A. MacDonald, and J. M. Littlewood, »Food Intolerance and Food Allergy in Children: A Review of 68 Cases,« *Archives of Disease in*

Childhood 57, no. 10 (October 1982): 742-47.
70 L. Cordain, »Implications for the Role of Diet in Acne,« *Seminars in Cutaneous Medicine and Surgery* 24, no. 2 (June 2005): 84-91.
71 L. Cordain et al., »Acne Vulgaris: A Disease of Western Civilization,« *Archives of Dermatology* 138 (2002): 1584-90.
72 Ebd.
73 H. Liljeberg Elmståhl and I. Björk, »Milk as a Supplement to Mixed Meals May Elevate Postprandial Insulinaemia,« *European Journal of Clinical Nutrition* 55, no. 11 (November 2001): 994-99.
74 G. Gaitanis et al., »Skin Diseases Associated with Malassezia Yeasts: Facts and Controversies,« *Clinical Dermatology* 31, no. 4 (July–August 2013): 455-63.
75 J. Skayland et al., »In Vitro Screening for Putative Psoriasis-Specific Antigens among Wheat Proteins and Peptides,« *British Journal of Dermatology* 166, no. 1 (January 2012): 67-73.
76 G. Michaëlsson et al., »Patients with Psoriasis Often Have Increased Serum Levels of IgA Antibodies to Gliadin,« *British Journal of Dermatology* 129, no. 6 (December 1993): 667-73.
77 R. Saraceno, »The Role of Neuropeptides in Psoriasis,« 876-82.
78 G. Michaëlsson et al., »Psoriasis Patients with Antibodies to Gliadin Can Be Improved by a Gluten-Free Diet,« *British Journal of Dermatology* 142, no. 1 (January 2000): 44-51.
79 R. Beasley, »The International Study of Asthma and Allergies in Childhood (ISAAC) Steering Committee. Worldwide Variation in Prevalence of Symptoms of Asthma, Allergic Rhinoconjunctivitis, and Atopic Eczema: ISAAC,« *Lancet* 351 (1998): 1225-32.
80 T. E. Hansen, B. Evjenth, and J. Holt, »Increasing Prevalence of Asthma, Allergic Rhinoconjunctivitis and Eczema among Schoolchildren: Three Surveys During the Period 1985-2008,« 47-52.
81 C. Ciacci et al., »Allergy Prevalence in Adult Celiac Disease,« *Journal of Allergy and Clinical Immunology* 113, no. 6 (June 2004): 1199-203.
82 E. A. Pastorello et al., »Wheat IgE-Mediated Food Allergy in European Patients: Alpha-Amylase Inhibitors, Lipid Transfer Proteins and Low-Molecular-Weight Glutenins,« *International Archives of Allergy and Immunology* 144, no. 1 (2007): 10-22.
83 D. Wray, »Gluten-Sensitive Recurrent Aphthous Stomatitis,« *Digestive Diseases and Sciences* 26, no. 8 (August 1981): 737-40.

6. KAPITEL

1 S. D. Phinney et al., »Capacity for Moderate Exercise in Obese Subjects after Adaptation to a Hypocaloric, Ketogenic *Diet,« Journal of Clinical Investigation* 66, no. 5 (November 1980): 1152-61.
2 M. W. Brands and M. M. Manhiani, »Sodium-Retaining Effect of Insulin in Diabetes,« *American Journal of Physiology – Regulatory, Integrative, and Comparative Physiology* 303, no. 11 (December 2012): R1101-9.
3 K. L. Caldwell et al., »Iodine Status of the US Population, National Health and Nutrition Examination Survey 2003-2004,« *Thyroid* 18, no. 11 (November 2008): 1207-14.
4 I. F. Mao, M. L. Chen, and Y. C. Ko, »Electrolyte Loss in Sweat and Iodine Deficiency in a Hot Environment,« *Archives of Environmental Health* 56, no. 3 (May-June 2001): 271-77.
5 Bundesministerium für Ernährung und Landwirtschaft: *Jodversorgung in Deutschland: Ergebnisse des aktuellen Jodmonitoring.* http://www.bmel.de/DE/Ernaehrung/GesundeErnaehrung/_Texte/DEGS_JodStudie.html.
6 N. A. Qureshi and A. M. Al-Bedah, »Mood Disorders and Complementary and Alternative Medicine: A Literature Review,« *Journal of Neuropsychiatric Disease and Treatment* 9 (2013): 639-58.

7 C. Cangiano et al., »Eating Behavior and Adherence to Dietary Prescriptions in Obese Adult Subjects Treated with 5-Hydroxytryptophan,« *American Journal of Clinical Nutrition* 56, no. 5 (November 1992): 863-67; T. Jukic et al., »The Use of a Food Supplementation with D-Phenylalanine, L-Glutamine and L-5-Hydroxytriptophan in the Alleviation of Alcohol Withdrawal Symptoms,« *Collegium Antropologicum* 35, no. 4 (December 2011): 1225-30.

8. V. Darbinyan et al., »Clinical Trial of *Rhodiola rosea* L. Extract SHR-5 in the Treatment of Mild to Moderate Depression,« *Nordic Journal of Psychiatry* 61, no. 5 (2007): 343-48; Q. G. Chen et al., »The Effects of *Rhodiola rosea* Extract on 5-HT Level, Cell Proliferation and Quantity of Neurons at Cerebral Hippocampus of Depressive Rats,« *Phytomedicine* 16, no. 9 (September 2009): 830-38.

9 J. A. Murray et al., »Effect of a Gluten-Free Diet on Gastrointestinal Symptoms in Celiac Disease,« *American Journal of Clinical Nutrition* 79, no. 4 (April 2004): 669-73; J. Cheng et al., »Body Mass Index in Celiac Disease: Prevalence, Clinical Characteristics, and Effect of a Gluten-Free *Diet*,« *Journal of Clinical Gastroenterology* 44, no. 4 (April 2010): 267-71; N. Venkatasubramani, G. Telega, and S. L. Werlin, »Obesity in Pediatric Celiac Disease,« *Journal of Pediatric Gastroenterology and Nutrition* 51, no. 3 (September 2010): 295-97; M. T. Bardella et al., »Body Composition and Dietary Intakes in Adult Celiac Disease Patients Consuming a Strict Gluten-Free Diet,« *American Journal of Clinical Nutrition* 72, no. 4 (October 2000): 937-39; E. Smecuol et al., »Longitudinal Study on the Effect of Treatment on Body Composition and Anthropometry of Celiac Disease Patients,« *American Journal of Gastroenterology* 92, no. 4 (April 1997): 639-43.

10 B. R. Douglas et al., »Coffee Stimulation of Cholecystokinin Release and Gallbladder Contraction in Humans,« *American Journal of Clinical Nutrition* 52, no. 3 (September 1990): 553-56.

11 A. M. Riordan et al., »Treatment of Active Crohn's Disease by Exclusion Diet: East Anglian Multicentre Controlled Trial,« *Lancet* 342 (1993): 1131-34.

12 H. S. Said et al., »Dysbiosis of Salivary Microbiota in Inflammatory Bowel Disease and Its Association with Oral Immunological Biomarkers,« *DNA Research* (Online-Veröffentlichung 7. September 2013); F. Fava and S. Danese, »Intestinal Microbiota in Inflammatory Bowel Disease: Friend of Foe?« *World Journal of Gastroenterology* 17, no. 5 (February 7, 2011): 557-66.

13 G. R. Greenberg, »Antibiotics Should Be Used as First-Line Therapy for Crohn's Disease,« *Inflammatory Bowel Diseases* 10 (2004): 318-20.

14 D. Jonkers et al., »Probiotics in the Management of Inflammatory Bowel Disease: A Systematic Review of Intervention Studies in Adult Patients,« *Drugs* 72, no. 6 (April 16, 2012): 803-23.

15 E. Miele et al., »Effect of a Probiotic Preparation (VSL#3) on Induction and Maintenance of Remission in Children with Ulcerative Colitis,« *American Journal of Gastroenterology* 104, no. 2 (February 2009): 437-43.

16 W. Kruis, »Review Article: Antibiotics and Probiotics in Inflammatory Bowel Disease,« *Alimentary Pharmacology and Therapeutics* 20, sup. 4 (2004): 75-78.

17 J. 0. Lindsay et al., »Clinical, Microbiological, and Immunological Effects of Fructo-Oligosaccharide in Patients with Crohn's Disease,« *Gut* 55 (2006): 348-55.

18 F. Fava, »Intestinal Microbiota,« 557-66.

19 A. Belluzzi et al., »Effect of an Enteric-Coated Fish-Oil Preparation on Relapses in Crohn's Disease,« *New England Journal of Medicine* 334, no. 24 (June 13, 1996): 1557-60.

20 V. A. Jones, »Comparison of Total Parenteral Nutrition and Elemental Diet

in Induction of Remission of Crohn's Disease. Long-Term Maintenance of Remission by Personalized Food Exclusion Diets,« *Digestive Diseases and Sciences* 32, sup. 12 (December 1987): 100S-7S.

21 S. Mishkin, »Dairy Sensitivity, Lactose Malabsorption, and Elimination Diets in Inflammatory Bowel Disease,« *American Journal of Clinical Nutrition* 65, no. 2 (February 1997): 564-67.

22 J. S. Barreff et al., »Comparison of the Prevalence of Fructose and Lactose Malabsorption across Chronic Intestinal Disorders,« *Alimentary Pharmacology and Therapeutics* 30, no. 2 (July 1, 2009): 165-74.

23 G. DePalma et al., »Intestinal Dysbiosis and Reduced Immunoglobulin-Coated Bacteria Associated with Coeliac Disease in Children,« *BMC Microbiology* 10 (February 24, 2010): 63.

24 A. Tursi, G. Brandimarte, and G. Giorgetti, »High Prevalence of Small Intestinal Bacterial Overgrowth in Celiac Patients with Persistence of Gastrointestinal Symptoms after Gluten Withdrawal,« *American Journal of Gastroenterology* 98 (2003): 839-43.

25 T. Malterre, »Digestive and Nutritional Considerations in Celiac Disease: Could Supplementation Help?« *Alternative Medicine Review* 14, no. 3 (September 2009): 247-57.

26 M. C. Lomer, G. C. Parkes, and J. D. Sanderson, »Review Article: Lactose Intolerance in Clinical Practice–Myths and Realities,« *Alimentary Pharmacology and Therapeutics* 27 (2008): 93-103.

27 I. Hafström et al., »A Vegan Diet Free of Gluten Improves the Signs and Symptoms of Rheumatoid Arthritis: The Effects on Arthritis Correlate with a Reduction in Antibodies to Food Antigens,« *Rheumatology* (2001): 1175-79.

28 A. M. Clark et al., »Weight Loss in Obese Infertile Women Results in Improvement in Reproductive Outcome for all Forms of Fertility Treatment,« *Human Reproduction* 13 (1998): 1502-5.

29 D. S. Kiddy et al., »Improvement in Endocrine and Ovarian Function During Dietary Treatment of Obese Women with Polycystic Ovary Syndrome,« *Clinical Endocrinology* 36 (1992): 105-11.

30 J. R. Green et al., »Reversible Insensitivity to Androgens in Men with Untreated Gluten Enteropathy,« *Lancet* 1, no. 8006 (February 5, 1977): 280-82.

31 E. Camacho et al., »Age-Associated Changes in Hypothalamic-Pituitary-Testicular Function in Middle-Aged and Older Men Are Modified by Weight Change and Lifestyle Factors: Longitudinal Results from the European Male Ageing Study,« *European Journal of Endocrinology* 168 (2013): 445-55.

32 M. J. Farthing et al., »Male Gonadal Function in Coeliac Disease: 1. Sexual Dysfunction, Infertility, and Semen Quality,« *Gut* 23, no. 7 (July 1982): 608-14; M. J. Farthing, L. H. Rees, and A. M. Dawson, »Male Gonadal Function in Coeliac Disease: III. Pituitary Regulation,« *Clinical Endocrinology* 19, no. 6 (December 1983): 661-71.

7. KAPITEL

1 G. Jarzynska and J. Falandysz, »Selenium and 17 Other Largely Essential and Toxic Metals in Muscle and Organ Meats of Red Deer *(Cervus elaphus)* – Consequences to Human Health,« *Environment International* 37, no. 5 (July 2011): 882-88; N. Waegeneers et al., »Accumulation of Trace Elements in Cattle from Rural and Industrial Areas in Belgium,« *Food Additives and Contaminants Part A* 26, no. 3 (March 2009): 326-32.

2 M. H. Ward, »Too Much of a Good Thing? Nitrate from Nitrogen Fertilizers and Cancer: President's Cancer Panel–October 21, 2008,« *Reviews on Environmental Health* 24, no. 4 (2009): 357-63; D. C. Paik et al., »The Epidemiological Enigma of Gastric Cancer Rates in the US: Was Grandmother's

Sausage the Cause?« *International Journal of Epidemiology* 30, no. 1 (February 2001): 181-82.

3 R. C. Massey et al., »Volatile, Non-Volatile and Total N-Nitroso Compounds in Bacon,« *Food Additives and Contaminants* 8, no. 5 (1991): 585-98; J. Haorah et al., »Determination of Total N-Nitroso Compounds and Their Precursors in Frankfurters, Fresh Meat, Dried Salted Fish, Sauces, Tobacco, and Tobacco Smoke Particulates,« *Journal of Agricultural and Food Chemistry* 49, no. 12 (December 2001): 6068-78.

4 H. Malekinejad, P. Scherpenisse, and A. A. Bergwerff, »Naturally Occurring Estrogens in Processed Milk and in Raw Milk (from Gestated Cows),« *Journal of Agricultural and Food Chemistry* 54, no. 26 (December 27, 2006): 9785-91.

5 »Sodium Intake in Populations: Assessment of Evidence, 2013,« Institute of Medicine, http://www.nap.edu/catalog/18311/sodium-intake-in-populations-assessment-of-evidence.

6 I. A. Lang et al., »Association of Urinary Bisphenol A Concentration with Medical Disorders and Laboratory Abnormalities in Adults,« Journal *of the American Medical Association* 300, no. 11 (September 17, 2008): 1303-10.

7 D. Mozaffarian, A. Aro, and W. C. Willett, »Health Effects of Trans-Fatty Acids: Experimental and Observational Evidence,« *European Journal of Clinical Nutrition* 63, sup. 2 (May 2009): S5-21.

8 J. Uribarri et al., »Advanced Glycation End Products in Foods and a Practical Guide to Their Reduction in the *Diet,« Journal of the American Dietetic Association* 110, no. 6 (June 2010): 911-16. e12.

9 B. Simonato et al., »Immunochemical and Mass Spectrometry Detection of Residual Proteins in Gluten Fined Red *Wine,« Journal of Agricultural and Food Chemistry* 59, no. 7 (April 13, 2011): 3101-10.

8. KAPITEL

1 S. R. Lynch, »Why Nutritional Iron Deficiency Persists as a Worldwide Problem,« *Journal of Nutrition* 141, no. 4 (April 1, 2011): 763S-8S.

2 L. Davidsson, »Approaches to Improve Iron Bioavailability from Complementary Foods,« *Journal of Nutrition* 133, no. 5, sup. 1 (May 2003): 1560S-2S.

3 P. Santiago, »Ferrous versus Ferric Oral Iron Formulations for the Treatment of Iron Deficiency: A Clinical Overview,« *Scientific World Journal* 2012 (2012): 846824.

4 D. Y. Liu et al., »Investigation of the Amount of Dissolved Iron in Food Cooked in Chinese Iron Pots and Estimation of Daily Iron Intake,« *Biomedical and Environmental Sciences* 3, no. 3 (September 1990): 276-80; H. C. Brittin and C. E. Nossaman, »Iron Content of Food Cooked in Iron Utensils,« *Journal of the American Dietetic Association* 86, no. 7 (July 1986): 897-901.

5 R. S. Gibson, »History Review of Progress in the Assessment of Dietary Zinc Intake as an Indicator of Population Zinc Status,« *Advances in Nutrition* 3 (2012): 772-82.

6 W. Maret, »Zinc and Human Disease,« *Metal Ions in Life Sciences* 13 (2013): 389-414.

7 F. H. Nielsen, »Magnesium, Inflammation, and Obesity in Chronic Disease,« *Nutrition Reviews* 68, no. 6 (June 2010): 333-40; D. Thomas, »A Study on the Mineral Depletion of the Foods Available to Us as a Nation Over the Period 1940 to 1991,« *Nutrition and Health* 17, no. 2 (2003): 85-115.

8 T. Bohn et al., »Phytic Acid Added to White-Wheat Bread Inhibits Fractional Apparent Magnesium Absorption in Humans,« *American Journal of Clinical Nutrition* 79, no. 3 (March 2004): 418-23.

9 L. Cohen, »Recent Data on Magnesium and Osteoporosis,« *Magnesium Research* 1 (1988): 85-87.

10 A. Rosanoff, C. M. Weaver, and R. K. Rude, »Suboptimal Magnesium Status in the United States: Are the Health Consequences Underestimated?« *Nutrition Reviews* 70, no. 3 (March 2012): 153-64; N. Hovdenak and K. Haram, »Influence of Mineral and Vitamin Supplements on Pregnancy Outcome,« *European Journal of Obstetrics Gynecology and Reproductive Biology* 164, no. 2 (October 2012): 127-32.

11 G. Stendig-Lindberg, R. Tepper, and I. Leichter, »Trabecular Bone Density in a Two Year Controlled Trial of Peroral Magnesium in Osteoporosis,« *Magnesium Research* 6, no. 2 (1993): 155-63.

12 S. J. Genuis and T. P. Bouchard, »Combination of Micronutrients for Bone (COMB) Study: Bone Density after Micronutrient Intervention,« *Journal of Environmental and Public Health* 2012 (2012): 354151.

13 L. Kass, J. Weekes, and L. Carpenter, »Effect of Magnesium Supplementation on Blood Pressure: A Meta-Analysis,« *European Journal of Clinical Nutrition* 66, no. 4 (April 2012): 411-18.

14 J. MacLaughlin and M. F. Holick, »Aging Decreases the Capacity of Human Skin to Produce Vitamin D«, *Journal of Clinical Investigation* 76, no. 4 (October 1985): 1536-38; A. Valcour et al., »Effects of Age and Serum 25-OH-Vitamin D on Serum Parathyroid Hormone Levels,« *Journal of Clinical Endocrinology and Metabolism* 97, no. 11 (November 2012): 3989-95.

15 C. C. Sung et al., »Role of Vitamin D in Insulin Resistance,« *Journal of Biomedicine and Biotechnology* 2012 (2012): 634195; B. Schöttker et al., »Strong Associations of 25-Hydroxyvitamin D Concentrations with All-Cause, Cardiovascular, Cancer, and Respiratory Disease Mortality in a Large Cohort Study,« *American Journal of Clinical Nutrition* 97, no. 4 (April 2013): 782-93; M. F. Holick, »Sunlight and Vitamin D for Bone Health and Prevention of Autoimmune Diseases, Cancers, and Cardiovascular *Disease,« American Journal of Clinical Nutrition* 80, sup. 6 (December 2004): 1678S-88S.

16 S. Afzal, S. E. Bojesen, and B. G. Nordestgaard, »Low 25-Hydroxyvitamin D and Risk of Type 2 Diabetes: A Prospective Cohort Study and Meta-Analysis,« *Clinical Chemistry* (published electronically December 11, 2012).

17 P. S. George, E. R. Pearson, and M. D. Witham, »Effect of Vitamin D Supplementation on Lycaemic Control and Insulin Resistance: A Systematic Review and Meta-Analysis,« *Diabetic Medicine* 29, no. 8 (August 2012): e142-50; J. L. Rosenblum et al., »Calcium and Vitamin D Supplementation Is Associated with Decreased Abdominal Visceral Adipose Tissue in Overweight and Obese Adults,« *American Journal of Clinical Nutrition* 95, no. 1 (January 2012): 101-18.

18 A. Valcour et al., »Effects of Age and Serum 25-OH-Vitamin D on Serum Parathyroid Hormone Levels,« *Journal of Clinical Endocrinology and Metabolism* 97, no. 11 (November 2012): 3989-95.

19 M. B. Smith et al., »Vitamin D Excess Is Significantly Associated with Risk of Atrial Fibrillation,« *Circulation* 124 (2011): A14699.

20 T. Rafferty, C. A. O'Morain, and M. O'Sullivan, »Vitamin D: New Roles and Therapeutic Potential in Inflammatory Bowel Disease,« *Current Drug Metabolism* 13, no. 9 (November 2012): 1294-302; A. Tavakkoli et al., »Vitamin D Status and Concomitant Autoimmunity in Celiac Disease,« *Journal of Clinical Gastroenterology* 47, no. 6 (July 2013): 515-19.

21 S. K. Raatz et al., »Issues of Fish Consumption for Cardiovascular Disease Risk Reduction,« *Nutrients* 5, no. 4 (March 28, 2013): 1081-97; J. Mariani et al., »N-3 Polyunsaturated Fatty Acids to Prevent Atrial Fibrillation: Updated Systematic Review and Meta-Analysis of Randomized Controlled Tri-

als,« *Journal of the American Heart Association* 2, no. 1 (February 19, 2013): e005033; E. A. Miles and P. C. Calder, »Influence of Marine n-3 Polyunsaturated Fatty Acids on Immune Function and a Systematic Review of Their Effects on Clinical Outcomes in Rheumatoid Arthritis,« *British Journal of Nutrition* 107, sup. 2 (June 2012): S171-84; A. Laviano et al., »Omega-3 Fatty Acids in Cancer,« *Current Opinion in Clinical Nutrition and Metabolic Care* 16, no. 2 (March 2013): 156-61.

22 M. De Lorgeril et al., »Recent Findings on the Health Effects of Omega-3 Fatty Acids and Statins, and Their Interactions: Do Statins Inhibit Omega-3?« *BMC Medicine* 11 (2013): 5.

23 P. P. Smyth and L. H. Duntas, »Iodine Uptake and Loss – Can Frequent Strenuous Exercise Induce Iodine Deficiency?« *Hormone and Metabolic Research* 37, no. 9 (September 2005): 555-58.

24 T. Remer, A. Neubert, and F. Manz, »Increased Risk of Iodine Deficiency with Vegetarian Nutrition,« *British Journal of Nutrition* 81, no. 1 (January 1999): 45-49.

25 W. R. Ghent et al., »Iodine Replacement in Fibrocystic Disease of the Breast,« *Canadian Journal of Surgery* 36, no. 5 (October 1993): 453-60.

26 B. C. Blount et al., »Urinary Perchlorate and Thyroid Hormone Levels in Adolescent and Adult Men and Women Living in the United States,« *Environmental Health Perspectives* 114, no. 12 (December 2006): 1865-71; C. Schmutzler et al., »Endocrine Disruptors and the Thyroid Gland–A Combined in Vitro and in Vivo Analysis of Potential New Biomarkers,« *Environmental Health Perspectives* 115, sup. 1 (December 2007): 77-83.

27 P. K. Dasgupta, Y. Liu, and J. V. Dyke, »Iodine Nutrition: Iodine Content of Iodized Salt in the United States,« *Environmental Science and Technology* 42, no. 4 (February 15, 2008): 1315-23.

28 B. S. Oberlin et al., »Vitamin B_{12} Deficiency in Relation to Functional Disabilities,« *Nutrients* 5, no. 11 (November 12, 2013): 4462-75.

29 R. Carmel, »Biomarkers of Cobalamin (Vitamin B-12) Status in the Epidemiologic Setting: A Critical Overview of Context, Applications, and Performance Characteristics of Cobalamin, Methylmalonic Acid, and Holotranscobalamin II,« *American Journal of Clinical Nutrition* 94, no. 1 (July 2011): 348S-58S.

30 E. L. Doets et al., »Systematic Review on Daily Vitamin B_{12} Losses and Bioavailability for Deriving Recommendations on Vitamin B_{12} Intake with the Factorial Approach,« *Annals of Nutrition and Metabolism* 62, no. 4 (2013): 311-22.

31 S. J. Eussen et al., »Oral Cyanocobalamin Supplementation in Older People with Vitamin B_{12} Deficiency: A Dose-Finding Trial,« *Archives of Internal Medicine* 164, no. 10 (May 23, 2005): 1167-72.

32 A. Sharabi et al., »Replacement Therapy for Vitamin B_{12} Deficiency: Comparison between the Sublingual and Oral Route,« *British Journal of Clinical Pharmacology* 56, no. 6 (December 2003): 635-38.

33 K. Okuda, »Intestinal Absorption and Concurrent Chemical Changes of Methylcobalamin,« *Journal of Laboratory and Clinical Medicine* 81 (1973): 557-67.

34 »National Nutrient Database for Standard Reference, Release 26,« US Department of Agriculture Agricultural Research Service, http://ndb.nal.usda.gov/ndb/foods.

35 R. Green, »Indicators for Assessing Folate and Vitamin B-12 Status and for Monitoring the Efficacy of Intervention Strategies,« *American Journal of Clinical Nutrition* 94, no. 2 (August 2011): 666S-72S.

36 Institute of Medicine, Food and Nutrition Board, *Dietary Reference Intakes:*

Thiamin, Riboflavin, Niacin, Vitamin B6, Folate, Vitamin B12, Pantothenic Acid, Biotin, and Choline (National Academy Press: Washington, DC, 1998).

37 »National Nutrient Database for Standard Reference, Release 26,« US Department of Agriculture Agricultural Research Service, http://ndb.nal.usda.gov/ndb/foods.

38 M. Ebbing et al., »Cancer Incidence and Mortality after Treatment with Folic Acid and Vitamin B12,« *JAMA* 302, no. 19 (2009): 2119-26; J. B. Mason et al., »A Temporal Association between Folic Acid Fortification and an Increase in Colorectal Cancer Rates May Be Illuminating Important Biological Principles: A Hypothesis,« *Cancer Epidemiology, Biomarkers, and Prevention* 16 (2007): 1325.

39 A. E. Czeizel et al., »Prevention of Neural-Tube Defects with Periconceptional Folic Acid, Methylfolate, or Multivitamins?« *Annals of Nutrition and Metabolism* 58, no. 4 (October 2011): 263-71.

40 M. Fava and D. Mischoulon, »Folate in Depression: Efficacy, Safety, Differences in Formulations, and Clinical Issues,« *Journal of Clinical Psychiatry* 70, sup. 5 (2009): 12-17.

41 A. C. Nilsson et al., »Including Indigestible Carbohydrates in the Evening Meal of Healthy Subjects Improves Glucose Tolerance, Lowers Inflammatory Markers, and Increases Satiety after a Subsequent Standardized Breakfast,« *Journal of Nutrition* 138 (2008): 732-39.

9. KAPITEL

1 R. Khoshini et al., »A Systematic Review of Diagnostic Tests for Small Intestinal Bacterial Overgrowth,« *Digestive Diseases and Sciences* 53 (2008): 1443-54.

2 A. H. Sachdev and M. Pimentel, »Gastrointestinal Bacterial Overgrowth: Pathogenesis and Clinical Significance,« *Therapeutic Advances in Chronic Disease* 4, no. 5 (September 2013): 223-31.

3 A. Parodi et al., »Small Intestinal Bacterial Overgrowth in Rosacea: Clinical Effectiveness of Its Eradication,« *Clinical Gastroenterology and Hepatology* 6 (2008): 759-64; L. Weinstock and A. Walters, »Restless Legs Syndrome Is Associated with Irritable Bowel Syndrome and Small Intestinal Bacterial Overgrowth,« *Sleep Medicine* 12 (2011): 610-13.

4 H. M. Dodd and M. J. Gasson, »Bacteriocins of Lactic Acid Bacteria« in *Genetics and Biotechnology of Lactic Acid Bacteria,* M. J. Gasson and W. M. de Vos WM, eds. (Blackie Academic and Professional: London, 1994): 211-52.

5 L. R. Fitzpatrick, »Probiotics for the Treatment of *Clostridium difficile* Associated Disease,« *World Journal of Gastrointestinal Pathophysiology* 4, no. 3 (August 15, 2013): 47-52.

6 V. Venugopalan, K. A. Shriner, and A. Wong-Beringer, »Regulatory Oversight and Safety of Probiotic Use,« *Emerging Infectious Diseases* 16, no. 11 (November 2010): 1661-65.

7 G. D'Argenio and G. Mazzacca, »Short-Chain Fatty Acid in the Human Colon. Relation to Inflammatory Bowel Diseases and Colon Cancer,« *Advances in Experimental Medicine and Biology* 472 (1999): 149-58.

8 J. M. Wong and D. J. Jenkins, »Carbohydrate Digestibility and Metabolic Effects,« *Journal of Nutrition* 137, sup. 11 (November 2007): 2539S-46S.

9 G. Laden and R. Wrangham, »The Rise of the Hominids as an Adaptive Shift in Fallback Foods: Plant Underground Storage Organs (USOs) and Australopith Origins,« *Journal of Human Evolution* 49, no. 4 (October 2005): 482-98.

10 J. G. Muir and K. O'Dea, »Measurement of Resistant Starch: Factors Affecting the Amount of Starch Escaping Digestion in Vitro,« *American Journal of Clinical Nutrition* 56, no. 1 (July 1992): 123-27; D. J. Jenkins et al., »Digestibi-

lity of Carbohydrate Foods in an Ileostomate: Relationship to Dietary Fiber, in Vitro Digestibility, and Glycemic Response,« *American Journal of Gastroenterology* 82 (1987): 709-17; M. M. Murphy, J. S. Douglass, and A. Birkett, »Resistant Starch Intakes in the United States,« *Journal of the American Dietetic Association* 108, no. 1 (2008): 67-78.

11 J. Slavin, »Fiber and Prebiotics: Mechanisms and Health Benefits,« *Nutrients* 5, no. 4 (April 22, 2013): 1417-35.

12 K. J. Heller, »Probiotic Bacteria in Fermented Foods: Product Characteristics and Starter Organisms,« *American Journal of Clinical Nutrition* 73, sup. 2 (February 2001): 374S-79S.

13 S. W. Rizkalla et al., »Chronic Consumption of Fresh but Not Heated Yogurt Improves Breath-Hydrogen Status and Short-Chain Fatty Acid Profiles: A Controlled Study in Healthy Men with or without Lactose Maldigestion,« *American Journal of Clinical Nutrition* 72, no. 6 (December 2000): 1474-79; U. Schillinger, »Isolation and Identification of Lactobacilli from Novel-Type Probiotic and Mild Yoghurts and Their Stability During Refrigerated Storage,« *International Journal of Food Microbiology* 47, no. 1-2 (March 1, 1999): 79-87.

14 A. N. Ananthakrishnan, »Environmental Risk Factors for Inflammatory Bowel Disease,« *Journal of Gastroenterology and Hepatology* 9, no. 6 (June 2013): 367-74.

15 A. Tjonneland et al., »Linoleic Acid, a Dietary n-6 Polyunsaturated Fatty Acid, and the Aetiology of Ulcerative Colitis: A Nested Case-Control Study within a European Prospective Cohort Study,« *Gut* 58 (2009): 1606-11; S. John et al., »Dietary n-3 Polyunsaturated Fatty Acids and the Aetiology of Ulcerative Colitis: A UK Prospective Cohort Study,« *European Journal of Gastroenterology and Hepatology* 22 (2010): 602-6.

16 T. Nambu, T. Bamba, and S. Hosoda, »Promotion of Healing by Orally Administered Glutamine in Elemental Diet after Small Intestinal Injury by X-Ray Radiation,« *Asia Pacific Journal of Clinical Nutrition* 1, no. 3 (September 1992): 175-82; A. L. Buchman, »Glutamine: Commercially Essential or Conditionally Essential? A Critical Appraisal of the Human Data,« *American Journal of Clinical Nutrition* 74, no. 1 (July 2001): 25-32.

17 A. N. Ananthakrishnan, »Environmental Risk Factors for Inflammatory Bowel Disease,« *Journal of Gastroenterology and Hepatology* 9, no. 6 (June 2013): 367-74.

18 Ebd.

19 L. Langmead et al., »Randomized, Double-Blind, Placebo-Controlled Trial of Oral Aloe Vera Gel for Active Ulcerative Colitis,« *Alimentary Pharmacology and Therapeutics* 19 (2004): 739-47.

20 H. Hanai et al., »Curcumin Maintenance Therapy for Ulcerative Colitis: Randomized, Multicenter, Double-Blind, Placebo-Controlled Trial,« *Clinical Gastroenterology and Hepatology* 4, no. 12 (2006): 1502-6.

21 L. Langmead and D. S. Rampton, »Review Article: Complementary and Alternative Therapies for Inflammatory Bowel Disease,« *Alimentary Pharmacology and Therapeutics* 23, no. 3 (February 1, 2006): 341-49.

22 M. R. Yago et al., »Gastric Reacidification with Betaine HCl in Healthy Volunteers with Rabeprazole-Induced Hypochlorhydria,« *Molecular Pharmaceutics* 10, no. 11 (November 4, 2013): 4032-37.

23 A. Rasyid and A. Lelo, »The Effect of Curcumin and Placebo on Human Gall-Bladder Function: An Ultrasound Study,« *Alimentary Pharmacology and Therapeutics* 13, no. 2 (1999): 245-49.

10. KAPITEL

1 Bundesärztekammer (BÄK), Kassenärztliche Bundesvereinigung (KBV), Arbeitsgemeinschaft der Wissenschaftlichen Medizinischen Fachgesellschaf-

ten (AWMF). Nationale Versorgungs Leitlinie Therapie des Typ-2-Diabetes – Langfassung, 1. Auflage. Version 4. 2013, zuletzt geändert: November 2014. Available from: www.dm-therapie.versorgungsleitlinien.de; [cited: 29.06.2015]; DOI: 10.6101/AZQ/000213.
2 E. C. Westman et al., »The Effect of a Low-Carbohydrate Ketogenic Diet versus a Low-Glycemic Index Diet on Glycemic Control in Type 2 Diabetes Mellitus,« *Nutrition and Metabolism 5* (December 19, 2008): 36; T. A. Hussain et al., »Effect of Low-Calorie versus Low-Carbohydrate Ketogenic Diet in Type 2 Diabetes,« *Nutrition* 28, no. 10 (October 2012): 1016-21.
3 S. Kayaniyil et al., »Prospective Associations of Vitamin D with 13-Gell Function and Glycemia: The PROspective Metabolism and ISlet cell Evaluation (PROMISE) Cohort Study,« *Diabetes* 60, no. 11 (November 2011): 2947-53.
4 S. L Volpe, »Magnesium in Disease Prevention and Overall Health,« *Advances in Nutrition* 4, no. 3 (May 1, 2013): 378S-83S.
5 S. Jehle et al., »Partial Neutralization of the Acidogenic Western Diet with Potassium Citrate Increases Bone Mass in Postmenopausal Women with Osteopenia,« *Journal of the American Society of Nephrology* 17 (2006): 3213-22.
6 C. L. Bodinham et al., »Dietary Fibre Improves First-Phase Insulin Secretion in Overweight Individuals,« *PLoS ONE 7,* no. 7 (2012): e40834.
7 P. Ranasinghe et al., »Medicinal Properties of ›True‹ Cinnamon *(Cinnamomum zeylanicum):* A Systematic Review,« *BMC Complementary and Alternative Medicine* 13, no. 1 (October 22, 2013): 275.
8 P. J. Barter et al., »Apo B versus Cholesterol in Estimating Cardiovascular Risk and in Guiding Therapy: Report of the Thirty-Person/Ten-Country Panel,« *Journal of Internal Medicine* 259 (2006): 247-58.
9 R. Fears, »The Contribution of the Cholesterol Biosynthetic Pathway to Intermediary Metabolism and Cell Function,« *Biochemical Journal 199,* no. 1 (October 1, 1981): 1-7.
10 E. S. Ford and S. Capewell, »Trends in Total and Low-Density Lipoprotein Cholesterol among US Adults: Contributions of Changes in Dietary Fat Intake and Use of Cholesterol-Lowering Medications,« *PLoS ONE* 8, no. 5 (May 22, 2013): e65228.
11 A. D. Sniderman et al., »A Meta-Analysis of Low-Density Lipoprotein Cholesterol, Non-High-Density Lipoprotein Cholesterol, and Apolipoprotein B as Markers of Cardiovascular Risk,« *Circulation: Cardiovascular Quality and Outcomes* 4, no. 3 (May 2011): 337-45; A. F. Stalenhoef and J. de Graaf, »Association of Fasting and Nonfasting Serum Triglycerides with Cardiovascular Disease and the Role of Remnant-Like Lipoproteins and Small Dense LDL,« *Current Opinion in Lipidology* 19 (2008): 355-61; B. Lamarche et al., »Apolipoprotein A-I and B Levels and the Risk of Ischemic Heart Disease During a Five-Year Follow-Up of Men in the Quebec Cardiovascular Study,« *Circulation* 94, no. 3 (August 1, 1996): 273-78; P. 0. Kwiterovich, »Clinical Relevance of the Biochemical, Metabolic, and Genetic Factors That Influence Low-Density Lipoprotein Heterogeneity,« *American Journal of Cardiology* 90, sup. (2002): 30i-47i.
12 G. Sobal et al., »Why Is Glycated LDL More Sensitive to Oxidation Than Native LDL? A Comparative Study,« *Prostaglandins, Leukotrienes and Essential Fatty Acids* 63, no. 4 (October 2000): 177-86; N. Younis et al., »Glycation as an Atherogenic Modification of LDL,« *Current Opinion in Lipidology* 19, no. 4 (August 2008): 378-84.
13 I. Marques-Lopes et al., »Postprandial de novo Lipogenesis and Metabolic

Changes Induced by a High-Carbohydrate, Low-Fat Meal in Lean and Overweight Men,« *American Journal of Clinical Nutrition* 73, no. 2 (February 2001): 253-61.

14 R. M. Krauss, »Dietary and Genetic Effects on Low-Density Lipoprotein Heterogeneity,« Annual *Review of Nutrition* 21 (2001): 283-95.

15 R. Jorde and G. Grimnes, »Vitamin D and Metabolic Health with Special Reference to the Effect of Vitamin D on Serum Lipids,« *Progress in Lipid Research* 50, no. 4 (October 2011): 303-12.

16 B. De Roos, Y. Mavrommatis, and I. A. Brouwer, »Long-Chain n-3 Polyunsaturated Fatty Acids: New Insights into Mechanisms Relating to Inflammation and Coronary Heart Disease,« *British Journal of Pharmacology* 158, no. 2 (September 2009): 413-28.

17 L. Duntas and D. Micic, »Adiposopathy and Thyroid Disease: Tracing the Pathway to Cardiovascular Risk,« *Expert Review of Cardiovascular Therapy* 10, no. 6 (June 2012): 797-803.

18 M. Kumar et al., »Cholesterol-Lowering Probiotics as Potential Biotherapeutics for Metabolic Diseases,« *Experimental Diabetes Research* 2012 (2012): 902917.

19 F. K. Santos et al., »Systematic Review and Meta-Analysis of Clinical Trials of the Effects of Low Carbohydrate Diets on Cardiovascular Risk Factors,« *Obesity Reviews* 13, no. 11 (November 2012): 1048-66.

20 D. K. Rajpal and J. R. Brown, »Modulating the Human Gut Microbiome as an Emerging Therapeutic Paradigm,« *Science Progress* 96, pt. 3 (2013): 224-36.

21 D. W. Zhang et al., »Curcumin and Diabetes: A Systematic Review,« *Current Opinion in Lipidology* 19, no. 4 (August 2008): 378-84.

22 S. C. Gupta et al., »Discovery of Curcumin, a Component of Golden Spice, and Its Miraculous Biological Activities,« *Clinical and Experimental Pharmacology and Physiology* 39, no. 3 (March 2012): 283-99.

23 H. P. Ammon, »Boswellic Acids in Chronic Inflammatory Diseases,« *Planta Medica* 72, no. 12 (October 2006): 1100-16.

24 V. Sterk, B. Büchele, and T. Simmet, »Effect of Food Intake on the Bioavailability of Boswellic Acids from a Herbal Preparation in Healthy Volunteers,« *Planta Medica* 70, no. 12 (December 2004): 1155-60.

25 J. C. Bai et al., »Long-Term Effect of Gluten Restriction on Bone Mineral Density of Patients with Coeliac Disease,« *Alimentary Pharmacology and Therapeutics* 11, no. 1 (February 1997): 157-64.

26 Hadji P., Klein S., Gothe H., Häussler B., Kless T., Schmidt T., Steinle T., Verheyen F., Linder R. »The epidemiology of osteoporosis – Bone Evaluation Study (BEST): an analysis of routine health insurance data,« *Dtsch Arztebl Int.* 2013 Jan; 110(4):52-7. doi: 10.3238/arztebl.2013.0052. Epub 2013 Jan 25; Icks Al, Arend W, Becker C, Rapp K, Jungbluth P, Haastert B. »Incidence of hip fractures in Germany, 1995-2010,« *Arch Osteoporos.* 2013; 8(1-2):140. doi: 10.1007/s11657-013-0140-5. Epub 2013 May 15; beide zitiert nach der DVO-Leitlinie »Prophylaxe, Diagnostik und Therapie der Osteoporose bei Männern ab dem 60. Lebensjahr und bei postmenopausalen Frauen 2014«, *S3-Leitlinie des Dachverbands der Deutschsprachigen Wissenschaftlichen Osteologischen Gesellschaften e. V.:* 20-21. http://www.dv-osteologie.org/uploads/Leitlinie%202014/DVO-Leitlinie%20Osteoporose%202014%20Kurzfassung%20und%20Langfassung%2018.%2009.%202014.pdf.

27 E. Dennison, M. A. Mohamed, and C. Cooper, »Epidemiology of Osteoporosis,« *Rheumatic Diseases Clinics of North America* 32 (2006): 617-29.

28 I. Kurtz et al., »Effect of Diet on Plasma Acid-Base Composition in Normal Hu-

mans,« *Kidney International* 24 (1983): 670-80.
29 S. J. Genuis and T. P. Bouchard, »Combination of Micronutrients for Bone (COMB) Study: Bone Density after Micronutrient Intervention,« *Journal of Environment and Public Health* 2012 (2012): 354151.
30 M. F. Holick, »Vitamin D: The Underappreciated D-Lightful Hormone That Is Important for Skeletal and Cellular Health,« *Current Opinion in Endocrinology and Diabetes* 9 (2002): 87-98.
31 D. J. Jenkins et al., »Effect of High Vegetable Protein Diets on Urinary Calcium Loss in Middle-Aged Men and Women,« *European Journal of Clinical Nutrition 57,* no. 2 (February 2003): 376-82.
32 R. D. Jackson et al., »Calcium Plus Vitamin D Supplementation and the Risk of Fractures,« *New England Journal of Medicine* 354, no. 7 (February 16, 2006): 669-83.
33 H. A. Bischoff-Ferrari et al., »A Pooled Analysis of Vitamin D Dose Requirements for Fracture Prevention,« *New England Journal of Medicine* 367, no. 1 (July 5, 2012): 40-49.
34 A. A. Ginde et al., »Defining Vitamin D Status by Secondary Hyperparathyroidism in the US Population,« *Journal of Endocrinological Investigation* 35, no. 1 (January 2012): 42-48; K. M. Hill et al., »An Onflection Point of Serum 25-Hydroxyvitamin D for Maximal Suppression of Parathyroid Hormone Is Not Evident from Multi-Site Pooled Data in Children and Adolescents,« *Journal of Nutrition* 140, no. 11 (November 2010): 1983-88.
35 R. Vieth, »Vitamin D Supplementation, 25-Hydroxyvitamin D Concentrations, and Safety,« *American Journal of Clinical Nutrition* 69, no. 5 (May 1999): 842-56.
36 D. J. Jenkins et al., »Effect of High Vegetable Protein Diets on Urinary Calcium Loss in Middle-Aged Men and Women,« *European Journal of Clinical Nutrition 57,* no. 2 (February 2003): 376-82.
37 Q. Xiao et al., »Dietary and Supplemental Calcium Intake and Cardiovascular Disease Mortality: The National Institutes of Health-AARP Diet and Health Study,« *JAMA Internal Medicine* 173, no. 8 (April 22, 2013): 639-46; K. MichaZ1sson et al., »Long Term Calcium Intake and Rates of All Cause and Cardiovascular Mortality: Community Based Prospective Longitudinal Cohort Study,« *BMJ* 346 (February 12, 2013): f228.
38 S. A. Jamal and S. M. Moe, »Calcium Builds Strong Bones, and More Is Better – Correct? Well, Maybe Not,« *Clinical Journal of the American Society of Nephrology 7,* no. 11 (November 2012): 1877-83.
39 K. L. Tucker et al., »Potassium, Magnesium, and Fruit and Vegetable Intakes Are Associated with Greater Bone Mineral Density in Elderly Men and Women,« *American Journal of Clinical Nutrition* 69, no. 4 (April 1999): 727-36.
40 D. Feskanich et al., »Vitamin K Intake and Hip Fractures in Women: A Prospective Study,« *American Journal of Clinical Nutrition* 69 (1999): 74-79.
41 A. M. Cheung et al., »Vitamin K Supplementation in Postmenopausal Women with Osteopenia (ECKO Trial): A Randomized Controlled Trial,« *PLoS Medicine* 5, no. 10 (October 14, 2008): e196.
42 L. A. Braam et al., »Vitamin K_1 Supplementation Retards Bone Loss in Postmenopausal Women between 50 and 60 Years of Age,« *Calcified Tissue International* 73, no. 1 (July 2003): 21-26.
43 L. J. Schurgers et al., »Role of Vitamin K and Vitamin K-Dependent Proteins in Vascular Calcification,« *Zeitschrift für Kardiologie* 90, sup. 3 (2001): 57-63.
44 J. Iwamoto, T. Takeda, and S. Ichimura, »Effect of Menatetrenone on Bone Mineral Density and Incidence of Vertebral Fractures in Postmenopausal Women with Osteoporosis: A Com-

parison with the Effect of Etidronate,« *Journal of Orthopaedic Science* 6 (2001): 487-92.

45 T. Ushiroyama, A. Ikeda, and M. Ueki, »Effect of Continuous Combined Therapy with Vitamin K(2) and Vitamin D(3) on Bone Mineral Density and Coagulofibrinolysis Function in Postmenopausal Women,« *Maturitas* 41 (2002): 211-21.

46 N. Koitaya et al., »Effect of Low Dose Vitamin K_2 (MK-4) Supplementation on Bio-Indices in Postmenopausal Japanese Women,« *Journal of Nutritional Science and Vitaminology* 55, no. 1 (February 2009): 15-21.

47 S. Kanellakis et al., »Changes in Parameters of Bone Metabolism in Postmenopausal Women Following a 12-Month Intervention Period using Dairy Products Enriched with Calcium, Vitamin D, and Phylloquinone (Vitamin K(1)) or Menaquinone-7 (Citamin K(2)): The Postmenopausal Health Study II,« *Calcified Tissue International* 90, no. 4 (April 2012): 251-62, doi:10.1007/s00223-012-9571-z; M. H. Knapen et al., »Three-Year Low-Dose Menaquinone-7 Supplementation Helps Decrease Bone Loss in Healthy Postmenopausal Women,« *Osteoporosis International* 24, no. 9 (September 2013): 2499-507.

48 M. J. Shearer, A. Bach, and M. Kohlmeier, »Chemistry, Nutritional Sources, Tissue Distribution, and Metabolism of Vitamin K with Special Reference to Bone Health,« *Journal of Nutrition* 126, sup. 4 (April 1996): 1181S-6S; J. Conly and K. Stein, »Reduction of Vitamin K2 Concentrations in Human Liver Associated with the Use of Broad Spectrum Antimicrobials,« *Clinical and Investigative Medicine* 17, no. 6 (December 1994): 531-39.

49 L. Cohen, »Recent Data on Magnesium and Osteoporosis,« *Magnesium Research* 1 (1988): 85-87.

50 *A Report of the Panel on Micronutrients. Dietary Reference Intakes for Vitamin A, Vitamin K, Arsenic, Baron, Chromium, Copper, Iodine, Iron, Manganese, Molybdenum, Nickel, Silicon, Vanadium, and Zinc,* National Academy of Sciences (Washington DC: National Academy Press, 2001). *Ergebnisbericht, Teil 2, Nationale Verzehrsstudie II,* Max-Rubner-Institut, Bundesforschungsinstitut für Ernährung und Lebensmittel (Hrsg.), Karlsruhe 2008: 155;260.

51 G. Stendig-Lindberg, R. Tepper, and I. Leichter, »Trabecular Bone Density in a Two Year Controlled Trial of Peroral Magnesium in Osteoporosis,« *Magnesium Research* 6, no. 2 (1993): 155-63.

52 S. J. Genuis and T. P. Bouchard, »Combination of Micronutrients for Bone (COMB) Study: Bone Density after Micronutrient Intervention,« *Journal of Environment and Public Health* 2012 (2012): 354151.

53 S. A. New et al., »Dietary Influences on Bone Mass and Bone Metabolism: Further Evidence of a Positive Link between Fruit and Vegetable Consumption and Bone Health?« *American Journal of Clinical Nutrition* 71, no. 1 (January 2000): 142-51.

54 S. Jehle et al., »Partial Neutralization of the Acidogenic Western Diet with Potassium Citrate Increases Bone Mass in Postmenopausal Women with Osteopenia,« *Journal of the American Society of Nephrology* 17 (2006): 3213-22.

55 K. A. Bolam et al, »The Effect of Physical Exercise on Bone Density in Middle-Aged and Older Men: A Systematic Review,« *Osteoporosis International* 24, no. 11 (November 2013): 2749-62.

56 M. Martyn-St. James and S. Carroll, »Effects of Different Impact Exercise Modalities on Bone Mineral Density in Premenopausal Women: A Meta-Analysis,« *Journal of Bone and Mineral Metabolism* 28, no. 3 (May 2010): 251-67.

57 K. Engelke et al., »Exercise Maintains Bone Density at Spine and Hip EFOPS: A 3-Year Longitudinal Study in Early Postmenopausal Women,« *Osteo-*

porosis International 17, no. 1 (January 2006): 133-42.
58 G. L. Anderson et al., »Effects of Conjugated Equine Estrogen in Postmenopausal Women with Hysterectomy: The Women's Health Initiative Randomized Controlled Trial,« *jAMA* 291, no. 14 (April 14, 2004): 1701-12; J. Marjoribanks et al., »Long Term Hormone Therapy for Perimenopausal and Postmenopausal Women,« *Cochrane Database of Systematic Reviews 7* (July 11, 2012): CD004143.
59 K. Stephenson, P. F. Neuenschwander, and A. K. Kurdowska, »The Effects of Compounded Bioidentical Transdermal Hormone Therapy on Hemostatic, Inflammatory, Immune Factors; Cardiovascular Biomarkers; Quality-of-Life Measures; and Health Outcomes in Perimenopausal and Postmenopausal Women,« *International Journal of Pharmaceutical Compounding* 17, no. 1 (January–February 2013): 74-85.
60 V. Seifert-Klauss et al., »Progesterone and Bone: A Closer Link Than Previously Realized,« *Climacteric* 15, sup. 1 (April 2012): 26-31.
61 Y. J. Wang et al., »Effects of Low-Dose Testosterone Undecanoate Treatment on Bone Mineral Density and Bone Turnover Markers in Elderly Male Osteoporosis with Low Serum Testosterone,« *International Journal of Endocrinology* 2013 (2013): 570413.
62 D. Von Mühlen et al., »Effect of Dehydroepiandrosterone Supplementation on Bone Mineral Density, Bone Markers, and Body Composition in Older Adults: The DAWN Trial,« *Osteoporosis International* 19, no. 5 (May 2008): 699-707; D. T. Villareal, J. O. Holloszy, and W. M. Kohrt, »Effects of DHEA Replacement on Bone Mineral Density and Body Composition in Elderly Women and Men,« *Clinical Endocrinology* 53, no. 5 (November 2000): 561-68; K. S. Nair et al., »DHEA in Elderly Women and DHEA or Testosterone in Elderly Men,« *New England Journal of Medicine* 355, no. 16 (October 19, 2006): 1647-59.

11. KAPITEL

1 »Body Burden: The Pollution in Newborns,« Environmental Working Group, July 14, 2005, http://www.ewg.org/research/body-burden-pollution-newborns/test-results.
2 B. C. Blount et al., »Perchlorate Exposure of the US Population, 2001-2002,« *Journal of Exposure Science and Environmental Epidemiology* 17, no. 4 (July 2007): 400-7.
3 H. Sasano, M. Rojas, and S. G. Silverberg, »Analysis of Lectin Binding in Benign and Malignant Thyroid Nodules,« *Archives of Pathology & Laboratory Medicine* 113, no. 2 (February 1989): 186-89.
4 M. N. Akçay and G. Akçay, »The Presence of the Antigliadin Antibodies in Autoimmune Thyroid Diseases,« *Hepatogastroenterology* 50, sup. 2 (December 2003): cclxxix–cclxxx; J. Jiskra et al., »IgA and IgG Antigliadin, IgA Anti-Tissue Transglutaminase and Antiendomysial Antibodies in Patients with Autoimmune Thyroid Diseases and Their Relationship to Thyroidal Replacement Therapy,« *Physiology Research* 52, no. 1 (2003): 79-88.
5 R. Shimizu et al., »Structure-Activity Relationships of 44 Halogenated Compounds for Iodotyrosine Deiodinase-Inhibitory Activity,« *Toxicology* 314, no. 1 (December 2013): 22-29.
6 J. R. Garber et al., »Clinical Practice Guidelines for Hypothyroidism in Adults: Cosponsored by the American Association of Clinical Endocrinologists and the American Thyroid Association,« *Endocrine Practice* 18, no. 6 (November–December 2012): 988-1028.
7 B. O. Asvold et al., »Thyrotropin Levels and Risk of Fatal Coronary Heart Disease: The HUNT Study,« *Archives of Internal Medicine* 168, no. 8 (April 28, 2008): 855-60.

8 A. C. Gore, »Neuroendocrine Targets of Endocrine Disruptors,« *Hormones* 9, no. 1 (2010): 16-27.
9 L. H. Duntas and G. Brenta, »The Effect of Thyroid Disorders on Lipid Levels and Metabolism,« *Medical Clinics of North America* 96, no. 2 (March 2012): 269-81.
10 S. Andersen et al., »Narrow Individual Variation in Serum T4 and T3 in Normal Subjects: A Clue to the Understanding of Subclinical Thyroid Disease,« *Journal of Clinical Endocrinology and Metabolism* 87 (2002): 1068-72.
11 B. O. Asvold et al., »Thyrotropin Levels and Risk of Fatal Coronary Heart Disease: The HUNT Study,« *Archives of Internal Medicine* 168, no. 8 (April 2008): 855-60.
12 A. Car16 et al., »Thyroid Peroxidase and Thyroglobulin Auto-Antibodies in Patients with Newly Diagnosed Overt Hypothyroidism,« *Autoimmunity* 39, no. 6 (September 2006): 497-503.
13 Ebd.
14 F. Economidou et al., »Thyroid Function During Critical Illness,« *Hormones* 10, no. 2 (April–June 2011): 117-24.
15 C. D. Clark, B. Bassett, and M. R. Burge, »Effects of Kelp Supplementation on Thyroid Function in Euthyroid Subjects,« *Endocrine Practice* 9, no. 5 (September-October 2003): 363-69.
16 M. Sund-Levander, C. Forsberg, and L. K. Wahren, »Normal Oral, Rectal, Tympanic, and Axillary Body Temperature in Adult Men and Women: A Systematic Literature Review,« *Scandinavian Journal of Caring Science* 16 (2002): 122-28; K. P. McGann et al., »The Influence of Gender and Race on Mean Body Temperature in a Population of Healthy Older Adults,« *Archives of Family Medicine* 2, no. 12 (December 1993): 1265-67.
17 G. S. Kelly, »Body Temperature Variability (Part 1): A Review of the History of Body Temperature and Its Variability Due to Site Selection, Biological Rhythms, Fitness, and Aging,« *Alternative Medicine Review* 11, no. 4 (2006): 278-93.
18 C. G. Cattaneo et al., »The Accuracy and Precision of Body Temperature Monitoring Methods during Regional and General Anesthesia,« *Anesthesia and Analgesia* 90 (2000): 938-45; G. S. Kelly, »Body Temperature Variability (Part 1): A Review of the History of Body Temperature and Its Variability Due to Site Selection, Biological Rhythms, Fitness, and Aging,« 278-93.
19 P. Saravanan et al., »Psychological Well-Being in Patients on ›Adequate‹ Doses of 1-Thyroxine: Results of a Large, Controlled Community-Based Questionnaire Study,« *Clinical Endocrinology 57,* no. 5 (2002): 577-85; R. Bunevicius et al., »Effects of Thyroxine as Compared with Thyroxine plus Triiodothyronine in Patients with Hypothyroidism,« *New England Journal of Medicine* 340, no. 6 (February 11, 1999): 424-29; B. C. Appelhof et al., »Combined Therapy with Levothyroxine and Liothyronine in Two Ratios, Compared with Levothyroxine Monotherapy in Primary Hypothyroidism: A Double-Blind, Randomized, Controlled Clinical Trial,« *Journal of Clinical Endocrinology and Metabolism* 90, no. 5 (2005): 2666-74; T. D. Hoang, C. H. Olsen, and V. Q. Mai, »Desiccated Thyroid Extract Compared with Levothyroxine in the Treatment of Hypothyroidism: A Randomized, Double-Blind, Crossover Study,« *Journal of Clinical Endocrinology and Metabolism* 98, no. 5 (May 2013): 1982-90.
20 A. Gaby, »Sub-Laboratory' Hypothyroidism and the Empirical Use of Armour Thyroid,« *Alternative Medicine Review* 9, no. 2 (June 2004): 157-79.
21 F. Economidou et al., »Thyroid Function during Critical Illness,« *Hormones* 10, no. 2 (April–June 2011): 117-24.
22 U. Querfeld, »Vitamin D and Inflammation,« *Pediatric Nephrology* 28, no. 4 (April 2013): 605-10.

23 G. Tamer et al., »Relative Vitamin D Insufficiency in Hashimoto's Thyroiditis,« *Thyroid* 21, no. 8 (August 2011): 891-96.

24 O. M. Camurdan et al., »Vitamin D Status in Children with Hashimoto Thyroiditis,« *Journal of Pediatric Endocrinology and Metabolism* 25, no. 5-6 (2012): 467-70.

12. KAPITEL

1 A. C. Gore, »Neuroendocrine Targets of Endocrine Disruptors,« *Hormones* 9, no. 1 (2010): 16-27; S. De Coster and N. van Larebeke, »Endocrine-Disrupting Chemicals: Associated Disorders and Mechanisms of Action,« *Journal of Environmental and Public Health* 2012 (2012): 713696.

2 G. B. Post, P. D. Cohn, and K. R. Cooper, »Perfluorooctanoic Acid (PFOA), an Emerging Drinking Water Contaminant: A Critical Review of Recent Literature,« *Environmental Research* 116 (July 2012): 93-117.

3 M. Deschodt-Lanckman et al., »Wheat Germ Agglutinin Inhibits Basal- and Stimulated-Adenylate Cyclase Activity as well as the Binding of [3H] Caerulein to Rat Pancreatic Plasma Membranes,« *Journal of Cyclic Nucleotide Research* 3, no. 3 (June 1977): 177-87; R. Masnikosa et al., »Characterisation of Insulin-Like Growth Factor Receptors and Insulin Receptors in the Human Placenta Using Lectin Affinity Methods,« *Growth Hormones and IGF Research* 16 (2006): 174-84; P. Cuatrecasas and G. P. Tell, »Insulin-Like Activity of Concanavalin A and Wheat Germ Agglutinin – Direct Interactions with Insulin Receptors,« *Proceedings of the National Academy of Sciences* 70, no. 2 (February 1973): 485-89.

4 M. N. Alçay and G. Alçay, »The Presence of the Antigliadin Antibodies in Autoimmune Thyroid Diseases,« *Hepatogastroenterology* 50, sup. 2 (December 2003): cclxxix–cclxxx.

5 C. Jaeger et al., »Comparative Analysis of Organ-Specific Autoantibodies and Celiac Disease–Associated Antibodies in Type 1 Diabetic Patients, Their First-Degree Relatives, and Healthy Control Subjects,« *Diabetes Care* 24, no. 1 (January 2001): 27-32.

6 M. Prázny et al., »Screening for Associated Autoimmunity in Type 1 Diabetes Mellitus with Respect to Diabetes Control,« *Physiological Research* 54, no. 1 (2005): 41-48.

7 J. W. Fahey, Y. Zhang, and P. Talalay, »Broccoli Sprouts: An Exceptionally Rich Source of Inducers of Enzymes That Protect against Chemical Carcinogens,« *Proceedings of the National Academy of Sciences* 94, no. 19 (September 16, 1997): 10367-72; D. F. Romagnolo et al., »Phytoalexins in Cancer Prevention,« *Frontiers in Bioscience* 17 (June 1, 2012): 2035-58.

8 W. J. Inder, G. Dimeski, and A. Russell, »Measurement of Salivary Cortisol in 2012 – Laboratory Techniques and Clinical Indications,« *Clinical Endocrinology 77,* no. 5 (November 2012): 645-51.

9 K. Stephenson, P. F. Neuenschwander, and A. K. Kurdowska, »The Effects of Compounded Bioidentical Transdermal Hormone Therapy an Hemostatic, Inflammatory, Immune Factors; Cardiovascular Biomarkers; Quality-of-Life Measures; and Health Outcomes in Perimenopausal and Postmenopausal Women,« *International Journal of Pharmaceutical Compounding* 17, no. 1 (January–February 2013): 74-85.

10 M. E. Bauer et al., »Psychoneuroendocrine Interventions Aimed at Attenuating Immunosenescence: A Review,« *Biogerontology* 14, no. 1 (February 2013): 9-20.

13. KAPITEL

1 Y. Shapira, N. Agmon-Levin, and Y. Schoenfeld, »Defining and Analyzing Geoepidemiology and Human Auto-

immunity,« *Journal of Autoimmunity* 34, no. 3 (May 2010): J168-77.
2 I. M. Lacroix and E. C. Li-Chan, »Investigation of the Putative Associations between Dairy Consumption and Incidence of Type 1 and Type 2 Diabetes,« *Critical Reviews in Food Science and Nutrition* 54, no. 4 (2014): 411-32.
3 A. Alaedini et al., »Immune Cross-Reactivity in Celiac Disease: Anti-Gliadin Antibodies Bind to Neuronal Synapsin I« *Journal of Immunology* 178, no. 10 (May 15, 2007): 6590-95; M. Hadjivassiliou et al., »Autoantibodies in Gluten Ataxia Recognize a Novel Neuronal Transglutaminase,« *Annals of Neurology* 64, no. 3 (September 2008): 332-43; K. Karskä et al., »Calreticulin – the Potential Autoantigen in Celiac Disease,« *Biochemical and Biophysical Research Communications* 209, no. 2 (April 17, 1995): 597-605.
4 A. Fasano, »Zonulin, Regulation of Tight Junctions, and Autoimmune Diseases,« *Annals of the New York Academy of Sciences* 1258, no. 1 (2012): 25-33.
5 A. Antico et al., »Can Supplementation with Vitamin D Reduce the Risk or Modify the Course of Autoimmune Diseases? A Systematic Review of the Litersture,« *Autoimmunity Reviews* 12, no. 2 (December 2012): 127-36.
6 B. Franchi et al., »Vitamin D at the Onset of Type 1 Diabetes in Italian Children,« *European Journal of Pediatrics* 173, no. 4 (April 2014): 477-82.
7 E. Hyppönen et al., »Intake of Vitamin D and Risk of Type 1 Diabetes: A Birth-Cohort Study,« *Lancet* 358, no. 9292 (November 3, 2001): 1500-3.
8 C. Y. Yang et al., »The Implication of Vitamin D and Autoimmunity: A Comprehensive Review,« *Clinical Reviews in Allergy and Immunology* 45, no. 2 (October 2013): 217-26; N. Agmon-Levin et al., »Vitamin D in Systemic and OrganSpecific Autoimmune Diseases,« *Clinical Reviews in Allergy and Immunology* 45, no. 2 (October 2013): 256-66.
9 P. C. Calder, »Omega-3 Fatty Acids and Inflammatory Processes,« *Nutrients* 2, no. 3 (March 2010): 355-74.
10 P. R. Fortin et al., »Validation of a Meta-Analysis: The Effects of Fish Oil in Rheumatoid Arthritis,« *Journal of Clinical Epidemiology* 48 (1995): 1379-90.
11 B. Chassaing and A. T. Gewirtz, »Gut Microbiota, Low-Grade Inflammation, and Metabolic Syndrome,« *Toxicologic Pathology* 42, no. 1 (January 2014): 49-53.
12 G. De Palma et al., »Intestinal Dysbiosis and Reduced Immunoglobulin-Coated Bacteria Associated with Coeliac Disease in Children,« *BMC Microbiology* 10 (2010): 63.
13 S. Brugman et al., »Antibiotic Treatment Partially Protects against Type 1 Diabetes in the Bio-Breeding Diabetes-Prone Rat. Is the Gut Flora Involved in the Development of Type 1 Diabetes?« *Diabetologia* 49, no. 9 (September 2006): 2105-8.
14 A. W. Walker et al., »High-Throughput Clone Library Analysis of the Mucosa Associated Microbiota Reveals Dysbiosis and Differences between Inflamed and Non-Inflamed Regions of the Intestine in Inflammatory Bowel Disease,« *BMC Microbiology* 11 (2011): 7.
15 T. H. Frazier et al., »Gut Microbiota, Intestinal Permeability, Obesity-Induced Inflammation, and Liver Injury,« *Journal for Parenteral and Enteral Nutrition* 35, sup. 5 (September 2011): 14S-20S.
16 L. Järup, »Hazards of Heavy Metal Contamination,« *British Medical Bulletin* 68 (2003): 167-82.
17 A. Vojdani, »Detection of IgE, IgG, IgA and IgM Antibodies against Raw and Processed Food Antigens,« *Nutrition and Metabolism* 6 (May 12, 2009): 22.

14. KAPITEL

1 S. Liu et al., »Relation between Changes in Intakes of Dietary Fiber and Grain Products and Changes in Weight

and Development of Obesity among Middle-Aged Women,« *American Journal of Clinical Nutrition* 78, no. 5 (November 2003): 920-27.
2 Q. Yang, »Gain Weight by ›Going Diet‹? Artificial Sweeteners and the Neurobiology of Sugar Cravings: Neuroscience 2010,« *Yale Journal of Biology and Medicine* 83, no. 2 (June 2010): 101-18.
3 N. B. Bueno et al., »Very-Low-Carbohydrate Ketogenic Diet v. Low-Fat Diet for Long-Term Weight Loss: A Meta-Analysis of Randomised Controlled Trials,« *British Journal of Nutrition* 110, no. 7 (October 2013): 1178-87.
4 N. Santesso et al., »Effects of Higher-versus Lower-Protein Diets on Health Outcomes: A Systematic Review and Meta-Analysis,« *European Journal of Clinical Nutrition* 66, no. 7 (July 2012): 780-88.
5 P. W. Siri-Tarino et al., »Saturated Fat, Carbohydrate, and Cardiovascular Disease,« *American Journal of Clinical Nutrition* 91, no. 3 (March 2010): 502-9.
6 L. Fontana et al., »Low Bone Mass in Subjects on a Long-Term Raw Vegetarian Diet,« *Archives of Internal Medicine* 165, no. 6 (March 28, 2005): 684-89; C. Koebnick et al., »Consequences of a Long-Term Raw Food Diet on Body Weight and Menstruation: Results of a Questionnaire Survey,« *Annals of Nutrition and Metabolism* 43, no. 2 (1999): 69-79.
7 A. C. Gore, »Neuroendocrine Targets of Endocrine Disruptors,« *Hormones* 9, no. 1 (January–March 2010): 16-27.
8 Y Liu et al., »Association between Perceived Insufficient Sleep, Frequent Mental Distress, Obesity and Chronic Diseases among US Adults, 2009 Behavioral Risk Factor Surveillance System,« *BMC Public Health* 13 (January 29, 2013): 84.
9 M. P. St-Onge, »The Role of Sleep Duration in the Regulation of Energy Balance: Effects on Energy Intakes and Expenditure,« *Journal of Clinical Sleep Medicine* 9, no. 1 (January 15, 2013): 73-80.
10 A. V. Nedeltcheva et al., »Sleep Curtailment Is Accompanied by Increased Intake of Calories from Snacks,« *American Journal of Clinical Nutrition* 89, no. 1 (January 2009): 126-33.
11 R. Killick, S. Banks, and P. Y. Liu, »Implications of Sleep Restriction and Recovery on Metabolic Outcomes,« Journal *of Clinical Endocrinology and Metabolism* 97, no. 11 (November 2012): 3876-90.
12 L. F. Drager et al., »Obstructive Sleep Apnea: A Cardiometabolic Risk in Obesity and the Metabolic Syndrome,« *Journal of the American College of Cardiology* 62, no. 7 (August 13, 2013): 569-76.
13 E. Grossman, M. Laudon, and N. Zisapel, »Effect of Melatonin on Nocturnal Blood Pressure: Meta-Analysis of Randomized Controlled Trials,« *Journal of Vascular Health and Risk Management* 7 (2011): 577-84.
14 R. J. Wyatt et al., »Effects of 5-Hydroxytryptophan on the Sleep of Normal Human Subjects,« *Electroencephalography and Clinical Neurophysiology* 30 (1971): 505-9.
15 J. F. Trepanowski et al., »Impact of Caloric and Dietary Restriction Regimens on Markers of Health and Longevity in Humans and Animals: A Summary of Available Findings,« *Nutrition Journal 10* (October 7, 2011): 107.
16 K. M. Beavers et al., »Effect of an 18-Month Physical Activity and Weight Loss Intervention on Body Composition in Overweight and Obese Older Adults,« *Obesity* (August 20, 2013): doi:10.1002/oby.20607.
17 E. B. Parr, V. G. Coffey, and J. A. Hawley, »›Sarcobesity‹: A Metabolic Conundrum,« *Maturitas* 74, no. 2 (February 2013): 109-13.
18 S. Romero-Arenas, M. Martinez-Pascual, and P. E. Alcaraz, »Impact of Resistance Circuit Training on Neuromuscular, Cardiorespiratory and Body

Composition Adaptations in the Elderly,« *Aging Disease* 4, no. 5 (October 1, 2013): 256-63.

19 D. Vaidya et al., »Association of Baseline Sex Hormone Levels with Baseline and Longitudinal Changes in Waist-to-Hip Ratio: Multi-Ethnic Study of Atherosclerosis,« *International Journal of Obesity* 36, no. 12 (December 2012): 1578-84.

20 D. G. Stein, »The Case for Progesteron,« *Annals of the New York Academy of Sciences* 1052 (June 2005): 152-69.

21 K. Stephenson, P. F. Neuenschwander, and A. K. Kurdowska, »The Effects of Compounded Bioidentical Transdermal Hormone Therapy on Hemostatic, Inflammatory, Immune Factors; Cardiovascular Biomarkers; Quality-of-Life Measures; and Health Outcomes in Perimenopausal and Postmenopausal Women,« *International Journal of Pbarmaceutical Compounding* 17, no. 1 (January–February 2013): 74-85.

22 G. Huang et al., »Testosterone Dose-Response Relationships in Hysterectomized Women with or without Oophorectomy: Effects on Sexual Function, Body Composition, Muscle Performance, and Physical Function in a Randomized Trial,« *Menopause* (published electronically November 25, 2013).

23 D. M. Schulte et al., »Caloric Restriction Increases Serum Testosterone Concentrations in Obese Male Subjects by Two Distinct Mechanisms,« *Hormone and Metabolic Research* 46, no. 4 (April 2014): 283-86.

24 G. Corona et al., »Dehydroepiandrosterone Supplementation in Elderly Men: A Meta-Analysis Study of Placebo-Controlled Trials,« Journal *of Clinical Endocrinology and Metabolism* 98, no. 9 (September 2013): 3615-26.

25 R. Muckelbauer et al., »Association between Water Consumption and Body Weight Outcomes: A Systematic Review,« *American Journal of Clinical Nutrition* 98, no. 2 (August 2013): 282-99.

26 E. M. Dewulf et al., »Insight into the Prebiotic Concept: Lessons from an Exploratory, Double Blind Intervention Study with Inulin-Type Fructans in Obese Women,« *Gut* 62, no. 8 (August 2013): 1112-21.

27 J. A. Greenberg et al., »Coffee, Tea, and Diabetes: The Role of Weight Loss and Caffeine,« *International Journal of Obesity* 29, no. 9 (September 2005): 1121-29.

28 J. J. Shelmet et al., »Ethanol Causes Acute Inhibition of Carbohydrates, Fat, and Protein Oxidation and Insulin Resistance,« Journal *of Clinical Investigation* 81, no. 4 (April 1988): 1137-45.

15. KAPITEL

1 J. Bergstrom et al., »Diet, Muscle Glycogen, and Physical Performance,« *Acta Physiologica 71* (1967): 140-50.

2 S. D. Phinney et al., »Capacity for Moderate Exercise in Obese Subjects after Adaptation to a Hypocaloric Ketogenic Diet,« *Journal of Clinical Investigation* 66 (1980): 1152-61.

3 S. D. Phinney et al., »The Human Metabolic Response to Chronic Ketosis without Caloric Restriction: Physical and Biochemical Adaptation,« *Metabolism* 32 (1983): 757-68.

Register

5-Hydroxytryptophan (5-HTP) 182, 451, 500

A

Abführmittel 94, 102, 180, 314
Acrylamid 64, 77
Agrarindustrie 27 ff., 70, 80 ff., 163
Agrarlobby und Politik 87 ff.
Akne 153, 156, 164 ff., 206, 252, 255
Alkohol
  getreidefreier 248 f.
  und Gewichtsabbau 461
Alkoholverzicht 461
Allergene 33, 164, 194, 197, 204 ff., 472
Allergien 116, 162 ff.
  Besserung durch Getreideverzicht 204
  Getreideexposition 163
  Maisallergien 67
  Milchprodukte 202, 489
  Test 521
  verstecktes Getreide 510
  Weizenallergien 33, 65
Aloe vera 309, 501
Amaranth 76, 105, 225, 306, 320
Amylopektin A 51 f., 128, 151, 159, 320
Anämie
  autoimmunhämolytische
  Eisenmangel 38, 66, 107 ff., 201, 266 ff., 379
  makrozytische 283
  perniziöse 110, 126, 284
Antibiotika 115, 198, 202, 294 ff., 306, 360
Appetitzunahme 136,146 ff., 184, 220, 229, 448
Asthma 33, 56, 65, 162 ff., 204 ff., 212, 352, 447
Atkins, Robert 232
Aufmerksamkeitsdefizitstörung 138, 140, 144
Autismus 138, 445
Autoimmunerkrankungen 100, 118, 123 ff., 130, 158, 201, 256, 274, 276, 412, 418 ff.
Autoimmunerkrankungen 118, 121 ff., 130, 409 ff.
Autoimmunreaktionen
  andere Lebensmittelunverträglichkeiten 422

Darmflora 420
Medikamentenmissbrauch 424
Omega-3-Fettsäuren 419
Schwermetalle 422
Vitamin D 416

B

Bäckerastma 33, 163
Bakterielle Überbesiedlung 114, siehe auch Dysbiose
Baruzzi, Robert 38
Beriberi 72
Bifido-Bakterien 199, 295, 303, 491
Bipolare Störung 139
Blausäure 24
Blumenkohl 352, 401, 515
Blutdruck 35, 133, 161, 231, 332, 272, 299, 319, 349, 378, 386, 396
Blutdruckmedikamente 332, 334, 453
Blutdrucksenkende Stoffe 272, 299, 329, 332, 450
Blutfettwerte 155, 335 ff.
Blutzucker, siehe auch Glykämischer Index
Akne 165
Alkohol 248
Amaranth 306
Bauchfett 148
bestimmen 232, 235, 432
bioidentische Hormone 364
Blutdruck 332
Blutzuckerhoch 147
blutzuckersenkende Medikamente 328
Brustkrebsrisiko 157
Cortisolhaushalt 449
Demenz 142, 233
Diabetes 128, 154, 321
endokrines System 395
Entzündungen 348
Fasten 261
fermentierte Lebensmittel 490
Fettverbrennung 473
Gerste 151
Gewichtsreduktion 348
glutenfreie Ersatzmehle 240
Hafer 74
Hautprobleme 164
Herzkrankheiten 159
Hülsenfrüchte 239
Hypoglykämie 138
Kalium 329
Knollenfrüchte 300
Kohlenhydratzufuhr 229
Krafttraining 454
Magnesium 179, 239
Magnesiummangel 271
Maisprodukte 52, 67, 143
Omega-3-Fettsäuren 277
Präbiotika 299, 329
Progesteron 456
Reis 72
Roggen 64

rohe Kartoffel 516
Schilddrüse 369
Schlafapnoe 444
Sexualprobleme 157
Stabilisierung 193
Triglyzeride 155, 159
Unterzuckerung 326
Vitamin-D-Mangel 272, 328
Weizen 51, 74
zuckerfreie Produkte 240
Blutzuckermessgerät 235, 432
Blutzuckersenkende Ergänzungsmittel 331
Boswellia 309, 352
Bulgur 23, 63, 65, 76, 225, 306, 512
Bulimie 137, 147, 252

C

Chiasamen 227, 276, 289, 314, 346, 489, 504, 515
Cholecystokinin (CKK) 100, 196, 312, 400
Cholesterin 317 f., 334 ff., 437, 499, 522
Cholesterinspiegel 38, 74, 132, 159,
Clostridium difficile 98, 115, 198, 297, 316
Colitis ulcerosa 101, 114 ff., 117, 124, 133, 197, ff., 294 ff., 309, 410, 418, 482
Conner, Charles 88
Cooper, Alan 58
Cortisol 56, 132 ff., 148, 155 f., 233, 400 ff., 443 ff., 455, 477
Curcumin 309, 351

D

Darmbakterien 116, 198, 329, 410, 421, 487
Darmdurchlässigkeit, erhöhte 99, 118, 124, 198, 292, 313, 413, 421, 424
Darmerkrankungen 101, 170, 197 ff., 305, 418, 475, siehe auch Zöliakie, colitis ulcerosa, Morbus Crohn
Darmflora
andere Lebensmittelintoleranzen 313
Ansiedlung 293
Clostridium difficile 115
gesunde 181, 189, 239, 244, 304 ff., 329, 347, 420, 460, 477, 488, 491, 499, 515
Gleichgewichtsstörung 114, 294
Naturvölker 59, 113
veränderte 96 ff., 114, 197
Darmgifte 119
DGE 90
Diabetes 148 ff., 321 ff., siehe auch Krankheiten
Dickdarm 23, 96 ff., 114, 197, 294, 315

Dickdarmentzündung 365
Dobney, Keith 58
Düngemittel 399
Dünndarm 32, 55, 96 ff., 104, 114 ff., 294, 414, 477
Dünndarmlymphom 55, 101, 213
Dysbiose 98, 99 ff., 114 ff.

E

Einkorn 23, 59 ff., 512
Eisenmangel 35, 38, 45, 60, 66, 71, 102, 106 ff., 201, 266, 379
Ekzeme 33, 163, 167, 201, 206, 252
Elektrolytwasser 508
Endokrines System 69, 133, 145, 367 ff., 389 ff.,395 ff.
Entzündungen 348
Ernährungsrichtlinien 150
Ernährungswissenschaft 51, 79, 146, 233, 265, 289, 321, 426, 480
Escherichia coli 69, 297, 420

F

Fasano, Alessio 118, 121, 415
Fasten 261, 388, 452
Fermentierte Lebensmittel 303, 311, 314, 348, 360, 421, 477, 487, 491
Fermentierung 244, 258, 303, 488 ff.
Fertigprodukte 46, 81, 151, 242, 510
  glutenfreie 429
  kohlenhydratarme 431
  kontaminierte 510
  mögliche Inhaltsstoffe 512
  Öle in F. 438
Fette und Öle 180, 228, 238, 241, 437, 496 f.
Fetthappen 496 ff.
Fettleibigkeit 35, 46, 158, 437
Fibromyalgie 100, 114, 253, 294, 446
Fisch 220, 227, 273, 276, 280, 285, 290, 329, 355, 422, 430, 440, 510
Fischöl 276 ff., 308, 346 f., 523
Fleisch
  Fleischersatz 512
  Produktion 90
  Verzehr 180, 186, 214, 288, 220 ff., 227, 230, 241 ff., 257, 259 f., 267, 285 ff., 308, 360, 430, 440, 496 ff.
Flüssigkeitszufuhr 261, 333, 458
Folatmangel 110
Folsäure 111
Fungizide 398

G

Galen 45
Gastroparese 141

Gehärtete Fette 35, 46, 227, 242, 247, 438
Genetische Anpassung 36, 60, 96, 113
Gerste 23, 56, 65, 76, 104, 121, 124, 128, 135, 225, 250, 305, 370, 381, 400, 412 ff., 461, 510 ff.
Gesteigerte Leistungsfähigkeit 467
Gestörte Nebennierenfunktion 402 ff.
Getränke
  Bier 219, 225, 462, 248, 462
  Cognac
  Elektrolytwasser 508
  empfehlenswerte 228
  Kaffee 461, 459
  kohlensäurehaltige 246, 353
  Likör 250
  Magnesiumwasser 507
  Rum 250, 462
  Süßgetränke 66, 101, 150, 154, 239, 471
  Tee 461, 459
  Wasser 179, 216, 228, 247, 252, 271, 313, 422, 452, 453, 458, 493
  Wein 248, 462
  Weinmixgetränke 248
  Whiskey 250
  Wodka 249, 462
Getreide
  als Dickmacher 146
  als Handelsware 26, 80 ff.
  als Spekulationsobjekt 83
  als Viehfutter 66, 79
  Auswirkungen auf Sexualität 155 ff.
  Folgen der Ernährungsumstellung 23, 37, 60
  genmanipuliertes 28, 68, 86
  Geschichte der Kultivierung 27 ff.
  Nährstoffe 106
  partielle Toleranz 39, 60
  psychoaktive Substanzen 144
  verstecktes 219, 510 ff.
  versus traditionelle Ernährung 23, 34
Getreidefreies Leben
  Alkohol 248
  Auswirkungen auf Allergien 204
  Auswirkungen auf Atemwege 204
  Auswirkungen auf Gelenke 202
  Auswirkungen auf Haut 206
  Auswirkungen auf Nerven und Gehirn 189 ff.
  Auswirkungen auf Sexualität 208
  Auswirkungen auf Verdauungssystem 194 ff.
  Ballaststoffe 288

Beschwerden 310
Bioprodukte 244, 246
Blutzuckerkontrolle 228
Dauer Umstellungsphase 251
Eisenmangel 264
Entzugserscheinungen 173 ff.
Fleisch 243
Folatmangel 286
Gewichtsabbau 184 ff.
Glutamin 308
Heilungschancen bei Darmkrankheiten 305
Jodmangel 279
Kostenfaktor 257
Kurkuma 309
Magnesiummangel 271
Omega-3-Fettsäuren 276
Präbiotika 297
Probiotika 295
Produkte auf Getreidebasis eliminieren 225
Reexposition 211
Salz 244
Speisezettel 227 f., 238 ff.
Süßungsmittel 245
Tipps für die Umstellungsphase 178 ff.
Vergorene Lebensmittel 303
Verstopfung 311
Vitamin-B12-Mangel 283
Vitamin-D-Mangel 273
Zinkmangel 269
Gewichtsabnahme
Alkoholverzicht 461
andere Lebensmittelallergien
Fasten 452
Fette und Öle 437
Flüssigkeitszufuhr 458
Insulin 431
Jodmangel 441
Medikamente 446
Molkenprotein 436
Muskelaufbau 454
Plateauphase 426
Präbiotika 460
Rohkost 439
Schlafmangel 447
Sexualhormone 455
Stress 445
zirkidianer Rhythmus 443
Gheebutter 228, 516
Gliadin 30
Glufosinat 29
Glukose 51
Glukotoxizität 154
Gluten 31
Gluten-Enzephalopathie 142
Glutenfreie Lebensmittel 71, 74, 202, 216, 240 ff., 249, 353, 429 ff., 510 ff, 524 f.
Glutensensitivität 54, 99, 104, 118, 249, 287, 415, 429, 510
Glykämische Last 52, 231
Glykämischer Index 51, 67, 143, 147, 214, 230 ff., 300, 323

Glykierung 51, 74, 160, 204, 229, 247, 341, 473
Glykoproteine 54, 100
Glyphosat 29, 69, 399
Grassamen, siehe Getreide
Grüne Bananen 300, 329, 431, 499 ff., 515, 525
Guarkernmehl 516

H

Hafer 23, 41, 50, 73 f. 130, 201, 213, 219, 224, 230, 432, 514
Hämochromatose 60, 106, 266
Hashimoto-Thyreoditis 131, 152, 256, 283, 370, 378, 380, 385, 393, 400, 409, 413, 418, 442, 500
Hausgemachte Suppe 495
Herbizide 68, 113, 246, 399
Hippokrates 45
Hirse 23, 32, 52, 59, 75, 105, 219, 225, 240, 249, 320, 514
Hirse 76
Hormonstörung 395 ff.
Hormonstörungen 405 ff.
Hummus 228, 244, 301, 432, 506
Hyperaktivität 138
Hyperthyreose, siehe Schilddrüsenüberfunktion
Hypothyreose, siehe Schilddrüsenunterfunktion
Hypotonie 333

I

Industriechemikalien 399
Intermittierendes Fasten 261
Inulin 199, 245, 300 f., 432, 460 f., 502, 516, 520

J

Jäger-und-Sammler-Gesellschaften 23, 34 ff., 59, 165, 237, 434
Jod 182, 241, 279 ff., 373, 378, 384 ff., 401, 441, 500
Joghurt 66, 181, 239, 244, 301 ff., 488 ff., 515 ff., 521

K

Kalium 329, 362
Kalzium 98, 112, 195, 200, 247, 354 ff. 361 f.
Karies 25, 37 ff., 66, 71
Kartoffel 250, 300, 300 f., 432, 503, 516
Kefir 244, 301 ff., 488 ff., 515 ff., 521
Kerne 227, 272, 489, 519
Ketose 433
Knochendichte 112, 201, 272, 353 ff., 425, 440, 454
Kokosmehl 289, 517
Kokosmilch 228, 246, 301, 437, 459, 488 ff., 500 ff.
Kokosöl 180, 188, 214, 228, 241, 438, 497 ff.

Kokoswasser 228, 247, 459, 509
Kolumbus 66
Konzentrationsstörungen 137, 175, 212, 266, 466, 478
Koprolithe 60
Krafttraining 179, 189, 362, 454, 463, 474
Krankheiten
  Autoimmunerkrankungen 118, 121 ff., 130, 409 ff.
  Colitis ulcerosa 101, 114 ff., 117, 124, 133, 197, ff., 294 ff., 309, 410, 418, 482
  Gestörte Nebennierenfunktion 402 ff.
  Hashimoto-Thyreoditis 131, 152, 256, 283, 370, 378, 380, 385, 393, 400, 409, 413, 418, 442, 500
  Hormonstörungen 405 ff.
  Liste möglicher Folgeerkrankungen 124 ff.
  Morbus Basedow 131, 283, 370, 378, 385, 400, 409
  Morbus Crohn 54, 101, 114 ff., 197 ff., 200, 268, 275, 294, 305 ff., 418
  Multiple Sklerose 56, 98, 116 ff., 123, 133, 193, 256, 410, 417
  Reflux 97, 117, 194, 206, 211, 252, 262, 311, 415
  Schilddrüsenüberfunktion 133, 282, 376, 380, 391, 441
  Schilddrüsenunterfunktion 103, 130, 182, 266, 280 ff., 370 ff., 441, 453, 500
  Sodbrennnen 57, 98, 104, 123, 167, 181, 194, 252 ff., 293, 311 ff., 485
  Speiseröhrenentzündung 97, 117
  Typ-1-Diabetes 117, 123, 128, 154, 211, 324, 327, 400, 409 ff., 453
  Typ-2-Diabetes 42, 128, 154, 186, 319 ff., 447, 453
  Verstopfung 101, 181, 313 f.
  Zöliakie 32, 104 ff., 128, 156 ff., 201, f., 249, 268, 275, 287, 294, 305 ff., 353, 413, 420, 511, 521, 525
Krankheitserreger 58, 95, 296, 303
Kulturpflanzen-Mimikry 63
Kunststoffe 227, 246, 368, 377, 396, 398
K-Vitamine 358

L

Lactobacillus 69, 181, 200, 295 ff., 347, 487, 491
Laktasepersistenz 36
Laktose 36, 239, 298, 303 ff., 436, 489, 491, 516

Laktoseunverträglichkeit 200, 202
LDL-Cholesterin 74, 160, 182, 241, 304, 337 ff., 522
Lebensmittelindustrie 50, 79, 90, 186, 438, 488
Lektin 53, 64, 74, 77, 129, 148, 164, 196, 213, 229, 312, 400, 428
Leptin 55, 148, 154, 184, 323, 448
Lipotoxizität 155, 230
Liste möglicher Folgeerkrankungen 124 ff.

M

Magensäure 54, 95, 115, 195, 268, 283, 294, 311,
Magnesium
  Blutdruck 332
  Diabetes 329
  Ergänzungsmittel 180, 271, 500
  Knochendichte 271, 361
  Linderung der Entzugserscheinungen 180, 252
  Muskelkrämpfe 478
  Säureblocker 98
  Ursachen für Mangel 271
  Verstopfung 314
Magnesiumwasser 507
Mais 23 ff., 65 ff., 130, 145 ff.,
  Allergien 67
  Bt-Mais 69
  Genmanipulation 68, 86
  Genmodifikation 28
  Glyphosat 29
  in verarbeiteten Lebensmitteln 66, 219, 225 ff., 249, 513
  Maiskeimöl 228, 278, 438, 513
  Maismehl 52, 66, 225 ff.,
  Maissirup 66, 75, 130, 151, 154, 225, 228, 245, 304, 513,
  Maisstärke 52, 66, 71, 81, 143, 147, 219, 225, 242, 244, 429, 510, 513,
  Tierfutter 66
Mandeln 227, 247, 272, 289, 489, 501 ff., 516 ff.
Medikamente 446
  Abführmittel 94, 102, 314
  Antibiotika 115, 198, 202, 294 ff., 306, 360
  blutdrucksenkende 332
  Säureblocker 98, 194, 254, 294
Meeresfrüchte 276, 286, 355, 462
Melatonin 404, 450 ff.
Mikrobiom 57
Mikroorganismen 57, 62, 95, 116, 281, 499
Milchprodukte 165, 200, 239, 244, 270, 303, 358, 412, 422, 436, 462, 481, 488, 510,
Mitose 55

Molekulares Mimikry 122, 411, 414, 421
Molkeprotein 165, 239, 436
Monsanto 68, 86 ff.
Morbus Basedow 131, 283, 370, 378, 385, 400, 409
Morbus Crohn 54, 101, 114 ff., 197 ff., 200, 268, 275, 294, 305 ff., 418
Morgan, Dan 84
Multiple Sklerose 56, 98, 116 ff., 123, 133, 193, 256, 410, 417
Mundfäule 168
Mundflora 57 ff.
Muskelaufbau 454

N

Natriumnitrit 242 f.
Nüsse 23, 41, 78, 188, 221, 227, 270 ff., 285 ff., 430, 489, 510, 518 ff.

O

O'Dea, Kerin 43
Omega-3-Fettsäuren 200, 241, 276 ff., 332, 346, 419, 424
Opiatrezeptoren 31, 136,
Osteoporose 98, 179, 195, 271, 274, 281, 318, 352 ff.

P

Pantoprazol 115
Patentschutz für Saatgut 86
Pellagra 66, 77
Peptide 31, 136, 175, 411
Perlmutter, David 135
Pestizide 68, 113, 246, 368, 376, 396, 398
Phinney, Stephen
Phytate 32, 107
Plateauphase bei Gewichtsabnahme 426
Präbiotika 199, 297, 297 ff., 311, 315, 435, 460, 504, 525
Präbiotische Fasern 499, 525
Prädiabetes 148 ff.
Price, Weston 40
Psoriasis 56, 126, 166, 169, 201, 207, 256
Putzkekse 502

R

Reflux 97 f., 117, 194 ff., 206, 211, 252, 293, 311, 315, 415
Reflux 97, 117, 194, 206, 211, 252, 262, 311, 415
Reis 29, 71 ff., 105, sieh auch Getreide,
andere Getreidesorten
Arsengehalt 72
Goldener 29, 70
Reizdarmsyndrom 62, 98 ff., 104, 114, 153, 165, 195, 211, 252, 294, 330, 415, 475,
Rhodiola 183
Rizin 53

Roggen 63 ff., siehe auch Getreide, andere Getreidesorten
Rohkost 439

S

Saatguthandel 86
Saccharose 42, 52, 75, 245
Salz 111, 132, 179, 182, 244, 252, 260, 279 ff., 333, 441
Samen 227, 272, 285 ff., 308, 314, 246, 430, 489, 515 ff.
Säureblocker 94, 98, 254, 294
Schilddrüse, siehe auch Krankheiten
  Funktion 372
  Hormone 389
  Jod 384
  Körpertemperatur 386
  Symptome für Unterfunktion 378 f., 381 ff.
  Umweltbelastung 368
Schilddrüsenüberfunktion 133, 282, 376, 380, 391, 441
Schilddrüsenunterfunktion 103, 130, 182, 266, 280 ff., 370 ff., 441, 453, 500
Schlafmangel 381, 388, 447 ff.,
Schokolade 240, 498, 502, 519
Schokoladen-Kokosbomben 498
Schwermetalle 242, 399, 422
Seborrhö 166, 201, 206, 252
Sexualhormone 363, 455
Shirataki-Nudeln 519
Smoothies 499, 503
Snacks 80, 150, 260, 439, 448
Sodbrennen 67, 97, 104, 123, 167, 181, 194, 252, 293, 311, 485
Sodbrennnen 57, 98, 104, 123, 167, 181, 194, 252 ff., 293, 311 ff., 485
Sorghum 24, 75 f.
  Genmanipulation 75
  Zyanidgehalt 75
Speiseröhrenentzündung 97, 117
Spinat 227, 272, 286, 358, 504
Spondylitis 117
Sport 178, 184, 253, 268, 280, 362, 462, 466, 472 ff., 508
Starterkulturen 489, 521
Stoffwechselstörungen 318, 365
Streptococcus mutans 58
Stuhldrang 67, 94, 98, 123, 206, 252, 293, 415, 475
Süßkartoffel 70, 239, 504
Süßungsmittel
  fructosehaltige 66, 75, 151 ff., 220, 304, 513, 245
  getreidefreie 245, 301, 519 f.
Syngenta 70, 86
Syngenta 70, 86 ff.

T

Taylor, Michael R. 88
Teff 76

Teosinte 24
Traditionelle Ernährungsformen 36, 40 ff.
Transglutaminase 104, 121 ff., 138, 414, 521
Trockenfrüchte 520
Typ-1-Diabetes 117, 123, 128, 154, 211, 324, 327, 400, 409 ff., 453
Typ-2-Diabetes 42, 128, 154, 186, 319 ff., 447, 453

U

Unterzucker 326
USDA 26, 87, 161,

V

Vasoaktives intestinalis Peptid, siehe VIP
Veganer, Vegetarier 109, 267, 270, 286
Verdauungsenzyme 95 ff., 196
Verdauungsprozess 95 ff.
Verdauungssystem
  gestörtes 294, 311, 410
  gesundes 306
  Homo sapiens 23
  Wiederkäuer 22 ff.
Verstecktes Getreide 219, 510 ff.
Verstopfung 101 ff., 131, 175, 181, 196, 281, 291, 313, 371, 379, 390, 396, 415
Verstopfung 101, 181, 313 f.
VIP 56, 132, 167
Vitamin D
  bei Diabetes 328
  Funktion 416 ff.
  Knochendichte 355
  Mangel 112
  Schilddrüse 393
Vitamin-B12-Mangel 110
Vollkorn 79

W

Wadd, William 45
Weichmacher 398
Weizen 23 ff., 50 ff., 68, 79 ff., 86, 108, 121 siehe auch Getreide,
  andere Getreidearten
  Genmanipulation 28
  Gliadin 30
  Gluten 30
  Hybridisierung 27
  Mutagenese 28
  Phytate 32
  Sorten 30
  Weizenkeim-Agglutinin 32
Weizenkeim-Agglutinin 32
Wildgräser 24
Wildreis 24
Wohlstandskrankheiten 37, 45

X

Xanthan 590

Z

Zahnfäule 59
Zahnfleischentzündungen 37, 274, 352
Zahnprobleme 37, 40, 59, 66, 92
Zahnverlust 59, 92, 137
Zellulosefasern 102
Zinkmangel 108, 269,
Zirkadianer Rhythmus 56, 132, 397, 403, 443, 450, 477
Zitronen-Kokosbomben 497
Zöliakie 32, 104 ff., 128, 156 ff., 201, f., 249, 268, 275, 287, 294, 305 ff., 353, 413, 420, 511, 521, 525
Zöliakie 32, 104 ff., 128, 156 ff., 201, f., 249, 268, 275, 287, 294, 305 ff., 353, 413, 420, 511, 521, 525
Zwangsstörung 139